高等医学院校试用教材

供临床医学相关专业（临床、护理、检验、影像、麻醉、口腔）研究生用

Introduction to Clinical Medical Research
临床医学研究导论

—— 名誉主编 ——

李海洋

—— 主审 ——

洪 震　陈玉国

—— 主编 ——

伍国锋　冯占辉

中国科学技术出版社

·北京·

图书在版编目（CIP）数据

临床医学研究导论 / 伍国锋, 冯占辉主编. — 北京：中国科学技术出版社, 2024.9. — ISBN 978-7-5236-0982-8

Ⅰ. R4

中国国家版本馆 CIP 数据核字第 2024NR0913 号

策划编辑	孙　超　焦健姿
责任编辑	孙　超
文字编辑	魏旭辉
装帧设计	佳木水轩
责任印制	徐　飞

出　　版	中国科学技术出版社
发　　行	中国科学技术出版社有限公司
地　　址	北京市海淀区中关村南大街 16 号
邮　　编	100081
发行电话	010-62173865
传　　真	010-62179148
网　　址	http://www.cspbooks.com.cn

开　　本	889mm×1194mm 1/16
字　　数	557 千字
印　　张	21.5
版　　次	2024 年 9 月第 1 版
印　　次	2024 年 9 月第 1 次印刷
印　　刷	北京博海升彩色印刷有限公司
书　　号	ISBN 978-7-5236-0982-8/R·3330
定　　价	158.00 元

（凡购买本社图书，如有缺页、倒页、脱页者，本社销售中心负责调换）

编著者名单

名誉主编 李海洋

主　审 洪　震　陈玉国

主　编 伍国锋　冯占辉

副主编 徐祖才　叶　川　陈　蕾　丁　玎　王甲莉

编　者（以姓氏汉语拼音为序）

陈　蕾	四川大学华西医院	孙智路	贵州医科大学附属医院
陈玉国	山东大学齐鲁医院	王甲莉	山东大学齐鲁医院
程永然	杭州医学院	王丽琨	贵州医科大学附属医院
丁　玎	复旦大学附属华山医院	吴展羽	贵州医科大学附属医院
冯占辉	贵州医科大学附属医院	伍国锋	贵州医科大学附属医院
顾　颖	贵州医科大学附属医院	徐祖才	遵义医科大学附属医院
洪　震	复旦大学附属华山医院	杨蕊榕	贵州医科大学附属医院
黄　浩	遵义医科大学附属医院	杨小艳	遵义医科大学附属医院
黄　鹏	四川大学华西医院	叶　川	贵州医科大学附属医院
李海洋	贵州医科大学附属医院	叶　兰	贵州医科大学
刘文雯	山东大学齐鲁医院	虞培敏	复旦大学附属华山医院
刘　瑛	贵州医科大学附属医院	袁　野	遵义医科大学附属医院
罗语思	贵州医科大学附属医院	叶　意	贵州医科大学附属医院
马　燕	复旦大学附属华山医院	曾俊泓	贵州医科大学附属医院
任思颖	贵州医科大学附属医院	张　瑞	山东第二医科大学第一附属医院
上官亚菲	贵阳市第一人民医院	郑　乾	贵州医科大学附属医院
沈　奇	贵州医科大学附属医院	邹梓豪	贵州医科大学附属医院
史　静	贵州医科大学附属医院		

学术秘书 王丽琨　史　静

内容提要

本书聚焦临床医学研究方法、医学发展简史、医学科学研究的相关内容，包括临床医学研究设计、研究方法、数据库建立、各种研究方法（观察性研究、试验性研究）等内容，涉及医学科研项目的申报、医学科技成果的申报、医-工结合转化研究等方面。此外，书中还分析了国内外临床研究经典案例。本书有助于启发医学学术思维，激发医学从业者的科研兴趣，可作为高等医学院校临床相关专业研究生的辅助教材，培养医学生学习掌握临床研究的方法。

名誉主编简介

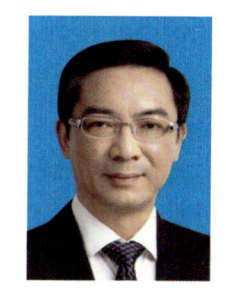

李海洋

主任医师，教授，博士研究生导师，先后担任贵州医科大学附属医院院长、党委书记等职务。美国 Mayo Clinic 医学中心、香港大学玛丽医院高级访问学者，贵州省医学会副理事长，贵州省医学会外科学分会副主任委员。长期从事肝、胆、胰、脾外科临床及科研工作，主要研究方向为肝硬化门静脉高压症及原发性肝癌，在肝硬化门静脉高压发病机制、肝细胞移植、原发性肝癌发病机制方面有卓越建树。培养医学博士及硕士研究生 30 余名。主持国家级和省部级科研课题 10 项。在国内外医学期刊发表学术论文 50 余篇。

主审简介

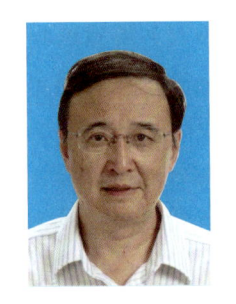

洪 震

主任医师，教授，博士研究生导师，复旦大学癫痫诊治中心主任，复旦大学附属华山医院神经病学研究所所长，中国抗癫痫协会会长，《癫痫杂志》及《中国临床神经科学杂志》主编，《中华神经科杂志》副主编。从事神经病学的临床工作40余年，在神经内科临床，尤其是癫痫的诊治和临床药理方面积累了丰富的经验。培养医学博士31名、医学硕士37名。先后承担国家"九五""十五""十一五"和"十二五"科技攻关课题、国家自然科学基金、上海市科学技术委员会重大课题等多项研究项目，并担任多个新药Ⅲ期临床试验牵头单位的负责人，以及多个国际多中心临床试验中心的负责人。以第一作者及通讯作者身份在国内外医学期刊发表学术论文250余篇，其中SCI收录论文100余篇。获卫生部科技进步奖、教育部科学技术进步奖、中华医学科技奖各1项，上海市科技进步奖2项，上海市医学科技奖2项。主编参编《神经病学》《现代癫痫学》《现代神经流行病学》《神经系统疾病基础与临床》《精神病学》《实用内科学》《实用神经病学》等多部医学专著及教材。

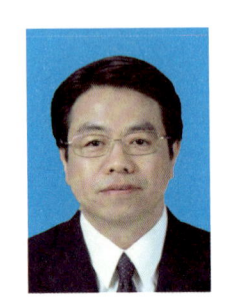

陈玉国

主任医师，教授，博士研究生导师，山东大学齐鲁医院院长、急诊科学科带头人，享受国务院政府特殊津贴，泰山学者攀登计划专家，国家卫生健康委有突出贡献的中青年专家，山东省突出贡献中青年专家，山东省医学领军人才，济南专业技术拔尖人才，国家药监局创新药物临床研究与评价重点实验室主任，山东省急危重症临床医学研究中心主任，山东省零磁医学重点实验室主任，山东大学零磁医学研究院执行院长，山东省急危重症防治工程实验室主任。中华医学会急诊医学分会前任主任委员、中国医师协会胸痛专业委员会候任主任委员、中国医疗保健国际交流促进会胸痛分会主任委员，美国心脏病学会会员，美国心血管造影和介入学会会员，欧洲心脏病学会会员。承担国家重点研发计划、国家自然科学基金重点项目等科研课题30余项。申领国家专利20项，获省部级科技进步奖一等奖3项、二等奖4项，山东省教学成果奖特等奖1项。在国内外医学期刊发表学术论文170余篇，主编、副主编医学专著及教材17部。

主编简介

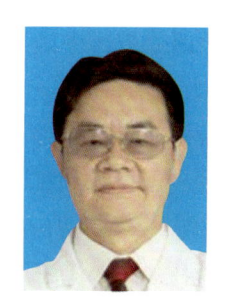

伍国锋

主任医师，二级教授，医学博士，博士研究生导师，享受国务院政府特殊津贴，中国神经科学会理事，中国卒中学会脑出血微创治疗分会副主任委员，中国医师协会神经调控专业委员会常务委员，中华医学会急诊医学分会心脑血管病学组副组长，贵州省省管专家、最美科技工作者，《贵州科学家传记丛书》入选者，贵州省高血压性颅内出血微创诊疗科技创新人才团队首席专家，Brain Hemorrhages、Neuropsychiatry 和《脑出血》副主编。培养医学博士及硕士研究生 100 余名。主持国家自然科学基金项目 4 项、省部级科研课题 5 项。申领国家发明专利 3 项。获省部级科技进步一等奖 2 项、二等奖 2 项、三等奖 2 项。参编专家共识、指南 9 部，主编《神经内科急症》《脑电监护学》，副主编《高血压性脑出血微创治疗学》，参编《急诊医学》《癫痫治疗学》《病理生理学》等专著 5 部。在国内外医学期刊发表学术论文 140 余篇，其中 SCI 收录论文 50 余篇。

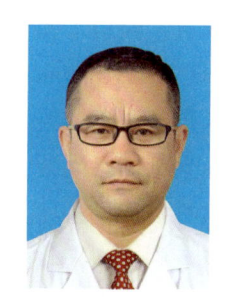

冯占辉

主任医师，教授，博士研究生导师。贵州省高层次创新型人才"千层次"人选，中国抗癫痫协会药物治疗专委会委员、青年委员会委员，贵州省抗癫痫协会副会长，贵州省预防医学会癫痫病防治专业委员会常务委员，并担任《癫痫与神经电生理学杂志》执行主编。主持国家自然科学基金 2 项、厅局级科研项目 3 项。获贵州省自然科学奖三等奖、贵州医学科技奖一等奖各 1 项。在国内外医学期刊发表学术论文 100 余篇，其中 SCI 收录论文 60 余篇（包括《新英格兰医学杂志》1 篇）。

副主编简介

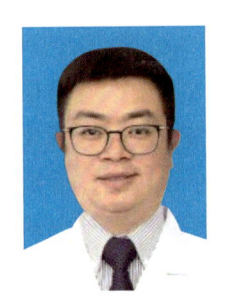

徐祖才

主任医师，教授，博士研究生导师。中华医学会神经病学分会神经生化学组委员，中国医师协会神经内科医师分会癫痫病学组委员，中国抗癫痫协会理事兼青年委员会委员，贵州省高层次创新型人才"百层次"人选，贵州省青年科技奖获得者，并担任 IBRAIN 副主编和《癫痫与神经电生理学》副主编。培养医学博士及硕士研究生 30 余名。主持国家自然科学基金 3 项、省部级及其他基金 6 项。获省部级科技奖二等奖 2 项、三等奖 1 项。参编专家共识、指南 5 部；副主编《神经内科急症》，副主译《耐药性癫痫的诊治》，参编《癫痫与神经系统发作性疾病》《癫痫治疗学》。以第一作者及通讯作者身份在国内外医学期刊发表学术论文 80 余篇，其中 SCI 收录论文 30 余篇。

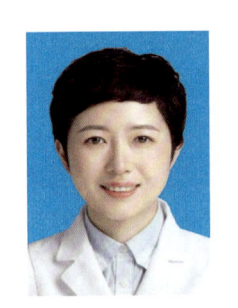

陈 蕾

主任医师，教授，博士研究生导师，四川大学华西医院副院长、高原健康联合研究所所长。日本弘前大学和美国哈佛大学麻省总院神经中心访问学者。国际抗癫痫联盟教育委员会委员，中国抗癫痫协会青年委员会副主任委员，中华医学会医学科学研究管理学分会临床研究管理学组副组长，中国医药生物技术协会临床研究专业委员会常务委员，四川省国际医学交流促进会高原医学专业委员会副主任委员，并担任 Epilepsy and Behaviour 和《癫痫杂志》等国内外知名学术期刊编委。长期致力于神经疑难重症疾病的临床诊疗和科学研究，尤其围绕女性癫痫生育健康问题开展持续性研究。先后主持国家自然科学基金 5 项，国家科技部重大项目课题 1 项，以及其他各类科研项目 30 余项。申领国家专利 4 项，软件著作权 5 项。先后获得第十七届中国青年科技奖、四川省杰出青年科技创新奖、四川省医学科技青年奖（一等奖）、中华医学青年科技奖、四川省科技进步三等奖、美国神经科学会国际学术奖（AAN International Scholarship Award）及美国医学研究联盟国际学术奖（AFMR Henry Christian）等奖项，以及四川省最美科技工作者、四川省卫生健康委学术技术带头人、四川省杰出青年科技人才、四川省海外高层次留学人才、成都市优秀女性人才等荣誉称号。主编及主译医学专著 5 部，参编国家级教材 3 部，参编癫痫指南及共识各 3 部。在国内外医学期刊发表学术论文 100 余篇，其中 SCI 收录论文 60 余篇。

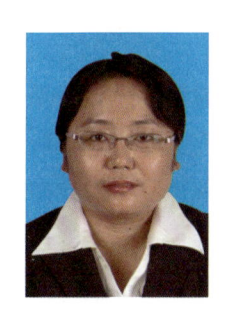

王甲莉

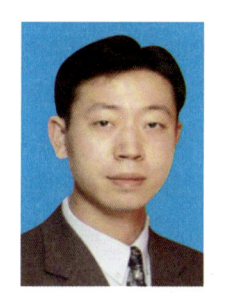

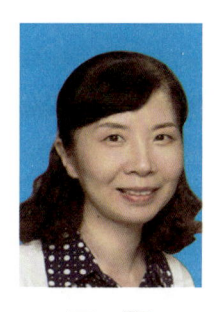

主任医师，教授，博士研究生导师，山东大学齐鲁医院科研处副处长，泰山学者青年专家，中华医学会急诊医学分会青年学组委员，山东省急诊医学分会人文学组副组长，中华预防医学会心血管病预防与控制专业委员会委员。主持国家重点研发计划课题1项、国家自然科学基金项目4项。获中华医学科技奖一等奖1项，山东省科技进步奖一等奖2项，教育部科技进步奖一等奖1项。申领国家发明专利1项。副主编《心肌保护》，参编《急诊医学》《急诊科常见病用药》，发表SCI收录论文21篇。

叶 川

医学博士，哈佛大学医学院附属麻省总医院博士后，主任医师，高级工程师，博士研究生导师。国家卫健委地方性骨关节病治疗专家组成员，中国研究型医院学会关节外科专业委员会委员，中国生物医学工程学会组织工程与再生医学分会委员，中国医师协会骨科医师分会再生医学学组委员，中国医药生物技术协会骨组织库分会委员，中国中西医结合学会骨科分会保膝专业委员会常务委员，国际矫形与创伤外科学会（SICOT）中国部数字骨科学会委员，贵州省康复医学会创伤与修复委员会副主任委员，贵州省医学会骨科分会常务委员。在人工关节置换、保髋保膝手术治疗和创新医疗器械研发方面有较高造诣。主持国家自然科学基金2项。申领国家发明专利12项。获中国创新创业大赛全国总决赛优秀团队奖及省级赛事一等奖/二等奖/三等奖共6项，省级科技进步奖二等奖2项，获中国医师协会骨科医师分会全国优秀骨科医师。参编专著2部，发表SCI收录论文30余篇。

丁 玎

博士研究生导师，复旦大学附属华山医院神经病学研究所研究员。香港中文大学、美国国立卫生研究院（NIH）和英国伦敦大学学院（UCL）神经病学研究所访问学者，复旦大学临床流行病学和循证医学中心成员，中国抗癫痫协会（CAAE）副秘书长，CAAE精准医学与药物不良反应监测专业委员会委员，上海抗癫痫协会副会长，上海市医学会医学研究伦理学专业委员会委员，并担任 *Aging and Health Research* 主编，*Epilepsy Research*、*Epilepsia*、*Brain* 等期刊编委，以及 *Frontiers in Neurology*、*Neuroepidemiolqgy*、*Journal of Alzheimer Disease* 特约编委。长期从事神经系统疾病的临床研究。先后主持和参与多项科技部国家重点研发计划、国家自然科学基金、美国NIH合作课题、上海市科学技术委员会重大专项、上海市卫健委课题等科研项目。曾获省部级科技进步奖等多项奖项。在国内外医学期刊发表学术论文120余篇。

前 言

在长期从事研究生教学的实践中，我们深刻认识到，针对临床医学相关专业的研究生，能够显著提升其科研能力的教材资源非常有限。为了适应新时代高等医学院校临床医学相关专业研究生科研素质提升的需求，适应创新型高层次临床医学专业人才的培养需要，我们组织相关高等医学院校附属医院长期从事研究生培养的临床医学专家精心编纂了这部教材，旨在满足当前教育背景下对专业人才培养的高标准和新期待。

本书以临床医学科学研究为核心脉络，开篇即对医学科学研究的普遍原则进行了全面概述。继而深入阐述了疾病的病因研究、诊断研究、治疗研究及预防研究等临床医学研究的核心内容，系统介绍了临床医学研究的主要方法。特别对临床观察性研究与临床试验性研究进行了详尽且深入的解析，旨在帮助读者将理论与实践相结合，快速掌握临床研究的设计框架与执行技巧。

此外，本书还特别设立独立章节，精选国内外公开发表的大型临床研究案例进行深入剖析，以期读者能够深刻理解临床研究的精髓，迅速掌握临床医学研究的设计方案、实施方法等。同时，针对科研项目申报、科研成果申请及医-工（药）结合转化研究等实际工作中的难点问题，本书提供了详尽的指导和策略，使其内容更加贴近现代医学研究的发展趋势，满足当代医学研究者的需求。

为了激发临床医学相关专业研究生的科研热忱，我们精心挑选了一系列具有里程碑意义的重大医学研究案例，如"天花乱坠3000年：从挤奶女工的启示到天花疫苗的诞生""划时代而堆满灰尘的论文：青霉素的发现及推广应用""麻醉药的前世今生"等作为教材的辅助阅读材料。通过生动形象的语言，描述研究者如何在实际工作中捕捉灵感、如何在失败中汲取教训并最终取得成功。这些故事不仅能够启迪医学研究生的思维，更能激发他们的科研兴趣，从而在科研能力上实现质的飞跃。

在本书编写过程中，我们得到了贵州医科大学附属医院的大力支持。同时，感谢来自全国各地高等医学院校和附属医院的编者团队，他们为此投入了巨大的精力与心血，为本书的问世贡献了宝贵的智慧与汗水。在此，我们向所有参与本书编写的各位同仁表示最诚挚的感谢。

由于现代医疗技术日新月异，书中所述可能遗有疏漏之处，恳请各位同行和读者能够不吝赐教，提出宝贵的意见和建议，以帮助我们不断改进和完善教材内容。您的反馈对我们至关重要，也是我们持续进步的动力。

名誉主编

主　　编

目 录

第1章 医学科学研究概述 ······ 001
- 一、医学科学发展简史 ······ 001
- 二、医学科学研究的类型 ······ 012
- 三、医学科学研究设计 ······ 017

第2章 临床医学研究概述 ······ 037
- 一、临床标本库管理 ······ 037
- 二、临床数据库管理 ······ 042
- 三、临床研究设计 ······ 054
- 四、疾病病因研究 ······ 066
- 五、诊断试验研究 ······ 080
- 六、临床疗效研究 ······ 084
- 七、疾病预后研究 ······ 090
- 八、疾病动物模型 ······ 101

第3章 临床观察性研究 ······ 122
- 一、观察性研究概述 ······ 122
- 二、描述性研究 ······ 126
- 三、分析性研究 ······ 137

第4章 临床试验性研究 ······ 157
- 一、临床试验性研究概述 ······ 157
- 二、临床试验样本量估计 ······ 161
- 三、药物临床试验 ······ 168

第5章 临床医学科研项目申报书撰写 ······ 192
- 一、临床医学科研项目概述 ······ 192
- 二、临床医学科研项目来源 ······ 192
- 三、临床医学科研项目申报书 ······ 195

第6章 医学科技成果申请 ... 202

- 一、医学科技成果概述 ... 202
- 二、医学科技成果分类 ... 203
- 三、医学科技成果申报 ... 203
- 四、医学科学技术奖申报 ... 205
- 五、医学科学技术奖答辩 ... 208
- 六、医学科技成果推广应用 ... 210

第7章 临床医学研究案例集锦 ... 216

- 一、药物临床试验研究案例 ... 216
- 二、医用材料临床研究案例 ... 224
- 三、治疗技术临床试验案例 ... 232
- 四、诊断试验临床研究案例 ... 255

第8章 医-工（药）结合转化研究 ... 268

- 一、医-工（药）结合研究概述 ... 268
- 二、医-工（药）结合体系建设（以四川大学华西医院为例） ... 270
- 三、新药新技术转化研究 ... 274
- 四、医疗器械联合研发 ... 280
- 五、专利申请简述 ... 287
- 六、医-工（药）结合转化研究案例 ... 289

第9章 医学科学启迪故事 ... 297

- 一、文人渴望的"浪漫疾病" ... 297
- 二、核酸自述：从名不见经传到全球闻名 ... 301
- 三、天花乱坠3000年：从挤奶女工的启示到天花疫苗的诞生 ... 308
- 四、瘟雾缭绕300载：鼠疫传播对欧洲的影响 ... 312
- 五、划时代而堆满灰尘的论文：青霉素的发现及推广应用 ... 317
- 六、麻醉药的前世今生 ... 323

第1章 医学科学研究概述

一、医学科学发展简史

（一）医学的起源与发展

医学是通过科学或技术的手段，处理生命的各种疾病或病变的一门学科，也是促进病患恢复健康的一类专业。它以治疗预防生理疾病和提高人体生理机体健康为目的，主要有西方微观西医学和东方宏观中医学两大系统体系，其科学性在于应用基础医学的理论不断完善和实践的验证。狭义的医学只包括治疗疾病和恢复机体的有效功能，广义的医学还囊括了中医的养生学和由此发展来的西方营养学。

医学的定义是随着社会的发展不断赋予新的内涵，而每一个定义都能反映出一段历史时期的医学观点，古今中外很多哲学家、医学家及其他领域的科学家都给医学下过不同的定义。其中较早的是中世纪伟大的阿拉伯医学家 Avicenna，他在《医典》这部名著中对于医学的定义是："医学是科学，我们从中学到：①人体的各种状态：即在健康时或不健康时时身体状态；②通过什么方式：在不健康时使之恢复健康"。换言之，医学就是如何保持健康以及健康丧失时如何使之恢复的技艺。这个定义既指出了医学的科学性，又指出了医学的实践性。我国《中国百科大词典》（1990年）对医学的定义是："医学是认识、保持和增强人体健康，预防和治疗疾病，促进机体康复的科学知识体系和实践活动"。

医学的研究对象是人，因为人作为生物而具有自然属性，故医学可归类于自然科学范畴。然而人生活在社会中又具有社会属性，社会的环境、经济和文化等因素对人类的健康和疾病同样会造成不可忽视的影响。近年，我国著名理论家于光远在《关于科学分类的一点看法》中提出："很明显，医学也不是纯粹的自然科学，而是自然科学和社会科学相结合的科学。因为医学的研究对象一方面是作为自然界物质的人，另一方面这个人又是在一定的社会中生活的，他的健康和疾病受到社会环境的严重影响，有些疾病甚至完全是由于社会的原因引起的"。这一观点是比较全面和准确的，它兼顾了医学的自然科学性质和社会科学性质，当然这是就整个医学来说的。因此可以说医学具有双重属性，即医学是跨越自然科学和社会科学领域，深深扎根在多学科之中的综合性科学。

1. 医学的起源 医学起源于原始人类，自从有了人类开始，就有了原始医药活动。原始人为了生存要采摘植物食用，探索哪些能吃哪些不能吃。人类最早认识的药物是植物，用来治疗常见疾病（如消化道疾病）。因此原始医学起源于原始社会，在采摘食物过程中人类逐渐了解到多种可食植物具有催吐、泻下和止痛作用，说明了人类最早认识及使用的药物是植物。狩猎即畜牧业的发展，人们开始食用肉类产品，肉类逐渐成为食物的主要来源；火的发明和应用使得人类可以将食物特别是动物食品烤熟来吃，期间发现某些动物成分如一些动物内脏、血液和骨髓等可以用于某些疾病的治疗，继而动物也被逐渐用于研究医药。矿物的开采和金属冶炼技术的发展，又发现了一些矿物质的治疗作用。起初，这些活动都是最原始的、被动感知的"经验医学"。再后来由于人类种族与部落的形成，人类在不同群体间发生争斗，在处理自身外伤的过程中发现了草药敷贴、烧灼等治疗外伤的方法以及基本的创伤止血、脱臼处理等，最终在原始社会末期，发明了断肢术、阉割术、脓肿切开术等早期的外科手术，并相继发现和发明了大量外用药物。可以看出，原始医学是由人类不断地对自身和环境有所认识且积累经验而逐渐发展起来的，同时原始社会的发展以及各种生产工具的发明和改进又进一步促进原始医学水平的提高，并为古代医学的产生打下了基础。

2. 医学的发展

(1) 古代医学：古代医学分为古代东方医学与古代西方医学（图1-1）。

古代东方是人类文化的摇篮，主要指埃及、巴比伦、印度和中国，被称为世界四大文明发祥地，这些国家比其他国家较早地从原始社会过渡到奴隶制社会，因此古代东方医学就伴随着奴隶制社会的发展而发展。在此过程中古代东方医学逐渐积累了许多有价值的治病经验。在我国战国时期（公元前5世纪—前221年）便出现了重要著作《黄帝内经》，对人体生理、病理、疾病治疗原理以及人体解剖、脏腑经络、腧穴针灸等进行了描述。《黄帝内经》是我国最早的重要医学典籍，被誉为"医书之祖"，它是我国现存最早的研究人的生理学、病理学、诊断学、治疗原则和药物学的传统医学巨著，代表了我国古代医学的早期成就，奠定了中国医学的理论基础。战国时期的代表人物是名医扁鹊，当时就提出了四诊法，以望、闻、问、切四法来诊断疾病。

秦汉时期（公元前221—公元220年），临床治疗学有了新的发展，出现了我国现存最早的药物学著作《神农本草经》，它记载了365种药物的疗效提出了辨证用药的思想，所论药物适应病症能达170多种，对用药剂量、时间等都有具体记载，这也对中药学起到了奠基作用。之后于东汉末年张仲景（约生于公元150年，卒于219年）的临床治疗学名著《伤寒杂病论》问世，《伤寒杂病论》完整地阐述了流行病和各种内科杂症的病因、病理以及治疗方法等，它是一部论述外感病与内科杂病为主要内容的医学典籍，分编为《伤寒论》和《金匮要略》两部，奠定了中医治疗学的基础，是我国医学史上影响最大的古典医著之

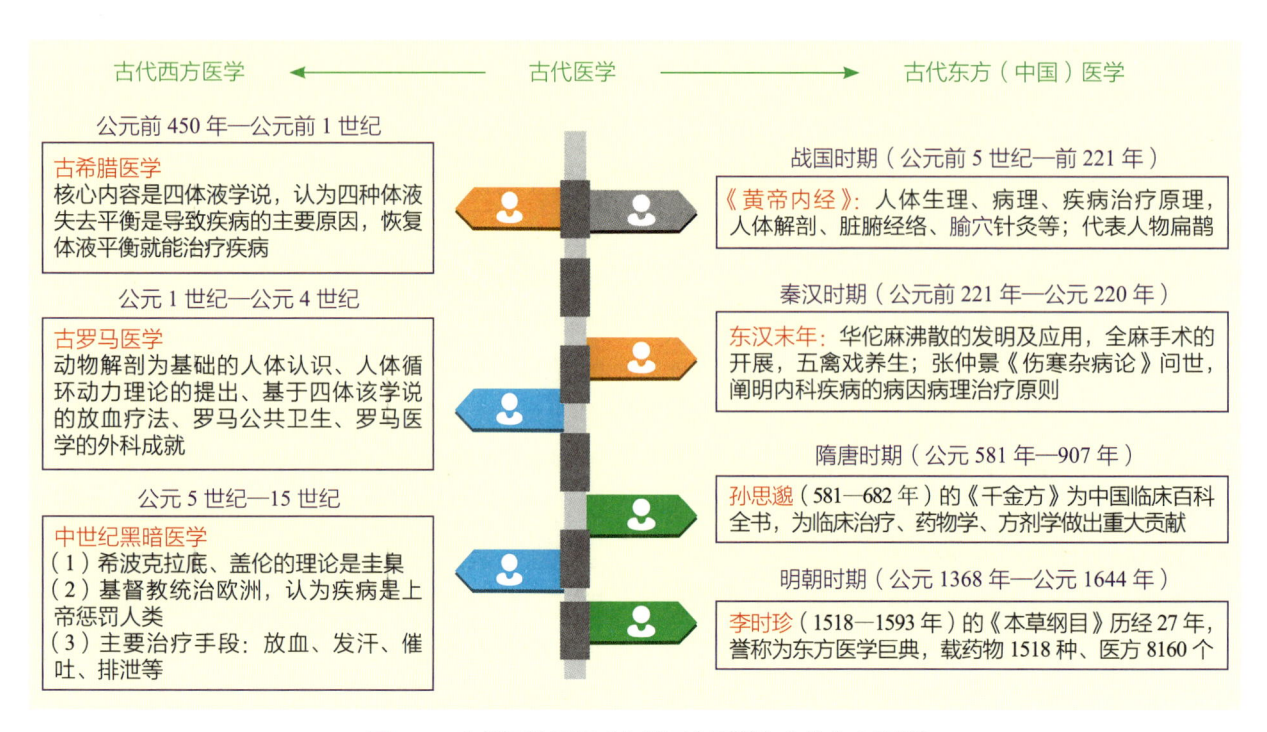

▲ 图1-1 古代医学概览（古代西方医学和古代东方医学）

一。同时代的"神医"华佗擅长外科手术,他发明的麻沸散是一种从植物中提取的麻醉药,是世界上最早的"全麻"法,适用于外科手术的镇痛,这一发明比西方早1600多年。7世纪唐朝杰出医学家孙思邈著的《千金方》被誉为中国最早的临床百科全书,为临床治疗、药物学、方剂学做出重大贡献。它全面总结了历代和当时的医学成果,并提出许多富有创见的措施,在我国医药学史上占有重要地位。明朝时期(1368—1644年),著名药物学家、医学家李时珍(1518—1593年)的《本草纲目》历经27年,记载药物1518种、医方8160个,对中外医药学界产生巨大的影响,1606年流传到国外,誉为"东方医学巨典"。

公元前7世纪至6世纪,希腊从原始社会进入奴隶社会,此时出现了希腊医学。古希腊医学的核心内容是"四体液学说",所谓"四体液学说"即认为人体中有四种不同性质的体液,四种不同的体液来自不同的器官,四种体液分别与四种元素相对应,即由肝制造的血液(气),肺制造的黏液(水),胆囊制造的黄胆汁(火)和脾制造的黑胆汁(土);这四种体液不同比例的结合构成人的不同体质,人之所以会生病,是由于四种体液失去了平衡所致,治病就是要让体液恢复平衡。"四体液学说"衍生出了放血、发汗、催吐、排泄等治疗办法,统治了西方1500多年。古希腊医学的代表人物为希波克拉底(公元前460—370年),被誉为医学科学奠基人、西方医学之父,推动医学从巫医时代进入崭新医学科学时代。他的主要贡献是提出了著名的"四体液学说"(血液、黏液、黄胆汁、黑胆汁)以及希波克拉底誓言,提出医生对患者对社会的责任以及医生职业道德准则和规范,希波克拉底誓言成为全世界医生的行为指南。

古希腊医学是古罗马医学以及后来的西方医学发展的基础。公元前2世纪,随着罗马帝国的征战,版图不断扩大,很快将希腊吞并,不少希腊医生来到罗马城。古罗马的医学在继承希腊医学的基础上,有了较大的发展,当时已经可以进行许多高难度的手术。古罗马人继承了古希腊医学,发展了罗马医学。古罗马医学的代表人物是Claudius Galenus,他是当时从希腊来到罗马的那批医生之一,本身对希腊医学非常了解,并且把希腊著名医学家希波克拉底作为偶像,系统地继承了希波克拉底的学说并加以发展。Galenus是非常优秀的解剖学家,多年从事动物解剖,对解剖学和生理学做了许多研究。Galenus也是一个经历了几百场手术的外科医生,对人体器官的研究比较超前和卓著,比如神经、心脏、大脑,认为人思考是因为大脑运行而非心脏。Galenus的医学成就仅次于希波克拉底,被誉为最早用试验方法研究动物生理功能的试验生理学大师。古罗马医学的核心内容之一是建立了公共卫生体系,把泉水引入了城市,还发明了公共厕所以及各种浴场,这在一定程度上促进了个人卫生的维护,从而减少了疾病的产生;其次,因为古罗马常年征战,对外科需求大,所以古罗马外科的应用比古希腊要普遍得多,经常进行骨折处理和截肢手术。结合Galenus奠基的创伤医学和解剖学,古罗马成为世界外科学的摇篮。

古代医学知识源于医疗实践经验的积累,缺乏科学的试验根据,且随着奴隶社会的发展和巩固,医学中的宗教色彩增多了,这就成为了古代医学发展的障碍。公元395年罗马帝国分裂,欧洲从公元6世纪至13、14世纪处于"黑暗时代",文化思想方面几乎完全由教会所统治。神学渗透到医学当中并由僧侣掌握,只有他们懂得拉丁语,保存了一些古代留传下来的医药知识,他们为患者看病的同时替患者祈祷,成了所谓的"寺院医学",把治愈与"神圣的奇迹"联系在一起,阻碍了医学的发展。11—13世纪欧洲最有名的医学院属萨列诺和帕多瓦两所大学,它们受经院哲学影响最小,在欧洲中世纪起了进步作用,但当时医学生主要学习希波克拉底、Galenus和Avicenna的著作,机械背诵权威著作上的教条而轻视实践,从而使当时医学上的进步很小。此外,欧洲中世纪流行病传播猖獗,其中以鼠疫、麻风和梅毒为最盛，这也使欧洲设立了许多医院，这在一定程度上又促进了医学的发展。中世纪西方医学的特征如下。

①希波克拉底、Galenus的理论是最高权威医学的圭臬，限制了医学以及科学技术的发展；②基督教统治欧洲，认为疾病是上帝惩罚人类，要赎罪、要祈祷上帝保佑，患病后送到教会医疗场所进行关爱但不进行治疗；③主要治疗手段是放血疗法、发汗疗法、催吐疗法、排泄疗法等，基本理论是维持人体内"四种体液"的平衡；④鼠疫（黑死病）等4次瘟疫大流行，人们无能为力，神的力量、宗教手段、四体液学说难以奏效，人们开始怀疑从而解放思想。

(2) 近代医学：15世纪后半叶，随着欧洲文艺复兴运动的开始，此后的400年为近代医学时期。真正的近代医学开始于16世纪循环理论的创立；标志性的成绩有人体解剖、循环理论、显微镜使用、天花疫苗等。

文艺复兴时期创立了人体解剖学，意大利的达·芬奇和比利时的Andreas Vesalius是解剖学的主要先驱者。达·芬奇认为作为现实主义的画家，有必要了解解剖结构，尤其需要了解骨骼与肌肉，于是从事人体解剖，研究了人体各部分的构造，创作了大量人体解剖图，其中部分图一直沿用至今。医学解剖学之父Andreas Vesalius（1514—1564年）发表了《人体构造》（*On the Fabric of the Human Body*）这部科学巨著，冲破了既往的解剖学理论（以动物解剖为基础的人体解剖理论），引发了解剖学的革命，此书指出古罗马医学家Galenus的解剖学错误达200多处，这标志着人体解剖学乃至医学新征途的开始。17世纪英国科学家William Harvey（1578—1657年）创立了血液循环学说，1628年出版了《心血运动论》一书，是第一本基于实验的生理学著作，阐释了血液的运动规律和心脏的工作原理，从多角度多层面证明了心脏是血液运动的核心及动力的来源，并提出了血液是以循环的方式在血管中不断的流动，这样就发现了血液循环，自此生理学成为一门独立的科学。该书的出版标志着近代生理学的诞生，也奠定了Harvey在科学发展史上的重要地位，成为与哥白尼、伽利略、牛顿等齐名的科学革命巨匠。

18世纪初，中国用人痘接种来预防天花的方法经土耳其传到英国，Edward Jenner在实践中发现牛痘接种比人痘接种更安全，这项改进增加了接种的安全性，为人类最终消灭天花做出了贡献。此外，当时的医学家们已经解剖了无数尸体，基本认识并掌握了人体的正常构造，在此过程中他们也认识到若干异常的构造，意大利病理解剖学家Morgani于1761年发表了《论疾病的位置和原因》一书，该书详细地描述了器官在疾病影响下的种种变化，并且依据各种病理变化对疾病病因作了科学的推测，他将疾病视为局部损伤，认为每一种疾病都对应某个器官内的相应病变部位，自此以后医生们逐渐开始用"病灶"解释症状，这标志着病理解剖学的建立并对以后整个医学领域产生了重大影响。19世纪中叶，德国病理学家Virchow倡导细胞病理学，细胞来自细胞；机体是细胞的总和；疾病可用细胞病理来说明其基本原理，该原理的提出将疾病研究带到了细胞层次。同期还建立了细菌学，19世纪后30年是细菌学时代，此时期先后发现了大多数主要致病菌。法国的Pasteur研究发酵的作用，证明发酵及传染病都是微生物引起的；德国的Koch发现霍乱弧菌、结核分枝杆菌及炭疽芽孢杆菌等，并改进了培养细菌的方法和细菌染色方法，还提出科赫法则，为他们的工作奠定了微生物学的基础。19世纪中叶还出现了麻醉法，氧化亚氮、乙醚、氯仿等药物相继被用于全身麻醉，使患者能在无痛情况下接受外科手术，1846年Morton实施了人类历史上第一例乙醚麻醉手术，这标志外科学的一大进步，是外科学得以进一步发展的前提，19世纪末又发明了局部麻醉法，弥补了全麻操作复杂、副作用多的不足。有了物理、化学、解剖学、细胞组织的基础，近代医学就此开始了以科学事实为依据、以观察和实验验证的结果为根据的科学方向发展。

(3) 现代医学：20 世纪医学的发展与现代科学技术紧密结合，发展为了现代医学。现代医学开始于 20 世纪抗生素治疗学的诞生，标志性的成就：抗生素的发现及发展、影像医学 CT/MRI 的研制及应用、器官移植与人造器官的研发、微创医学概念的提出、生殖医学的产生。

①抗生素的发现及发展：现代医学技术发生了 3 次革命，第 1 次发生在 20 世纪 20 年代至 50 年代抗生素的发明和应用。英国细菌学家 Alexander Fleming（1881—1955 年）发现青霉素，1929 年 7 月在论文中提到了青霉素用于抗细菌的可能性，牛津大学病理学教授 Florey（1898—1968 年）和生物化学家 Chain（1906—1979 年）促进青霉素的临床应用，Fleming、Florey 和 Chain，因"发现青霉素及其临床效用"，共同荣获 1945 年诺贝尔生理学和医学奖；美国微生物学家 Waksman（1888—1978 年）发现链霉素，重要的意义在于它的抗结核分枝杆菌的特效作用，开创了结核病治疗的新纪元。1947—1958 年 10 年时间内相继发现金霉素（1947 年）、氯霉素（1948 年）、土霉素（1950 年）、制霉菌素（1950 年）、红霉素（1952 年）、卡那霉素（1958 年）。

抗生素的发现及发展使人类进入抗生素治疗细菌感染的新时代，是治疗史上划时代的进步。

②影像医学的建立及发展（图 1-2）：第 2 次医学技术的革命是 70 年代医学影像诊疗技术的发展。医学影像学（medical imaging）是指通过各种成像检查技术获得有关组织和器官的机体内形态结构、生理功能和病理状态的图像（image），然后根据图像所显示的特点进行疾病诊断以及在影像监视下直接对某些疾病进行治疗的一门新兴的医学科学。伦琴于 1895 年发现了 X 线，到 20 世纪初 X 线开始用于观察骨骼状态，从此 X 线诊断便成为临床医学的重要手段；70 年代后，电子计算机体层成像（computed tomograph，CT）以及磁共振成像（magnetic resonance imaging，MRI）技术应用后，微小的病灶都能被及时发现，使得肿瘤和病变得以早期发现和识别，同时开辟了无创诊断的新途径。X 线、超声、计算机体层成像、核磁共振成像、正电子发射断层成像、单光子发射计算机体层成像、PET/CT 扫描等，这是诊断学的划时代进步。

在影像诊断基础上发展起来的介入放射诊断[如数字减影血管造影（DSA）- 血管狭窄、血管畸形、血管破裂确诊的金标准]，介入放射治疗把治疗技术推向新的高度，成为继药物治疗、手术治疗之后的第三大治疗技术。血管内介入治疗，可以对血栓性疾病、血管狭窄、先天性动脉瘤、动脉夹层瘤、血管破裂等进行诊断治疗。非血管内介入如超声介入穿刺活检、激光治疗等，以及立体定向精准穿刺活检技术、热凝治疗等，使得许多疑难疾病得到准确的诊断或有效的治疗。

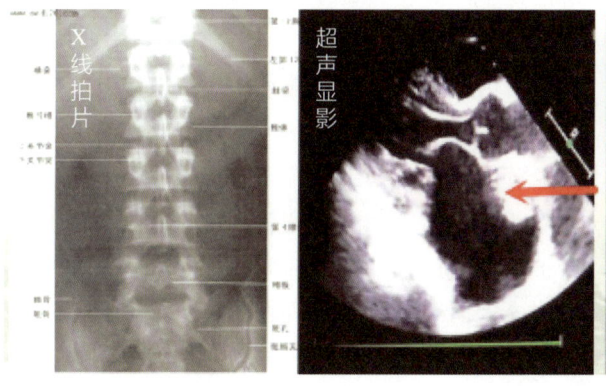

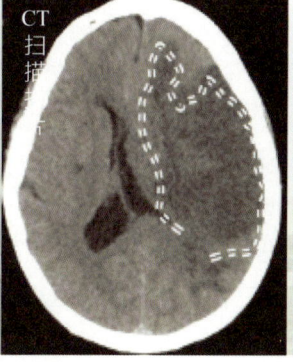

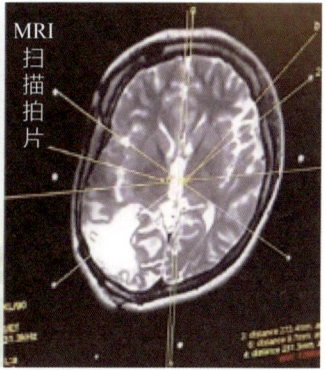

▲ 图 1-2 现代影像诊断技术

③分子生物学的诞生：第3次于70年代后期，实现了运用遗传工程技术生产白介素、干扰素、疫苗等生物制品，提出了生物学治疗的新方法。同时人们发现了DNA双螺旋结构并创立了分子生物学，其核心是对生物大分子（蛋白质、酶、核酸等）物质结构及相互作用规律的研究，从分子水平来认识生命的现象及本质。如对人类基因组的研究，破译人类全部遗传信息等。

④微创理念的提出及微创医学的发展：在20世纪后期，现代医学发展过程中诞生了许多高新技术，如基因工程、克隆技术、器官移植、微创医学、试管婴儿等。

传统外科（大刀阔斧开胸剖腹）已难以适应人类对美好生活的向往，医学技术微创化必然是发展趋势，最大限度地减少医疗行为对患者机体的创伤、使患者机体达到和保持最佳的内环境稳态是医生追求的目标。1989年提出了微创的概念，即通过微小切口或微小入路，将特殊器械、物理能量或化学药剂送入人体病变部位，完成对人体内病变的灭活、切除、修复或畸形重建等手术操作，从而达到诊断和治疗目的的医疗技术。腔镜技术（腹腔镜、胸腔镜、宫腔镜、神经内镜等）是微创医学的典型代表，很多疾病的治疗如胆囊切除术、颅内血肿清除术等均可在腔镜下完成；立体定向穿刺技术、超声介入穿刺技术使得非体腔内疾病诊断治疗获得机会，不但创伤微小而且成功率高；血管内介入技术则对全身大血管病变如血管狭窄、血管闭塞、血管瘤、血管夹层、血管破裂等疾病的诊疗提供了技术保障。

⑤器官移植与人造器官：器官移植可以让器官功能衰竭的患者获得新生。美国医生Joseph Murray在1954年首次进行孪生兄弟肾移植，为肾移植奠定了基础；随后1963年Starzl进行肝移植、Hardy进行肺移植；Paul E.Lacy在1972年完成胰岛移植试验研究，1989年成功实施人类胰岛移植；南非的Barnard在1967年进行心脏移植，开创心脏移植之先河。

我国吴阶平院士1960年实施国内首例肾移植获得成功，陆道培院士1974年首次开展再生障碍性贫血患者骨髓移植，1977年上海交通大学医学院附属瑞金医院和华中科技大学同济医学院附属同济医院相继开展肝移植获得成功，1978年上海交通大学医学院附属瑞金医院张世泽等医生完成首例心脏移植，江苏无锡的陈静瑜医生于2002年9月成功开展了国内第1例肺移植治疗肺气肿，开创了我国肺移植工作的新局面。

由于供需矛盾难以解决，从而催生了人造器官的研究。目前人工肾、人工心脏瓣膜、人工股骨、人工关节、人工血管等已用于临床治疗实践中，很多患者从中受益！

⑥生殖医学造福人类：生殖医学是处理生殖功能障碍的临床综合学科，主要内涵是生殖健康与性健康，涉及妇产科学、男科学、性医学、儿科学等。生殖是人类或动物界繁衍后代的过程，需要生殖器官、性器官的结构和功能完整，任何原因导致生殖器官或性器官的结构或功能受损都会引起生殖功能障碍，导致不孕不育，需要医学技术来帮助受孕生育。生殖医学技术主要是人工辅助生殖技术，核心是试管婴儿的培育，辅助生殖技术的诞生及发展为不孕不育的人群带来福音，造福人类。1959年美籍华人张明觉利用家兔精子、卵子受精获得成功，1978年世界首例试管婴儿诞生，1981年中国首个精子库建立，1988年中国首个试管婴儿出生，2010年试管婴儿之父Robert Edwards获诺贝尔生理学或医学奖。

人类辅助生殖技术（图1-3）主要包括人工授精技术、卵子-配子移植技术以及体外受精-胚胎移植技术。人工授精技术主要用于男方少精、弱精、无精或患有遗传病，主要方式是将精液注入女性生殖道内使精子卵子自然结合达到妊娠生育的目的；卵子-配子移植技术主要用于女性输卵管正常不孕或输卵管异常，主要方式是将精子-卵子放入输卵管壶腹部授精或在体外经过适当处理后移植到子宫内授精；体外受精-胚胎移植技术包括常规体外受精-胚胎移植、卵泡浆内单精子显微注射、胚胎植入前遗传学检查、卵

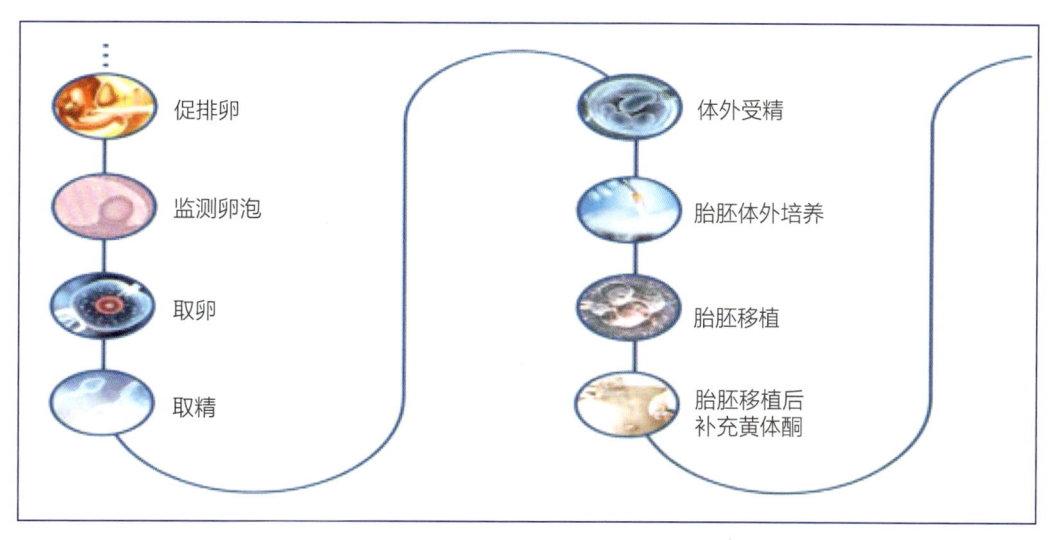

▲ 图 1-3　人工辅助生殖技术（试管婴儿）流程图

浆质置换技术，主要用于女性输卵管堵塞、女性子宫内膜异位症伴盆腔内粘连、男性精子不足受精障碍、遗传性疾病或高龄女性。

⑦其他：20 世纪末讨论心理同健康和疾病关系的学科也相继出现，如医学心理学及行为医学等。20 世纪自然科学的进步推动了现代医学的发展，各学科专业间交叉融合为现代医学的特点之一。

(4) 医学模式的出现：医学模式是一个重要的历史概念，由美国罗切斯特大学精神病学和心身医学教授恩格尔率先提出，其概念是指一定时期医学对疾病和健康总的特点和本质的概括，反映了一定时期医学研究的领域、方法和目标，是对健康和疾病的总体观，因而医学模式总是随历史的发展而不断变化。医学模式的发展经历了神灵主义医学模式、自然哲学医学模式、机械论医学模式、生物医学模式，最终演变为现在的生物-心理-社会医学模式，生物-心理-社会医学是一种从生物学与心理学、社会学的统一来看人类健康和疾病的医学模式，这就是说，人们对健康和疾病的了解不仅仅包括对疾病的生理（生物因素）解释，还包括了解患者（心理因素）、患者所处的环境（社会因素）和帮助治疗疾病的医疗保健体系，生物-心理-社会医学模式的诞生，标志着医学科学发展进入了新时期。

（二）医学科学的诞生

1. 医学科学的概念　科学是正确反映客观世界（自然、社会、思维等）本质及规律的知识体系，运用范畴、定理、定律等思维形式反映现实世界各种现象的本质规律。医学科学则是正确认识、保持和增强人体健康、预防和治疗疾病、促进机体康复的科学知识体系和实践活动。医学科学研究是以科学的观点和方法探索医学及有关领域的未知事物与规律的认知活动。医学科学研究以人和动物为研究对象，揭示生命的本质及疾病发生发展规律，认识生物体与环境的相互关系，为防治疾病及提高健康水平提供技术、方法或手段。医学科学研究更是在专业理论的指导下，围绕人类身心健康对尚未研究或尚未深入研究的事物进行探讨，目的在于揭示事物矛盾的内部联系与客观规律，提出问题和解决问题，从而提出新观点、新技术并对其进行评价。医学科学研究的核心任务是探索医学领域中的未知，提高医学科学水平，促进人类的健康，它是提高对疾病、健康的认识和比较各种医疗保健方法效果的重要途径，通过科学的方法系统研究临床中的问题，为改进医疗和保健措施等提供科学依据，从而改进临床工作。

2. 医学科学的诞生　古代经验医学时期是医学方法论的初期发展阶段，这一时期诞生了医学整体方法论。这种整体方法论强调对人体生命和疾病进行客观实际的整体观察，把观察到的客观现象综合概括为理性认识，从而累积经验并建立起第一个科学的人体观和疾病观，使医学上升为初步科学。但是由于古代社会生产力和自然科学技术的发展水平低下，古代医学整体方法论不可避免有其局限性，具体表现在只能对现象进行客观描述及经验累积，并不能对人体生命活动和病理过程有科学精准的解释和阐述，故对人体大部分仅仅是定性认识，远未达到定量的水平。

16—17世纪哲学家Bacon倡导采用试验分析方法，即用试验的方法观察和分析个别现象，此方法后来在医学科学中得到广泛采用，这种科学认识的方法论即分析方法论。在分析性方法论的指导下，医学科研通过解剖分析和试验分析对人体内部构造和生理功能进行了更加深入的探索，加深了对人体和疾病的认识，具有划时代的意义。然而这种唯物主义的方法论也存在弊端，由于过分依赖试验观察和分析技术，当时普遍形成了健康与疾病是局部、孤立的观点。但人体却是一种多层次、系统、复杂的物质系统，因此仅用简单的物理化学规律来解释人体是相对片面的。

系统论是现代医学研究的科学方法论。19世纪40年代，马克思和恩格斯创立了唯物辩证法，使医学科研迈入了新的发展时期，从而逐步形成了医学科研崭新的科学方法论，即系统方法论。系统方法就是将研究对象以互相作用、互相联系、动态变化的观点，运用辩证统一的思想对其考察的一种方法。在人体这样一个多层次、多系统的个体中，系统方法论一方面进行人体中相互联系的各个部分的分析研究，另一方面重视人体以及与环境、社会的综合探讨，即采用分析与综合相结合的系统方法，这就能对健康和疾病问题进行更深入和科学的认识。

3. 医学科学研究的特点 同其他科学研究一样，医学科研具有创新性、科学性和可行性的基本特点。除此以外，医学科研还具备其独有的特点。

首先是医学科研对象的特殊性。人是医学科研的主要研究对象，是最复杂、最高级的生命体，人既具有一般生物的生理活动，又具有社会性的精神活动。由于这些社会及心理因素对人的影响难以预料及避免，试验对象个体间的差异变大，致使试验结果产生较大偏倚，从而导致在对不同环境同一研究对象或同一环境不同研究对象进行研究时，可能会得出完全不同的试验结果。因此在医学科研中，除了要研究试验对象的生理因素外，还要考虑其心理因素、自然和社会环境因素等对人体产生的各种影响。所以在研究对象方面，医学科研相较其他学科研究存在其特殊性。

其次是医学科研实施的困难性。临床医学科研的研究对象是人，人与其他事物的不同之处在于人具有人权，因而对其研究过程的要求比其他研究更为严格，即任何研究必须确保对人体无害并征得研究对象的知情同意，同时需要经过所在单位伦理委员会的审查及批准才能开展，这虽然体现了医学科研的严谨性，但也给医学科研工作的开展增加了极大的困难。除医学外的其他学科可以直接向研究对象施加各种干预措施，甚至可以不计后果将其完全毁坏，但在临床医学科研中却异常困难。如果研究中存在的任何干预措施可能对人体造成影响，都必须先在相应的动物模型中进行研究，确保相对安全有效后再逐步依据试验的结果在人体开展，但由于人和动物存在较大差异，动物实验结果往往只能作为对人体试验之前的一种参考，并不能完全代替人体试验。此外，临床医学科研的过程还必须遵循对照、盲法、随机、重复测量、人文关怀等原则。

另外，医学科研的内容也具有复杂性。同样由于临床医学科研的对象是人，人体是一种复杂的生命体，医学科研内容贯穿了人生命过程中的每一阶段，既要阐明人类生命运动的本质和规律，又要发现外界环境可能对人体健康造成影响的因素，以及揭示疾病发生发展的过程并探讨其防治策略。此外，随着现代化医学的发展，逐渐产生大量与医学相关的新兴学科，使得医学科研呈现出多学科交叉并向各学科深度发展的格局，使医学科研的研究内容更为广泛和复杂。

医学的发展催生了科学技术在医学领域的发展，反过来科学技术的发展提高了人类的生存能力，推动了医学科学技术的迅猛发展并取得了巨大成就。医学的发展离不开科学，科学研究必然包括医学在内。

4. 医学与科学的关系　樊代明院士曾经说过："依我看，医学不是纯粹的科学，也不是单纯的哲学，医学充满了科学和哲学，但还涵盖有社会学、人学、艺术、心理学等。因而，我们不可以笼统地用科学的范畴来解释医学，也不可以简单地用科学的标准来要求医生。医学不只是科学，两者之间不能画等号。医学里含有科学，但科学不是医学的全部，只是医学的一部分。"科学反映了自然、社会、思维等的客观规律，其得出的结果具有高度普遍性。而医学研究的对象不单单是疾病本身，还包括疾病的载体也就是人，因此医学不仅要像科学一样重视事物的普遍性，还需要重视人体结构、功能及疾病的异质性或称独特性，由此可见医学要远比科学复杂。医学的本质是人学，若抽去了对人的研究医学就失去了灵魂，只剩下其中的科学，那就成了科学主义，它将带来不可估量的严重后果。医学的某些做法可能不符合科学原理，但只要能维护人们的生命健康就行，医学和科学应当并肩发展，求同存异，最终达到共同的目标——为人类健康服务。

（三）医学科学研究的作用

医学事业的发展很大程度上依赖于医学科学技术的进步，大量事实说明，医学科学研究的突破及新技术的应用大大提高了医疗卫生保健水平，成为医药卫生事业发展的强大推动力。正是由于医学科研技术的迅速进步，我们才很快控制并消灭了一大批危害大众身体健康的疾病，人民健康水平大幅度提高。当今世界科学研究突飞猛进，没有医学科学研究的进步作为依托和先导，要提高医疗水平将会变得异常困难。因此，医学科学研究在整个医药卫生事业发展中具有关键作用。

1. 基础医学科研推动基础医学的发展　基础医学是重要的医学基础学科，主要研究正常人体的形态结构、功能代谢和疾病状态下的器官、组织及细胞的改变，是临床医学甚至整个现代医学发展的基石。基础医学科研即与生命现象有关的基础科研，与应用基础研究有着密切的联系，主要包括针对人的生命和临床工作中发现的疾病现象，结合基础研究的技术方法，在实验室中所进行的为阐明该问题本质的研究，故基础医学科研对临床医学的发展起着极其重要的作用，基础医学的发展离不开实验研究。因此基础医学科学研究是促进基础医学发展的重要动力。

2. 基础医学科研推动临床医学的发展　基础医学科学科研对临床医学的发展起着极其重要的作用。临床医学想取得高水平的成果，离不开基础医学。有关资料表明，第二军医大学"八五"期间临床医学高水平成果238项，其中206项是与基础医学合作取得的，占87%，临床重大科技成果89项，其中与基础医学合作84项，占94%。由此可见，重视基础科学研究，临床医学才可以提高水平，多出成果。建立在现代科学基础上的临床医学，其发展无一不与基础科学研究的进步相关联。自16世纪和17世纪人体结构与血液循环的研究及发现，到1901年开始颁发的诺贝尔生理学或医学奖的有关项目，均有力地推动了临床医学的进步。16世纪中叶，Vesalius发表了《人体构造》一书，为现代医学奠定了基石，从而纠正了右心室与左心室通过心室中隔相通的错误观点。17世纪，Harvey发现血液循环，使人们清楚地认识到人体血液循环是一个封闭循环系统。1858年，Virchow发表《细胞病理学》一书，则是现代医学由器官水平进入细胞水平的里程碑。1931年，电子显微镜的发明及应用，使医学又深入到亚细胞水平。1949年，镰状细胞贫血机制的阐明，使人们对医学的研究进入分子水平。现代分子生物学技术的飞速发展，无疑为医学研究更深入于分子领域提供了强有力的保障，如1985年在基础科学研究领域诞生的PCR技术，现已广泛应用于临床疾病早期诊断及微小残留物的检测；疾病的基因治疗、抗体导向药物的应用、各种针对疾病的疫苗研制等，无一不是随着现代基础科学研究的发展而建立的。

3. 临床医学科研推动临床医学的发展 临床医学是研究疾病的病因、临床表现、诊断和治疗，提高临床治疗水平，促进人体健康，并直接面对疾病、直接对患者实施治疗的科学。临床医学是唯一能够发现疾病的途径，从而医学发展提供充分的研究材料。作为与疾病直接对抗的科学，临床医学在医学科学发展中的作用至关重要。

临床医学科学研究是在临床医学的领域内引入科学研究的概念，按照严格的设计、实施和评价的方法学，从小样本量患者的诊治扩大到相应患者群体的研究，是科研工作的重要组成部分，临床医学的发展离不开高质量的临床科研。临床研究以临床医生为主体，以患者及患者群体为研究对象，探讨疾病病因、诊断、治疗和预后的规律，同时在研究过程中使用科学的设计、严谨的测量来避免各种干扰因素和偏倚对研究结果的影响，力求研究结果的真实性和科学性。

进行临床医学科学研究具有重要作用：①通过临床科研可以使临床医生发现新的治疗疾病的方法和措施并评价其效果；②临床研究可以评估某些疾病的防治措施或药物不良反应的发生率以及对患者的影响程度，从而对这些措施的益处与弊端进行比较，确定该措施的临床价值并确定是否可以继续临床应用；③临床研究结果通过比较、评价、鉴定，能够评估其价值并确定出成本效益比，这样就能够决定研究成果能否在临床推广应用及确定应用范围；④临床研究可以通过发现并提出问题、查阅资料、开展研究直到解决问题等过程，使临床医生有机会进行科学研究的训练，从而不断累积临床经验，最终不断提高临床技能。综上，临床医学科研可以用科学的方法和标准来研究和评价疾病的病因，确定与评价疾病的诊断方法，以及治疗和防治疾病的措施的效果和效益，从而不断研究出更有价值的治疗技术和方法，进而使临床医学得到不断的发展和进步。

4. 临床医学科研与基础科学研究的关系 基础医学和临床医学是相辅相成、密不可分的。临床医学研究的发展以基础医学研究为基础，同时又为基础医学研究工作提供了方向，基础医学研究为临床医学研究提供有效的科学技术手段和理论研究基础，其最终目的就是要从本质上认清临床疾病的性质，从根本上找到疑难病症的诊断方法和治疗手段。

基础医学研究的这一根本原则决定了其研究方向必须以临床医学研究中的热点、难点疾病为根本切入点，着眼于解决临床医学研究中的实际问题，认清临床医学研究中相关疾病的本质，为临床医学研究彻底解决疾病的诊治奠定技术和理论基础。

因而我们常常面对医生提出偏临床研究的需求，实际科研中并不能用临床研究的方式去实现所需解决的临床问题；临床研究的想法和问题，只能是提供一个研究问题设计的思路和来源，大部分临床中遇到的问题都需要用基础研究的方法探索该问题存在的本质原因，从基础研究的角度提出解决的理论办法，从而指导临床的研究。

5. 医学科学研究推动现代化医院的发展 科学技术是第一生产力，是现代化医院建设的要求和目标，科技引领医院的发展，医院综合能力的提高离不开医学科学研究。目前科研水平已经成为医院学科实力和地位的重要标志之一，实力决定地位。随着不断深化改革的医疗体制，医院间的竞争日趋激烈，不仅体现在医疗服务水平上，更突出体现在医院科研水平、医学人才上的竞争。充分支持并鼓励开展医学科学研究是建设现代化医院必不可少的一部分，是建设现代化高水平医院的重要途径，对提高医院的诊疗水平，提升全体医务人员的科学素养，增强医院的综合实力，推动医院的快速发展都有重大意义。

医学科学研究能提高医院医疗技术水平和医疗质量、增进广大患者对健康的需求。有规划地开展医学科研，可以系统并深入总结以往的治疗经验，加深对疾病现象及其发生、发展规律的认识，从而不断发展新的医学理论，开辟新的研究领域，攻克新的技术难关，不断寻求保障人民健康和防治各类疾病更好的途径及方法，达到不断提高医疗技术和医疗质量的目的，最终能更好地满足人民对医疗服务的需要。

医学科学研究能促进医院内各个学科的建设，同时起到培养高素质医学人才的作用。学科建设是医院业务发展的重中之重，现代化医院不能只注重医疗技术人才的培养，应着力培养既掌握临床医疗技术，又能从事科学研究的"全能"医学人才。医务人员通过科研工作过程不仅可以巩固学习过的医学基础知识，总结临床经验，而且还能紧跟国内外最新医学动态的发展和趋势，扩大知识范围，培养严谨务实的科研作风。另外，通过对科研过程中保持积极态度并取得优秀成果的一部分人进行重点培养，则能诞生出一批具有高水平科学素质的医学人才以及优秀的学科带头人，进而推进学科的快速发展。对于教学医院来讲，除了进行医疗活动之外，同时也需要承担培养大学生、研究生、进修生以及留学生等的任务，开展科学研究更能使教师和学员两方面互相影响、相互促进、相互启发，同时得到提高。

医学科学研究能加强医院与国内外的学术交流，从而提高医院知名度及学术地位。学术交流是科学研究的一种特殊方式和必须手段，其来源于科学研究，反过来又促进科学研究和医院学术水平的提升。通过学术交流，一方面能使新的科学知识得到更为广泛的传播，另一方面能使医学研究者相互沟通，相互协作，进而集思广益，加快推进研究进展。对于国际学术交流与协作，还可以起到引进国外新技术、新观念，进而加快医学科学发展步伐的作用。此外，医学科研也包括对医院管理的研究这一重要部分。在学术交流的过程中，通过国内外医院管理者之间的互相交流，从而学习先进的医院管理实践经验及现代管理学相关的理论方法，这对实现医院管理的规范化、现代化有重大意义。而医院之间的竞争，从表面上看是其医疗水平的竞争，但实质上是其科研水平和医学人才水平的竞争。因此从管理层面紧抓医学科学技术的进步，是发展医院，提高医院学术水平和地位的重要保证。

医学科学研究能促进医学科学技术与社会经济协调发展并产生社会及经济效益。医院科学研究在解决防病治病和保护人民健康问题的基础上，必定会研究出有价值的科研成果，如应用于疾病治疗中的新技术、新项目、新材料、新药物等。这些科技成果一方面为患者带来更好的医疗技术从而直接发挥明显的社会效益，另一方面通过技术转化或吸收外资联合生产创造更多的社会财富，并直接产生经济效益，这样不仅可以激发医务工作者对科研工作的积极性，还可以在医院内形成以科研养科研的良性循环，并为医院发展提供良好的经济保障。

综上，医院医学科研水平高低，新技术、新成果的应用程度，是衡量其业务水平的重要标志。医学科学研究一方面促进医疗技术创新和发展，提高医疗水平和质量，为患者带来更为优质的医疗服务，另一方面可以促进医院人才培养并带来经济效益，为医院发展注入强大动力。以科研促进步，以科研促发展，全面提升医院水平，打造核心竞争力，使医院在愈来愈激烈的竞争中立于不败之地。

6. 医学科学研究推动现代化医学教育的发展 医学教育在培养医学人才、推进医疗事业中发挥着不可替代的作用，现代化医学发展的突飞猛进对现代医学教育提出了新的要求和挑战。医学生除了要熟练掌握基本的诊疗能力之外，具备一定的科学研究创新能力也相当重要，对医学生的科研能力的培养是促进未来学生发展乃至医学技术发展的基础，因此医学科研教育是医学生理论联系实际的重要途径，发挥至关重要的作用。

进行医学科研教育有利于提升医学生的创新意识。目前我国的医学高等院校教育还是以理论讲授和试验操作为主，医学生在本科阶段主要学习已有的医学诊疗知识，从而对医学科研不够重视，缺乏创新观念，最终导致医学生毕业进入临床工作后只能沿用已经成熟的医疗技术和方法，缺少自主创新。因此在医学生学习阶段加强医学科研教育工作可激发学生的创新能力，为未来进行科研工作打下良好基础。

进行医学科研教育有利于提升医学生的科研实践能力。医学生不仅要具备丰富的理论知识，还应该具有大量科研实践工作的经验。医学科研工作中存在着大量的不确定性，试验结果往往与预期不相符，所以如何解决所出现的问题，如何调整试验方案，除了需要缜密的分析能力之外，还需要熟练的动手能力。开展医学科研教育使医学生在参与科学研究的过程中，不仅能在经过分析后提出问题所在，还能培养学生动手解决问题的能力，在重复多次试验后，学生的动手能力和解决问题的能力都会得到明显的提高，这些能力对今后的医学科研工作具有重要帮助，可以使学生能够更好地解决科研工作中遇到的问题，甚至创造出更加有创新性的科学研究方案。

进行医学科研教育有利于增加医学生的知识储备量。通过医学科研教育，既能使医学生拓展思维，又能使其获取更多新的知识。当前我国医学教育普遍对学生科研能力的培养不够重视，存在重书本、轻科研的现象，这使得大多数医学生只能通过书本或教材获取知识，且由于书籍教材更新相对较慢，所以学生获取知识的面也相对狭窄，而通过参加医学科学研究就为学生开创了新的学习途径。进行科学研究之前，学生们需要对指定的科研课题或项目进行调研，其中包括文献检索及阅读，其次为了能更好地理解文献内容，学生还需要查阅更多相关资料。这种学生主动学习的过程不同于课堂传授，可极大程度丰富学生的知识面，并扩大学习视野，从而增加知识储备。

综上，现代医学生不仅要具备扎实的医学基础知识，还应当具有较强的医学科研能力，故高等医学院校必须注重医学生的科研能力培养从而促进高等医学教育的发展。

二、医学科学研究的类型

医学科学研究有各种类型，分类方法不同则研究类型不同，可以概括为如下几种分类方法：根据研究范围进行分类、根据研究性质进行分类、根据研究对象进行分类、根据获得资料的手段进行分类、根据研究的时限或干预措施进行分类等，现简述于后。

（一）根据研究范围进行分类

1. **宏观医学研究** 宏观医学研究的对象是整个人体及其相关的发病因素或疾病阶段；研究的手段是临床观察、实验检查、调查研究和统计分析；分析方法是采用流行病学或医学统计学方法进行分析。如"研究神经炎症在耐药性癫痫发病机制中的作用"，研究的对象是癫痫病患者，我们首先收集癫痫病患者的血液或脑脊液进行相关炎症指标的检测，并以非癫痫性脑损伤的患者为对照，观察癫痫发作严重程度、发作频率等与神经炎症指标之间的关系，从而判断神经炎症对耐药性癫痫形成的影响。又如研究脑出血患者头颅 CT 混合征对术后再出血的影响，纳入的对象是住院治疗并经过手术清除颅内血肿的脑出血患者，判断指标是复查头颅 CT 检查是否有再出血及患者神经功能预后情况。这些研究在宏观范围内探讨疾病的发生发展机制，借助医学统计学方法进行分析总结。

宏观医学研究的对象是患者个体或群体，研究场所是医院病房内或社区患者居住地，无需试验设备，借助于调查登记表的资料进行分析统计便可以完成研究过程。

2. **微观医学研究** 微观医学研究是从人体的器官、组织、细胞进入亚细胞、分子、基因水平，力图在更深的层次揭示各种生命和疾病现象的发生、发展及其转归的机制，并从中引出特效的预防和治疗方法。如研究铁死亡在脑出血后继发性脑损伤中的作用，研究者将会通过活检的方式获取出血周围的病灶组织检测铁死亡的相关指标，然后复制动物模型进行验证，这是在细胞水平、分子水平进行探讨，属于微观医学研究范畴。

微观医学研究属于实验研究范畴，基本要借助实验平台或现代实验设备检测疾病相关的基因结构、蛋白结构、细胞结构等的变化，或者检测蛋白与蛋白之间的结合情况、蛋白的功能变化、基因的功能变化等，没有实验设备就难以完成微观医学研究过程。

（二）根据研究性质进行分类

1. 基础医学研究 基础医学研究（basic medical research）是发现医学自然规律和发展医学科学理论为目标的研究，又可分为纯基础研究及应用基础研究；基础医学研究的特点是着重于知识的深度，特异性及针对性不明显，但对科学的根本性进步影响深远。研究周期比较长，难以得到立竿见影的效果，需要通过几年甚至10余年的积累才可能有比较大的突破。比如细胞结构的研究、核酸性质的研究、蛋白质结构的研究等，都属于基础性研究，研究成果以论文的形式表达出来，对未来的深入研究或临床诊疗奠定基础。

2. 应用性医学研究 应用性医学研究（applying medical research）是为特定的应用目的（如动脉瘤破裂防治研究）或解决某种实际问题（体内血管破裂的靶向止血）而进行的研究。概论研究需要在短期内获得结果，解决临床实际问题；研究周期短，针对性、特异性强，短期效益显著，研究结果立竿见影，可以迅速转化到临床应用。疾病诊断研究、新疗法的研究等都属于应用性基础研究。如"颅内出血立体定向微创精准治疗体系的建立及推广应用"，研究周期3~5年，研究成果通常以专利或技术报告形式表达，研究结果可直接转化到各家医院应用于临床救治脑出血患者。

3. 开发性医学研究 开发性研究（developing medical research）是将基础和应用研究成果转化成新产品、新设备、新材料所进行的研究，是指对应用研究成果的进一步扩大或转化；研究特点是创造性、实用性相结合。比如"一次性颅内血肿清除套装"的研究，先把相关专利转化为产品，然后再进入临床进行安全性研究、临床疗效研究，最终实现该产品的规模化生产并推广应用于临床医疗。

（三）根据研究对象进行分类

1. 动物实验 医学科学研究最终服务对象是人体，但很多研究不能开始就在人体进行，因此依赖动物模型作为研究对象。动物实验是在动物身上进行实验性研究，根据获得的结果，逐步过渡到人体；动物实验分急性、亚急性及慢性3种，前两种多用；例如，毒理学中的毒物的致畸、致癌、致突变实验，药理实验及损伤、手术的病理变化实验研究等。常用的实验动物模型包括小白鼠、大白鼠、家兔、家犬、灵长类等，根据研究目的不同选用不同动物进行模型制作。如研究立体定向微创颅内血肿清除技术的疗效，需要制作颅内出血模型然后采用微创手术器械进行血肿清除，此时就需要选择比较大的动物如家兔、家犬等，否则难以模拟手术过程；又如研究耐药性癫痫的机制，需要制作耐药性癫痫模型，常用的动物是大白鼠。

2. 临床试验 临床试验是对新的诊断方法和新的治疗手段的评价（包括药物、器械、治疗手段等），一般局限于对患者身心无损伤的试验，可以是短期观察，也可以是中远期追踪观察；研究内容非常广泛，包括了病因学、诊断学、防治和预后诸领域的研究；研究分为Ⅰ~Ⅳ期，目前我国参加的大规模临床试验多为Ⅲ期或Ⅳ期试验，以临床疗效或安全性为主要试验目的。以临床药物试验为例说明如下。

- Ⅰ期临床试验是初步的临床药理学及人体安全性评价试验，此时主要观察人体对于新药的耐受程度和药代动力学，为制订给药方案提供依据。

- Ⅱ期临床试验是治疗作用初步评价阶段，是初步评价药物对目标适应证患者的治疗作用和安全性，也包括为Ⅲ期临床试验研究设计和给药剂量方案的确定提供依据；此阶段的研究设计可以根据具体的研究目的，采用多种形式，包括随机盲法对照临床试验。
- Ⅲ期临床试验是治疗作用确证阶段，是进一步验证药物对目标适应证患者的治疗作用和安全性，评价利益与风险关系，最终为药物注册申请的审查提供充分的依据，试验一般应为具有足够样本量的随机盲法对照试验。
- Ⅳ期临床试验是新药上市后由申请人进行的应用研究阶段，是考察在广泛使用条件下的药物的疗效和不良反应、评价在普通或者特殊人群中使用的利益与风险关系及改进给药剂量等。

3. 社区干预试验 社区干预试验是在某个地区内人群中进行，持续时间一般较长，目的是通过干预某些危险因素或施加某些保护性因素，观察其对人群产生的预防效果。社区干预试验工作量比较大，需要多个单位不同级别的医疗机构进行大协作，否则难以完成。

例如"国家农村癫痫防治项目（贵州）"：选择多个项目县参加研究，观察苯巴比妥对农村首发病的癫痫患者的治疗作用，持续时间为5～10年，每年增加入组对象，每年也都有退出研究的群体。协作单位有省级三甲医院、省级疾病预防控制中心、地县级医疗机构以及疾病预防控制中心，还需要基层卫生院、村医等，初筛、入组、随访等都需要大量人力物力。

（四）根据研究的时限进行分类

根据研究的时限或时间指向分为纵向医学研究和横断面医学研究（图1-4）。纵向研究是指在时间轴上向前或向后的研究，如前瞻性研究、回顾性研究等；横断面研究是指在某个时间点或某个时间范围内进行的研究，如观察某医院抢救室某个完整年消化道大出血的发病相关因素，只需

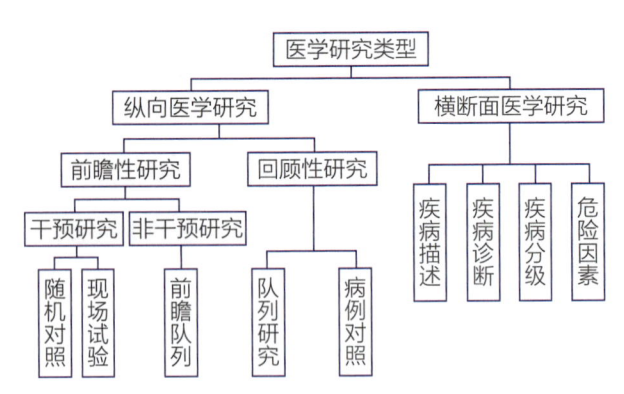

▲ 图1-4 医学研究类型（按照研究时限分类）

把该年度内进入抢救室的消化道大出血患者的医疗信息（如吸烟史、饮酒史、胃溃疡病史、肝硬化病史、发病年龄、性别、季节、气候等）收集起来进行归类分析就可以得出初步结论。

1. 纵向医学研究 纵向医学研究是在时间轴上观察研究开始时的情况与既往发生的情况之间的关系或与将来发生的情况之间的关系，可以是看未来可以是看既往。在研究开始时将观察对象是否存在（"暴露"）某因素进行分组，从而观察未来的结果，这种研究称为前瞻性研究，前瞻性研究可以是干预性研究也可以是非干预性研究。如观察头颅CT点状征（spot sign）对脑出血患者术后再出血的影响，先把患者分为点状征阳性组与点状征阴性组，然后观察未来2周或更长时间内术后再出血发生情况，这即是前瞻性研究。反之，在研究开始时将观察对象是否存在某种结果进行分组，再往前追溯患者是否存在某种因素，这种研究称为回顾性研究。如观察头颅CT点状征对脑出血患者术后再出血的影响，现把患者是否发生术后再出血分为再出血组与非再出血组，然后再追溯再出血发生之前某个时间段内患者是否存在头颅CT点状征。

文中的"暴露"是流行病学术语，临床医生不易理解，可以认为是研究对象存在某种因素，如白血病患者接触过放射性、脑卒中患者存在高血压病史等。"暴露"因素可以是人为设计的干预，如"立体定向微创颅内血肿清除术治疗脑出血""血管内介入技术治疗急性脑梗死"等，也

可以是非人工设计干预的某些因素如癫痫患者的既往脑损伤病史、高热惊厥史等，这些是非人工能干预的因素。如果相关"暴露"因素可以认为设计且能进行随机分组，这种研究称为试验性研究。如"观察甘露醇降颅压效果的临床研究"，甘露醇是人工设计干预的，可以观察应用甘露醇后颅内压降低的幅度、时间等，同时可以将患者随机分为甘露醇组与对照组，因此该研究是前瞻性试验性研究；如果"暴露"因素是非人工设计干预的或不能进行随机化分组，这种研究称为观察性研究。

2. 横断面医学研究 在同一时间点或时间段（如某年）对某个人群（如消化道大出血、主动脉夹层、颅内出血患者等）的医疗信息或健康信息进行收集整理，从而描述疾病发生的规律性、相关因素等。这类研究通常无须对研究对象进行干预，只需要对研究时已存在的状况进行归纳总结。横断面研究又称为现况研究，是在某一时点或相当短的时间内对特定人群中某疾病或健康状况及其有关因素的情况进行调查，从而描述该病或健康状况的分布及其相关因素的关系。横断面研究通常用来监测特定时间的疾病是否存在和一项"暴露"因素是否存在。结局和暴露在同一时间被确定，所以两者的时间关系不确定。如"脑卒中发生后患者到达医院时间长短的相关因素分析"，该研究无须对患者进行任何干预，也无须对患者进行随访或回顾性调查，只需收集整理影响转运时间的有关因素如发病地点与医院之间的距离、交通拥堵状况、交通工具、患者对脑卒中的认知情况、发病地点、教育水平、生活状况等进行分析，从而得出相关结论，为急性脑卒中患者的治疗提供参考依据。

（五）根据研究是否施加干预进行分类

医学研究中，某些内容可以施加干预手段如某种药物的治疗效果或某种技术的治疗效果，但某些内容又不能施加干预手段如颅内出血患者头颅CT不同血肿形态对血肿扩大的影响等。因此根据是否施加干预将医学研究分为实验性医学研

究与观察性医学研究（图1-5）。

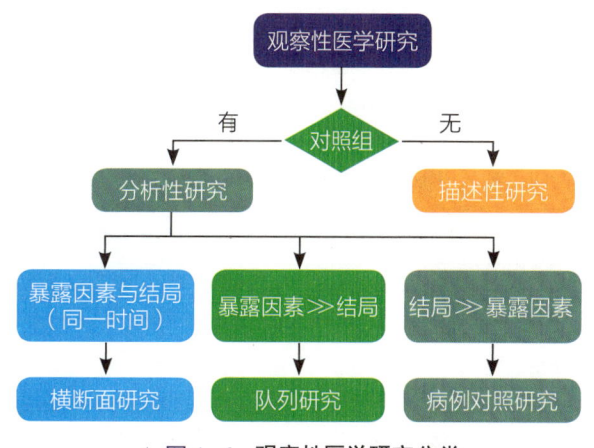

1. 观察性医学研究 观察性医学研究是指医学研究中，"暴露"因素不能人工设计干预且研究对象不能随机进行分组的研究。如患者的年龄、性别、既往病史等，这些因素不能人工设计也不能进行干预，只能对其进行分类归纳总结（图1-6）。

观察性医学研究也称为调查性研究，基本是通过调查表来实施资料登记。调查表的内容力求全面、翔实、细致，能充分反映某个疾病的基本情况。例如，研究自发性重症脑出血患者手术时间窗对预后的影响，则患者从发病到手术的时间是关键因素，但患者的年龄、性别、血肿量、血肿位置、血肿形态等可能影响预后的因素都是调查内容，内容全面则可从不同层次、不同角度进行分析，否则资料单调则难以得出令人信服的结论。观察性医学研究又根据是否设立对照组而分

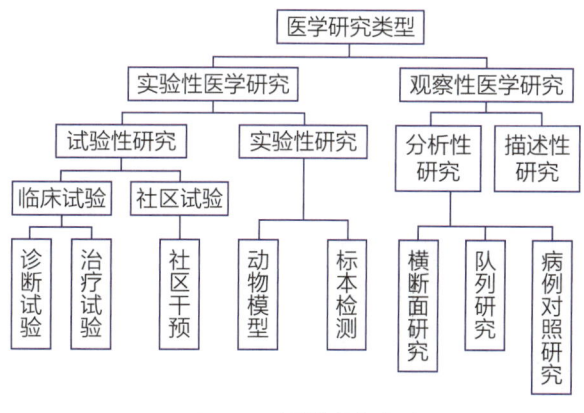

▲ 图1-5 医学研究类型

▲ 图1-6 观察性医学研究分类

为分析性研究和描述性研究。设立对照组则为分析性研究，包括横断面研究、队列研究和病例对照研究，三者都属于分析性研究，证据级别相对较高，但它们之间既有区别又有相似之处（表1-1）；无对照组则为描述性研究，描述性研究只能对研究对象的相关指标进行客观描述、归类总结分析，从而得出初步结论，证据级别不如分析性研究。

2. **实验性医学研究**　根据研究对象不同，实验性医学研究分为实验性研究和试验性研究。实验性研究以动物模型、人体血液标本或组织标本为研究对象，探讨疾病发生的病理生理机制或发生原因，例如，"噻唑烷二酮降低大鼠脑出血模型病灶周围血脑屏障通透性的实验研究"，研究对象是大鼠的脑组织，干预手段是施加噻唑烷二酮进行治疗，观察指标是病灶周围血脑屏障通透性以及动物神经功能残疾评分。

试验性研究中最常见的是动物实验，不管是发病机制、病理生理、病理变化、治疗手段，还是分子生物学、临床新药或新技术的临床前试验都需要动物模型。动物实验研究的优点是可以人工设计任何干预手段，可以控制其他影响因素，得出的结论相对可靠。但动物的身体与人体迥然不同，器官、组织的结构和功能差异很大，因此动物实验的结果并不能直接应用于人体，某些药物在动物模型的试验中效果很好，但用于患者治疗相同疾病则不能体现任何效果，因此从某个新药或某种治疗措施从动物实验成功到临床用于患者的治疗还有漫长的过程。如"装载氨甲环酸的纳米囊泡可以对试验动物的肝损伤性出血迅速止血"，该研究以试验性肝损伤出血大鼠为研究对象，以装载氨甲环酸的纳米囊泡为治疗手段，观察对大鼠肝损伤性出血的止血效果，试验获得满意结果，装载氨甲环酸的纳米囊泡能够迅速到达靶血管破裂口进行止血，且无血液系统血栓形成的风险。但该试验结果难以用于人类肝损伤破裂出血的止血治疗，因为大鼠肝脏血管与人体肝脏血管差异很大，血液系统的构成部分也有很大差异，如果用于肝损伤患者，还需进行临床前试验、临床安全性试验、临床有效性试验等。

试验性研究的对象是患者，研究内容包括病因、诊断、治疗及预后，研究场地是医疗服务机构。试验研究的对象具有个体差异性、复杂性，很多干扰因素难以控制或预料，测量指标也缺乏稳定性，因此要充分考虑研究对象的心理、生理状况及环境的影响，同时需要基础医学、临床医学、预防医学等多学科协作才能完成高质量的试验研究。

（六）临床研究简述

临床研究是指对人体或其相关物质（如组织标本等）所进行的研究。包括对发病机制、病因/

表1-1　分析性医学研究异同点比较

比较项目	横断面研究	病例对照研究	队列研究	备注
因果顺序	难以确定因果关系	结果在前原因在后	原因在前结果在后	
时间关系	疾病发生与相关因素同时调查	疾病或事件已经发生	疾病或事件在将来发生	
观察过程	同时调查，不能观察过程	不能观察从病因到结果的过程	可以观察病因到结果的过程	
适用范围	任何人群	发生率低但暴露率高的人群	暴露率低但发病率高的人群	
证据级别		证据级别比较低，低于队列研究	证据级别比较高，高于病例对照研究	
时间指向	研究容易实施	回顾性研究，耗时短	前瞻性研究，耗时比较长	

危险因素、诊断、预后、治疗、康复及预防等方面的研究。临床研究是以患者为中心的研究，主要回答临床热点、难点及有争议的问题，从而为临床决策提供研究证据。临床研究是医学研究中最常用、最重要的研究。临床研究的基本目的在于阐明疾病的病因、诊断、治疗、预防、自然病程及其预后等方面的重要问题，从而认识疾病的本质，并进行有效的防治，达到保障人类健康和促进医学科学进步的目的。在日常临床工作中遇到的难点或热点问题，通过同行讨论及全面查询文献仍旧没有找到答案或答案尚不令人满意时，这个问题就是一个值得研究的选题。临床研究包括选题、临床研究方案的设计、研究的执行与观察及总结分析撰写报告等几个部分，本章主要讨论临床研究方案的设计。

1. 临床研究的特点

(1) 个体差异和试验条件：人体之间的差异十分显著，既包括生理、病理、诊断、性别、年龄及种族等生物学指标的差异，也包括社会环境、生活习惯、价值取向等文化差异。试验条件难以标准化是其一大特点，不同于一般生物试验，更不同于理化试验，因此，凡是临床科研必定有其复杂性和个体反应的差异性。

(2) 医德与伦理学问题：一切临床研究都必须保证在不危害受试者生命与健康及伦理准则的前提下进行。1996年第48届世界医学大会所修订的《赫尔辛基宣言Ⅱ》提出了临床研究的目的是促进医学科学发展和维护、增进人类的健康；必须遵守自愿与知情同意的原则；遵守维护受试者利益的原则，提出"受试者的福祉必须高于所有其他利益"。如病因及有关致病因素研究，就不允许拥有可能致病或使病情加重的因素作为试验因素，用人来做试验；对一些疗效尚不确定或有可能引起严重毒副作用的疗法在尚未弄清楚之前，绝不允许贸然进行临床试验。

2. 临床研究的范围 由于疾病发生的模式已从生物医学向生物－心理－社会医学模式转变，因此，临床研究的范围涉及病理学、病理生物学、药学、流行病学、循证医学、心理学、社会学、卫生经济学、统计学等。从学科的联系和内部结构来看包括：①研究健康与疾病相互转化的机制与规律的基础医学；②防止由健康向疾病转化的预防医学；③患病后促使患者由患病向健康转化的临床医学等三大部分。临床科研方法主要是运用流行病学和卫生统计学的原理和方法解决临床实践中所遇到的疾病病因学、疾病筛查、诊断、预后、预防及治疗等问题。

3. 临床研究设计方案 不同的临床研究设计方案的实用性和价值是不同的，即采用不同的设计方案各有优缺点（表1-2），所获得的研究结果和结论的论证强度是有区别的（表1-3）。

三、医学科学研究设计

（一）概述

1. 科研设计的概念 医学科学研究是以人体为研究对象，揭示生命奥秘和疾病发生发展的规律，探索有效防治疾病，提高生命质量的技术与方法的实践活动。科学研究的实质就是提出问题并解决问题，科研设计则是为解决问题而制订的研究方案，通过回答"做什么、怎么做、何时做、谁来做"的具体筹划、设想和计划安排，制订出科研课题行之有效的技术方案和实施方案。

2. 科研设计的目的和意义 在科研工作中，设计是极其重要的一步。在医学科学研究实施之前，应用医学专业知识和研究设计的原理、原则和方法，对将要进行的研究项目的目的与意义、目标与内容、对象与观察指标、研究方法与设计路线等有一个全面的计划和安排，其目的就是要制订出一个通盘的、周密的、严谨的、合理的、科学性强的、切实可行的课题研究方案。科研设计与整个科研过程密切相关，是课题开展的先决条件。一份良好的科研设计应是专业设计与统计分析的有机结合，专业设计是研究课题具有创新性、实用性、社会经济效益、应用前景的前提条件；统计分析是保证研究课题的可重复性与经济性。而设计上的错误会导致整个科研工作的失

表 1-2 研究设计类型的优缺点

研究设计类型	优　点	缺　点
横断面设计	• 持续时间相对较短 • 可以获得多个预测变量和结局的流行率 • 快速、经济、避免失访产生	• 无法建立事件发生先后顺序 • 对病因、预后推断应谨慎 • 不适用于罕见预测变量或罕见结局的研究
队列设计	• 可确定事件发生顺序 • 研究多个预测变量和结局 • 可计算发病率、相对危险度、超额危险度	• 通常需要大样本 • 不适用于罕见结局
病例对照设计	• 适用于研究罕见结局 • 持续时间短，所需样本量小、花费较低 • 可控制抽样误差和测量偏倚	• 差异偏倚 • 从总体中抽样可产生偏倚和混杂 • 仅限于研究单一的结局变量 • 事件发生顺序不清楚
随机对照研究	• 组间可比性好 • 防止选择偏倚 • 研究对象同质性较好 • 试验措施和观察指标标准化	• 费时费力 • 外推性受到研究对象的限制 • 有时涉及医德问题

表 1-3 设计方案论证强度

方案类型	论证强度	研究设计
Ⅰ型方案	论证强度高	• 随机对照试验 • 非随机对照试验 • 历史性对照试验 • 交叉对照试验 • 序贯试验 • 前-后对照研究
Ⅱ型方案	论证强度较高	• 队列研究
Ⅲ型方案	论证强度较弱	• 病例对照研究 • 横断面研究
Ⅳ型方案	论证强度较差	• 叙述性研究（病例分析） • 个案报告

败、浪费大量人力、物力、精力和时间。

科研设计的意义在于：①使课题的开展有章可循、增强可操作性，减少盲目性。②增强课题研究过程的科学性，使误差和偏倚控制到最低限度，保证研究结果准确可靠。③保证研究结果能准确回答科研项目所提出的问题，避免"跑题"情况的发生。④良好的科研设计可避免不必要的工作或多余性的重复工作，能用比较少的人力、物力和时间获得较多的研究结果资料。⑤保证科学研究数据的可重复性、可靠性和可统计性。

科研设计的每一步都需要坚实的专业知识和统计学知识作基础，更需要科学方法论做指导。"工欲善其事，必先利其器"，严谨、合理、全面、客观和可操作性的科学研究设计是我们从事医学科学研究和实践的利器，完善的科研设计对于提高工作效率，缩短研究周期和科研成果产出具有至关重要的意义。

3. 科研设计的主要内容　科研设计包括的内容很多，从大的方面看，科研设计包括专业设计和统计研究设计。顾名思义，专业设计就是从专业知识角度考虑问题并做出各种计划或安排，它是建立在基本常识和专业知识基础之上的；而统计研究设计就是从统计学角度考虑问题和做出的各种计划或安排。两者之间既是彼此独立的又是密切相关的，一般地说，应以专业知识为基础和主导；以统计学知识为补充和辅助。涉及具体问题，应以专业知识为立足点；而一旦涉及原则问题，则应以统计学知识为依据。

例如，新药研发过程需经过药学研究、药理学和毒理学研究、临床试验三个阶段。为了获取新药的最低有效剂量、毒性、疗效和安全性，首先应在动物身上做实验、获得一定的经验后，逐步过渡到人体；临床研究则先从正常人体开始试验、再慢慢过渡到对应疾病的患者。而选择什么样的动物，又要结合特定的药物作用部位和特点，选择与人体试验效果最接近的某种动物，以便从动物实验获得的结果可有效地指导人体试验的实施。不同的试验条件，将会导致不同的试验结果，而选择哪些必须考察的试验条件和哪些指标来反映试验的效果，又必须有专业知识来指导；而在如何选取受试对象（即标本、试验动物或患者）、如何分配受试对象、受试对象数量多少的估算、如何合理安排各种因素、合理设置对照组、合理选择试验设计类型等方面时，又离不开统计研究设计知识。医学科学研究，无论是非临床试验研究课题、临床试验研究课题还是观察性研究课题、文献研究课题和真实世界研究课题，其最关键的内容是完全相同的，即三要素、四原则和设计类型，它们是统计研究设计的要领和精髓。

（二）医学科研设计的基本要素

医学科研设计的研究对象是设计中所涉及的问题、变量假设和研究方法。受试对象、影响因素、试验效应是医学科研设计的三大基本要素。通常把客观性观察指标作为试验效应的度量指标，一般分为计量指标（如平均数、标准差、相关系数）和计数指标（如频率指标、率的标准差）两大类。三要素看似简单，然而在实际的科研中，在三要素方面出现问题的研究并不少见，如受试对象选取过于随意，无法正确辨别影响因素和重要的非试验因素，效应指标的选取不够客观灵敏等。三要素是试验设计的核心和支柱，正确把握三要素是保证研究结果科学可信的基本条件。

1. 受试对象的确定 受试对象亦称研究对象、试验对象、观察对象，是指处理因素作用的客体，即接受实验或试验的动物或人。受试对象的选择对研究结果有着极为重要的影响，他们所代表的是根据研究目的所确定的观察总体。受试对象的选择必须把握好以下三个方面的问题：①正确确定受试对象的种类；②制订出合理的受试对象的质量标准；③有根据地确定合适的样本含量。在如何确定受试对象的问题上，正确把握好前述提及的三个方面，是提高医学科学研究质量的一个重要环节。

(1) 受试对象的种类：根据受试对象的特征和属性可将其划分为生物体和非生物体两大类，生物体又可分为人体和非人体两类，其中人体又可细分为非患者和患者，非人体又常细分为动物、植物，另外，还可以是人体或动物的离体标本、某个器官、组织、细胞、亚细胞或血清等生物材料。医学研究的对象一般为动物或人，动物可有不同的种属、品系、级别等，人可以为正常人或患者，患者又可以分为门诊患者、住院患者或社区患者等。

(2) 选取受试对象的基本要求：根据不同的试验目的、试验因素、试验技术水平，应结合专业知识选择合适的受试对象。选择受试对象时应着重考虑以下基本要求。

①典型性：受试对象的疾病应是确诊的，且表现具有典型性；非典型的特殊病例不宜作为受试对象，因为特殊病例往往提示机体或致病因素与一般病例存在差异。

②敏感性：受试对象对被施加的试验因素应具有较高的敏感性，容易出现试验效应。例如，在动物实验科研中，施加相同的痛觉因素于牛和猴子身上，显然猴子对痛觉的反应要比牛敏感得多。又如在临床疗效科研中，应当选择具有客观指标明显变化的患者作为受试对象。如肺炎患者不宜选择仅有咳嗽咳痰发热表现的人群，而应选择有明确胸部CT改变者。

③特异性：受试对象在排除非试验因素的干扰后，对被施加的试验因素应有较强的特异性。例如，做退热药物的试验，如果用狗作为试验对

象，显然是不合理的，因为狗没有汗腺，而选择兔就比较好。

④稳定性：受试对象对被施加的试验因素的反应具有较大的稳定性，减少试验误差。也就是说，同一批受试对象在接受相同水平的同种处理后，其反应是基本一致的，不应该有较大的差异。例如，临床上观察某药物对高血压病的疗效，高血压1级患者本身血压波动范围较大，高血压3级患者则对药物不敏感；因此，一般应选择高血压2级患者作为受试对象。又如构建心肌梗死的动物模型实验，猫和豚鼠对结扎冠状动脉后的反应比狗稳定。

⑤同质性与代表性：为使研究结果具有普遍性和推广价值，研究对象的种属、生物学特性及其他条件均需保持均衡，被抽取的受试对象在某些重要的非试验因素方面应具有很好的同质性（如病情严重程度、病程长短、曾经接受过的治疗方案和次数等），而且，进入样本中的受试对象对于试验研究的总体而言，应具有很好的代表性。在进行临床试验时，选择的病例应体现这种疾病的特点，如果研究的某种疾病好发于青年人，而选择的研究对象却是老年人，试验结果就难以说明问题。必须对受试对象的同质性予以高度重视，因为这一点对试验因素不同水平所产生的试验效应是否相等有着至关重要的作用。

⑥经济性：应根据自己、单位的经济实力或课题经费的多少，选择花钱不多又比较容易获得的受试对象。

此外，存在以下情况之一者，不宜作为一般临床科研的受试对象。

• 存在影响试验结果的并发症。
• 危重状态。

2. 选取受试对象的原则

(1) 一般性原则：根据试验研究目的、试验因素的性质、具备的实际条件和具体情况，应结合专业知识为某个特定的试验研究项目选择某种合适的受试对象。例如，新药临床前研究时，一般选择动物（具体选用哪种动物，还取决于其他一些专业知识）作为受试对象；基于动物实验的结果，认为药物的毒副作用不是很强且疗效较好，在降低药物剂量的前提下，希望在人体上做试验，此时常称为Ⅰ期临床试验，通常应选择健康人作为受试对象；而按照一定的标准，认为试验药物通过了Ⅰ期临床试验，需要进入Ⅱ期、Ⅲ期临床试验时，一般应选取与此药物对应的疾病患者作为受试对象。

(2) 临床试验与现场试验中的原则：受试对象通常为患者或正常人群，应注意其性别、年龄、病情、病程、民族、职业、受教育程度、经济状况和心理素质，并需遵循以下原则。

①自愿性：受试者同意参加试验，签署知情同意书，并符合伦理道德原则。

②诊断明确：受试者应该有统一的诊断标准，最好是国际公认的标准，或被国内同行一致认可的标准。若没有统一的标准，可以由研究者自己设定，必须尽可能地采用客观的标准，在操作时便于明确诊断。

③依从性好：患者由于心理、社会、经济等多方面原因而可能出现忘记服药、中途退出试验或出现换组；其次，由于病情急剧恶化或存在难以忍受的副作用，必须中途退出试验，这些缺乏依从性的表现必然干扰试验计划的实施。因此，必须充分关心体贴患者，做好思想工作，使患者与医务人员建立充分的信任和依赖的心理状态，从而提高依从性，并且应当控制试验时间，试验时间过长往往会使患者依从性降低。

④被选择的对象应该能从试验研究中可能受益。

⑤已知试验对其有害的人群，不应作为试验对象；如有消化道出血病史的患者不应作为非甾体抗炎药的试验对象。

⑥对于一些研究对象患有可能影响试验结果的疾病，或这些疾病本身并不影响试验结果，但治疗这些疾病所用的药物或措施可能影响试验结果，这些病例必须被排除。如服用抗血小板药物的患者不应作为抗凝类药物的受试对象。

3. 制订受试对象的质量标准　研究者应根据每个特定的试验项目制订出相应的受试对象的质量标准，通常主要指"纳入标准""排除标准"；详细地还应包括以下三个标准，即"中止标准""终止标准""剔除标准"。医学科学研究开始前必须制订详细的受试对象的质量标准，其中"纳入标准""排除标准"是必不可少的，"中止标准""终止标准""剔除标准"最好也一并呈现。制订受试对象的质量标准是减少或消除重要非试验因素对试验结果造成干扰和影响的重要举措之一。此外，在药物的临床试验中，还必须考虑到"伦理道德""尊重人权""提高受试者依存性"等问题。这些虽然不是制订受试对象质量标准的内容，但与"受试对象"的选取有关，对于临床试验研究具有"一票否决"的作用。

(1) 纳入标准的制订：纳入标准应该根据研究目的和实际情况制订。因为诊断明确的病例并不是都符合研究的要求，标准定得太高，增加工作量，不易找到研究对象；标准定得太低，又会影响研究结果。在制订纳入标准时，应尽可能地选择对干预措施有反应的病例作为研究对象。例如，临床上慢性阻塞性肺疾病的患者，因为反复发作，已经有过多次治疗，对新的干预措施未必有效，因此尽量不要将其纳入。又如在选择病例时，还需要考虑研究对象的代表性，选择的病例能体现这种疾病的特点，例如，研究的某种疾病好发于老年人，但选择的研究对象却是青年人，试验结果就难以说明问题。

(2) 排除标准的制订：临床试验中，通常有下列情况的患者不能作为受试对象：①同时患另一种可影响本试验效果的其他疾病的患者；②已知对药物有不良反应者；③某些特殊人群，如婴幼儿、孕妇、哺乳期妇女，严重精神失常的人（精神卫生临床试验中可能会以此类患者为受试对象）等；④具有某些可能影响本试验效果的行为和习惯的人，如嗜酒、大量吸烟、过劳等；⑤同时患其他严重疾病者，因为这类患者可能在研究过程中因死亡或病情恶化而被迫退出。

(3) 中止标准的制订：在临床试验的过程中，如果某些受试对象出现下列情形之一，应中止其继续参与临床试验。常见的情形有如下几点：①同时参与两项及以上的临床试验；②接受了额外的处理因素；③对临床试验设计方案的依从性很差；④出现严重的不良事件。

(4) 终止标准的制订：在临床试验的过程中，如果出现了不可抗拒的客观原因，导致整个临床试验被迫停止，则必须终止整个临床试验。例如，①在临床试验的区域内发生了较高级别的地震、洪灾或较大规模的社会动乱等；②在临床试验的区域内出现了某种传染病的流行；③试验药物或治疗措施导致较高比例（如20%）的受试对象出现严重不良事件。

(5) 剔除标准的制订：如果临床试验已按程序或时间正常完成了，在整理、检查和创建数据库的过程中且在锁定数据库之前，此时就应开始采用"剔除标准"了。在此阶段，若发现了某些受试对象实际上不符合"纳入标准"中的某些要求或符合"排除标准"中的某些要求，即原本不应被纳入的研究对象却因工作人员的失误或疏漏而被错误地纳入了，这样的受试对象在进行统计分析之前应予以剔除；还有一些受试对象是在临床试验的过程中，出现了一些"违规"行为（例如，同时还参加了另一项临床试验或严重违反本次临床试验的有关规定）的受试对象也应被剔除。

4. 受试对象样本量的估算　受试对象的样本量指的是在一个具体的试验研究中总共需要多少样本含量。细化地说，若在整个试验研究中需要将受试对象分成若干个小组，确切的样本含量是指每个小组中的样本数目。样本量估算是指为满足统计的准确性和可靠性计算出所需的样本量。

若受试对象为动物，假设检验的样本例数量可通过公式计算或查表获得。若为临床科研研究，样本量的估算往往是设计中最关注最重要的环节，直接关系到研究结论的可靠性、可重复性及研究效率的高低,对整个研究的科学性、伦理性和研究投入都带来重大影响。在估算临床样本量时,需注意估算方法的正确使用,估算依据的详细阐述及考虑脱落率。临床科研项目的样本量估算至关重要,但没有固定正确的答案和方法,最关键的不在于如何计算,而是要确定采用哪一种公式来计算,这需要研究者和统计学专家通过判断实际情况,结合研究目的、研究类型、假设检验等综合考虑。选择适合研究项目的样本量估算方法,能保证足够的检验效能,减少受试者暴露于潜在的风险和尽可能减少资源浪费。

5. 如何正确把握影响因素

(1) 影响因素的基本概念:在影响因素中,除了确定的试验因素外,还有其他因素也会对结果产生影响,即非试验因素。试验因素是研究者希望通过试验考察其对试验结果是否有影响的不同试验条件的总称,包括物理(如针刺、射线、理疗、温度等)、化学的(如药物、毒物等)、生物的(如细菌、病毒等)及社会的因素等;受试对象自身具有的、可影响其发展过程的某些因素(如性别、年龄等)也可作为试验因素。不同因素或同一因素的不同水平造成了试验条件的多样性。所有与试验因素同时存在、能使受试对象产生效应的其他因素被称为非试验因素。最常见的非试验因素有如下几类:①受试对象自身具有的、可影响疾病发生和发展过程的自身属性(如性别、年龄、体重、血型等)或健康状态(如生理和心理状态、有无某些疾病的家族史等);②试验者的技术操作是否稳定;③药物或试剂的质量和性能是否稳定;④试验时的环境和条件是否稳定等。例如,使用细菌脂多糖(LPS)来构建小鼠脓毒症的模型,试验因素为3个水平的LPS处理,而重要的非试验因素有两个,第一个是小鼠饲养方法对小鼠的影响,第二个是小鼠饲养环境对小鼠的影响。非试验因素虽然不是试验因素,但由于其中有些会严重影响试验结果,一旦处置不当,它们就变成了混杂因素而产生混杂效应,导致结论出错。在进行试验设计时,一定要慎重处置试验因素和非试验因素。

(2) 如何才能准确选择、合理安排试验因素和非试验因素:将重要的定量非试验因素的取值准确地记录下来。例如,研究某不同病毒浓度对动物肺部感染的影响,病毒浓度水平是试验因素,而动物进食量是一个很重要的非试验因素,在试验设计阶段难以严格控制,可以在试验中记录每只动物每餐进食量,最后可求出每只动物在整个试验时期内的每餐平均进食量,将来进行数据处理时采用相应设计定量资料的协方差分析方法,从而排除进食量对试验结果的影响。

研究者通过随机分组等方法,尽可能使全部非试验因素或重要的非试验因素在各组中分布均衡。例如,对于病毒对细胞影响的处理是,对照组虽不经病毒处理,但培养液与培养环境需与处理组相同,最大限度控制非试验因素对结果的影响。此类试验设计类型包括配对设计、随机区组设计、平衡不完全随机区组设计、含区组因素的析因设计等。

恰当地使用多因素分析回归模型来进行分析。例如,在评价某药物对慢性阻塞性肺疾病急性加重期的疗效与安全性时,若不同患者从急性期发病到接受该药治疗的"时间间隔"相差悬殊,就应该准确记录每位患者的"时间间隔",在进行统计分析时,将其视为"协变量"构建统计模型,此种情况下,人们常这样描述:校正了"时间"等因素的作用之后,得出某某结论。

科研工作者在确定试验因素方面常常会出现如下错误:试验因素命名不科学,试验因素数量过多,将多因素试验拆分为多个单因素试验以及多因素试验中不考虑因素之间的相互作用。因此在科研设计工作中关于确定影响因素的问题上必须把握好如下四个方面:①影响因素中试验因素与非试验因素的分类;②试验因素及其水平的确立原则;③试验因素的标准化;④找准找全重要的非试验因素并有效控制重要非试验因素。影响因素的合理确定是提高医学科学研究质量的一个重要环节。

6. 如何正确把握试验效应　某患者在接受某种治疗以后，家人发现其食欲增加，气色变好，精神状态也好了很多。这些外观上发生的变化，就是该药物的试验效应。但是，如果仅靠患者的外观变化来评价试验效应，受主观性影响很大，因此观测指标的引入，可以更客观地来度量试验效应的作用。

(1) 试验效应的基本概念：试验效应就是影响因素作用于受试对象后所产生的结果，它是通过具体的效应指标来体现的，是研究结果的最终体现，也是试验研究的核心内容。换句话说，效应指标是用来反映影响因素作用强弱的重要"尺子"，必须结合影响因素的性质和特点、仪器、试剂和技术水平等多方面综合考虑，找出"特异度高、灵敏度高、准确、可靠"的观测指标，以"客观指标"为主，以"半客观和主观指标"为辅；如果指标选择不当，未能准确反映影响因素的作用，获得的研究结果就缺乏科学性。因此，选择好的效应指标是关系科学研究成败的重要环节。

(2) 效应指标的分类：效应指标的类型多种多样，如生理指标、病理指标、生化指标、功能指标、形态指标、主观指标、客观指标、绝对指标、相对指标、综合性指标、单一性指标、直接指标和间接指标等。效应指标在形式上通常分为观察指标和检测指标两大类。在实际研究工作中，为了资料统计学处理的方便，一般按其性质分为计量指标和计数指标。

计量指标是指能通过检测和测量并以计量单位表示的指标，如身高体重、血肌酐含量和血白蛋白水平等。若无适当的单位可以测量，只能通过"是与否""有效与无效""阴与阳"等标准来判断的，称为计数指标。计量指标比计数指标精确，多次重复测量所得结果变异较小，比较精确，误差较小，因而可以从中得出较精确和可靠的结论来。可见，计量资料优于计数资料，计量指标优于计数指标。因此在课题研究设计之初，研究者就需要结合专业知识确定一个研究项目主要观测指标。这样做有以下三点好处：其一，研究重点突出；其二，便于试验前估算样本量；其三，可以有效避免统计分析结果出现自相矛盾的现象。

7. 效应指标的选取原则　在科研试验中，选择什么样的指标和选择多少指标，主要取决于试验观察的内容和目的。选择指标要按照一定的原则和要求进行。

(1) 一般原则：效应指标的取值反映影响因素作用于受试对象后所产生的试验效应，这些指标包括定性指标和定量指标等。效应指标的选择必须注意它的针对性，即选用的指标必须与研究目的具有本质性联系，主次分明，且能确切反映影响因素的效应。例如，为了研究某种细菌性肺炎对小鼠肺、肝、脾、胸腺脏器的影响，眼球采血后，立即取小鼠肺、肝、脾、胸腺，称其湿重并计算各个脏器指数，脏器指数为效应指标。

(2) 指标的合理性：合理性就是指所选指标能真实客观地反映出干预措施的试验效应，在专业上能得到合理的解释。

(3) 指标的客观性：在临床试验中应尽量选择客观性指标，即通过检验和测量获得的试验结果的指标；而避免选用由研究者主观判断观测结果或根据受试对象主诉获取观测结果的主观性指标。若是主观指标，最好制订出较为严格的评判标准、对资料收集者进行严格技术培训，使主观指标趋向于客观化。

(4) 指标的灵敏度和特异度：灵敏度是指所选用的指标对干预措施反应的灵敏程度，指标的特异度即检测结果的专一性，以便把假阳性结果控制在最低水平。最好选用灵敏度高、特异度高的指标。

(5) 指标的精确性：指标的精确性包括指标的精密度与准确度。指标的精密度（即多次测定结果与其算术平均值都非常接近，简称为重现性好）与准确度（多次测定结果与其真值都非常接近，简称为准确度高）的两重含义。精密度可以通过标准偏差或者相对标准偏差等指标来判断，而准确度一般是以回收率评价。影响精密度和准确度的原因，除了方法完善程度外，还与操作人员的测量熟练程度、经验和仪器稳定性等因素有关。

(6) 指标的经济性：指标的经济性是指检测成本应在受试对象所能承受的范围之内。

(7) 指标的标准化：指标的标准化是指对指标的采集方法、部位、时间、保存、运输、测定时间、测定方法、测定条件等方面进行严格的规定，应确保不同的操作者或同一操作者在不同时间操作，效果基本相同。若不进行标准化，这些与测定结果有关的非试验因素会干扰研究效果，或者成为混杂因素，影响研究结果的准确性。

8. 效应指标取值的方法和时间点 确定反映试验效应的指标以后，还要规定指标观察的常规方法，如观察方法、标准、时间、记录方法及记录格式等。指标的观察或测量应避免偏性，否则会影响结果的比较和分析。通常，当各组受试对象接受特定的处理后，选取一个恰当的时间点上观测效应指标的取值。然而，在实际科研工作中，有时很难确定一个最恰当的观测时间点，此时应结合基本常识、专业知识和必要的预试验结果来选择和确认时间点。

(三) 医学科研设计的基本原则

随机、对照、均衡、重复是医学科研设计的四项基本原则。试验设计坚持上述随机、对照、均衡、重复这四个原则是试验成功的关键，能有效地排除非处理因素的干扰和影响，使试验误差和偏倚降到最低限度，使试验结果和结论更加真实可靠。

1. 随机原则

(1) 随机原则的概念和作用：随机原则，就是在抽样或分组时，必须做到使总体中任何一个个体都有同等的机会被抽取作为样本，以及样本中任何一个个体都有同等机会被分配到任何一个组中去。其作用就是使样本具有极好的代表性，使各组受试对象在重要的非试验因素方面具有极好的均衡性，提高组间试验资料的可比性。在受试对象的选取和分组时，必须严格按这一原则实施。随机化方法应贯穿于试验研究全过程，在受试对象的抽样、分组以及试验实施过程中均应遵循随机化原则。

(2) 随机化的含义：随机化应贯穿于试验研究全过程，在受试对象的抽样、分组以及试验实施过程中均应遵循随机化原则。随机化是保证试验中非处理因素均衡一致的重要手段，同时也是数据处理、统计推断和假设检验的前提。随机化应该体现在如下三个方面。

①抽样的随机化：每一个符合条件的试验对象参加试验的机会相同，即总体中每个个体有相同的机会被抽到进入样本之中。它可保证用样本得到的研究结果具有代表性，可以推论到整体，使试验结论具有普遍意义。

②分组的随机化：是指将随机抽取的试验对象，应用随机分组的方法将研究对象分配到试验组和对照组中去，接受相应的处理，每个研究对象被分配到各组的机会均等。它可保证大量难以控制的非处理因素在对比组间尽可能均衡一致，以提高各组间的可比性。

值得一提的是，在实践中，"抽样随机"多应用在"调查研究（如回顾性研究，横断面研究）"中，而"分组随机"多应用在"临床试验研究（或前瞻性研究）"中。若以"动物或样品"为受试对象的试验研究中，最好在"抽样随机"的基础上，再进行"分组随机"。因为在临床试验研究中，研究者很难获得足够多的符合纳入标准且不符合排除标准的"被选患者"，也就是说，"被选患者的总体"仅仅是在理论上存在的，而实际操作时，研究者是无法将其完全确定的；同样，对于动物实验而言，"被选动物的总体"在客观上也是无法确定的，但若提供试验动物的部门有极其大量的符合条件的动物，可将其视为一个"总体"，再从中进行"随机抽样"也是可行的。

③试验顺序的随机化：绝大多数试验研究，一般都不可能仅在一个受试对象身上仅做一次试验。通常都有较多的试验条件（其数目往往是多个因素水平的全面组合数），而每个试验条件下又会有多个受试对象。研究者具体实施试验时，

就存在一个问题：究竟如何确定做试验的顺序？这里，显然有两个"顺序"需要确定下来，才能具体去做试验。其一，如何给试验条件排出一个做试验的顺序；其二，在一个特定的试验条件下，如何给多个受试对象排出一个做试验的顺序。从统计学角度出发，在上述的两种"顺序"上，都应采取随机化方法确定先后顺序。此时的随机化，被称为"试验顺序随机"，也就是说，不但每个试验对象都有同等机会被抽取、每个试验对象也都有同等机会被分配到各组，而且施予各组的试验操作顺序也要随机安排，它使试验顺序的影响也达到均衡。

(3) 随机化方法：实现随机化的方法有多种，可以采用"抽签"法、查"随机数字表"、查"随机排列表"法，或者直接由计算机程序来实现随机化。在计算机软件通用的今天，人们多数采用计算机程序来直接实现随机化。比如运用SAS软件实现各种随机抽样，包括单纯随机抽样、系统随机抽样、分层抽样、无限随机抽样（有替换）、序贯随机抽样以及按规模大小成比例概率抽样等；还可利用其模块功能来构建各种常见的试验设计并对设计方案中的实施顺序进行随机化，以及产生数字的排列组合表。

①随机数字表：试将20只小鼠随机均分为A、B、C、D四组。步骤如下。

先将动物按体重大小编号1、2、3……20。

然后，查随机数字表，从表中任意指定行、列开始向后连续读取2位数的随机数字20个，遇相同的随机数字舍去，即10，76，34……。依次抄录于动物编号下，然后将20个随机数字按大小顺序编序号于相应的随机数下。

再按预先规定：序号1~5为A组，序号6~10为B组，序号1~15为C组，序号16~20为D组。分组过程如下（表1-4）。

②随机排列表：甲、乙两种药物治疗某病，用两阶段交叉设计观察16例患者的疗效，请设计分组。步骤如下。

先将受试者中每两名条件相似的患者编成对，编号分别为1号、2号、3号、4号……15号、16号，共8对。再查随机排列表（表1-5），随

表1-4 随机分组方法*

小鼠编号	1	2	3	4	5	6	7	8	9	10	11	12	13	14	15	16	17	18	19	20
随机数字	10	76	34	80	39	66	45	36	65	11	98	14	22	60	50	91	17	58	73	40
随机数字序号	1	17	6	18	8	15	10	7	14	2	20	3	5	13	11	19	4	12	16	9
分配组别	D	A	C	D	D	A	B	C	A	C	A	C	B	A	C	B	B	B	C	D

*.分组结果：A组为1、10、12、17、13；B组为3、8、5、20、7；C组为15、18、14、9、6；D组为19、2、4、16、11

表1-5 试验的随机分配结果*

患者编号	1	2	3	4	5	6	7	8	9	10	11	12	13	14	15	16
对子号	1		2		3		4		5		6		7		8	
随机数字	1		0		2		4		5		7		6		3	
分配组别	AB	BA	BA	AB	BA	AB	AB	AB	AB	AB	AB	AB	AB	AB	AB	BA

*.结果是1、4、6、8、9、11、14、15号患者先用A药后用B药，2、3、5、7、10、12、13、16号患者先用B药后用A药

机指定的某行，舍去8~19，将0~7依次抄录于患者对子下。然后，按预先规定：随机数字为奇数者，每对中编号为单号者先用A药后用B药，编号为双号者先用B药后用A药；随机数字为偶数者，每对中编号为单号者先用B药后用A药，编号为双号者先用A药后用B药（表1-5）。

(4) 随机化的类型：①完全随机化：将同质的研究对象以个体或集体为试验观察对象，直接对其进行随机化分组，常通过掷硬币或随机数字表，或用计算机产生随机数来进行随机化，在事先或者实施过程中不作任何限制和干预或调整。分组后各组受试对象的例数不一定相等。其具体步骤如下。

- 编号：将N个试验单位从1到N编号。动物可按体重大小，患者可按预计的样本量编号。
- 获取随机数字：从随机数字表中任意一个数开始，沿同一方向顺序获取随机数，每个试验单位一个随机数字。
- 求余数：随机数除以组数求余数。
- 分组：按余数分组；如分两组时，可规定遇到随机数字为偶数时将对应的受试对象分入试验组、遇到随机数字为奇数时将对应的受试对象分入对照组（反过来规定也可以）；再如分三组时，可事先规定，凡随机数字除以3得余数为1者分入第一组，余数为2者分入第二组，余数为3者分入第三组。当然，也可以规定其他的分组规则，但规则必须事先确定下来，一旦确定不应随意改动。
- 调整：假如共有n例待调整，需要从中抽取1例，续抄一个随机数，除以n后将得到的余数作为所抽试验单位的序号。动物实验、调查研究比较容易做到完全随机化，临床试验则比较难以做到。

②分层随机化：依据研究对象的特点，即可能产生混杂作用的某些因素，如年龄、性别、病情、病程、病型、文化程度、经济水平、职业、生活嗜好等，首先进行分层，然后在每一层内进行完全随机化分组，最后分别合并为试验组和对照组。配对随机化和区组随机化可看成分层随机化的实际应用。下面以区组随机化为例介绍分层随机化的主要步骤。

- 编号排序：将受试对象按照主要混杂因素相近的原则分层或分组，为同一层或区组内个体编号。
- 取随机数：可从随机数字表、计算器或计算机获得。每个受试对象可取两位数。
- 确定组别：根据事先设定的规则，按照每层内受试对象获得的随机数决定受试对象被分在哪一组。分层随机化特别适用于研究对象个体差异比较大、混杂因素比较多的分组，有利于均衡非处理因素的影响。

③半随机化：亦称为改良的完全随机化。在临床试验研究中，研究者常习惯将患者分为试验组与对照组。患者来医院就诊，若将先来就诊的分入试验组，后来就诊的分入对照组，是不正确的。因为患者来医院就诊，在患病严重程度、患病时间等重要非试验因素方面不一定是均衡的，可能带有某种程度上的"聚集性"。因此半随机化是将符合要求的受试对象以个体为试验观察单位，依据其登记号、住院号、身份证号、生日等的奇、偶数进行随机分组，奇数进试验组、偶数进对照组，或者相反。由于临床的特殊性，半随机化非常适用于临床试验研究。

2. 对照原则

(1) 对照原则的概念和作用：对照原则是指在试验研究中，要想得出什么处理或治疗更佳，必须交代"与谁比较"，比较至少要在两个事物之间进行。因此对照是比较的基础，对照组是相对于试验组来说的，设立对照组，就是寻找一个"参照物"。例如，某药物治疗某病的治愈率为80%，在缺乏对照的情况下，我们是无法得出此药疗效很高的这种结论。因为假如有另一组条件相似的患者，并没有接受过任何治疗，其结果的痊愈率为78%，我们是不能仅凭80%＞78%就说此药确实有效，所以设立对照组是必不可缺的。

在医学科学研究中，不仅自然环境和试验条件对实验有很大的影响，而且生物的变异使试验更加复杂而难以控制。对照原则的作用是让试验组和对照组的非处理因素处于相同的状态，其结果是消除和减少试验误差及临床偏倚。

(2) 对照的类型：对照有很多种类型，可根据研究目的和内容加以选择。①安慰剂对照：安慰剂是指外观与受试药物相同，且无药理活性的物质。在临床研究中安慰剂对照常用来代替受试药物，以排除精神心理等非药物因素的影响。安慰剂还可消除疾病自然进程的影响，分离出试验药物所引起的真正效应，从而直接度量试验药物和安慰剂之间的差异。安慰剂的使用需慎重，应以不损害患者健康为前提，适用于所研究的疾病尚无有效药物治疗，或使用安慰剂后对该病病情、临床过程、预后无影响或不利影响小的情况，一般与盲法结合使用。②空白对照：即对照组不接受任何处理因素，在动物实验和实验室方法研究中常见，常用于评价测量方法的准确度，评价是否处于正常状态等。空白对照简单易行，但在以人为受试对象的研究中涉及伦理问题，且实施过程中容易引起对照组和试验组在心理上的差异，从而影响试验结果的可靠性。空白对照可用于以下两种情况：一是由于处理手段非常特殊，安慰剂盲法试验无法执行，或执行起来比较困难。如试验组为手术治疗或放射治疗等；二是实验药的不良反应非常特殊，以至于无法使研究者处于盲态。③试验对照：对照组不施加处理因素的真实水平。如研究饲料中某种营养成分的价值，在这个试验中，该营养成分是处理因素（是否含有此营养成分）的真实水平，饲料则是试验组与对照组的"本底"或称"载体"，两组除是否含有这种营养成分外，其余条件都一致，这样才能分析这种营养成分存在与不存在之间的差异。因此，当处理因素的施加需伴随其他"载体"（本例为"饲料"）时，而这种"载体"可能影响试验结果时，应设立试验对照（即仅有"载体"），以保证组间的均衡性。④自身对照：对照与试验在同一受试对象身上进行。但应注意试验措施在不同时间实施，对试验结果的影响。此时，可以考虑在试验中另外设立一个平行的对照组，用试验组和对照组处理前后效应的差值来进行比较。⑤标准对照：用现有标准方法、常规方法、标准值或参考值作为对照。试验研究中常用于某种新方法是否可代替传统方法。但是不设立对照组，仅用现有标准值或参考值作对照是不提倡的，因为试验组和对照组的时间、地点和环境不同。⑥历史对照：历史对照是将研究者以往的研究结果或文献上他人的研究结果与本次研究结果作对照。这种对照一般用于考核时间因素带来的变化。

3. 均衡原则

(1) 均衡原则的概念和作用：均衡原则是指各组之间除了试验因素有计划地取不同水平以外，在其他一切非试验因素应尽可能相同或一致。如动物的种属、品系、科别、年龄、性别、体重、健康状况、生理条件、饲养环境等要保持一致；如果受试对象是患者，则要求患者的病种、病期、病型、病程、年龄、性别、生活、社会、心理等因素保持均衡一致。组与组之间在均衡性上接近的程度越高，它们之间的可比性就越高。没有对照原则难以比较，没有比较则难以鉴别。而有了对照，但是不均衡，就失去了对照的意义。

因此实施均衡原则的作用是使受试对象受到的非试验因素的影响完全平衡，确保试验因素各水平组间不受其他因素或重要的非试验因素不平衡的干扰和影响，使所考察的试验因素在不同水平条件下对观察结果的影响真实地显现出来。

(2) 均衡原则的实施如下。

①实现均衡原则的手段或方法：a.随机化：在研究对象分配，操作者的分配和试验次序的分配都要随机化；b.配对与分层：通过配对组和配伍组设计达到组间均衡；c.盲法：分三种，即单盲、双盲和三盲。单盲是指只是研究者知道分组情况，研究对象不知道自己属于哪一组，其优点是研究者可以更好地观察研究对象，及时处理研

究对象可能发生的意外情况，使研究对象的安全性得到保障，缺点是避免不了研究者带来的偏见。双盲是指研究者和受试对象都不知道每个对象分配到哪一组，需要第三者来安排、控制整个研究，此法主要用于药物临床试验研究，优点可以避免研究者和研究对象的主观因素带来的偏倚，但方法复杂，较难实行。三盲是指研究者、研究对象、资料收集者和分析者均不知道分组情况，此法从理论上可以更客观地评价研究结果，该法因实施极其困难而通常很难采用。

以下为两种有效的常用均衡化方法。

- 交叉均衡：是指交叉设置试验组和对照组，以使两组的非处理因素均衡一致。

例如，试用某新药预防肠道传染病的效果观察设计。在A小学观察100名儿童（A 100）服用新药（+），在B小学观察100名儿童（B 100），不服用新药（-）。观察结果，A小学肠道传染病发病率下降（↓），B小学发病率上升（↑）。因而可得出结论，该新药有预防肠道传染病的作用。

A（100）──→ 新药（+）──→ ↓
B（100）──→ 新药（-）──→ ↑

这一设计和结论从逻辑上看似乎是合情合理无可挑剔：设置了对照组，且两组间年龄、性别和其他条件基本一致，然而仔细推敲这种设计是不能得出上述结论的。试验设计的致命缺陷是存在不均衡问题，即两幼儿园的食堂卫生条件和儿童卫生习惯不一定完全相同。如果不相同，则影响发病率的可能是药物，也可能是食堂卫生条件和儿童卫生习惯，不能将肠道传染病发病率下降这一结果完全归之于新药的疗效。因此，这个设计是一个不均衡的设计。

本试验的混杂因素是食堂卫生条件和儿童卫生习惯，但要通过改变食堂卫生条件和儿童卫生习惯来控制这个混杂因素是比较困难的，如果将上面的设计改变一下，使A、B两小学儿童都分成两组各50名服新药，50名则不服，这样就使非处理因素得到均衡。当然，在设计时首先还是要尽可能选择条件一致的2个观察单位，不能依靠交叉把所有的非处理因素都均衡掉。

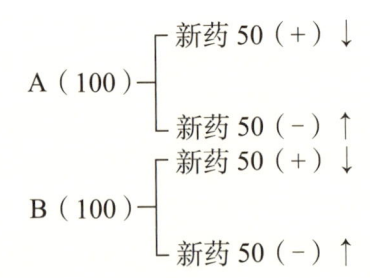

A（100）┬─ 新药50（+）↓
　　　　└─ 新药50（-）↑
B（100）┬─ 新药50（+）↓
　　　　└─ 新药50（-）↑

- 分层均衡：是指用分层方法使各比较组中的混杂因素得到均衡。它是将非处理因素按不同水平划分为若干单位组（层），然后在每个单位组（层）内安排处理因素。这种均衡是用分层的方法使各处理组的非处理因素均衡一致，从而达到消除非处理因素对试验结果影响的目的。如果应该分层而不做分层，则使组间基线不平衡，其结果的可信性将受到影响。

例如，4种处理后受试者的皮肤微循环恢复的冷水试验。设计的第一种方案（表1-6）为每日一种处理，第一天8名受试者全部A处理，第二天8名受试者全部B处理，第三天8名受试者全部C处理，第四天8名受试者全部D处理。

表1-6 每日一种处理的设计

试验日期	受试者数	处理	试验日期	受试者数	处理
1	8	A	3	8	C
2	8	B	4	8	D

如果实验室不是恒温，受每日室外温度的影响，第一种设计方案是不合理的。因为室温这一混杂因素影响皮肤温度的变化，将直接影响肢端微循环检查结果，会使处理因素与混杂因素交织在一起，得不出处理因素的效应和差别。

如果改用第二种方案（表1-7），即每日四种处理各进行2名受试者，这样每种处理都在不同室温下进行试验，使室温这一非处理因素得到均衡。这种设计就是分层均衡设计。分层的要求是尽量使每一层内的变异范围减小，而充分显示层间的差别，从而减少误差。

②实施均衡原则的注意事项：a.制订合理的受试对象纳入和排除标准；b.对参与的研究者进行严格的技术培训；c.对试验条件进行标准化管理（试验条件要一致，如试验环境、仪器、试剂等）；d.选取合适的设计类型安排多个试验因素；e.注意整个试验过程中的质量控制；f.在统计分析时，尽可能利用更多的信息，采取相应的统计分析方法（多因素设计定量资料的协方差分析）消除混杂影响对观测结果的影响。

均衡原则与试验设计的随机、对照、重复原则是密切相关的，而且均衡原则是核心，它贯穿于随机、重复和对照原则中，相辅相成，相互补充。因此，研究者在科研工作中必须强调均衡原则，试验设计和实施过程中的多个环节上，力求达到均衡性要求。

4. 重复原则

(1) 重复原则的概念和作用：重复原则是指试验中将同一试验处理设置在两个或两个以上的试验单位来进行。重复通常有三层含义，即"重复取样""重复测量""重复试验"。从同一个样品中多次取样，测量某定量指标的数值，称为"重复取样"，目的是看各标本中某定量观测指标含量的分布是否均匀；对接受某种处理的个体，随着时间的推移，对其进行多次观测，或观测不同部位，称为"重复测量"，目的是看定量指标随时间推移（或部位改变）的动态变化情况。试验设计中所讲的重复原则指的是"重复试验原则"，即在相同的试验条件下的独立重复试验的次数应足够多。这里的"独立"是指要用不同的个体或样品做试验，而不是在同一个体或样品上做多次试验，即样本含量应足够大。任何试验结果的可靠性应经得起重复试验的考验，重复试验是检查试验结果可靠性的唯一方法。

重复原则最主要的作用是估计变异的大小，获得试验误差估计值；其次是降低变异的大小，使均值接近真实值，使试验组与对照组差异能够准确地显露出来，从而正确反映随机试验结果出现的一般规律。在正确地估计试验误差与了解组间差异的基础上，才能科学地做出统计推断，使结论较为可靠。

医学科学研究设计遵循随机、对照、均衡与重复四个原则是试验成功的关键，其原理在于它能有效地排除非处理因素的干扰和影响，使试验误差降到最低限度。无论违背了哪一个原则，试验结果都是不能令人信服的。

（四）试验设计类型

试验设计类型是试验设计核心内容（三要素、四原则、试验设计类型）之一。研究者在试验开始之前应根据研究目的和现有条件选定合适的设计类型；然后，研究者在试验结束之后需要正确判定资料所取自的是何种试验设计类型从而完成试验数据的统计分析和阐述。

1. 试验设计类型的概念和作用 试验设计类型是指在试验研究中，人们安排试验因素和重要非试验因素及其水平的一种架构。学习和掌握试验设计类型的作用在于：其一，有利于科学、高效地安排试验因素并合理处置重要非试验因素；

表1-7 每日四种处理的设计

试验日期	处理			
	A	B	C	D
2	2	2	2	2
3	2	2	2	2
4	2	2	2	2

其二，有利于在试验过程中及时精准地收集试验数据；其三，有利于对所获得的试验数据进行正确的统计分析。

2. 常用试验设计类型

(1) 完全随机设计。

①完全随机设计定义：亦称单因素设计、简单随机分组设计或单纯随机分组设计，是医学科研中最常用的考察单因素单水平或多水平的试验设计类型。它是将同质的受试对象随机地分配到各处理组中进行观察试验效应，或从不同总体中随机抽样进行对比研究。该设计适用面广，不受组数的限制，且各组的样本含量可以相等，也可以不相等，但在总样本量不变的情况下，各组样本量相同时设计效率最高。

②完全随机设计的实施方案：a.确定研究因素与水平：这种设计方法只能安排一个因素，对这个因素可以根据研究目的分成两个或多个水平，即两组或多组。b.确定研究对象：根据研究目的和研究问题的特点选择合适的研究对象，须制订研究对象的纳入标准和排除标准。c.随机分组：将研究对象随机分到各组。如在调查研究中是从不同的总体中（两个或多个）随机抽取样本进行比较。d.选择试验、测定或调查观察：完全随机设计方法简单、灵活易用，处理组数和各组样本量都不受限制，统计分析方法也相对简单。如果在试验过程中，某试验对象发生意外，信息损失将小于其他设计。对照组设置可以不止一个，例如，同时设阳性对照和空白对照、多剂量对照等。但各处理组应达到均衡一致，且应同期平行进行。由于本设计单纯依靠随机分组的方法对非处理因素进行平衡，缺乏有效的控制，因而其试验误差往往偏大。

(2) 配对设计：①配对设计的定义：配对设计是单因素试验设计中的一种，将受试对象按照一定条件配成对子，然后随机将每对中的一个分配到试验组，另一个分配到对照组。

②配对设计的实施方案如下。

- 确定一个处理因素和两个水平（试验组与对照组）。
- 确定研究对象和配对条件，将对象按配对相同的原则配对。
- 随机将每对对象分到两组中去。
- 一个试验由若干对组成。
- 配对条件：在动物实验中，常将种属、品系、性别相同，年龄，体重和科别相近的两种动物配成对子。人群试验中，则以主要的非处理因素有关，如健康状况、年龄、性别、工作条件、教育水平和经济状况等相近的两人配成对子。在临床试验中，常将年龄、性别、基础健康状况和病情等配成对子。动物实验相对临床试验，条件更为严格。
- 配对设计变型：治疗前后的比较，同一批标本分别用两种方法检测，同一批患者分别用两种方法诊断，局部试验中人体左右侧的对比。

配对设计是解决均衡性的一个较好的方法，它可以事先对影响研究的非处理因素加以控制，尽可能取得均衡，减少组间的误差，因而试验效率较高。在试验设计中需要注意的是，在配对的挑选过程中，容易损失样本量，延长试验时间；若配对条件未能严格控制而造成配对失败或配对欠佳，也将会降低试验效率。

③随机区组设计：随机区组设计实际上是配对设计的扩大，随机区组设计是将多个条件近似的试验对象配成一组，称一个区组。每一区组试验对象的多少取决于对比组数目，如果一个试验有四个对比组，就有四个试验对象，将每一区组中的试验对象按随机方法分到各个试验组中去。随机区组设计又称配伍组试验设计。随机区组设计把条件一致的研究对象编入同一区组并分配于各研究组，使各研究组之间可比性增强，在最后统计分析中，由于设计时已扣除了各区组间不同条件产生的影响，因而随机误差减少，提高了试验研究效率。

④拉丁方设计：拉丁方是指由拉丁字母组成

的正方形排列，这种排列的条件是在同一列与同一行内没有一个重复字母。拉丁方设计的三个因素是处理因素（以拉丁字母表示），行因素（控制因素1）和列因素（控制因素2）。拉丁方设计与随机区组设计相比，前者属三因素分析设计，而后者属两因素分析设计。拉丁方设计的优点是比随机区组设计多一项目的均衡，因而效率更高。但拉丁方设计要求任二因素间无交互作用，否则拉丁方分析无效，此时应采用正交设计。

⑤正交试验设计：正交设计是一种研究多因素试验的重要设计方法，具有高效、快速和经济的特点，它是利用一套规格化的表格合理地安排试验，通过对试验结果进行分析，获得有用的信息。正交试验设计是一种将研究的多个因素、每个因素的多个水平安排在一个研究设计方案内的试验设计方法。通过这种有限的试验，可以找出最佳组合条件，影响试验效应的主要因素及次要因素，观察其交互作用，看出其发展趋势，了解未来试验的可能组合条件等。正交试验的优越性在于多因素可在一个试验中研究，节省试验次数、节约人力、物力和时间，可尽快获得结果与信息；理论上均衡可比，代表性好，结论科学。在医学研究中，常被用于探索最佳试验条件、最佳治疗组合、最佳配方等，并以此作为进一步大规模正式试验的基础。

⑥析因试验设计：不同试验因素和不同水平间的作用是相互联系、相互制约的，某因素在某种条件结合下效果最好，但一旦条件改变，就不一定产生最好效果。我们把2个或2个以上因素的各种水平结合起来试验，进行多因素的、交互作用的设计，这种设计称析因设计，亦称交叉分组设计。析因试验设计常可用于分析多因素作用及多因素间相互作用效果的研究。这种设计是按完全排列组合来安排不同因素和水平的试验，因而因素或水平太多时，将出现大量组合，从而使试验次数非常大而难以实际应用。

⑦常用的随机抽样方法：调查研究是医学科学研究常见的形式之一，无论是观察性研究如横断面研究，还是分析性研究如病例对照研究、队列研究，绝大多数时候都会采用抽样调查的形式。常用的抽样调查的方法有简单随机抽样、系统抽样、整群抽样、分层抽样和多阶段抽样等。

a. 简单随机抽样：将抽样框（即包含全部抽样单位的目录性清单）中的全部观察单位编号，按等概率原则从总体中抽取部分个体，所有观察单位有同等概率被抽中。简单随机抽样是最基本的抽样方法，主要适用总体小，个体间均匀的总体，同时也是其他抽样方法的基础。

b. 系统抽样：将总体中的 N 个观察单位编号排序后，确定样本量 n，令 k 为大于 N/n 的第一个整数，然后在 1 到 k 随机抽选整数 R，以 R 作为第一号的观察单位，再按编号顺序等间隔（k）抽取观察单位，即编号为 R, R+k, R+2k, …, R+(n-1)k 的个体入选。系统抽样主要适用于大规模的抽样调查，多阶段抽样的后阶段抽样，便于操作，节省人力、物力；抽样群不宜太大，群越小，抽样误差越小。

c. 整群抽样：将总体分为若干个"群"，以"群"为抽样单位形成抽样框，从中随机抽取若干个"群"，将抽到群内的所有观察单位构成调查样本。群可以是自然的区划，也可以是人为的区划，如住宅小区、家庭等。整群抽样的优点是节省经费，便于组织实施和控制调查质量。整群抽样与简单随机抽样相比，同一群中的个体比由整个总体中随机选择的个体更趋于同质，调查同一群里的个体，在一定程度上造成信息重复，导致对总体估计的精确度下降。

d. 分层抽样：将总体中的所有观察单位按照某种特征或标志（如地域、职业、性别等）划分为若干个"层"，采用简单随机抽样等方法从每个层中抽取子样本，最后将子样本汇总起来形成样本。分层抽样既考虑各层总体的大小，又考虑各层内个体的变异。该方法抽样误差小，便于对各层采用不同的抽样方法，便于对各层进行独立分析，适用于总体内个体变异较大的总体，在多阶段抽样中使用。

3. 多阶段抽样 对于大规模的调查研究而言，很难通过一次抽样产生完整的样本，可以将抽样过程分成若干阶段，各阶段可采用相同或不同的抽样方法。

（五）误差、偏倚与控制

医学科研的目的正确地估计误差与偏倚或者是将误差与偏倚控制在一定范围内，使研究结果尽可能反映客观情况，以获得真实性和可靠性的结论。

1. 误差

(1) 误差的定义：在临床研究中，误差指测量值与真值之差，也指样本指标与总体指标之差。总体是根据研究目的确定的同质的全体观察单位，它是一个相对概念，可大可小，完全由研究目的来确定；样本是从总体中抽取的部分观察单位，样本根据总体的不同而不同。

(2) 误差的分类：误差包括抽样误差、随机测量误差和系统误差。

①抽样误差：抽样误差指由于抽样原因造成样本指标与总体指标的差异，是不可避免但可减少的。抽样误差的大小受样本量、抽样方法等因素的影响。抽样方法一定时，样本量越大，抽样误差越小。样本量一定时，整群抽样的抽样误差通常要比单纯随机抽样大。抽样误差越大，意味着样本统计量的置信区间越宽，估计值的精确度越低。我们通常用标准误来定量估计样本统计量与总体参数之间的差异，即抽样误差。如果标准误较小，说明抽样误差小，样本代表性较好，结果较为可靠。但如果标准误较大，说明抽样误差大，提示样本代表性不强，这种情况下一般需要加大样本量，否则结果不可靠。

影响抽样误差的因素：抽样样本数目越接近总体，抽样误差越小。总体标志变异指标的变异程度越小，抽样误差越小。不重复抽样比重复抽样的误差小。不同的抽样组织所抽中的样本对于总体的代表性也是不同的。

②随机测量误差：随机测量误差指测量结果与真实值的偏差是随机的、其大小没有方向性的误差。在生物体上，产生随机误差的原因主要是生物体的自然变异、各种原因的测量误差和其他不可预知因素产生的误差，这种误差通常具有统计规律。由于误差的来源不同，各种临床测量结果的发布也不同，有的是正态分布，有的是偏态分布。临床测量的重要作用在于可用它协助指导疾病的诊断，而测量误差的大小直接影响最终的结论。

③系统误差：系统误差指测量结果与真实值的偏差，是固定的或按照一定规律变化的误差，其大小通常具有明确方向性、系统性或周期性。这类误差可以通过试验设计和技术措施来消除或使之减少。系统误差的来源有以下方面。

a. 仪器误差：由于仪器本身的缺陷或没有按规定条件使用仪器而造成的。如仪器的零点不准、仪器未调整好，外界环境（湿度、温度、光线、电磁场等）对测量仪器的影响等所产生的误差。

b. 理论误差：由于测量所依据的理论公式本身的近似性，或试验条件不能达到理论公式所规定的要求，或者是试验方法本身不完善所带来的误差。

c. 个人误差：由于观测者个人感官和运动器官的反应或习惯不同而产生的误差，与观测者的生理精神状态有关。

(3) 常用的测量误差的评价方式

①方差分量法：组内相关系数越大，说明测量结果的可重复性越好，测量误差越小。

② SN 比值法：通常根据标准样品对实际测量结果的误差进行校正，求出评价统计量，其值越大，说明测量误差就越小。

③观测结果的一致性评价：临床医生常根据患者的症状体征和检查对疾病和预后做出判断，但无论采用的是单指标还是综合指标作为依据，都可能出现判断不一致的情况。因此常使用 κ 作为评价分类变量结果一致性和信度的一种重要指标，κ 计算结果为 $-1\sim1$。试验研究中，κ 通常落在 $0\sim1$，并根据其值可进一步划分为五组来表

示不同级别的一致性：0.0～0.20极低的一致性、0.21～0.40一般的一致性、0.41～0.60中等的一致性、0.61～0.80高度的一致性和0.81～1几乎完全一致。

2. 偏倚

(1) 偏倚的定义：指在医学研究中由于某种或某些因素的影响，使研究结论与真实情况存在系统误差，有时可能会夸大、有时又可能缩小研究结果的真实性。临床研究从设计到实施及最后的资料分析和结论的推导中的任何一个环节都可能出现偏倚。偏倚属于系统误差，它贯穿于整个研究过程"从研究设计到实施"以及最后的资料分析和结论推导都可能产生。而且任何研究类型，无论是病因探讨还是诊断试验以及临床疗效观察和预后研究都普遍存在偏倚的干扰。各种研究设计除严格的随机对照试验，安慰剂对照加双盲的观察方法能够有效地控制已知的偏倚外，其他如队列研究、病例对照研究、描述性和分析性研究均不可避免地存在偏倚的影响。偏倚不仅因为观察者或患者双方的主观原因造成，亦可因为研究者对某些因素的影响不了解，无意中忽略了其作用所导致。

(2) 偏倚的分类：根据研究中偏倚出现的阶段不同，主要分为三大类，即选择偏倚、信息偏倚和混杂偏倚。选择偏倚出现在研究开始阶段，信息偏倚出现在研究实施阶段，混杂偏倚主要出现在结果分析阶段。

①选择偏倚：由于选择的研究对象不能代表目标人群或不正确地选择了研究对象组成试验组和对照组，使两组研究对象存在除研究因素外的其他因素分布的不均衡性引起。各类研究设计均可产生该类偏倚。常见的选择偏倚有入院率偏倚、检出症候偏倚、排除偏倚、自然病程波动偏倚、分配偏倚、无应答偏倚和失访偏倚等。

a. 入院率偏倚：是指利用医院就诊或住院患者作为研究对象时，由于入院率的不同所导致的偏倚。因为病例对照研究往往不能在目标人群中把符合条件的患者都检出纳入病例组，非患者纳入对照组。而研究对象常在医院进行选择，若对照亦选自医院的其他病例，则可因入院率不同，入院者的危险因素不同等而导致暴露因素与疾病之间联系的夸大或掩盖。在病例对照研究中，入院率偏倚是最常见的。

b. 无应答偏倚：在研究过程中，有些研究对象因为各种原因没有按照研究设计对被调查的内容给予应答，或不依从研究设计接受治疗者，被称为无应答者。由无应答者的个体情况与应答者的不同而产生的系统误差为无应答偏倚。

c. 失访偏倚：由于观察、随访时间较长，观察对象可能因各种原因而使随访中断或退出研究。各组失访的原因、特征和人数可能不完全相同，特别是慢性病的临床研究中，主动退出的患者多是因为药物的毒副作用。如果后期资料的处理中，忽视了这部分试验对象，则会产生失访偏倚。

d. 排除偏倚：指在临床试验中，由于排除标准规定不明确，或研究者未能按规定排除不合格受试者，从而导致某因素与某疾病之间的联系被错误估计。

e. 检出症候偏倚：指某因素与某疾病在病因学上虽无关联，但由于该因素的存在引起了该疾病相关症状或体征的出现，使患者及早就诊接受检查，从而提高早期病例的检出率，导致得出该症状因素与该疾病有关的错误结论。

f. 分配偏倚：指由于分组不够合理而引起的。由于未采用随机分组，或随机化运用不当，使非处理因素在组间分布不均衡导致的。

②信息偏倚也称观察偏倚，是指在研究实施过程中，用于测量暴露因素与观察结局的方法和工具有缺陷，导致采集信息的不准确而产生的系统误差。在各种类型的研究中均可发生。信息偏倚可来自研究者本身、研究对象，也可来自用于测量的仪器设备、试剂材料、条件方法等。常见的信息偏倚有回忆偏倚、诊断怀疑偏倚、暴露怀疑偏倚、测量偏倚和报告偏倚等。

a. 回忆偏倚：指各比较组研究对象回忆往

事或经历，在准确性和完整性方面存在的偏倚。产生回忆偏倚的原因很多，例如，调查的因素或事件发生的频率很低或因调查研究对象对此已记忆模糊或遗忘，还可能病例组的患者因患病而对过去的暴露史反复思索，甚至家属也帮助提供线索，以致夸大了暴露情况，而对照组的非患者对调查不够重视，未认真回忆暴露史。因此，病例组和对照组提供的既往史的准确性和完整性差异较大；此外，可能由于某种原因，有的研究对象故意夸大或降低致病因素的暴露水平等。

b. 诊断怀疑偏倚：当研究者事先已经知道研究对象的暴露史，怀疑他们已患有某种疾病，诊断或判定治疗效果时，主观上做出对预期结果有利的判断，故而对暴露者使用多种诊断手段，进行详细的检查，并提高诊断方法的灵敏度，使暴露组的诊断率和检出率提高，而对于非暴露组则因不怀疑他们患有某种疾病而对其诊断和检查不够认真，这样各比较组的资料就会出现偏倚，影响结论的真实性，即为诊断怀疑偏倚。

c. 暴露怀疑偏倚：当研究者认为某病与某因素有关联时，主观地采用不同深度和广度的调查或观测方法，对可能有因素暴露的病例组及未暴露的对照组探索可疑的致病因素，由此带来的偏倚称为暴露怀疑偏倚。该偏倚多见于病例对照研究。若调查表设计不完整、一问多答、调查的深度和广度不一致、暗示性启发式询问、记录不完整等，均可出现暴露怀疑偏倚，夸大可疑因子与疾病的联系。

d. 测量偏倚：指对研究所需指标和数据进行测量时所产生的系统误差。主要是所使用的方法、试剂、仪器和条件等不统一，或者研究指标设计不合理所致。

e. 报告偏倚：指受试对象有意夸大或缩小某些信息而导致的偏倚。比如故意掩盖，常见于对敏感问题的回答；有意说谎，常见于为达到某种个人目的，如为从事或继续从事某种工作而故意隐瞒；有意夸大或张扬，常见于对自己有利问题的回答而夸大暴露某些暴露信息。

③混杂偏倚：混杂偏倚主要是由于设计和资料分析阶段未加以控制而影响研究结果的真实性。如西药组的研究对象多为青壮年，中药组的研究对象多为老年人，由于年龄与冠心病及疗效均有关，就会带来混杂偏倚。混杂偏倚的概念在临床研究中由一个或多个既与疾病有制约关系，又与暴露因素密切相关的外部因素的影响而掩盖或夸大了所研究的因素与该疾病的联系为混杂偏倚。与选择偏倚和信息偏倚不同，混杂偏倚可以在结果分析时进行评价，通过分析暴露与疾病的关联发生改变而说明混杂作用的存在。

a. 混杂因素：混杂作用并不是"全或无"的，它可在不同研究中产生不同的作用。导致混杂产生的因素称为混杂因素，混杂因素是一个与暴露因素和疾病都有关系的因子，其在人群中的分布与暴露因素的分布相关。它可以是疾病的危险因素，也可以是保护因素。作为混杂因素必须具备以下4个特征：①混杂因素必须是疾病的一个危险因素；②混杂因素必须与所研究的暴露因素有联系；③混杂因素不应该是暴露与疾病之间因果链中的一个中间环节；④混杂因素作用的结果是歪曲研究因素与疾病之间的真实联系，造成偏倚。只要满足前3个特征的因素，都是潜在的混杂因素。

b. 混杂因素的判断：根据混杂因素方向，分为正混杂和负混杂。其可以表达为"正混杂和负混杂"，也可以表达为"趋向无效值、远离无效值或颠倒"。正混杂为夸大暴露与疾病之间的关联；负混杂为缩小暴露与疾病之间的关联。混杂是对因果关系的混淆，在多病因疾病的研究中，混杂问题特别重要。所以，在混杂偏倚分析中，首先要识别一个潜在危险因素是不是混杂因素。

然而，混杂因素的判断目前尚无确切有效的方法。靠统计学显著性来判断，有时不切实际，因混杂有效应问题，有时即使统计学无显著性，仍需调整，以期获得联系的最佳估计。有时统计学上有显著性，但无实质性联系，则不必调整。靠实际经验来判断，常又缺乏科学依据，因此，判断混杂因素，除考虑其与疾病和所研究的因素之间的实质性联系外，还需视联系被歪曲的程度而定。

3. **误差与偏倚的控制** 在流行病学研究中，从设计到公布结果整个过程均可能出现偏倚。为减少偏倚和避免偏倚的发生，在研究过程中应采取适当的措施。

(1) 选择偏倚的控制：减少选择偏倚的关键是要有一个周密严谨的科研设计，研究者必须熟悉在研究实施中可能出现选择偏倚的各个环节，从而在设计过程中加以控制。例如，在研究地高辛与心衰的关系时，发现社会经济地位可能是一潜在混杂因素，并可导致偏倚。在试验实施中就需准确记录研究对象的社会经济地位，在分析过程中对该因素的影响进行校正，从而达到控制选择偏倚的目的。又如，在病例对照研究中，可以设计两个或多个对照组，将不同来源的对照组所获得的结果进行比较，以推测是否存在选择偏倚。当通过不同对照获得的结果差异不大，则选择偏倚可能不存在；反之，则提示可能存在选择偏倚。在队列研究中，应尽可能减少失访率和无应答率，对中途退出者也同样进行随访，以减少无应答或中途退出而造成的偏倚。

常用的选择偏倚的控制方法：①随机化。在研究设计阶段，临床试验中以随机化原则将研究对象以同等的概率分配到各处理组中，将某一个或某些可能的混杂因素在组间达到均衡，控制已知和未知混杂因素。但随机化不适用于观察性研究，同时研究者还须关注某些研究中存在的伦理学问题。②限制。针对某一个或某些可能的混杂因素，在研究对象入选条件予以限制，仅在具有一定特征的对象中进行观察，提高受试人群的同质性，以排除混杂因素的干扰。③匹配。在研究设计阶段，将某一个或某些可能的混杂因素，在研究对象入选时予以匹配，控制已知的混杂因素，该方法在观察性研究和临床试验都可以采用。

(2) 信息偏倚的控制：减少信息偏倚主要通过提高测量的准确性和可靠性来实现。例如，在队列研究和病例对照研究中采用盲法收集资料，以减少错误分类引起的偏倚。对于研究的指标尽量采用客观标准，以减少主观评价引起的偏倚。另外，收集资料应广泛和详细，以分散调查者和被调查者对研究变量的注意力，减少主观因素造成的误差。对于研究者来说，在课题开始前，应进行"质控"培训，在收集资料过程中，尽量做到客观、公正，使所得结果更为真实。

(3) 混杂偏倚的控制：对于混杂偏倚的控制，在设计阶段，应将选择受试对象的变量控制在较小的范围内，尽量减少外来变量的影响，也可将混杂因素作为配比变量对该因素进行控制。在已收集资料的情况下，可通过数学模型和分层分析的方法剔除混杂因素对结果变量的影响。①分层或亚组分析。通过分层分析或亚组分析，将研究结局按照混杂因素分成几个层或亚组，在组内对终点指标进行分析，随后应用 Mantel-Haenszel 合并计算即可控制混杂偏倚的影响。②标准化。当两组对象内部构成存在差别时可能会导致结论的偏差，为校正这种影响可用率的标准化法，通过"迫使"暴露组和非暴露组拥有相同的混杂因素水平，形成人为的组间可比性，然后在混杂因素分布相同的情况下比较两组的发病情况。③多因素分析。在研究分析阶段，将已知的潜在混杂因素放入模型，利用多元回归模型进行流行病学数据分析，进而达到控制混杂因素的目的。常用的模型包括 Logistic 回归、多元线性回归、广义线性模型、最优尺度回归、比例风险回归等。

（袁　野　沈　奇　史　静　罗语思　伍国锋）

参考文献

[1] 杨柳. 科学研究在医学生教育中的重要性 [J]. 学理论, 2013(15): 266-267.

[2] ANTMAN E M. Clinical research and the development of medical therapeutics[J]. Circulation Journal: Official Journal of the Japanese Circulation Society, 2014, 78(6): 1267-1271.

[3] JING-HE L. Modern Medicine: Ideas and Advances[J]. Chinese Medical Sciences Journal, 2022, 37(2): 91-94.

[4] 陆彩女, 毛艳艳, 高柳滨, 等. 发达国家个性化医学发展策略及其对中国医药发展的启示 [J]. 科技导报, 2022, 40(14): 6-23.

[5] 曹天然, 聂瑛洁. 浅论科学研究对医院发展的贡献 [J]. 理论与学术, 2020, 12(3): 112-115.

[6] 曹雪涛. 对我国医学科技自主创新发展的几点思考与建议 [J]. 中华医学杂志, 2020, 100(1): 1-3.

[7] 车昌燕, 张国华. 浅谈高等医学教育中学生科研能力的培养 [J]. 医学研究杂志, 2009, 38(1): 107-108.

[8] 樊代明. 论医学基础研究对临床工作的重要性 [J]. 中华内科杂志, 2006, 45(7): 531-532.

[9] 范卫东, 胡怀东. 加强科研管理促进医院全面发展 [J]. 重庆医学, 2006, 35(2): 106-108.

[10] 郭舜民, 陈姝彦, 余晶晶, 等. 科研管理在基础医学创新驱动和转型发展中的使命担当 [J]. 福建医药杂志, 2019, 41(3): 1-4.

[11] 黎彬. 基础医学研究的现状和发展 [J]. 医学情报工作, 2001, 22(4): 1-13.

[12] 李恩民, 许丽艳, 卢仁仁, 等. 论继续医学教育与科研工作的关系 [J]. 继续医学教育, 2001, 15(1): 15-16.

[13] 刘伟, 韩毅, 刘志东. 论科学研究在医学生教育中的重要性 [J]. 首都食品与医药, 2018, 25(1): 42-43.

[14] 许剑波, 苏菊芬, 夏中信. 重视临床科研工作促进医院发展 [J]. 中国卫生事业管理, 1999(12): 644-645.

[15] 杨国栋. 知识与科技创新是医学科学研究发展的原动力 [J]. 中国卫生, 1999(10): 47-48.

[16] 杨建斌, 王琴. 医学科学研究对建设现代化医院的意义 [J]. 交通医学, 2014, 28(6): 747-748.

[17] 余柯, 李晓红, 杜一华. 加强医学生科研创新能力的培养 [J]. 教书育人, 2013, 1(03): 8-9.

[18] 中华医学会神经病学分会, 中华医学会神经病学分会脑血管病学组. 中国急性脑卒中临床研究规范共识2018[J]. 中华神经科杂志, 2018, 51(4): 247-255.

[19] 刘鸣. 脑卒中临床试验设计与实施应注意的若干问题 [J]. 中华神经科杂志, 2004, 37(4): 289-291.

[20] 刘鸣, 何莎. 中国急性卒中随机对照试验证据现状与思考 [C]. 中华医学会第十六次全国神经病学学术会议论文集, 2013: 10-10.

[21] LEE JUN SUH, AHN SOYEON, LEE KYOUNG HO, et al. Korean translation of the CONSORT 2010 Statement: updated guidelines for reporting parallel group randomized trials[J]. Epidemiol Health, 2014, 36: e2014029.

[22] MOHER DAVID, HOPEWELL SALLY, SCHULZ KENNETH F, et al. CONSORT 2010 explanation and elaboration: updated guidelines for reporting parallel group randomised trials[J]. Int J Surg, 2012, 10: 28-55.

[23] 王心旺. 科研设计与统计分析系列讲座1: 医学科研设计概述 [J]. 中华生物医学工程杂志, 2022, 28(1): 3.

[24] IOANNIDIS JP. Why most published research findings are false [J]. PLoS Med, 2005, 2(8):e124.

[25] 沈宁, 胡良平. 医学科研设计方法概论 [J]. 四川精神卫生, 2017, 30(4): 5.

[26] 胡良平, 关雪. 科研课题的研究设计与统计分析如何正确把握试验设计的三要素 [J]. 中华脑血管病杂志（电子版）, 2010, 04(4): 46-50.

[27] 郭春雪, 胡良平. 正确把握精神卫生临床试验设计三要素的要领（Ⅰ）—受试对象 [J]. 四川精神卫生, 2016, 29(3):5.

[28] 刘丹, 周吉银. 临床科研项目样本量的要求 [J]. 中国医学伦理学, 2019, 32(6): 4.

[29] 肖蕾, 欧洋, 李京, 等. 基于试验设计三要素规范化的中医实用性随机对照试验构想 [J]. 中华中医药杂志, 2021, 36(1): 4.

[30] 胡良平, 关雪. 如何正确把握实验设计的随机与对照原则 [J]. 中华脑血管病杂志: 电子版, 2010, 4(5): 6.

[31] 傅强. 医学与社会科学领域中基于研究设计的常用统计方法选择指南 [J]. 医学与社会, 2020, 33(1): 7.

[32] 姚晨. 医学研究设计中的统计学考虑 [J]. 北京大学学报: 医学版, 2006, 38(6): 5.

[33] 王杨. 临床研究方案设计中的统计学思维 [J]. 中华肾病研究电子杂志, 2014, 3(1): 5.

[34] 沈宁, 胡良平. 临床试验设计之概述 [J]. 四川精神卫生, 2017, 30(4): 4.

[35] 陈雁, 余彬, 杨春梅, 等. 药物临床试验中的几个重要环节 [J]. 华西医学, 2014, 29(1): 3.

[36] 王瑞平. 临床研究中混杂偏倚的识别和控制策略 [J]. 上海医药, 2022(15): 043.

[37] 胡修周. 医学科学研究学 [M]. 北京: 高等教育出版社, 2005.

第2章 临床医学研究概述

一、临床标本库管理

（一）临床标本库的概念

临床标本库是指在遵从医学伦理和捐献者知情同意的基础上，标准化采集、处理、储存及应用临床上健康或疾病个体的临床标本（如血液、体液、器官组织、排泄物、分泌物、呕吐物及脱落细胞等）以及与这些标本相关的临床特征、治疗、随访等资料及其质量控制、信息管理与应用的信息化系统[1-2]，其特征是临床标本和相关数据的共存。根据研究类型临床标本库可分为人口研究标本库、基础研究标本库、转化研究标本库、临床试验标本库、病理学档案库等[3]。目前被普遍接受的分类是来自泛欧洲生物样本库与分子生物资源研究中心（Biobanking and BioMolecular Resources Research Infrastructure，BBMRI）的分类，其分为两种类型，即基于人群的标本库（专注于研究常见复杂疾病随时间发展的前瞻性研究）和面向疾病或临床的标本库（主要是进行临床标本和临床数据的收集、处理、储存及应用）[4]。临床标本库作为医学研究的重要资源，是连接基础研究和临床研究的重要桥梁，是转化医学发展的基石。高质量的临床标本库对临床探索新的治疗方法、开拓新的诊疗手段、优化医药研发的资源配置等方面具有极其重要的价值。

（二）临床标本库的发展

标本库的建设在国外起步较早，美国从1987年开始建立专门的生物标本库，英国1999年建立生物标本库（UK Biobank），欧盟2008年筹建了泛欧洲生物标本库与生物分子资源研究平台（BBMRI）。奥地利、澳大利亚、韩国、日本及新加坡等国家也陆续建立起本土生物标本库或生物标本库资源平台。国际上具有代表性的标本库主要有英国生物标本库（UK Biobank）、丹麦国家生物标本库（Danish National Biobank）、美国国家癌症研究所（National Cancer Institute，NCI）牵头建立的人类组织协作网络（Cooperation Human Tissue Network，CHTN）、泛欧洲生物标本库与生物分子资源研究中心－欧洲研究中心联盟（Biobanking and BioMolecular Resources Research Infrastructure-European Research Infrastructure Consortium，BBMRI-ERIC，BBMRI-ERIC）[5]。目前，国际上的生物标本库不断向大型化、自动化、智能化及信息化方向发展。例如，美国国家癌症研究所拥有70万例标本，有6所大型教学医院负责标准化的标本采集、存储及资料信息化管理。UK Biobank保存了1500多万份生物标本，并募集了50万名40—69岁的英国志愿者（占英国人口总数的1%），持续跟踪记录他们的医疗档案健康资料[6]。BBMRI拥有的标本量已超过5000万份，其中包含了欧洲30多个国家200多个机构的参与[7]。

在国内，1994年建立了中华不同民族的永生化细胞库，2003年启动国家自然科技资源共享平台建设项目，2004年建立广州生物银行队列研究项目及中国慢性病前瞻性研究项目（China Kadoorie Biobank，CKB）[8]。随着"十二五"国家科技计划的推进，国内生物标本库建设进入蓬勃发展时期，国家对建设生物及临床标本库越来越重视，北京脐带血造血干细胞库、天津肿瘤医院生物标本库、复旦肿瘤医院生物标本库、上海交通大学生物标本库、南京市多中心生物标本库及北京生物标本库、中国人类遗传资源平台、国家重大新药创制专项临床标本资源库、中国医药生物技术协会组织生物标本库、北京重大疾病临床数据和标本资源库等相继建立[9]，极大地提高了医学科研人员的积极性，快速推动医学临床研究的发展。另外我国幅员辽阔、人口资源丰富、疾病种类和数量多、医疗卫生体系规模大，由医院支撑建立的标本库模式成为我国临床标本库建设的主力军，这为临床标本库的建设提供了有利的条件。

（三）临床标本库面临的挑战

2016年中共中央、国务院印发《"健康中国2030"规划纲要》，纲要指出以提高人民健康水平为核心，更是将医学临床研究的重要性提到前所未有的高度，也给国内临床标本库的建设及管理带来了发展机遇。虽然临床标本库的建设及管理发展突飞猛进，但也面临着一些挑战，主要包括以下几点。

1. 既往临床标本库的建立缺乏统一标准以及监管措施有限　随着国家对临床标本的重视，国内很多医院都建立了自己的临床标本库，但是这些标本库在建立的时候缺乏统一的标准，各种标本操作缺乏统一的规范，未建立统一的数据交换平台，阻止了各临床标本库之间进行数据交换与共享。另外临床标本库管理属于新兴行业，地方主管部门对该行业了解不足，对其监管措施十分有限，需要不断完善相关法律法规，提高对临床标本库的监管效能。

2. 临床标本库数据安全和隐私保护问题　在大数据时代，移动医疗技术被广泛应用，给医疗带来便利的同时，也存在着临床数据及隐私泄露的风险。数据安全与隐私保护非常重要，避免不法分子在高利益的驱动下，非法盗用临床标本信息，引发数据安全和隐私保护问题。因此，在临床研究中应做到捐献者信息"去标识化"（如去除患者的姓名、联系方式、证件号等），建立避免泄露捐献者隐私的标本库内数据共享制度，规避临床标本多次加工利用时泄露隐私风险。

3. 轻视知情同意，存在伦理风险　在临床和科研中，知情同意是指在临床医护或研究人员为患者或捐献者提供足够临床诊疗或研究项目信息，让患者或捐献者在权衡利弊后，对临床医护或研究人员所拟订的诊疗或研究方案做出同意或否定的决定，在得到患者或捐献者明确同意后，才能确定和实施方案。临床研究知情同意书的主体内容包括临床标本库对捐献者知情的充分告知和捐献者同意告知两部分内容。知情的内容包括告知捐献者此次采集标本的目的和研究计划、告知捐献者临床标本库工作流程和研究状况、告知捐赠者加入临床标本库采集可能存在的风险和获益；捐献者同意告知内容可包含捐献者自愿同意捐献申明、同意目录选项、捐献者的相关联系方式等[10]。在临床标本的收集过程中，存在未提前进行伦理审批，未对捐献者及家属进行知情同意的告知和签署等情况，引发伦理风险，因此需要重视知情同意告知和伦理审批制度[11]。并且应制订适合我国国情临床标本库知情同意书规范。

4. 临床标本库长期可持续发展运营问题　临床标本库的建立需要场地、人员、设备，但是我国多数临床机构人员和场地资源紧张，缺乏独立的标本库场地或专职的标本库工作人员。同时标本库的建设需要持续的资金投入，多数标本库在建设初期有专项经费的投入，但后期投入乏力，这在一定程度上给临床标本库的管理及长期可持续发展带来困难[12]。

因此，针对上述问题，在临床标本库的建设和管理过程中，参与临床标本采集、处理、保存、使用、标本库建设、管理及监督的工作人员要提高思想认识，深刻认识到临床标本库建设是顺应"四个面向"和精准医学新时代新要求的前瞻行为，是顺应时代发展大势而主动作为的务实性举措[13]。同时国家相关部门需要加强顶层设计，制订统一标准，明确发展定位，完善运营管理方法，加强监督措施，完善相关法律法规的制订。另外就是临床标本库管理中要拓宽资金来源，国家和当地政府应加大投入力度，号召全社会共同参与，建立健全人才培养体系，促进人才队伍建设。此外，注意保护临床标本的隐私和数据安全问题，重视知情同意，做好工作人员以及科研人员的培训。

（四）临床标本库运行系统

1. 临床标本库的建立 临床标本库的建设需要有硬件和软件设施。硬件设施主要是功能完善的标本库，需要由专业的装修设计人员进行设计，要遵循以人为本的原则，全面综合考虑，建成标准化、正规化的标本库以达到最佳的使用效果。标本库场地建设可参照《洁净厂房设计规范》《洁净室施工及验收规范》《生物安全实验室建筑技术规范》《实验室生物安全通用要求》《微生物和生物医学实验室生物安全通用准则》等文件。场地内还需要有标本处理、保藏设备、质控相关设备以及其他辅助设备等。软件设施主要是临床标本库资源管理信息系统，具有对标本进行登记、空间定位、入库、出库等功能，同时对标本类型、参与课题情况、伦理批件、知情同意、储存及数据管理等方面进行严格的数据化管理，以保障标本信息的完整性、真实性、可靠性及可溯源性[14]。

临床标本库可根据自身特点进行规划及功能分区，原则上应满足研究需求、复核标准及便利性等方面。需要有专用库房、专用供电系统和实时监控设备。基本区域应包含标本出入库登记区、标本处理区、临床资源数据库、冷冻区（包含-80℃超低温冰箱和-150℃液氮罐两个冷冻区域）、标本分析区等[15]。

2. 临床标本库组织结构 临床标本库组织结构主要包括管理委员会、科学委员会、伦理和法律委员会、执行委员会。管理委员会成员负责临床标本库的日常运行、标本的采集和处理，对具体工作进行审查和考核，并监督研究人员的行为规范；科学委员会主要是对临床标本的采集和使用情况进行科学性审查，对临床标本研究涉及的科学技术进行指导，也对重大学术问题进行咨询和把关，以保证研究方案具有可行性和实际意义。伦理和法律委员会可为临床标本库的各项工作提供伦理指导，对标本的采集和使用情况进行伦理审查。法律委员会主要解决在临床标本库的建设和管理过程中出现的法律问题。执行委员会是临床标本库管理中负责落实标本的采集和使用的工作人员，负责对标本信息进行共享和管理，提升临床标本的使用效率[16]。

3. 临床标本库的工作流程 首先由研究申请者提交标本采集或使用申请，管理委员会对申请者提出的申请进行评估。如果是采集申请，要结合本标本库自身工作能力和发展状况评估是否可以承担此次采集任务。如果是使用申请，管理委员会则分析当前的标本库是否有足够的标本量和种类以满足申请者的需求[17]。同时伦理委员会需要对申请者提交的标本采集申请、使用和临床信息进行伦理审查。另外，为了保证标本采集或者使用得以顺利实施，申请者提出标本采集和使用申请后还需要由科学委员会进行专业审查。临床标本库工作人员接到申请后需要在标本库信息系统中输入标本的具体信息，系统自动生成项目标码，并向科学委员会发送标本相关信息，告知科学委员会成员在数据系统中对标本信息进行审核，当超过2/3的委员会成员同意则申请通过，当同意人数不足2/3时，需要开会讨论决定这个申请是否有实施的可行性[18]（图2-1）。

4. 临床标本的规范化管理 临床标本管理是对临床标本的采集、处理、保存及使用等过程中对规范操作流程制度的制订、实施和监管。需要严格遵守《人类遗传资源管理暂行办法》《人类遗传资源采集、收集、买卖、出口、出境审批》等规章制度，加强临床标本资源的规范化管理，以确保临床标本库井然有序地运作[19]。

5. 临床标本采集的具体实施过程 临床标本采集分为常规标本采集和以项目为导向的标本采集。常规标本采集是指非选择性地采集某类疾病的某类标本，用来后续对该疾病进行科

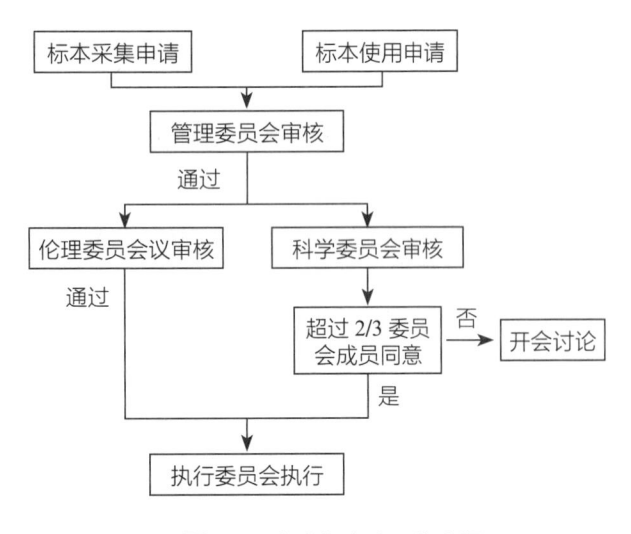

▲ 图 2-1 临床标本库工作流程

学研究。以项目为导向的标本采集是指申请者根据项目的研究设计，有目的地收集该项目的研究标本。

研究申请者按照临床标本库的要求向临床标本库委员会提出标本采集申请，临床标本库管理委员会、伦理委员会、科学委员会成员进行审批，一致同意后申请者可进行标本的采集。在实施采集的过程中标本库管理人员和工作人员要对研究项目内容签署保密协议，避免研究内容被泄露。临床标本采集及信息保存过程中，注意数据和被采集者隐私的保护，管理委员会实施持续监督。

在标本采集前，研究者需要与捐献者或家属签署知情同意书，告知捐献者标本采集的目的，取得他们的知情同意，不可因为担心捐献者拒绝而模棱两可地告知。知情同意书应涉及标本收集、存放和使用时会切实维护捐献者隐私。另外还需告知具体流程，如标本采集时间、存放地点及访问权限等[20]。

临床标本库工作人员认真核对并填写标本采集登记信息，包括捐献者的一般资料（姓名、性别、年龄、民族、职业、联系方式等）和标本资料（标本编号、采集时间、病变部位、标本描述、标本类型、标本数量等）。之后研究人员严格按照操作标准进行标本采集、处理、保存和应用。

临床标本可分为血液、体液、器官组织、排泄物、分泌物、呕吐物及脱落细胞等，规范准确的采集方式是获得高质量标本的第一步，在标本采集过程中，根据不同的检测目的与取样部位，研究人员在取材时需要明确取材的量、部位、大小、病灶的占比等关键信息，并尽量减少混杂标本的干扰，按照各种标本的特性及取材规范进行规范取材。

研究人员提前通过临床标本库信息管理系统填写《临床标本转移申请表》，并提交标本库执行委员会进行审批。获得批准后，根据标本的具体类型选择合适的包装方法，同时在临床标本库管理信息系统填写《标本运输记录表》打印2份，一份装入防水塑料袋中随标本一起运送至临床标本库保存，一份由研究申请者保留存档备查。如果是在参与单位之间转移临床标本，单位之间需要签订临床标本转移的协议。

6. 临床标本的质量控制　临床标本质量对于科研结果至关重要，规范化的标本质量控制在临床标本库建设中尤为重要。首先，低温可降低细胞代谢率，低温状态下临床标本不会发生变性，低温冰冻是标本长期保存的有效方法。标本库技术人员应严格把关，定期检查液氮罐和低温冰箱是否正常运转，并做好记录。其次，临床标本取材部位的准确性、血液标本离体至冻存所耗时间以及各种标本储存的时间等因素均会影响标本的质量和研究结果，因此要尽量确保临床标本取材部位准确和及时保存，避免标本基因组DNA、RNA和蛋白的降解[21]。

7. 临床标本数据库管理　临床标本库在管理标本的同时，也需重视数据管理，包括临床资料（如捐献者的一般个人信息、临床诊疗资料和随访资料等）和标本信息的管理，建立一套科学合理、信息全面的临床标本库数据管理系统非常重要。在对临床标本库的数据管理中，工作人员按照标准化操作流程把采集好的标本装在采集管中，采集管上附有定制的二维码或者条形码，可被临床标本采集系统识别，这个采集管上的编码信息在后续的标本处理、运送及保存中发挥重要作用。工作人员通过扫描采集管上的二维码，就可以在临床标本库数据管理系统中实时查看标本的具体信息，包括标本的类型、临床资料、操作人员、操作时间、操作状态、存储位置及存储时间等信息[22]。

8. 临床标本库安全管理 临床标本库的运行需要重视安全管理，包括工作人员安全管理、日常安全管理及应急管理三方面。

(1) 工作人员安全管理：建立统一的管理规范，明确工作环节中的规章制度，从标本入库到出库有章可循。标本库的工作人员需具备一定的技术水平和管理能力，明确标本库工作人员职责，实现专人负责，加强对各岗位工作人员专业知识培训，并加强对标本库维护的责任感，保证标本从收集、保存到利用整个过程有条不紊地进行。对新入职员工应进行生物安全及消防安全培训，合格者方可进入临床标本库。进入标本库后应接受相关岗位的专业培训，培训内容包括临床标本库相关伦理法规、仪器设备的使用、维护及应急故障处置、防护用具的使用、人员受伤的应急处置等，培训合格并签订保密协议方可在相应岗位上工作。

(2) 日常安全管理：临床标本库设置轮值制度，值日人员定时巡检消防安全、仪器设备运行状态并做好相关记录。采用监控系统电子记录以及人工纸质记录同时监测仪器运行状态，保证数据的真实性及完整性。同时为了保障工作人员以及临床标本安全，临床标本库应设置严格的门禁制度，仅对授权人员开放，未授权人员不可以入标本库，并且标本库中各个区域需要安装24h防止入侵检测系统，一旦有人入侵，报警系统自动响起[23]。

(3) 应急系统：临床标本库应建立一套完整的安全应急预案，做好危险源与风险分析，制订完整的应急处置措施，充分考虑电力故障、设备故障、火灾、地震等一系列可能发生应急事件的应急处置流程及灾后重建，例如，配备专门的供电系统和消防系统，当出现供电中断时，系统应能自动连接或手动开启备用供电设备，消防系统应包含建筑防火、烟雾或热量传感器等监测系统、消防栓或喷淋系统等灭火系统。另外要建立应急通讯录，完整并实时更新应急通讯录能保障在遇到突发情况时，及时有效地通知并调度人员处理应急事件。通讯录人员应包括临床标本库工作人员、设备管理员、标本所属研究项目负责人、医院安全保卫队及基建运行科人员、设备售后人员及工程师、紧急用品（干冰、液氮、移动发电机、发电机燃料）供货商等。临床标本库安全负责人手机保持24h开机，保证应急处理工作的信息畅通[24]。

9. 临床标本库工作人员的教育和培养 规范临床标本库工作人员知识体系的教育，目前临床标本库的建设和管理体系有待于进一步完善，需要相关医学院校把临床标本库建设和管理相关知识融入日常的教学中，重视临床标本的采集、处理、储存及应用规范。临床标本库的工作人员必须是受过培训并取得专业资格证书的医学或信息学相关专业的人员，当工作人员进入临床标本库工作时候，都需要对工作人员进行岗前培训和安全教育，增强风险防控意识。

实施临床标本信息安全管理办法，临床标本库的工作人员需要掌握实体标本处理技能和将标本信息转换为数据信息储存在计算机的能力。临床标本库采用临床标本库管理系统，临床标本库有必要备份和管理有关整个临床标本库的完整临床标本信息，只能在内部局域网下使用以确保所有标本信息数据都处于安全的储存环境中。不同级别的工作人员拥有不同的权限[25]。

（五）临床标本库管理的前景与展望

临床标本库管理是一项漫长的医学研究工程，其最终目标是推动医学与健康事业的快速发展，服务于全人类。随着转化医学、精准医学和个体化医疗的兴起，高质量和高标准的临床标本是转化医学和科学研究取得成果的重要保证，因此临床标本库的建设引起了国内外政府及科研机构的重视，各国政府对建设临床标本库加大了资金的投入力度。近年来，国内临床标本库建设受关注度逐年提升，相关制度在不断完善，但是与其他国家相比，尽管我国具有标本资源丰富的优势，由于缺乏统一标准，临床标本库的建设和管理良莠不齐，在信息化、规模化、管理操作规范化及转化应用方面仍然落后于世界发达国家。我国临床标本库建设迫切需要从国家层面进行顶层设计，充分整合和共享已有的资源，强化体制机制的创新，促进临床标本库产、学、研机制的发展。在未来建设中仍然需要从人才、资金、技术方面提供支持，需要政府和各参与方引起重视，保障其可持续发展。我国人口基数大，病例资源丰富，医院数量较多，按照统一规划建设临床标本库，联合大数据的应用，将为我国转化医学的研究作出重大贡献。

二、临床数据库管理

（一）临床数据库概念

临床医护人员日常工作中会产生大量数据，例如，患者基本信息、病史、查体、诊断、治疗等大量数据。当数据积累到一定程度后，就需要把数据收集、整理、导出、分析。当我们把这些零零散散的数据进行整合后就形成数据库。数据库分为两种，一类是大型数据库，要依托信息平台，通过信息化平台支撑能加载更多的数据，例如，Oracle、SQL Server、DB2 等数据库，利用这类大型数据库会给科学研究带来高效和有力的支撑。另一类是小型数据库，个人或者科室依赖于软件建立起来的，并不依赖于信息化平台，例如，Epidata、Datapipeline 等软件。当然这类小型数据实用、方便，然而这类小型数据库数据量受限、通用性受限。

（二）临床常用信息化系统

临床常用信息化系统包括住院电子病历系统、门诊电子病历系统、医学影像信息系统、实验室信息系统、病理信息系统、超声信息系统、生物样本库系统等。每个系统特点如下。

1. 住院电子病历系统 住院电子病历系统相对来说是比较强大的。它集成了病历书写、辅助检查、临床诊疗过程、疾病转归等功能。其中，病历书写采用的是结构化处理技术，将文本型的数据转化为可查询、统计的结构化病历数据。结构化的数据一般是指可以使用关系型数据库表示和存储，可以用二维表来逻辑表达实现的数据。数据以行为单位，一行数据表示一个实体的信息，每一行数据的属性是相同的，存储在数据库中。能够用数据或统一的结构加以表示，如数字、符号；能够用二维表结构来逻辑表达实现，包含属性和元组，例如，成绩单就是属性，90 分就是其对应的元组。

结构化的电子病历是科研数据采集的重要方式，在医院层面根据不同的临床科室，以及科室常见疾病的信息（如问诊、查体、辅助检查、诊断、治疗、修正诊断、调整治疗、疾病转归等）做成标准模板。将这些项目做成结构化条目，医生在日常工作中仅需要按照这种条目式的内容进行勾选就完成病历的书写，辅助检查的选择、治疗药物的选择、疾病的转归。电子病历系统以患者为中心，完成患者病历文档的读写、存储、传输、调用。医院的医生、护理、医务处行政管理人员都可以方便地查看和调阅临床文档，实现信息的共享。

2. 门诊电子病历系统 门诊电子病历系统较住院电子病历系统复杂程度要低，然而结构化更强。临床医护人员可以方便快捷地根据标准化和结构化的信息检索、获取、分析和处理临床文档。例如，门诊患者来源地区、联络方式、疾病基本情况、门诊初步诊断、用药情况、患者诊疗后去向和转归等，均可以通过结构化信息来实现。随着智慧医疗模式进入医院，例如，诊室内引入听译机器人，它能够针对门诊医患沟通实时的录音结构化处理后自动生成病历；将辅助检查报告转成文字并智能提取，形成结构化的内容，以及将随访记录对话转换成结构化的病情数据自动生成病历等。

3. **医学影像信息系统** 医学影像信息系统狭义上是指基于医学影像存储与通信系统，从技术上解决图像处理技术的管理系统。该系统需要大型关系型数据库作为数据和图像的存储管理工具，以医疗影像的采集、诊断、传输和存储为核心，是集影像采集传输与存储管理、影像诊断查询与报告管理、综合信息管理等综合应用于一体的综合应用体系。简而言之，把医院影像科日常产生的各种医学影像通过 DICOM 3.0 国际标准接口以数字化的方式海量保存起来，在医生需要的时候，通过授权即可快速调出使用。目前主要应用的系统是 PACS，解决医学图像获取、显示、处理、存储、传输、检索和管理的综合系统，其优势是以数字化诊断为核心，整合影像数据并且管理全流程。然而也存在一些问题，例如，性能/容量扩展困难、数据访问不方便、总体拥有成本较高。

4. **实验室信息系统** 实验室信息系统采用智能辅助功能来处理大信息量的检验工作，相对医学影像信息系统，结构化的数据更加明显。例如，患者的基本信息、检验信息、诊断信息、费用信息等，可以在每个运行操作过程中自动记录，从申请单直接获取，免去了许多繁杂的手工记录和存档工作。选择适合的实验室信息系统对于使用者非常重要，往往要通过几个月的研究和计划。系统的安装调试对于不同的研究阶段也从几周到几个月，实验室的研究工作有多少种就有多少种实验室信息系统。大型的实验室信息系统几乎包括了所有的实验室研究的学科内容，比如血液学、化学、免疫学、血库、外科病理学、解剖病理学、在线细胞计数和微生物学。这个条目将说明临床实验室的信息系统，包括了血液学、化学和免疫学内容。该系统对于实验记录进行电子化生产、保存、检索和共享，并且保证实验记录数据真实、及时和规范。作为结构化数据，可以直接提供科研人员使用。

5. **病理信息系统** 病理信息系统能在一个界面上获取患者所有的信息，能够与临床医护人员实时地交流，使病理医生在获得足够信息的前提下，为患者提供有用的病理诊断信息。通过全院信息平台，能够让各相关系统（病理检查与医护工作站的医嘱、病历文书）之间更好地协同工作，降低医护人员工作量，将精力更多地投入到观察患者，提高诊疗水平上，为患者提供更快、更好的医疗服务。系统采用先进的图像处理技术与高精度硬件配置，从系统信号的获取、测量、处理到打印输出全部彩色化、自动化、智能化。该系统作为病理科日常应用的平台，通过在各主要工作环节处配备差异化的站点软件，对完整的病理诊断流程进行全面管理。同时要和门诊和住院电子病历系统进行对接，实现临床信息和病理信息的交互，提高病理信息的运作效率。

6. **超声信息系统** 超声信息系统实现超声检查的流程化、规范化、数字化、网页化和信息化管理，协助影像科室和医院建立高效专业的业务流程，通过多种影像诊断辅助工具和报告流程工具，提高报告医生的影像诊断质量与工作效率。它是临床信息工作的重要一环，超声检查产生的信息也是巨大的，扫描信息和诊断信息的结构化也是必须的。例如，某一肿瘤患者定期随访的超声检查结果，是具有重要科研价值的，可以观察到肿瘤的发生、发展、转归的整个过程，信息化平台要能够及时准确提供相关信息，为临床医生提供诊疗的参考。该系统不仅仅为临床医生提供参考，也可以为自己科室的业务学习提供素材，提高超声医生的业务能力。

7. **生物样本库系统** 生物样本库系统支持图形化展示，支持房间-冷藏设备-冻存架-冻存盒4级存储位置的管理；支持样本库的入库、库存查询、出库管理；支持批量入库和出库。保证样本拥有样本编号、名称、类型、样本源、存储位置等默认数据，支持用户自定义数据；支持样本数据的快速查询和查看。样本全流程的管理，包括采集、处理、入库、库存、出库、运输、使用等全过程管理，包括样本状态的管理。结合冰箱温度监控、液氮罐温度和液位监控硬件，实现对实验室存储容器的温度、液位的实时监控和预警，保障样本和实验室环境的安全。

（三）临床信息化平台建设

临床信息化平台建设包括硬件建设和软件建设。在计算机领域，硬件主要是指服务器、网络交换设备、终端访问设备及其他配套的各种物理装置。软件主要是一种按照业务流程而设计的程序。两者是相辅相成的。没有好的硬件，软件的应用就会速度慢；如果没有好的软件，硬件再好也发挥不出效应。

1. 硬件建设 大多数医院把基于科学研究的信息化平台建设放在临床研究中心或者药物临床试验质量管理规范（good clinic practice，GCP）机构。然而，目前临床研究中心或者GCP机构硬件平台建设仍然缺少相关指导意见。为医药企业发起的药物临床试验做服务的是GCP机构。而临床研究机构按项目需求购买硬件平台配套的软件来节约成本。因此，缺少独立的临床研究中心硬件平台。

而现实科研需求来自临床研究（即IIT），试验发起人没有多少科研经费，很难负担完整的数据管理服务费用。另外，IIT试验研究周期较长，有些研究达10年以上，对比药企发起的药物临床试验周期更长。此外，IIT试验涉及患者的个人信息，不适合商业机构的平台存储。总而言之，因此，面临的现实问题是IIT试验需求很大，而缺少平台的支撑。事实上，临床研究机构有义务为IIT试验项目开展提供服务支撑，包括提供数据的提取、存储、流程的管理、数据质控管理等方面。而现状是医院缺少给临床研究机构的支持，临床研究机构和医院网络信息化平台的对接存在障碍，从而导致临床研究机构仅是服务于医药企业发起的药物临床试验。

硬件设备的购买和建设需要达到的要求：①为开展临床研究的人员提供长期存储临床数据的空间，不同的试验研究需要的数据量是不同的，需要的空间也不同，硬件需要达到相应的需求；②临床研究中心数据分析师能够依据现有平台提供大型数据分析服务，例如，基因组学、蛋白组学、大数据信息的分析；③部分软件需要较高的硬件配置的支撑，硬件应该能够满足软件的需求。

基于上述的需求，硬件平台架构建设需要考虑几个规则：①硬件设备的先进性，购置硬件需要考虑技术发展的趋势，购买硬件设备至少满足未来5年的技术发展，同时具备扩展功能，能够应对信息化平台的快速发展；②硬件性能可靠性，尽可能选择高品质的设备，避免设备故障率，减少因设备原因所致的数据丢失；③硬件设备安全性，要设立严格的安全保障措施，要设有安全级别授权，不能随意接触硬件设备；④硬件设备的维护，需要专业人员进行定期维护，假如出现故障，需要短时间进行解决相关问题。

硬件平台的建设内容主要包括基础功能和扩展功能。基础功能部分包括硬件平台的核心设备，即计算机服务器。服务器配置依据临床研究中心需要使用的系统体量大小、平台用户的并发访问量以及运行业务量进行评估。为了保证服务器的稳定性，需要放置在恒温、无尘、无静电的专业机房中，需要保证硬件设施的24h供电、备用电源、高速的网络接口。可以根据实际情况，把临床研究中心的部分硬件设备统一放在医院信息管理中心，保证硬件设备的安全，同时也可以实现两者之间的交互。在临床科研研究机构有终端操作系统即可。

基于贵州大数据建设、信息化建设，可以做一个硬件整体设计，例如，综合管理平台、项目实施平台、数据共享平台。同时也要考虑数据备份的问题，可以考虑加入云平台等，减少硬件所占的空间。硬件平台的管理，安全性是第一位的，需要和医院网络信息化中心联合制作相应管理规范。例如，出入登记制度、硬件维护制度、设备更新制度、数据管理制度等。

2. 软件建设 IIT试验种类主要包括队列研究、病例对照研究、真实世界研究的开展，特别是真实世界研究需要的数量大、研究周期较长。如果是多中心研究，研究将更加有难度。特别是国际权威杂志发表的文章，动辄上百万的数据，文章的研究质量高、价值大，这就要求研究者具有更大的数据库，提供更多的人在平台数据库进行数据挖掘。因此，数据收集及数据库管理软件需求是巨大的。这要求软件实现上述的各项功能，如收集数据、整合数据、提取数据、分析数据等。只有开发出更高效的数据管理软件和数据库管理软件才能达到解决问题的目的。当前临床研究的需求和软件的需求之间还是存在较多的不平衡性。因此，搭建一个IIT项目的临床研究中心管理平台，需要开发更多的软件来提供给不同的研究者以提高临床研究项目的管理效率，促进临床数据的整合利用、推动大数据的深入挖掘、协调临床研究的整体发展。

基础软件系统主要包括文档管理系统、数据管理系统、统计软件等。临床研究机构运行中会产生各类文档，例如，中心内部文档和临床研究项目相关文档。可以建设电子文档管理系统。提高文件管理质量，提升临床研究质量。该系统应该具备电子签名、版本管理、导出、共享、文档协作等功能。目前常用的软件有Epiware、PHP navigator、OpenGoo、QTTabBard等文档管理软件。完备的数据管理系统对于临床研究至关重要。有效地管理数据有助于临床研究项目的开展，既能减少研究者二次录入。在多中心临床研究中，电子化病例报告表代替纸质病例报告表对临床数据进行收集、存储和管理，可以更好地保证临床数据的可靠性和安全性，提高数据核查效率。

建立临床数据管理体系需要满足以下几点基本要求，①管理系统的可靠性；②数据的可溯源性；③系统权限的管理。系统可靠性主要是指在运行中遇到网络或者系统故障时，数据是否还能够保持完整和安全。数据的可溯源性主要是指当信息记录修改后，能不能保存修改的痕迹，保证数据修改的公正性，而不能随意更改。数据管理权限的设置是非常重要的，需要对不同的人设置不同的权限，同时也要保证未授权的人是利用其他的方式无法进入系统。临床数据管理系统的常用软件有EDC、CTMS、Oracle、Clinical-RDC、eClinical Suite等。

临床研究统计学相关软件是临床研究中心必备的基本软件。统计师在临床研究设计阶段进行样本量和随机化等相关设计，并且于临床试验各个阶段进行统计分析，这一过程都需要统计软件。临床常用的统计软件包括PASS、R软件、SAS软件、SPSS软件、State等软件。

（四）临床数据库管理

1. 数据安全管理　数据安全就是建立数据库和信息平台的安全保护，避免计算机硬件、软件和数据因偶然和恶意的原因遭到破坏、更改和泄露。从而确保数据的可用性、完整性和保密性。就医疗数据而言，2018年9月16日，国家卫生健康委发布《国家健康医疗大数据标准、安全和服务管理办法（试行）》。该办法将医疗健康大数据定义为国家重要基础性战略资源，医疗健康大数据的安全性问题提升到了国家战略的高度数据的安全水平。明确健康医疗大数据安全管理的范畴，建立健全相关安全管理制度、操作规程和技术规范，落实"一把手"负责制，建立健康医疗大数据安全管理的人才培养机制，明确了分级分类分域的存储要求，对网络安全等级保护、关键信息基础设施安全、数据安全保障措施、数据流转全程留痕、数据安全监测和预警、数据泄露事故可查询可追溯等重点环节提出明确的要求。具体在临床研究机构管理层面建立相应的安全管理制度，并在系统技术层面采用安全防护的相关技术，以实现平台数据的保密性，完整性和可用性数据安全机制。

从数据利用流程来看，首先是数据收集和存储，其次是数据的传输、数据应用、数据交换、终端数据安全等几个部分的问题。

影响计算机数据存储安全有硬件因素和软件因素，例如，在计算机网络运行的过程当中，出现各种无法预测的自然灾害时，都可能导致硬盘中数据的大量丢失或泄露。存储在计算机硬件中的各种数据很容易受到电磁波的影响，犯罪分子只需要通过各种无线数据接收器设备便可以从计算机系统中盗取自己需要的数据与信息。在现代计算机网络运行的过程当中虽然能够得到防火墙的帮助，但是仅仅依靠防火墙来实现安全防护也存在一定的局限性，因为防火墙中也会存在各种漏洞，无法逃过黑客的攻击。有一些病毒程序会直接以网络文件下载甚至是电子邮件的方式嵌入到用户的计算机系统当中，这种情况下防火墙也无能为力。因此，数据储存从硬件和软件两个层面入手，同时也需要数据同步备份，保证数据储存安全。

数据传输有有线传输和无线传输，随着传输技术的发展，目前更多是无线传输，无论音频和视频均可以传输，由于无线通信用户数量持续增加，对通信系统的数据传输造成了一定的风险，若不及时处理将会影响到信息交换的安全性。因此需要对传输方法、传输线路、传输设备进行完善，防止其中的某一环节出现问题。例如，高速外部设备如磁盘或磁带请求交换数据时，由外部设备直接与内存交换数据；虚拟网络建成之后，还要注重硬件装置的改造升级，及时调整内网布置的服务器，以适应更大数据量处理的操作要求。

医学大数据使用过程中涉及患者隐私，具有特殊性和敏感性，存在泄露或暴露数据提供者个人信息和隐私的风险。数据分类分级是安全与隐私保护中必不可少的一部分，从泄露风险大小和范围、可识别程度等角度出发，对数据进行分类和等级划分，进而根据不同需要对关键数据进行重点防护。同时需要对数据的访问权限进行分级管理，确保根据数据的重要性和保密性等级别开放给不同的用户，一般会采用应用级别的身份鉴别和访问控制通信安全操作审计等措施，保证数据在应用过程中的安全。

传统的信息传输模式已经不再适用于大数据发展需求，特别是医疗行业大数据，为了满足数据安全的更高要求，能够更规范地共享及使用数据临床研究中心，应对平台系统间交换的隐私性数据需要进行脱敏，防止患者个人信息的泄露，对于可以识别患者的唯一标识信息，如姓名、身份证号、医保号、联系方式、家庭住址等内容，可以通过各种脱敏技术手段进行消除。

在临床研究开展的过程中，医学大数据平台需要提供访问导入和导出数据的基础服务，以支持临床研究的开展，在终端数据安全保障方面可以采用安全防护认证的方法，比如通过对数据加密与签名认证的方式进行数据的上传或者下载操作前，均需要在获得电子签名的本地主机上进行加密。此外应提高设备与主机电脑对病毒传播的抵抗能力，通过加固防火墙安装终端防病毒软件，及时升级病毒库等方式，对终端进行安全防护。

2. 数据标准化管理 与医疗质量测量指标相关的个案数据存在于电子病历、电子健康档案、公共卫生等各类信息系统中，数据在语义和表述上往往存在差异。首先必须解决信息标准化问题，需要建立数据规范；明确数据的概念和具体内容，例如，收集血压指标时，要定义收缩压是什么，其具体界值是多少，临床如何分级。只有把每一个数据概念确定，内容确定，才能保证收集到的数据是统一概念、统一标准的。目前国际上较为通用的临床试验数据标准术语集为临床数据交换标准协会（Clinical Data Interchange Standards Consortium，CDISC）标准。该标准涵盖了临床研究中研究方案设计、数据采集、数据分析、数据交换、数据递交等环节的一系列标准。此外，还有学术术语标准如国际医学用语词典及世界卫生组织药物词典，前者适用于政府注册管辖下的医疗产品的注册报告和安全监察，后者是医药产品方面最综合的电子词典。

同时我们也要看到，由研究者提出的IIT试验量是巨大的，不同的研究涉及的术语是不同的，有些变量名不在CDISC标准术语集中，需要研究者自行定义大量的域名和变量名，但IIT

研究人员对标准的命名规则理解程度不一，其定义的名称和分类差别较大，增加了单个项目的建库时间，降低了多项目间的信息沟通效率和数据共享效果。因此，可基于CDISC标准建立一套更适用于IIT研究的数据标准格式，从而减少上述各种问题。

3. 数据共享管理　数据共享就是让在不同地方使用不同计算机、不同软件的用户能够读取他人数据并进行各种操作、运算和分析。临床科研人员更关注真实世界研究，基于真实世界的研究往往是大数据，高质量研究不仅仅是一个大的三甲医院的数据，而是不同区域大医院的数据，甚至是整合全球的数据。在这个大的背景下，数据的共享成为必然。在医疗大数据、基因组学、蛋白组学、影像组学、超声组学等领域不断发展，同时临床研究呈现多中心大样本量长期随访的趋势下，临床数据资源的共享程度已经成为临床研究是否取得高质量研究结果的重要考量条件。

共享数据可以提高临床研究的真实可靠性。共享后的数据可以防止被随意修改，在数据出现遗漏时，也可较快被发现，提高临床研究的效率。通过共享数据促进不同临床研究中心之间的沟通和交流，促进资源整合，避免重复的临床试验，为研究人员开展相关临床研究提供数据基础。

我国国家层面也出台了一些政策性的相关文件，例如，2018年国务院办公厅印发了科学数据管理办法，基于这个办法，还是有很多大学和附属医院基于这个办法在完善相关制度，积极促进和整合相关资源，建立和建设多中心研究平台。对于临床研究中心平台尤其多中心协同网络的建设，在基于受试者隐私保护和数据安全基础上，结合临床数据标准化建立有效的临床数据共享互通机制，可以有效提高临床研究资源的利用率，促进研究转化。例如，国家恶性肿瘤临床医学研究中心，以中国医学科学院肿瘤医院依托单位，北京肿瘤医院、哈尔滨医科大学附属肿瘤医院等14家单位为研究网络成员单位的组织，旨在推进我国肿瘤领域科技发展和科研成果临床转化。搭建专业化的临床研究公共服务平台，培育临床研究领军人才、学科带头人和技术骨干；搭建协同研究网络，重点组织开展大规模、多中心、高质量的临床诊疗规范研究；开展新技术、新产品的评价研究和基础与临床紧密结合的转化医学研究等；拟订诊疗技术规范，开展基层卫生人员的技术培训。美国在2022年2月宣布从2023年1月起将开始要求其每年资助的30万名研究人员和2500个机构中的大多数在其拨款申请中包括一个数据管理计划，并最终公开他们的数据，这些政策旨在提高科学数据和资源的透明度和可用性。

（五）临床数据管理

1. 医学大数据概念　目前，全球医疗健康数据爆发性增长，并在加速增长。大数据正在改变着医学研究与实践。例如，从真实世界研究方面来看有一个抗肿瘤药物的真实效果，该研究结果的可推广性、适用性非常强的，远远比基于几百人做的随机对照试验意义更大。因此，就大数据而言，是指无法在可容忍时间内用传统互联网技术和软硬件工具对其进行感知、获取、管理、处理和服务的数据集合，具有规模性、高速性、多样性、准确性、价值性。所有与人的健康相关的数据均可以认为是医学大数据，如医院的住院患者电子病历数据、门诊电子病历数据、影像数据、病理数据、体检中心数据、厂家的可穿戴设备的数据等，这些医学大数据在推动临床科研、推动健康管理、提高医疗实践效率方面有着巨大的应用潜力。贵州省到2025年基本建成国家健康医疗大数据西部中心，全面实现全省医疗健康信息互联互通、全面提升医疗机构信息化水平、全面提升基层医疗机构信息化水平、深化远程医疗协作服务、推动区域检查检验结果共享、加强中医药信息化建设等。

2. 医学大数据基本特征　医学大数据具备一般的大数据特性：规模化、结构多样化、增长快速、价值巨大，此外其作为医疗领域产生的数据还具备独有的医学特征：①数据多样性：比如通过血液样本检测获得纯医疗数据；也有通过照片获得的影像数据；通过远程诊疗获得的声音图像数据；通过超声获得胎儿在母体的胎动数据。②数据不完整性：医学数据来自医生和患者，当患者提供信息有缺陷时，或者医生评估有偏颇时，那么医疗数据就会出现不完善的地方。同时，患者的病情不同，医生采取的检查方式也是不同的，总是有些数据无法收集全，这些都会导致医学数据存在偏差和残缺。③数据量超大：大健康时代的来临，健康都是大家看重的方面，例如，在医学检查过程中，基于病历、影像、超声、心电图等产生个体信息，然而基于中国人数来看，会看到巨量的医学数据。随着健康人群和患者医学数据包含大量重复的数据，或是对疾病无关紧要的记录。④时间性：患者从门诊诊疗到住院治疗，一直到出院，还会因病情反复，再次住院。从时间跨度来看，同一个患者就会产生各种数据，且数据会有较大差异。如同一疾病在不同时期的症状和病情严重程度是不同的。⑤隐私性：每一名患者在诊疗过程中会产生大量数据，有些数据是不能公开的，因为是患者的隐私，一旦数据曝光，这是要追责的。这也是现在大部分医疗数据不愿对外开放的一个原因，很多医院的临床数据系统都是相对独立的局域网络，不会对外联网。

3. 医学大数据研究的必要性 随机对照试验作为目前循证医学最高证据等级的研究，其结果常用于制订临床指南，然而随机对照试验并不能解答临床实践中的所有问题，许多临床医生感兴趣的干预措施，缺少相应的随机对照试验证据，且已发表的随机对照试验外推性并不强，约有一半效能不高，无法应用研究结果支持医疗决策。因此，临床实际问题复杂，患者常合并不同疾病，表型异质性广泛存在，大量开展随机对照试验不太现实。

目前认为队列研究、真实世界研究是仅次于随机对照的研究。传统临床试验往往是前瞻性的，真实世界研究大多数是回顾性的队列研究和病例对照研究。传统临床试验耗时费力，临床试验流程烦琐，涉及巨大的药品和人员开支。相对来说，研究者通过医学大数据分析取得具有与随机对照研究同样价值的信息；传统临床试验以医生和实验室客观指标为中心，代表一种冷冰冰的老式"生物-医学"模式，而真实世界研究以患者为中心，是一种充满温情的"生物-心理-社会医学"模式，将患者的主观感受放到与客观指标同样重要的位置。即使他们的研究成果都有不同的专业名词定义：真实世界研究获得的是一项治疗方法的"效益"，而传统临床试验在高度人为干预情况下获得的结果被称为"功效"。事实上并非如此。真实世界研究与临床试验并不是简单的二元关系，两者无论是在概念上，还是在应用中都互相重叠和有机交叉，在实际操作的同时也会相互借鉴彼此的长处，真实世界研究与临床试验殊途同归。

4. 医学大数据的应用 无论是疾病研究、药物干预研究、新药物研发，还是基础医学、医药卫生等，都涉及对数据的获取、管理和分析。如何高效地利用现代医学信息手段获得人们所需要的数据，是决定现代医药学研究成败的关键。当前，尽管我国医疗服务体系机构庞大，但仍存在以下问题：医疗优质资源短缺、患者病情复杂、医疗费用高、医生工作强度大。然而，通过医疗大数据的分析可以解决以上问题：①有效提高诊断准确性。医生利用医院间互通的诊疗数据，针对某一类疾病进行研究，把疾病的转归进行详细分析，可尽快做出诊断，不仅把患者的疾病诊断清楚，而且患者处于疾病的什么分期也是非常清楚的；②减少医患矛盾。基于健康大数据的医疗服务提供了新的医疗模式，即通过大数据统计推断或利用精准的生物医学数据获得患者疾病特征，治疗有针对性，提高患者对于治疗的满意度，从而减少医患之间的矛盾；③节约医疗资源。通过大数据对比分析，针对患者采用最优化治疗方案，减少重复试错；④提高医疗质量。通过对数据的有效整合，选择最优治疗方案，建立诊疗路径，避免大检查，满足个性化医疗服务要求。总之，医学大数据的应用会推动医学研究、临床决策、疾病管理以及医疗卫生决策等方面的转变。

5. 医学数据面临的挑战 当下，由于医疗大数据呈爆炸式增长，临床科研更希望是结构化数据更多，因为标准化数据更有利于统计分析。实际上，半结构化和非结构化数据也是大量增加，在很大程度上给标准化和规范化管理带来一定难度。因此，需要医疗卫生机构从宏观上进行管控，做好顶层设计，制订完善的规范、标准和制度。只有从源头上使零散和混乱的数据得到有效的整合，从根本上实行规范化和标准化，才能使医疗大数据真正发挥其应有的价值和作用。然而，由于各医疗机构在大数据的利用方面形成了单打独斗、各自为政的局面，数据孤岛的情况较为普遍。要想破解这一难题，就需要打破常规思维模式，大力倡导医疗数据共享，由卫生行政主管部门牵头，做好调整和布局，解决技术难题，尽快立法立规，杜绝和避免数据孤岛现象的发生。①从"概念"走向"价值"。医学大数据关系到人们的生活和健康，影响着社会的福祉，用信息学去影响医学实践并最终实现人群健康，这一点终究会得到人们认可，其价值也会逐步在社会体现。②医疗大数据完善循证医学。医疗大数据有助于循证医学科学证据的产生，通过大数据对健康数据整合，可以获得更多有价值证据。医疗大数据发展前景广阔，是一个横跨生物医学、心理学、信息学、网络科学、系统科学等诸多学科的新兴交叉性热点领域。如何使其能够得到更好规范、管理和共享利用，是未来研究的一个主要课题。此外，还应结合临床实践做一些预测性的工作，充分发挥医学大数据的优势。只有牢牢地抓住这一点，解决好医学大数据研究面临的主要问题，改变医学实践的发展模式，最终才能实现个体化治疗和群体性预防的目的。

6. 大数据处理流程 大数据的处理一般包括以下几点。

(1) 收集数据：收集数据是指通过各种方式获得数量庞大、类型众多的结构化、半结构化及非结构化的数据，是数据处理流程的起始。在数据收集过程中，数据源会影响数据质量的真实性、完整性、一致性、准确性和安全性。为了提高数据分析挖掘的质量，需要对数据进行预处理。数据预处理方法主要包括数据清洗、数据集成、数据转换和数据消减。

(2) 数据存储和管理技术：数据存储与管理要同时解决数据在物理层面和逻辑层面的存储和管理问题。在物理层面上，提供高可用的、高容错的、弹性可配置的、高效低成本的数据存储技术。在逻辑层面上，需要研究数据建模技术，提供分布式的非关系型大数据管理与处理能力。

(3) 数据分析技术：数据分析是大数据处理与应用的关键环节，它决定了大数据集合的价值性和可用性，以及分析预测结果的准确性。在数据分析环节，应根据大数据应用情境与决策需求，选择合适的数据分析技术，提高大数据分析结果的可用性、价值性和准确性质量。

(4) 数据应用技术：将数据分析结果解释与呈现给用户是大数据处理过程的最终目的。传统的数据显示方式不能满足数据分析结果复杂性和数据量大的要求。数据可视化是指将大数据分析与预测结果以计算机图形或图像的直观方式显示给用户的过程，并可与用户进行交互式处理。数据可视化技术有利于发现大量业务数据中隐含的规律性信息，以支持管理决策。数据可视化环节可大大提高大数据分析结果的直观性，便于用户理解，故数据可视化是影响大数据可用性和易于理解性质量的关键因素。

7. 数据管理的一般流程 数据质量是数据的生命线，没有高质量的数据，一切数据分析、数据挖掘、数据应用基于错误数据，数据价值都会大打折扣，甚至出现完全错误的结论，浪费组织大量时间和精力。基于临床数据同样需要数据准确可靠、科学可信。国内外已经有诸多法律规定和指导原则用于新药注册的临床研究数据的可靠、完整与准确性，并作出相应规定。高质量的数据在科研领域和商业领域占有越来越重要的地位。高质量数据对临床试验的系统提出很高要求，数据系统的稳定性和可靠性非常重要。从历史发展来看，临床试验系统也经历了1.0到3.0的转变，20世纪90年代，数据采集从纸质文件向电子采集系统EDC转变，2.0是多系统集成、平台化管理，新冠疫情催化了临床试验的数字化进程。到了3.0，我们真正开始大数据时代，即从海量数据中获取洞察。回归到数据质量，系统的验证过程，其实，临床试验行业高度监管和系统的灵活性中间需要平衡。系统的配置是应对合规要求，而灵活性意味着功能的增加，有可能无法兼顾系统的稳定和有效，导致其他的功能出现问题，甚至导致提前揭盲的惨痛教训，这也是大家在选择系统时必须考虑的。

(1) 收集数据前的数据管理主要包括研究问题核心概念的界定及操作化、问卷设计、抽样设计、人员安排和制订编码手册。

(2) 收集数据中的数据管理主要在实地调查的三个环节上，即问卷的填答、问卷的审核和问卷的提交，在收集数据的过程中一定要时时关注数据质量，边收集，边分析，边协调。

(3) 数据回收后的数据管理侧重于对数据完整如实的录入以及思路清晰的清理。问卷回收并提交录入后，经过一系列录入校对的工作，就得到了录入的数据，我们通常称之为原始数据。变量和取值的检查是数据管理工作的重点，其中变量的检查包括变量名、变量标签、变量的储存类型、变量的存储格式等。

（六）临床数据管理的现状与挑战

对于IIT研究，研究者往往因为临床工作繁忙，且研究团队缺乏专职数据管理人员，而难以实现数据的系统化管理，再加之数据管理意识不强、管理措施不当、数据质量不高等因素，增加临床研究开展的成本，同时造成研究结果与实际结果存在偏差，不利于产生高水平的成果，在临床研究的数据管理中，容易出现的困难和问题如下。

1. 临床病历资料难以满足科研需求 在临床研究中，原始数据常来自临床诊疗记录、门诊病历、住院病历、护理记录和实验室报告等，但这些记录一般无法直接用于研究分析，需要进行清理和信息提取或随访才能使用，同样常出现的困难是标准临床治疗和检测不包含研究相关指标所需信息无法常规获取，更重要的是组织内各科室临床数据库相对独立数据的接入和合并存在一定执行方面的困难使研究陷入僵局。

2. CRF设计缺陷或歧义 CRF的设计一般经过形成初稿、修改与审查、批准与修改三个环节。在研究中CRF经常会有设计不合理、歧义与研究目的不匹配等现象，他们会导致录入数据错误增多，甚至收集不到研究所需要的数据。例如，老年患者伴随用药，非主要干预措施，研究者在CRF中出现漏写，或者药物种类不够，以及药物用量书写错误等问题。非关键指标漏报情况比较多见。药物的发放与回收都是有相应记录的，CRF表要真实反映患者是否服药情况，填报表格如果不能反映患者是否服药，就会造成研究结果偏差。

3. 数据采集和录入不规范 数据采集是影响数据质量的重要环节，数据采集错误是数据质量问题的来源之一，在录入过程中应进行排查，减少采集错误，可大大提高数据质量。在忙碌的临床工作压力下，研究者往往会延后甚至遗漏数据录入的工作，选择暂时在纸质CRF或是在医院病历系统中简单记录，这种情况会导致后续填补数据的时间记录错误，无法直接和受试者沟通，无法判断事件先后和因果，进而出现录入信息的遗漏甚至错误，另外部分医院门诊病历系统未保存患者的病历资料，研究者未额外收集整理，可能导致患者数据缺失；填写不规范性在降低数据管理效率的同时，造成信息歧义甚至无法使用等问题。

4. 数据缺乏版本控制、锁库等操作 版本控制对于数据库来说非常重要的，版本字段内数据的设计，一般采用两种方式，一种是使用一条自增的数据，每新增一条数据，版本号就会自动加一；另一种是使用生效时间和失效时间，生效时间是本条数据的创建时间，失效时间设置成一个无限远的时间。如果没有版本控制、时间概念，在使用和 Excel 类似的不包含时间戳的开放性工具记录研究数据时，时常会出现数据版本混乱，甚至在线统计分析时使用错误版本的数据的情况。因此，缺乏版本控制和锁定记录的数据的可信度会降低。

5. 缺乏权限控制 在 IIT 研究中，有时候会涉及受试者的病历化验单等包含隐私信息的文件和数据，在缺乏权限控制的系统中，一方面，会导致未授权的工作人员接触到受试者的隐私信息，有隐私信息泄露的风险。另一方面，未设置权限的系统也能导致意外破盲，双盲研究不得不改为开放性研究，降低研究的证据强度。现在使用电子数据采集系统的研究中，这个问题是广泛存在的。

使用电子数据采集系统建立规范化的数据管理系统，是上述问题的综合解决方式，结合成熟的流程和专业化的辅助工具，结构化地存储研究数据，既满足高质量的临床数据管理需求，又能节省人力和时间资源，还能使数据重复使用并继续添加，实现数据化数据价值的最大化，现存的商业化的电子数据采集系统主要为新药递交上市相关的临床研究服务，但研究者发起的临床研究 IIT 对于电子数据采集系统的灵活性有更高的需求，对中国临床工作者多样化的科研需求，建立临床研究的支撑平台，协助临床研究医务人员提升数据管理能力，从而进一步开发中国的临床资源，更加符合中国国情的临床研究，为更适合中国人群的临床实践指南提供证据支撑。

（七）临床数据管理的实施

1. CRF 设计与建立数据库 CRF 与数据库的设计依赖于研究方案和数据管理计划，确保研究方案中所需的数据能够全面完整地收集，在设计 CRF 时需要良好的团队沟通并添加 CRF 填写指南，数据库设计说明等文字性说明，避免后续录入人员产生误解。良好的 CRF 和数据库设计，对随后的分析整合提供了可靠的数据结构支持，保证了临床研究的效率和科学可靠性，现存大多数较成熟的临床数据采集管理系统中电子 CRF 的设计和数据库建立会同时进行，通过测试后便可以上线使用，效率较高。

2. 数据接收与录入 对于来源于外部的数据，在保证可追溯性和可靠性的同时，也需注意数据传输，传递过程中的保密性传输前的脱敏措施和识别信息的设置也尤为重要，而在录入过程中最重要的是录入的准确性，过去的纸质记录转电子数据过程会通过双录入或手工核查等方式，保证数据准确性，而 EDC 系统一般不需要反复地录入核查。

3. 数据核查与质疑 数据核查的目的是保证数据的完整性、有效性和正确性。这个过程可以是现场监察，也可以是中心化的数据监查。数据核查后产生的质疑会被发送给临床协调员或研究者数据管理员，根据返回的质疑答复，对数据进行修改。

4. 数据的清理与审核 研究者或临床研究协调员需要对数据核查提出的质疑做出回答，监察员和数据管理员关闭已回答的质疑，直至数据质疑被清理干净，该过程是修正数据的标准流程之一，需要在数据修正过程中明确各个角色的职责，最终有利于数据的可靠性和可追溯性。另外临床研究中收集的病史、伴随用药和不良事件等内容，建议使用标准化的数据字典进行编码，该措施既保证了研究结果的可靠性，也保证了未来合作中数据的互通性，现今常用的标准字典有 MedDRA、WHODrug 等。

数据在锁库前需要完成所有录入，完成一致性核查逻辑核查、医学编码和医学核查等步骤，所有质疑关闭，最终由研究相关人员批准签字。

5. 锁库与转移 数据库的锁定是临床研究过程中的重要里程碑，能够防止无意的或未授权的在锁定前更改。再锁定前，应保证所有质疑得到清理，所有核查批准过程完成并各类文件归档，锁定的工作流程需要提前制订并遵守，在保证相关人员得到通知后进行。在特殊情况下，锁库后发现严重的数据问题，需要对数据进行修改，这时需要在团队研究的讨论决定后，谨慎地重新开锁并记录整个过程。

数据保存时需要保证数据的安全、完整和可及时，并对保存过程进行记录。在研究完成后，对研究数据、外部数据、源数据信息、数据管理计划书、编码字典、稽查轨迹等进行分类保存，予以归档。

（八）临床数据管理的具体细则

1. CRF 设计 CRF 是临床研究中记录临床资料的表格。每一受试者有关研究的资料均应记录在预先按研究方案设计的 CRF 中，他们依据原始记录而填写，以便申办者对不同中心的资料进行集中分析，CRF 设计的基本原则是要按照研究方案和统计计划进行。设计研究方案规定了受试者参与临床研究的整个流程反映到 CRF 中，就决定了其中需要哪些访视和访视需要收集的数据。统计计划书则更加详细地规定了需要收集的数据的具体属性，在此基础上研究者可以确定 CRF 中的模块，通过参与临床数据获取协调标准，在 CRF 模板的基础上进行个性化修改，以及满足方案和统计计划书。之后根据方案和统计计划书，按照访视时间顺序确定每个访视的数据模块，以时间顺序排列各个访视的数据模块，最后形成数据报告表，一般情况下设计好的 CRF 需要相关人员如数据管理人员，统计师研究者等审核修改后批准审核修改过程或将持续几轮。

CRF 作为临床研究数据收集的入口，成为数据质量的先决条件，这也意味着在 CRF 中存在的问题常常会导致研究数据的质量不可逆转的下降。以下是几个在 CRF 设计中常见的问题，从中可以反映出 CRF 设计中需要注意的要点。

①数据填写的规则不清晰，自由文本过多，没有提前设置测量单位，缺乏数据结构；②CRF 与研究方案及统计计划符合具体表现的数据类型不一致；③CRF 关键性模块缺失。

2. 临床研究的数据核查 数据核查是利用已录入的 EDC 的数据使用时，使用统计学方法开展的数据质量和项目执行质量的评估，其独立于锁库后的统计分析，数据核查会覆盖各个方面的内容，包括与原始数据的核对、随机化核查、违背方案核查、时间窗核查、逻辑核查、范围核查和一致性核查等方面。

(1) 数据核查的目的：数据核查是临床研究中的重要内容，临床试验管理部门要求申办方参与《临床试验数据现场核查要点》提交数据核查报告，用以证明数据管理流程符合规定，获得的数据真实，质量可靠，GCP 建议申办方使用统计学方法分析数据趋势，有助于提高监察效果，保证试验数据准确、完整。

通常医疗卫生机构的临床研究管理部门和高校的临床研究中心等技术支持部门对项目开展数据核查。临床研究中心依据委托方的不同，对临床研究项目开展数据质量核查的目的存在差别。主要研究者 PI 委托开展的数据核查与监察类似。目的是检查获得数据的质量，发现可能存在的数据不准确不完整的问题，并提出合理建议，对数据质量进行改进，相对的有基金、研究机构或临床医院等管理方委托临床研究中心开展的数据核查，以及研究机构自行开展的数据核查则与稽查相近，目的是检查数据收集管理和使用中的规范性和方案依从性，确保数据合规且真实，虽然核查数据质量的目的存在一些差异，但是核查的内容流程及可以发现的问题是一致的，因此在本章将不依据目的的不同，而区分监察与稽查会将利用统计学方法分析收集的数据，并评估数据的真实性和完整性、准确性的过程统称为数据核查。

(2) 数据核查的内容：数据核查可以及时发现数据和项目执行的质量问题提前进行纠正，以避免结题后发生更大的损失，例如，发现趋势和错误的数据，可以反馈 CRC 作为数据填补和修正的依据，数据核查也可以发现随访、随机化、干预等执行过程的问题，定位执行问题更严重的项目分中心重点开展纠正。

在设盲这个研究中，上述核查工作需要在盲态下进行避免诱导性的质疑产生结果偏倚。对于许多中心研究来说，中心化的数据核查是保证研究科学和可靠的重要工具。国际上比较公认中心化的数据核查可以通过发现各个项目分中心之间的数据非正常的趋势来指导临床研究的质量控制。这一特征非常适用于多中心临床研究数据的质量控制，可以解决各中心执行质量不一、偏远地区中心执行监察困难的问题。中心化的数据核查可以在临床研究的各个阶段发挥作用，包括但不限于以下几点。

①入选受试者的特征是否符合试验设计：中心化的数据核查可以通过简单的统计学方法检查入选的受试者是否符合试验设计要求，能够为回答研究问题提供可靠的样本数据。例如，研究者委托临床研究中心进行常规的数据核查工作，并商定检查频率为 3 个月 1 次。临床研究中心的数据管理专员，在一次数据核查中观察到个别中心的血压值显著低于其他中心，可能存在统计学难以解释的原因。数据管理专员在数据核查报告中描述了包括这个现象在内的一些发现，并针对这个事件，鉴于 PI 对该中心开展实地调查，经过实地调查质量管理人员发现该中心确实存在执行上的问题，试图故意操纵评分，以便更多受试者留在研究中，由于存在故意造假问题，PI 决定将该中心的数据从研究结果分析中剔除。

②干预是否符合研究设计：干预是临床研究中最重要的部分，干预按照方案执行，达到方案规定的标准，是临床研究的基础，研究者通过使用多种方法确保干预的执行质量，例如，视频记录手术过程、检测用药后生物指标或药物代谢指标的浓度等方法。中心化的数据核查也可以对这类数据进行统计分析，通过观察各地指标是否符合预期来确定干预执行的质量。

③受试者的随访情况是否与方案一致：受试者的访视按照方案计划的时间、频率执行，是确保收集到可靠数据的基础。随意地延长和缩短随访受试者的时间，会对观察结果产生影响，最终使研究结果不可靠，尤其是会随时间进展的疾病（如肿瘤），可能因为将原本计划的术后 6 个月的访视延长到第 7 个月执行，因而发现肿瘤复发得比较高。

中心化的数据核查能快速侦测访视超出方案规定的时间窗，在一个执行质量较好的临床研究项目中，通常可以有 5%～10% 的受试者存在超出现象，当有超过 30% 的受试者访视超窗，便可怀疑存在比较严重的执行质量问题，当研究的主要终点的真实性依赖于访视、当超窗问题严重时将会降低数据的准确性，并最终直接影响临床研究结果的真实性和可信度。

现场监查曾经是数据质量保障"金标准"，但随着近年来临床研究数量井喷式增长，临床试验中心受试者人数不断增长，为单纯的现场数据溯源带来更大的压力，更重要的是传统的现场检查多是根据已经制订的时间表，或者根据管理机构和部门的意见开展，以基于重要风险因素开展的数据质量管理相比，在保证临床研究质量和保护受试者的能力方面存在一定差距，数据核查作为中心化监察和基于风险的监察的一部分，利用数据对研究项目质量，开展中心化的管理，锁定降低临床研究质量的潜在风险，增强发现质量问题的能力，同时减少人力物力的支出。

现场监察与中心化的、利用数据和统计的核查共同进行，往往能带来事半功倍的效果。现场监查的优势在于可以直接查看原始数据，并确认数据录入流程的正确性，而核查数据的优势在于效率高、节省人力和物力、覆盖范围广等。

（九）临床研究质量评估

临床研究是一个复杂的系统工程，精心设计的临床研究要获得预期结果，不仅需要良好的组织实施，还需要规范的质量管理，大部分研究表明大数据项目上有薄弱环节，在伦理规范性、数据质量等方面有待改进。当前情况下，质量管理不仅需要研究项目组的积极参与，同时还需要项目资助方或者是管理方在遵循GCP的原则下，参考现有的临床研究质量管理规范，建立一套完整的适应项目的质量评估体系来监测研究质量。

1. 关键性数据质量问题　关键性数据定义为与受试者安全性和研究质量密切相关的入排标准、分组或干预措施，主要终点指标和次要终点指标。关键性数据未采集直接导致数据大幅缺失，关键性数据不能溯源影响研究结果的可信度，关键性数据错误则直接导致结果不准确。而核查发现近一半的项目存在关键数据不能溯源问题，相当一部分项目存在关键性数据填写错误或者未采集等问题。

2. 随机化执行问题　随机化是随机对照临床试验的基本原则，也是疗效和安全性评价的统计学基础，根据我国2016年发布的第93号公告《药物临床试验的生物统计学指导原则》，随机化的方法和过程包括随机分配表的产生方法、隐蔽分组的措施、随机分配执行的人员分工等，随机分配表应具有可重复性，不应使用交替入组、抽签、扔硬币、人为选择等方法取代随机化，随机分配表应对研究参与人员保密。

3. 盲法执行问题　盲法是控制临床研究偏倚的重要措施之一，根据临床研究设盲程度的不同，盲法分为双盲、单盲和非盲。但核查时却发现不少项目存在提前破盲，为妥善保管盲底等欠规范行为，建议研究者的方案设计时妥善盲法的可行性。

4. 方案违背　临床试验研究过程中，任何有意或无意地不遵循临床研究方案设计和相关规范的行为都属于方案违背。违反入排标准、未按方案要求进行干预、未按方案要求采集主要终点指标等重大方案违背的发生不仅可能导致试验失败，甚至可能危及受试者安全。而抽查结果显示近一半的项目存在方案违背的情况。

5. 伦理审查批件问题　根据《赫尔辛基宣言》和我国国家药品监督管理局发布的《药物临床试验质量管理规范》等相关法律法规和临床研究指导原则，在临床研究过程中对受试者权益的保护必须优于对科学和社会利益的考虑。伦理委员会对临床研究的伦理审查是保护受试者安全和权益的关键手段，而伦理审查批件则是伦理委员会对项目进行伦理审查的书面记录。而近一半的项目提交的伦理批件存在一定的问题，如未按要求进行跟踪审查的知情同意书签署问题，知情同意书是记录受试者自愿确认同意参加临床研究的证明文件，具有法律效力，应该取得而未取得受试者签署的知情同意书，或者知情同意书签署不规范的临床研究，存在试验被终止的风险。结果发现相当一部分项目在知情同意书签署方面欠规范，主要表现为受试者未签署知情同意书、签署的知情同意书未妥善保管、签署的知情同意书不规范等问题。

6. 研究质量问题　IIT研究方案中普遍存在缺少临床研究方法学人员的全流程指导参与，同时由于临床医生缺少方法学知识导致部分项目存在设计缺陷，如研究方案、CRF、ICF等的设计问题，以及方案未明确规定入排标准、设计的CRF实际采集的数据和方案不一致等[2]。

三、临床研究设计

（一）临床医学研究概述

医学科学研究根据研究对象的不同，分为临床医学研究和基础医学研究。临床医学研究对象为患者，基础医学研究的对象为离体的组织细胞和动物。临床医学研究以患者为主要的研究对象，以疾病的病因、诊断、治疗和预后等为主要的研究内容，目的在于提高临床诊疗实践水平。高质量的临床医学研究会产生高质量的研究证据，整合高质量的证据形成指南，从而为临床实践和决策提供最佳的循证医学证据。这部分内容主要阐述临床医学研究的设计。

临床医学研究按照研究目的，可分为四大类，即诊断准确性研究、危险因素研究、预后因素研究和治疗效果评价研究。根据有无干预因素，临床医学研究可分为两大类，即观察性研究和试验性研究。如果研究设计中无干预因素，则为观察性研究；如果研究设计中有干预因素，则为试验性研究。观察性研究又根据观察对象有无对照分为描述性研究和分析性研究。如果研究设计中无对照，则为描述性研究；如果研究设计中有对照，则为分析性研究。规范的临床研究设计应遵循PICO原则。PICO原则为研究对象（participants，P）、干预措施（intervention，I）、对照（comparison，C）和结果/结局（outcome，O）英语单词的首字母缩写。

（二）临床观察性研究

1. 描述性研究 描述性研究包括横断面调查、病例报告、系列病例分析等。

(1) 横断面调查：横断面调查又称为横断面研究，所获得的描述性资料通常是在某一个时间节点或在一个较短时间范围内收集的，因此它客观地反映了某一时间节点的疾病分布以及人们的某些特征与疾病之间的关联。由于所收集的资料是调查当时所得到的现况资料，故又称为现况研究或现况调查。因为横断面研究所用的指标主要是患病率，所以又称为患病率调查。

横断面调查根据方法不同，可以分为普查和抽样调查。普查，即全面调查，是指在某一个时间节点或一个特定时间范围内的全体目标人群（总体）作为研究对象的调查。如我国每十年进行一次的人口普查。抽样调查是指通过随机抽样的方法，对某一个时间节点或一个特定时间范围内的代表性样本进行调查，来推论其所在总体的情况。

①抽样方法：a. 单纯随机抽样：是指先将调查总体的全部观察单位编号，再用随机数字表或抽签等方法随机抽取部分观察单位组成样本。也称为简单随机抽样，是最基本、最简单的抽样方法。b. 系统抽样：又称机械抽样，是指先按某一顺序号把总体分成多个部分，然后机械地用相等间隔从每一部分各抽一个观察单位组成样本。c. 分层抽样：又称分类抽样，是指先将总体按照某种特征分为若干类型或组别（层），再从每一层内单纯随机抽样，组成一个样本。根据各层内抽样比例分为两类，一类是按比例分配分层抽样（proportional allocation，各层内抽样比例相同），一类是最优分配分层抽样（optimum allocation，各层内抽样比例不同）。d. 整群抽样：是先将总体划分为若干群组，每个群组包括若干观察单位。抽取其中部分群组作为观察单位组成样本。如果被抽到的群组中的全部个体作为调查对象，称为单纯整群抽样；如果要再通过再次抽样调查部分个体，称为二阶段抽样。

抽样调查是从总体中随机抽取部分观察单位作为调查对象，因此抽样调查不可避免会产生抽样误差。抽样误差的大小因抽样方法不同而异，一般情况下抽样误差从小到大的顺序为分层抽样、系统抽样、单纯随机抽样、整群抽样。另外，每一种抽样方法都各有优缺点，临床研究实践中需要根据研究的目的来选择相应的抽样方法。

②横断面调查研究目的：a. 描述疾病或健康状况的分布情况：通过对某一地区或人群的调查，获得某种疾病在时间、地区和人群中的分布，从而发现高危人群或发现有关的病因线索，为疾病的防治提供依据。b. 确定危险因素：如通过对冠心病及其危险因素的调查，发现高血压、高血脂、超重、吸烟及有关职业与冠心病的关系，从而为降低危险因素、减少冠心病的发生提供依据。c. 评价防治措施及效果：如在采取措施若干时期后，重复进行横断面研究，根据患病率差别的比较，可以考核前段时期所施行措施的效果。d. 其他：为疾病监测或其他类型流行病学研究提供基础资料。

(2) 病例报告：又称为个案报告，是临床工作中特殊的、罕见的病例。也可以是已知疾病的特殊表现，包括临床症状、影像学特征、病理特点等，以及在临床诊治过程中的特殊经验和教训。通过归纳、总结和整理，以论文的形式来报告单个和几个病例的一种研究。

(3) 系列病例分析：是指就某一少见病例，不仅报道该病例的临床诊治过程，而且查阅相关文献资料，寻求该少见病例存在的共同规律，并总结成文，指导临床医生在临床诊治过程中处理该类疾病。

2. 分析性研究 分析性研究是通过设立对照，分析组间研究因素的一种观察性研究方法。根据研究因素和研究结局的时间关系，分析性研究分为队列研究和病例对照研究。如果已知研究因素，需要分析该因素对研究结局的影响，则为队列研究。如果已知研究结局，需要分析影响研究结局的相关因素，则为病例对照研究。

(1) 队列研究：队列研究是将人群按是否暴露于研究因素及其暴露程度分为不同的亚组，观察各亚组的结局，从而判定研究因素与结局之间有无因果关联及关联大小的一种观察性研究。队列在流行病学中表示有共同特点或共同经历的一个特定人群。队列可分为以下两种情况：一种是在特定时期内出生的一组人群，称之为"出生队列"；另一种是指具有某种共同暴露或特征的一组人群，称之为"暴露队列"。根据人群进入队列的时间不同，队列又可以分为两种，一种为固定队列，是指人群都指同一时间进入队列，后续无新增也无退出；另一种为动态人群，是相对于固定队列而言，某队列确定后人群可以新增也可以退出。

队列研究的基本原理是先选择特定的人群作为队列，根据研究因素的暴露不同分为不同的亚组，随访一段时间后，观察队列中人群的结局，比较亚组结局的不同发生率，从而评价暴露因素与结局之间有无因果关系。因此，队列研究所选研究对象必须在开始时没有出现结局，但是有可能在随访后出现结局的人群。而且亚组间的暴露必须有可比性，非暴露组除了暴露因素外的其他各方面都要尽可能与暴露组相同。如果暴露组（或高剂量暴露组）某结局的发生率明显高于非暴露组（或低剂量暴露组），则可以推测出暴露与结局之间可能存在因果关系。

①队列研究优点：a.偏倚程度低：其一，选择偏倚小，因为队列研究选定的研究人群明确，所以选择性偏倚小；其二，信息偏倚小，因为队列研究在建立队列时就前瞻性地收集了人群的信息，因此可以减少收集过程中可能产生的信息偏倚。b.高论证强度：可以通过直接计算暴露组和非暴露组的比率，从而计算出反映疾病危险关系的指标，可以充分和直接地分析病因的作用。c.有可能推测暴露与结局间的因果关系。

②队列研究的局限性：a.对于发病率很低的疾病，病因研究不适用队列研究，因为需要的研究对象量很大，难以达到。b.需要长期随访观察，容易产生失访偏倚。c.队列研究耗费时间、人力和物力，需要做好顶层设计。

按照因果顺序来看，队列研究是一种由因到果的设计，可以是前瞻性队列研究，也可以是回顾性队列研究。

③队列研究的类型：a.前瞻性队列研究：是队列研究最基本的形式，研究对象的分组以入组时的暴露情况而定，研究开始时结局还没有出现，需要前瞻性观察一段时间才能得到。由于暴露和结局资料都是由研究者一手获得，因此资料偏倚小，所得出的研究结论论证强度高。但是需要做好研究的顶层设计，所需样本量较大，观察时间较长。b.回顾性队列研究：在实际临床工作中，回顾性队列研究使用更为常见。因为可以更好地利用已经收集的临床资料进行临床研究。回顾性队列研究的研究对象是根据其在过去某个时间点的暴露情况而入选的，并根据暴露的情况进行分组，然后从已收集的记录中追溯从那时开始到其后某一时点这一期间内，每一个研究对象的结局，从而评价暴露因素与结局的因果关联性。与前瞻性队列研究相比，回顾性队列研究可以节省相当大的人力和物力，因此临床研究方面更为常用。

(2) 病例对照研究：病例对照研究和队列研究相比，已经知道了研究结局，从而评估影响研究结局的相关因素。病例对照研究的基本原理是以确诊的患有某种疾病的患者作为病例，以不患有该疾病但具有可比性的个体作为对照，通过测量和比较病例组与对照组中各因素的暴露比例，经过统计学检验来推断暴露与疾病之间的关联。

举个例子，将肺癌患者作为病例组，一组未患肺癌但有可比性的人作为对照组，研究目的是调查吸烟和肺癌的关系。需要调查病例组和对照组的吸烟（暴露）历史（包括现在是否吸烟，过去是否吸过烟，开始吸烟年龄，吸烟年数，最近每天吸烟支数；如果已戒烟则为戒烟前每日吸烟支数，已戒烟年数等）。其目的为通过比较两组吸烟史的差别，检验吸烟（暴露）与疾病（肺癌）有因果联系的假设。这就是病例对照研究。英国流行病学家 A.B.Doll 与 R.Hill 于 1948—1952 年进行过一项病例对照研究。他们从伦敦 20 所医院及其他几个地区选取确诊的肺癌 1465 例。每一病例按性别、年龄组、种族、职业、社会阶层等条件匹配一个对照；对照系胃癌、肠癌及其他非癌症住院患者，也是 1465 例。由调查员根据调查表询问调查。经分析数据，得到的主要结果有：①肺癌患者中不吸烟者的比例远小于对照组：男性占 0.3%，女性占 31.7%；而对照组中男性不吸烟者占 4.2%，女性占 53.3%，差别均很显著；②肺癌患者在病前 10 年内大量吸烟者（≥25 支/日）显著多于对照组；③随着每日吸烟量的增加，肺癌的预期死亡率（推算出的年死亡率）也升高，例如，男性 45—64 岁组日吸烟 25～49 支者与不吸烟者死亡率之比为 2.94/0.14，即前者为后者的 21 倍；④肺癌患者与对照组比较，开始吸烟的年龄较早，持续的年数较多，而病例中已戒烟者的停吸年数也少于对照组中已戒烟者。此后又有前瞻性队列研究的深入研究，经长达 20 年（女性经 22 年）的观察，更加令人信服地提示出吸烟为肺癌的主要病因以及吸烟对健康的其他多种危害。他们的结论已为其他许多研究所证实，成为许多国家提倡不吸烟、限制吸烟及限制卷烟销售政策的科学基础。

病例对照研究是最常用的分析流行病学方法。因其需要的调查对象数目较少，人力、物力都较节省，获得结果较快，并且可由临床医生在医院内进行。对于少见病的病因研究，常为唯一可行的方法。但这些优点都是与前瞻性队列研究相对而言的，实际上与同等规模的临床研究或实验室研究比较，病例对照研究所费的时间与精力可能更多。

病例对照研究中病例的来源主要有两种：①从医院患者选择，即是从某一所或若干所医院选择某时期内就诊或住院的某种病的全部病例。病例应符合统一的、明确的诊断标准。最好是新发生的（新诊断的）病例。因为一种病的全部病例不大可能都有进入某一所或几所医院的同等机会，能进入的只是其中符合条件（即选择因素）的那一部分，所以不要求能代表某时某地的全部病例，但应要求能代表产生病例的人群，即该人群只要发生该种病例均可能进入该院。这样，结果的普遍性虽受限，但真实性不受影响，而真实性是普遍性的前提。这种研究称为以医院为基础的病例对照研究；②从某特定人群选择病例，即是以符合某一明确规定的人群在某时期内（1 年或几年，视病例发生多少而定）的全部病例或当病例数过多时以其中的一个随机样本作为研究对象。其优点是选择偏倚比前一种来源的小，结论推及该人群的可信程度较高。这种研究称为以人群为基础的病例对照研究。

病例对照研究中设立对照的目的在于估计如果疾病与暴露无联系，则病例组的暴露率可能为多少，也就是为比较提供一个基准。因此，对照与病例在一些主要方面必须具有可比性。首先，对照必须从病例所来自的人群选择，对照是有可能成为病例的人，换言之，每一病例在未发病前应该是合格的对照，而每一对照若发病都有可能成为病例组的成员。对照选择是否恰当是病例对照研究成败关键之一。通常的做法是：如果病例组来自某一特定人群，则可以该人群的非病例（即未患该种疾病的人）的一个随机样本作对照；如果病例来自某所医院，则可从同医院同时就诊或住院的其他病例中选择对照。要求对照具有和病例一致的某些特征，即对照与病例有可比性，如性别、年龄、居住地等；同时要求对照没有患和研究因子与研究疾病有关的其他疾病的可能。例如，研究吸烟与肺癌的关系时，不能以慢性支气管炎患者为对照，因为吸烟同时是这两种病的可能病因；研究胃癌的病因不能以"慢性胃炎"患者为对照，因为这两种病在病因上有密切关系，前者可能是后者在病因链上的一环。上述要求的目的都是减少混淆偏倚。其他来源的对照如病例的邻居、同事、亲属等。各种不同来源的对照要解决的问题不同，都各有其局限性。例如，邻居对照可控制社会经济地位的混淆作用，兄弟姊妹对照是考虑控制早期环境的影响和遗传因素的混淆作用（极端要求为用同卵孪生），配偶对照是主要考虑成年期环境的影响。最常采用的方式是对照和病例都选自同一医院，因为理论上他们都来自该医院所服务的同一人群，而且两者都可在相同的环境中进行调查，也易于合作。但是由于不同病种的患者入院的机会不同，有可能使本来与某病无关的特征在医院病例中表现出虚假的联系。为了减少这种偏倚发生的可能性，应该选取多种疾病而不是一种疾病的患者作对照。

病例对照研究中设置对照的作用在于平衡除了研究因子（暴露）以外的其他可能影响患病的因素，也就是说如果暴露与所研究的疾病不存在联系的话，病例的暴露比例（率）应该与对照的无显著差别；如果发现显著差别，既然对照与病例在其他有关方面都可比较，因此可以推断患病与否可能是与暴露率的差别有联系。为使两者具可比性，首先可以通过限制选择病例与对照的范围（如年龄范围、性别、种族等），使有关因子尽可能齐同。病例组与对照组的某些特征不应存在显著差别，即应该均衡。另一个选择对照的重要方法叫匹配（matching，曾译"配比"），又称匹配抽样，即在安排病例与对照时，使两者的某些特征或变量相一致。具体做法有两种：一种为成组匹配或频数匹配，即在选择好一组病例之后，在选择对照组时要求其某些特征或变量的构成比例与病例组的一致（即在两组的总体分布一致），例如，性别、年龄构成一致，具体做法上类似分层抽样。另一种做法为个别匹配，就是以每一病例为单位，选择少数几个特征或变量方面与病例一致的一个或几个对照者组成一个计数单位或计数和分析单位。一个病例匹配一个对照的（即1：1匹配）一般称为配对，也就是说由一个病例和一个对照组成对子为一个计数单位。个别匹配，特别是1：1匹配，最常被采用。理论上，一个病例可以匹配多个对照，但研究证明病例与对照之比超过1：4时，统计效率不会明显增加，但工作量却增大。如果病例与对照来源都充足，调查费用又差不多，则以1：1匹配最合适；如果病例数有限而对照易得，则可采用一个病例匹配几个对照的办法以提高统计效率。

在病例对照研究中采用匹配的目的，首先在于提高研究效率，表现为每一研究对象提供的信息量的增加。匹配后再按匹配的因素进行分层分析，可使每一个匹配层中都有一定数目的病例与对照，不至于因有的层只有病例有的层只有对照而无法对比，不能提供信息。其次，在于控制混淆因素的作用。所以匹配的特征或变量必须是已知的混淆因子，至少也应有充分的理由这样怀疑，否则不应匹配。无论是否采用匹配设计，为控制混淆作用都须在分析阶段用分层、标准化或多元分析，但匹配后再按匹配因素作分层分析可以提高分析的效率，也就是提高了控制混淆因素的效率。但是匹配也要付出代价，匹配增加了寻找对照的速度，以同样的代价也许可以得到更多不匹配的对照，从而扩大样本含量。从这个意义上说，匹配又降低了研究效率。增加匹配项目又会导致可能作为对照者的减少，无法找到可匹配对照的病例只得被剔除；一个项目一经匹配不但使它与疾病的关系不能分析而且使它与其他研究因子的交互作用也不能充分分析。把不必要的项目列入匹配，企图使病例与对照尽量一致，如果匹配的因素与暴露有联系，就可能人为地造成更多的病例与对照暴露史一致的对子，徒然丢失信息，增加工作难度的结果反而是降低了研究效率。这种情况称为匹配过度，应注意避免。匹配的变量应一致到什么程度，取决于变量的性质、实际可能与必要，离散变量（即属性，无中间值的变量）可以完全匹配，连续变量（在一定范围内可取任何值的变量）往往划分为若干类或组，再按此匹配。如按年龄分组、按血压分组、按吸烟量分组匹配。分得太细，会增加工作难度，也不一定必要，如年龄要求同岁；但分得太粗（如年龄按10岁分组），又达不到控制混淆作用的目的。当估计有许多可能的混淆因素需要控制时，仅靠分层则因层数太多不能保证每层均有病例与对照，所以采用匹配以保证有效的分层分析。其次，有的列名变量包含许多类别或内容复杂（如职业、种族、居住地、籍贯、兄弟姊妹等），如果是可能的混淆因子，应加匹配。否则单靠分层不能控制混淆作用。匹配可保证对照与病例在某些重要方面的可比性。对于小样本研究以及因为病例的某种构成（如年龄、性别构成）特殊，随机抽取的对照组很难与之平衡时，个别匹配最为有用。一般除性别、年龄之外，对于其他因素是否列入匹配须持慎重态度，以防止匹配过头及徒增费用和延长完成时间。

巢式病例对照研究亦称套叠式病例对照研究或队列内病例对照研究。是将队列研究与病例对照研究相结合的一种双向研究设计。在进行队列研究的基础上，收集队列成员的暴露信息以及有关的资料，确认随访期内发生的病例数，然后以队列中发现的病例作为病例组，对照组来自同一个队列，进行病例对照研究。巢式病例对照研究的设计原理：首先根据一定的条件确定某一个人群作为研究的队列，收集队列中每个成员的有关资料信息和（或）生物标本（最常用的是血清，也可以是白细胞或其他组织），对该队列随访一段事先规定好的时间，将发生在该队列内的某病（即所要研究的疾病）的新发病例全部挑选出来，组成病例组，并为每个病例选取一定数量的研究对象作为对照组，对照应为该队列内部，在其对应的病例发病时尚未发生相同疾病的人，并且按年龄、性别、社会阶层等因素进行匹配（危险集抽样），然后分别抽出病例组和对照组的相关资料及生物标本进行检查、整理，最后按病例对照研究（主要是匹配病例对照研究）的分析方法进行资料的统计分析和推论。

根据队列确定时间的不同，巢式病例对照研究可分为：①前瞻性巢式病例对照研究（prospective nested case-control study）：这种设计类型是在研究开始时根据一定的条件选择某一人群作为队列，然后前瞻性地随访一定的时间确定病例组和对照组，其在时间上的特点为从现在到将来。②回顾性巢式病例对照研究（retrospective nested case-control study）。这种设计类型是根据研究开始之前的一段特定时间的情况选择某一人群作为研究队列，根据现在的情况确定病例组和对照组，其在时间上的特点为从过去到现在。这种类型的设计效率更高，能很快出结果，但要求有信息完整的队列且该队列的生物学标本事先已收集并保存，故一般很难找到完全符合条件的队列。

举例，血液系统有一种疾病为骨髓增生异常综合征（myelodysplastic syndrome，MDS），是一组获得性造血干/祖细胞克隆性疾病。临床表现呈高度异质性，部分患者在疾病进程中转化为急性白血病（转白），部分患者因感染、出血而死亡，也有部分患者预后良好，长期稳定于发病时的疾病状况。研究者需要研究MDS向急性白血病转化可能的危险因素，选择巢式病例对照研究。遵循PICO原则，该研究中P（研究对象）为MDS患者，I（暴露组）为有转白危险因素，C（对照组）为无转白危险因素，O（结局指标）为转白。

研究设计的具体方法如下。

- 根据诊断标准，收集同一时期确诊的 MDS 患者，建立 MDS 患者队列。
- 对上述患者进行随访，队列中到随访终点已经转化为急性白血病的 MDS 患者，该队列中到随访终点未转化为急性白血病的患者。配对原则为年龄 5 岁，性别相同，其他影响 MDS 向急性白血病转化的因素相同、随访时间≥1 年。

将病例组和配对的对照组患者进行 MDS 向急性白血病转化的因素的巢式病例对照研究。

巢式病例对照研究的优点主要在于：①选择偏倚和调查偏倚小。该研究以队列研究为基础，相关因素的基线资料，包括有关标本均已事先采集备用，需要时调出或检验即可，不必依靠回忆提供。②减少花费，出结果快。研究的样本较队列小，有关试验检验只针对病例和对照进行，可减少花费。在队列研究观察期，一旦发生足够数量的病例即可完成巢式病例对照研究，可先于队列研究得出结果。③建立一个队列，可进行多项相关研究。当然，巢式病例对照研究也存在缺点，例如，巢式病例对照研究在统计效率上比队列研究略有损失，另外，巢式病例对照研究探索病因的能力依赖于回顾性地评价研究因素水平的能力，这可能会导致测量偏倚或遗漏而扭曲所估计的效应。以上是临床研究中观察性研究的部分，下面再来看试验性研究的设计。

（三）临床试验性研究

如果临床研究设计中有干预因素，则为试验性研究。试验性研究根据是否随机，又分为随机对照试验和非随机对照试验。

1. 临床试验的概念和特征 临床试验是按试验法，运用随机分配的原则将试验对象（患者）分为试验组和对照组，给前者某种治疗措施，不给后者这个措施或给予安慰剂，经过一段时间后评价两措施产生的效应，目的是评价临床治疗、预防措施的效果和病因研究。这里的试验法是指在严格的科研条件下设计和实施科研计划，观察和评价产生的效应。不应将之理解为实验室方法或实验室研究。

在临床试验中由研究人员根据科研设计实施各项治疗（包括干预，下同）措施，即临床试验是研究人员主动地采取各项治疗措施的。因此，临床试验从试验开始，就有一个与试验组可比的对照组，且多用双盲法观察、收集和分析资料。因此，当试验结束两组出现不同结果时可以认为是治疗措施的作用。另外，由于采取上述各项试验步骤，一般认为研究结果或谁的假设较为可靠。

临床试验的另一特征是实施治疗措施后，在时间上向前观察和追踪研究对象，因此它是一种前瞻性研究。但不一定对全部研究对象于同一日期开始观察和追踪，只要从明确的规定时间开始即可。

临床试验是在人体上进行的，而且是研究人员主动地实施各项治疗措施，研究人员应充分考虑到受试者的安全，且不可强制他们完全遵守试验的规定，只能说服、劝说他们不使用可能影响试验的药物或其他措施。在实施临床试验过程中，试验组中可能有人退出试验或未按规定用药，对照组中也会有人暗中接受治疗措施或用其他药物。因此，"纯粹"的试验组和对照组有时难以做到，只能在大体上执行规定措施的两组间进行比较。所以，在临床试验的整个过程中，研究人员都要注意研究对象的依从性。在试验设计阶段对这个问题要做到心中有数，并制订出现不依从性时的补救措施。

临床实践告诉人们，患同一疾病的不同患者其疾病类型，病情轻重，对各种治疗措施的反应等可出现明显的差异。患者的特征、过去治疗的经历、家族史、体内外环境及疾病本身的特点等均可对上述差异产生影响。因此在判断试验效果时，研究人员应充分考虑上述各项对试验效果的作用以及它们之间的交互影响，只有这样才能得出正确的结论。

2. 临床试验的组成 临床试验包括研究因素、研究对象、选择研究对象时的注意事项。

(1) 研究因素。

① 性质：一般说来，研究因素是自外界强加给研究对象的。从性质上说它们是生物、化学和物理等因素。此外，在某些疾病，研究对象自己所具有的某些特征，如年龄、性别等也可作为研究因素。随着医学的进展和医学模式转向"生物－社会－心理医学模式"，人们逐渐认识到除外界环境的物质因素外，病因尚包括人体内环境各种有害因素，如某些遗传因素，还包括体内外环境共同作用下产生的心理因素。目前已有不少资料表明，A型性格的人易患冠心病。因而，可以认为人的心理状态可能是某些疾病的发病因素。人的某些不良生活方式如吸烟、酗酒可能是某些疾病如肺癌、肝硬化的发病因素。

在设计一项临床试验时，研究人员应十分明确研究因素是什么，其性质为何？而且要求它们充分体现临床科研的本意。

② 强度：任何性质的因素都有一个量的问题，在临床试验中称作研究因素的强度。研究人员在设计一项临床试验时必须慎重考虑这个问题，即所使用的研究因素的次数，每次的剂量，疗程的数量以及研究因素的总量等。如研究对象本身的某些特征也作为研究因素时，其中也有一个与强度相类似的问题，如年龄的大小。

在设计时要注意掌握研究因素的使用强度，过大则可使研究对象受到伤害或在临床实践上无法使用，过小则难以出现预期的效应。如以观察药物疗效为例，使用的剂量应在最小有效剂量和最大不中毒剂量范围之内。

此外，在试验设计时还要充分考虑用药的途径，用药的时间间隔等。这些均可对药物（研究因素）的强度产生影响。

③ 实施方法：一般说来，经过阅读文献和开展小规模的预试验就可以找出使用研究因素的适宜强度，并在此基础上制订出使用常规和制度。在正式试验中一般不允许变动，称作标准化。这样做的目的可使研究因素的强度始终一致，获得的资料可比，对论证研究因素与出现效应之间的关联较为有利。但在临床实践中，由于病情的变化，使标准分方法有时难以实施。

在使用常规中，还应规定具体的使用方法。以化学药物为例，应规定药名、生产厂家、批号、有效期限等。由于中草药的情况复杂，在使用时要规定其种属、产地、收获季节、炮制方法、每日次数、每日剂量等。

临床试验实施过程中，拟订的标准化措施有时未被遵守，以致试验无法进行。在疾病的症状有所缓解，体征有所改变或在试验的后期上述情况容易出现。所以在设计中要规定及时发现和克服这种情况的方法。

(2) 研究对象：在临床试验设计中选择研究对象是一个重要问题，应慎重对待。临床上有时为了确定某项指标的正常值可选正常人作为研究对象。但这是少数。多数是选择某病患者作为研究对象。此时应规定明确的诊断标准以选择患者，并避免将未患所研究疾病的人或患其他疾病者选入。

应根据国际疾病分类和全国性学术会议规定的诊断标准来选择患者，因为这些标准具有权威性，还可比较同类的研究结果。

有时某些疾病尚无公认的诊断标准，研究人员可自行拟订。此时应尽量采用客观指标，如病理组织学、微生物学、生物化学、免疫学、X线、内镜所见等。为了解其灵敏度和特异度，研究人员要在患者身上进行多次检验。

符合诊断标准的患者也未必都选作研究对象，如患者年龄太大或过于体弱。应根据研究工作的目的，在诊断标准的基础上制订入选标准。此项标准应规定适当，如太高，将增加选择研究对象的困难，太低，又可影响研究工作的真实性。例如，在使用吲达帕胺治疗高血压的研究中，研究人员根据国际标准选择一批高血压患者，从中选出82名原发性高血压患者作为初步的研究对象。住院后先服安慰剂2周，发现18例患者因血压水平低于上述标准而被剔除。这个例子说明应根据入选标准选择研究对象。

设计时还应规定排除标准，即有些患者虽符合诊断标准，但仍不能选作研究对象。如该患者同时患另一种可影响本试验效果的疾病时，就不宜选作研究对象。此外，选中的患者也不宜同时患其他病情险恶的疾病，因为这样的患者可在研究过程中死亡或因病情恶化而被迫退出。再者已知研究对象对药物有不良反应时也不应将之选入。如不应将曾患胃出血者选作抗炎药物试验的对象。

(3) 选择研究对象时的注意事项：入选的研究对象确能从科研中受益如评价药物的疗效，研究人员应清楚地掌握该药的作用机制、适应证、禁忌证或敏感菌株等资料。这样就可选入敏感菌株感染的患者，而使后者受益，从临床试验角度来说也可获得阳性结果。

有关选择新旧患者问题应具体分析。一般说来在常见病、多发病的研究中要尽可能选择新发病患者作为研究对象，因为旧患者难以充分反映药物的疗效。若检验或估计新药的特殊疗效，可选择经多种方法久治未愈的患者，这样可较易判断疗效，因其本身就是一个历史对象。至于罕见病，因新病例数较少，在临床试验中不得不选入一些旧患者。

研究对象的代表性从临床试验出发，要求选入的研究对象在病型、病情以及年龄、性别等方面具备某病的特征，即代表性强。这样，试验获得的结论将具有明显的实用价值。若代表性差，科研结果的适用范围将受到限制。例如，1967年美国退伍军人管理局抗高血压治疗试验中，只包括那些充分合作并能坚持治疗到底的未患继发性高血压和尿毒症的男性患者。这项工作组织严密，结论获得公认。但它只说明抗高血压药在最好条件下治疗高血压是有益的，或许不适用于一般高血压患者，如女性高血压患者。若一项治疗措施的机制目前尚难肯定，或其机制不是单一的，可引起多种效应，此时应选择多质性的研究对象。如根据个人的具体情况进行体育锻炼的降低冠心病发病率或死亡率的临床试验，其机制可能是增强心脏功能，减轻体重，健全了意志或其他未知的作用所致。此时就要从不同性别、年龄、文化程度、职业和病型的患者中选择研究对象，否则就不能全面反映体育锻炼的效应。

选择依从性好的患者作研究对象为了获得准确的结果，研究人员通过观察和谈话以了解患者的情况，从中选择那些能够服从试验安排并坚持合作的患者作为研究对象。若不依从患者的数量较大，研究结果就会出现误差。

志愿者选作研究对象的问题值得商榷。在我国，有些人出于崇高的目的和献身精神接受试验，这是值得称赞的。但这是少数。由于以下的理由，多位学者对这个问题持慎重态度，即志愿者多有难言的苦衷，如经济困难或自身患病求医心切等。这些均可对研究结果产生影响，甚至可出现假阳性应答。再者，志愿者代表性差。

3. 估算样本量

①试验中所用的研究因素的有效率。有效率越高，样本量就可少些，反之就要多些。②要求的精确度越高，样本量就要多，反之就可少些。③第 1 型（α）错误出现的概率，即出现假阳性错误的概率。如将无效的研究因素错误地判断为有效的危险率，以 α 表示。α 水平由研究人员自行确定，通常取 0.05 或 0.01。取 0.01 时，所需的观察人数比 0.05 时为多，即要求的显著性水平越高，样本量就越多。④第 2 型（β）错误出现的概率，即出现假阴性错误的概率。如将有效的研究因素错误地判断为无效的概率，以 β 表示。β 水平也由研究人员自行确定，一般取 β 为 0.2、0.1 或 0.05。$1-\beta$ 称把握度，即有 80%、90% 或 95% 的把握度。若将把握度订得高些，样本量就应多些。

4. 效应指标 临床试验是通过研究因素在研究对象身上产生效应来验证或说明研究成果的。可以说临床试验基本的研究结果只有运用恰当指标才能表现出来。因此，试验设计时研究人员应掌握一些能反映效应的指标，如发病率、死亡率、治愈率、缓解率、复发率、毒副作用、体征的改变和实验室测定结果等。至于具体选用哪些指标应考虑下述几方面。

(1) 选择效应指标应注意的问题如下。

① 指标的关联性：选用的指标须与临床试验所要回答的主要问题有密切的关系，即所选用的指标与本次试验的目的有本质上的联系，称作指标的关联性。试验的目的不同，选用的指标亦不同。例如，比较泼尼松龙冲击加小剂量口服泼尼松与大剂量口服泼尼松两种疗法的疗效研究中，疗效制订指标为如下。

- 微小病变型肾病综合征的症状完全缓解。
- 反应时期：从开始治疗到缓解的第1天所需的天数。
- 复发。
- 患者有无初期反应（若无，则中断治疗和考虑其他疗法）。在这项试验中使用统一的类固醇副作用判定标准作为评价副作用和合并症的指标。随着医学的进展，某些现代效应指标可供选用，但它们未必能够确切地反映研究因素所引起的效应，解决试验所要阐明的问题。例如，曾有人在筛选治疗冠状动脉血栓形成的药物时采用抗凝为指标。经试验后认识到抗血凝与冠状动脉形成血栓并无本质上的联系。

② 指标的客观性：临床实践中，观察指标从性质上说可分为客观和主观指标两类。客观指标是指那些不易受主观因素影响的，并能客观记录的指标，如心电图、血管造影、化验数据和微生物培养等。主观指标是靠研究对象回答或研究人员自行判断而不客观记录的指标，如研究对象陈述某些症状（如倦怠、疼痛、食欲不佳等）或研究人员通过体检获得的结果。这些指标易受主观因素的影响，其可靠性明显地不及客观指标。还应了解到有些指标虽是客观指标，但主观因素却可影响判读结果。在临床试验设计中，应尽量少用主观指标，因其易受研究对象和研究人员心理状态、启发暗示和感官差异的影响。必须采用时要注意其缺点。

③ 指标的灵敏度：灵敏度指标是指能如实地反映研究对象体内微量效应变化的指标。临床上，高度灵敏的指标是很多的，改进检测方法和研制新的仪器是提高指标灵敏度的主要途径。

④ 指标的特异度：特异的指标易于揭示问题的本质，同时又不为其他因素干扰，如痰中结核菌检出率是反映开放性肺结核疗效的特异性指标，也与可回答的主要问题密切相关。关联性和特异性是性质不同的两个概念，但特异性与关联性密切相关，而有关联性的指标并不一定的特异的。事实上临床实践中有不少指标就不是特异的，如胎儿血清甲种球蛋白在诊断原发性肝癌上有较大的价值，但它并不是一个特异指标。至于像血清血蛋白与球蛋白的比值、血沉、白细胞总数和分类等均非特异的，因为多种疾病都可使它们发生改变。但在患某种疾病时与其他指标联合使用，依然能反映上述疾病的进展过程。如在急性支气管肺炎时，综合考虑白细胞总数和分类、X线所见、体温等指标可反映病情的变化。

(2) 指标的分类：按效应指标的不同性质可将之分为计数和计量指标两类。具体的内容见第四篇有关章。

还有一类效应指标介于前两者之间，称作等级资料或半计量资料。这类指标按其属性系计数，但具有等级和连续性质。如在一项检验中为了显示机体的反应情况有时使用(-)、(±)、(+)、(++)、(+++)等符号即属于这类指标。

(3) 指标的数量：一项临床试验中究竟要使用多少个效应指标？没有具体规定。这要根据研究工作的目的以及目前医学发展水平而定。由于人是一个复杂的有机体，患病后既有生物学上的改变，又有心理和社会学等方面的变化，效应可从不同方面表现出来。从这个意义来说，效应指标可有多种，但并非说使用的指标越多越好。可是指标的数量也不能太少，因为在设计时若出现差错或考虑不周将会降低研究工作的质量，甚至可使整个研究工作失败。

(4) 增强主观指标客观性的方法：在这方面

目前的主要方法是为了消除研究对象心理因素的影响将研究对象随机分组。为了克服研究人员主观因素的影响使对照组服安慰剂，观察时可采用盲法。

使用等级指标时，为了减少观察人员主观因素的影响，并使其有章可循，研究人员应对每个等级制订具体的、明确的判定标准。

(5) 制订效应指标观察常规：试验设计阶段研究人员制订效应指标具体的观察方法，如观察标准、观察次数、各次间隔和观察期限，还应制订记录表格和登记方法。

5. 临床试验设计原则 设置对照、研究对象随机分组和盲法是临床试验设计的三项原则。

(1) 对照原则

① 设置对照的意义

第一，科学地评定药物疗效。临床医学虽较前有了长足的进展，目前依然有不少疾病（尤其是慢性病）的自然史不能预测，而判断某一患者的预后尤为困难。临床医生正是运用疾病自然史和预后来评价疗效的。如在某些急性自限性疾病，像上呼吸道感染或胃肠炎等，患者即使不治疗也可因其自然转归，症状可消失而自愈。在慢性非自限性疾病时，其自然史也会出现缓解、复发、缓解和活动的交替过程，如系统性红斑狼疮，在用药物治疗该病时，若未设对照组，则极易将疾病的缓解误认为是药物的疗效。

第二，排除非研究因素对疗效的影响。临床试验中，除研究因素外，研究对象所具备的其他因素如年龄、性别、疾病类型、病程、严重程度和治疗经历等均可影响疗效。研究人员欲排除上述各种非研究因素对疗效的影响，进而确定研究因素的真实疗效，只有设置对照才能做到。

第三，确定治疗的毒副反应的可靠方法。药物临床试验中，部分患者出现不同程度的异常反应是常见的。临床医生应能正确地判断上述的反应是疾病本身的表现，还是药物的毒副作用，这只有与对照组比较才能做到。国外学者曾开展一项研究以观察氯贝丁酯、烟酰胺等降脂药对冠心病患者长期疗效。服药过程中一部分患者出现心律失常。可是研究人员仅根据上述资料无法判断异常症状是疾病的自然现象，还是药物的副作用，因未同时设置对照。设置后则发现服上述两种降脂药组与对照药组心律失常发生率分别为33.3%、32.7% 和 28.2%。经统计学处理显示前两种药心律失常发生率与对照药的差异无统计学意义。显然，只有设置对照组才能确定降脂药的副作用。因此，未设对照的临床试验报告的毒副作用，我有理由对其持怀疑态度。

② 对照的类型

第一，随机对照。按随机化方法将研究对象分为研究组和对照组，同时分别给他们规定的治疗措施和安慰剂或不给予任何措施。观察一定期限后，比较多和分析两组的疗效，做出试验的结论。

这种对照类型的优点首先从理论上讲可使研究组和对照组外的因素，如临床特征、预后和其他因素在两组间可比。其次是能消除研究人员或患者在患者分组上的主观因素，即消除了选择偏倚。最后是应用统计学方法来比较两组疗效时，这种类型更适宜于做卡方检验和 t 检验，而不需要用其他方法来校正。这种对照类型的缺点是一项试验需要较多的患者，因有一半患者充当对照。此外，还涉及医德问题。

应当说明，并不是所有的临床疗效评价都要随机对照这种方法。如多年来已在临床实践中证实其疗效的疗法，如阑尾炎手术切除治疗，虽未经随机对照证实，也不再需用此法加以评价。另外，某些罕见病，困难以收集足够多的患者以及某些致死性疾病均不宜用此法来评价疗效。

第二，非随机同期对照。这种类型的临床试验设计是由主管的医生实施分配，或在协作科研中按不同医院加以分组，即一所医院作为对照组，依然实施现行疗法，而另一所医院作为研究组推行新疗法。经过一段时间后比较两组的疗效。这种设置对照的方法简便易行，也易为患者和医生接受。主要缺点是不同医院收治的患者在基本临床特征与主要预后因素分布上不均衡，缺乏可比性，致使临床试验的结论产生偏倚。

第三，历史性对照。这种对照是一组患者（研究组）接受新疗法，将其疗效与以前某个时间用某种方法治疗的同类型患者（对照组）的疗效加以比较。这是一种非随机、非同期的对照研究。如某病于一段时间内，自然病程、诊断方法、诊断标准和治疗水平比较稳定或变化不大，并注意两组患者在临床特征、主要预后因素等保持均衡，采用此型对照评价一种疗法的疗效还是可以的。这种对照的资料来自文献和医院病历资料。这种对照的优点如下。

- 易为患者接受，也符合医德。
- 省钱、省时间。

同时，其也有相应缺点。

- 不少文献资料缺乏研究对象有关特征的记载，有的医院病历资料残缺不全，难以判断对比两组是否可比。
- 由于科学的进展，诊断手段的改进，使得一些轻型或不典型患者得到早期诊断，再加上护理技术的进步，使得对比两组疗效上的差别并不完全反映不同疗法的差异，从而使研究结论不正确。因此，对自然病程非常清楚，不治疗必死无疑的疾病用此型对照较为合适。

此外，还应了解，所用的历史性对照资料与当前研究工作的时间间隔越久，可靠性就越差。

第四，交叉设计。整个设计分为两个阶段。先将研究对象随机分为研究组（A组）和对照组（B组）。第一阶段研究组接受治疗，对照组接受安慰剂。此阶段结束后，两组患者均休息（洗脱，停药）一段时间。之后再进入试验第二阶段，但两组在接受治疗措施上对调。

这种设计不仅有组间对照，而且有自身前后对照，从而降低了两组的变异度，提高了评价疗效的效率，同时也可用较少的样本完成试验。

但采用交叉设计必须有一个严格的前提，即进入第二阶段之前，两组患者的病情均与进入第一阶段时相同。这对于许多临床试验来说是难以做到的，从而限制了这种研究设计的使用。

第五，序贯试验。与一般临床试验不同，序贯试验设计可事前先不规定样本量，而是试验一个或一对研究对象后，即进行分析，决定下一步试验，到可以做出结论时即可停止试验。这样就可以避免由于不切实际地增加样本量或研究对象数量过小造成的缺陷。

(2) 随机化原则：随机化是临床试验的基本原则，不仅可以排除抽样方法不正确引起的非均匀性误差、顺序误差和分配方法不当引起的分配误差，并且通过与盲法试验的结合，可以有效地排除主、客观偏性，明显地提高试验的可信度。

目前常用的随机化方法有以下四种，即简单随机法、区组随机法、分层随机法、动态随机法。

① 简单随机：在整个研究中心按照受试者入选的先后顺序，根据预定的随机方案分配入试验组或对照组。随机方案通过查阅随机对照表或采用计算器或计算机产生。

② 区组随机：区组随机是根据受试者进入研究的时间顺序，将其分成内含相等例数的若干区组或亚组，然后，区组内的受试者被随机分配至不同的组别。

③ 分层随机：区组随机通常保证了得到两种药物治疗的患者的数目在整体上相同，这是保证有效地应用统计学显著性检验的一种条件，但并不能保证各组患者条件的均匀性（或可比性）。这样的分组是简略的，或者说是不分层次的。可采用分层区组随机来减少由于病情或治疗有关的特定因素（如性别、年龄、病情轻重）在两组中分配不均匀而引起的不平衡或偏倚。为此可先将患者按照某些重要的因素进行分组（层），例如，如果男性、女性患者可能会对药物有不同的反应，为了避免男性、女性患者的数目在试验组和对照组中出现不平衡，如大部分男性集中在试验组而大部分女性集中在对照组，可分别将男性患

者和女性患者在本性别内随机分组，然后再分别将分入相同的男性、女性患者合并。

④ 动态随机：临床研究进行的随机化分组目的在于保证各个试验组间的非研究因素达到均衡，但即使严格遵照随机化方式进行研究对象的分配，在统计分析阶段对各组基线资料进行比较分析，有时候也会发现基线资料并不均衡。尽管FDA对采用随机化的研究的基线资料的比较分析没有明确的要求，但是学界存在争议。与传统随机化方法相比，动态随机化法的不同之处在于，动态随机化在分配研究对象的过程中，每一个研究对象进入某一组的概率不会一直保持固定，而是按照前面已入组研究对象的情况不断地进行变更，从而达到维持所有研究组之间非研究因素达到平衡的目的。每当有新的研究对象进入试验，研究者首先要假设该研究对象进入每一个组的情况，通过统计每组累计的各因素各水平的数目，并乘以一定的权重w，来计算不同分配情况下的均衡程度，两相比较后，最后以某一概率将研究对象分配到某一假设情况下试验组因素间差最小的试验组，以保持良好的均衡性。这种方法要求较高，其存在实施操作较复杂和分配可预测性的缺点，在应用时应采用中心随机化，以便集中控制和减少选择偏倚，加快分组速度。

(3) 盲法：开展临床试验的目的是正确评价一项治疗措施的疗效，用以指导临床实践。这就需要避免各种因素对正确评价的影响，即避免这些因素产生的偏倚。随机化方法可在很大程度上消除选择偏倚，而要消除观察偏倚就要运用盲法原则。这项原则的做法是临床医生、研究对象和试验设计人员中的一个、两个或三个都不知道研究对象接受什么治疗措施。临床试验中盲法详述如下。

① 非盲试验：在这种试验中，临床医生、研究人员和研究对象本人均知道分组情况和接受什么治疗措施。有些临床试验只能是非盲的，如探讨改变生活习惯对冠心病发病的影响。这是非盲临床试验结论常不可靠的原因。此法的另一缺点是分配到对照组的患者因多种原因退出试验的事例并非少见。

② 单盲试验：在这种临床试验中，研究对象不知道所接受措施的具体内容，从而避免了他们主观因素对疗效造成的偏倚。临床医生了解这些措施。这样可使研究对象在临床试验过程中的安全有了保证。但此法不能避免临床医生主观因素对疗效判断的影响。另外，有时要真正"盲"患者也很困难。

③ 双盲试验：在这种类型的试验中，患者和临床医生均不知道患者分组情况和接受治疗措施具体内容。这样就极大地减少了两者主观因素对判断研究结果的影响。这是此法的优点。但此法设计较复杂，实施也较困难。还要有第三者负责监督试验全过程（包括毒副反应的检查）以保证研究对象的安全。此外，在药品制作、采购、分发和观察疗效等方面要有一套严格制度，并教育工作人员切实遵守。还应认识到，在试验过程中要"盲"临床医生确实困难。

④ 安慰剂效应：多数药物既有特异作用，也有非特异作用。因而，研究对象使用安慰剂后会出现某种反应，称作安慰剂效应。如本章案例中分配到对照组的消化性溃疡患者服安慰剂2周后也呈现一定比例的临床治愈率。

安慰剂对照研究的目的不只是确定一项措施有无临床价值，更重要的是要判断某项措施的效应是否超过安慰剂所达到的。通过对比，就可知道一项治疗措施的特异的和非特异的作用程度。这对一项治疗措施的临床应用将起着指导意义。

综上，此部分内容主要聚焦于医学科学研究中的临床研究。临床研究的设计类型有很多，需要根据研究的目的、内容和可行性等来选择相应的类型。好的临床研究设计，会得出因果论证强度高的研究证据，从而更好地指导临床实践。

四、疾病病因研究

（一）病因研究概述

人类疾病的发生是有原因的。首先，研究疾

病病因可解释疾病发病机制，了解疾病的转归，有利于临床上对患者进行正确的诊治。例如，2019年底不明原因肺炎全球出现，严重威胁人类公共卫生健康。2020年初我国研究者完成了病原核酸检测，初步诊断为新型冠状病毒感染，并第一时间分离鉴定出病毒毒株并向世卫组织共享病毒全基因组序列，在全球流感共享数据库发布。病因学的明确，为全球科学家开展疫苗研发、药物研究、疫情控制等提供了重要基础。其次，了解疾病的病因和危险因素，可以通过对暴露于危险因素的人群进行干预，预防疾病的发生。例如，病因与危险因素研究显示糖尿病、高血压、高血脂等是心脑血管意外发生的重要危险因素，通过对这些患者人群进行健康教育和药物控制，可使得心脑血管意外发生率明显下降。因此，病因与危险因素的研究和评价是医学工作者必须具备的基本知识。

1. **病因基本概念** 病因是指疾病发生的原因，是引起疾病必不可少的、赋予疾病特征或决定疾病特异性的因素。其包括致病因子和致病条件（即诱因）两方面因素。致病因子是外界客观存在的生物的、理化的、精神的、遗传的、先天的、免疫的、营养的等等足以引起某一疾病的这些特定因素，例如，*ATP7B* 基因突变可导致肝豆状核变性，基因突变即为遗传性的致病因子。诱因是指能够加强某种疾病过程的原因，促进疾病发展的因素，例如，受凉后导致人抵抗力下降从而引发感冒的发病，受凉即为诱因。

直接病因是指只有该病因作用于人体才能够引起发病，例如，如果没有水痘带状疱疹病毒的感染就不会得带状疱疹，水痘带状疱疹病毒即为直接病因。间接病因是指可以促成和加速疾病发生的某些因素，其存在与疾病的发生呈间接关联，例如，熬夜或者精神的刺激等有可能导致机体功能失调，造成患病的易感性。危险因素是指流行病学层次的病因，由于某个或多个因素的存在，可使有关的疾病发病率增高，疾病的发生与该因素有一定的因果关系，但无可靠证据能够证明该因素的致病效应，但当该因素消除时，疾病发生的概率也随之下降。

病因学是主要研究疾病发生的原因与条件。致病因素作用于人体发生疾病是一个相当复杂的过程，取决于机体内的各种病理生理状况和免疫防卫机制，也受外界社会及自然环境的影响。因此，病因学是研究致病因素作用于人体，在内外环境综合影响下，导致人体发病及其发病机制的科学。

2. **病因的分类** 疾病发生种类繁多，一般可分成以下几类。

(1) 生物因素：生物因素主要包括病原微生物（如细菌、病毒、真菌、立克次体等）和寄生虫。生物因素常引起各种感染性疾病，其致病性取决于病原体侵入的数量、毒性及侵袭力，同时也与机体本身的防御及抵抗力强弱有关。

生物因素的作用特点为：①病原体有一定的入侵门户和定位，例如，流感病毒作为呼吸道病毒之一，以呼吸道作为入侵门户，定位在呼吸道，引起局部黏膜上皮炎症。②病原体必须与机体相互作用才能引起疾病，例如，鸡瘟病毒对人一般无致病作用，因为人对鸡瘟病毒一般无感受性。病原体作用于机体后，既改变了机体，又改变了病原体。例如，致病微生物可引起机体的免疫反应；同时，有些致病微生物自身也可发生变异，产生抗药性。

(2) 遗传因素：遗传致病因素主要通过遗传物质（染色体、基因和线粒体）的结构和功能发生改变所致疾病的因素。染色体畸变包括数目异常和结构畸变两类。人体内有23对染色体，如果在受精卵早期发育过程中发生差错，会产生染色体数目增多或者减少。虽然他们的基因是正常的，但基因组的平衡被打破了，故患者表现出各种先天发育异常。例如，先天愚型患者的体细胞中多了一个21号染色体，称之为21三体综合征。目前发现的染色体病有300多种，在妊娠最初3个月的自然流产中，染色体畸形约占一半。

基因异常包括单基因遗传病和多基因遗传

病，基因异常类型包括基因点突变、缺失、插入或倒位等。这些异常通过改变DNA碱基顺序或碱基类型，致使蛋白质结构、功能发生变化而致病。单基因遗传病呈现家系传递格局，符合孟德尔遗传定律，常染色体显性遗传致病基因位于1-22号染色体上，杂合子即可发病；例如，神经纤维瘤病是由于基因缺陷导致神经嵴细胞发育异常而引起多系统损害的常染色体显性遗传病。常染色体隐性遗传致病基因也位于1-22号染色体上，杂合子不发病，但为致病基因携带者；纯合子可发病；例如，苯丙酮尿症等。X连锁显性遗传病致病基因位于X染色体上，杂合子和半合子均可发病，但男性患者的病情一般比女性严重；例如，X连锁显性遗传性腓骨肌萎缩症等。X连锁隐性遗传病致病基因位于X染色体上，杂合子不发病，纯合子或半合子发病；例如，甲型血友病是由于位于X染色体上的相关基因缺失或插入突变或点突变，导致凝血因子VIB缺失、凝血障碍，出血倾向，该病一般男性发病，女性遗传。Y连锁遗传病的致病基因位于Y染色体上，随Y染色体传递，从男性传给男性，有致病基因就发病，呈全男性遗传。动态突变性遗传病致病基因多位于常染色体或X染色体上，呈显性遗传，致病基因重复顺序的异常扩增导致患者出现遗传早现的现象。例如，脊髓小脑性共济失调3型为 *ataxin-3* 基因CAG拷贝数异常扩增产生多聚谷氨酰胺所致的疾病。多基因遗传病即指一个以上基因突变的累加效应与环境因素互相作用所致的疾病。

线粒体遗传病是由于线粒体上DNA的基因突变所致，随同线粒体传递，为母系遗传。例如，线粒体脑肌病是由于线粒体基因突变导致线粒体结构和（或）功能异常所导致的以脑和肌肉受累为主的多系统疾病等。

遗传易感性指由遗传因素所决定的个体患病风险（即在相同环境下不同个体患病的风险）。肿瘤的发生发展与遗传易感性密切相关，例如，*BRCA* 基因突变携带者发生卵巢癌和乳腺癌的风险增加，普通人群患卵巢癌和乳腺癌的风险大概分别为14%、12%，而携带有 *BRCA1* 基因突变的人患卵巢癌和乳腺癌的风险分别增加为39%、55%～65%，携带 *BRCA2* 基因突变的人患卵巢癌和乳腺癌的风险分别增加到11%～17%、45%。

个体对疾病的易感性并不完全由基因型决定。环境致病因子导致的基因异常表达和修饰在疾病（特别是高血压、糖尿病等复杂疾病）的发生发展中同样起重要作用。有些由表观遗传异常引起的疾病，如高糖、高脂饮食加链脲佐菌素复制大鼠2型糖尿病模型可从亲代传至子代。由此可见，表观遗传改变在疾病的发生、发展和遗传中均起重要作用。

(3) 理化因素：主要包括气压（如气压在加压过程中，由于外耳道压力增加，鼓膜向内凹陷产生内耳充塞感、耳鸣甚至压迫鼓膜等症状。而气压在减压过快时人体的组织和血液会产生气泡，导致血液循环障碍和组织的损伤）、温度（如高温引起的热射病、低温引起的冻伤）、电流（如电击伤可导致严重心律失常甚至死亡）、辐射（如电离辐射照射可引起放射病）、噪声（如长时间接触噪声可导致以听觉器官受损为主并伴有听觉外系统反应的全身性疾病）、强酸、强碱及毒物（如吸入强酸、强碱等毒物可导致严重咳嗽、呼吸困难、喉头水肿、肺水肿甚至窒息等中毒的症状）等，其致病性主要取决于理化因素本身的作用部位、强度及持续时间。理化因素致病常发生在一些突发事故、特殊环境中。

物理因素的致病特点：①大多数物理性致病因素只引发疾病，但对疾病的发展不产生影响。②除电离辐射和紫外线以外，一般物理因素的潜伏期较短或无潜伏期。③物理性致病因素对组织损伤无明显选择性。化学因素的致病特点：①相对于物理性因素而言，多数化学因素对组织、器官的损伤有一定选择性。②在疾病发生发展中都起作用，它可能被体液稀释、中和或被机体组织解毒。③化学致病作用除了与毒物本身的性质、剂量有关外，还与其作用部位和整体的功能状态有关。④一般来说，除慢性中毒外，化学因素致病的潜伏期较短。

(4) 营养因素：营养因素包括维持生命活动的各种营养素（如糖、脂肪、蛋白质、维生素、无机盐等），某些微量元素（如氟、硒、锌、碘等）以及纤维素。当这些营养因素摄入不足或过多时都可引起疾病的发生。多见于营养缺乏性疾病。例如，维生素 B 缺乏可致亚急性脊髓联合变性，而摄取过量又可导致中毒。

(5) 先天因素：先天因素指损害胎儿发育的那些因素，但不是遗传物质的改变，由先天因素引起的疾病被称为先天性疾病。一些化学物质、药物、病毒等可作用于胎儿而引起胎儿的某种缺陷或畸形。胎儿在子宫内发育障碍的原因还可能是外伤、胎位不正，特别是母亲的不良习惯如吸烟、酗酒等。例如，先天性心脏病与妊娠早期患风疹、麻疹或其他病毒感染性疾病有关，通常婴儿出生时就已患病。

(6) 免疫因素：免疫反应过强、免疫缺陷或自身免疫反应等免疫因素均可对机体造成影响。免疫反应过强是指某些机体中免疫系统对一些抗原刺激发生异常强烈的反应，从而导致组织、细胞的损伤和生理功能的障碍，称为变态反应或者超敏反应。例如，青霉素等过敏可导致过敏性休克；某些花粉或食物可引起支气管哮喘等变态反应性疾病。因体液免疫或细胞免疫缺陷引起的即为免疫缺陷病，例如，人类免疫缺陷病毒（human immunodeficiency virus，HIV）感染可破坏 T 淋巴细胞，导致获得性免疫缺陷综合征（acquired immune deficiency syndrome，AIDS）。有的个体能对自身抗原发生免疫反应并引起自身组织的损害，称为自身免疫性疾病。例如，重症肌无力即为体液免疫介导的神经肌肉接头传递障碍的获得性自身免疫性疾病。

(7) 环境生态因素：清洁的空气、土地、水源和茂密的森林是人类赖以生存的环境。自然资源的过度开发，生态平衡破坏，大气、水和土壤的污染，已成为危害人类健康，导致疾病发生的重要因素。例如，克山病，又称地方性心肌病，是由于所在地区低硒导致的一种心肌病。

(8) 心理和社会因素：随着生物医学模式向生物-心理-社会医学模式的转换，心理和社会因素在疾病发生发展中的作用日益受到重视。心理因素和社会因素，如长期的紧张工作、不良的人际关系，恐惧、焦虑、悲伤、愤怒等情绪反应，以及生活突发事件、自然灾害的突然打击等。这些因素可引起精神障碍性疾病，如创伤后应激障碍。同时还可通过精神、心理作用导致机体功能、代谢紊乱及形态结构变化，如高血压、冠心病、溃疡病等的发生发展都与精神心理因素密切相关。

总之，没有病因就不可能发生疾病。然而，目前对很多疾病的病因尚不完全明确，随着医学科学的发展，更多疾病的病因将会得到进一步阐明。

3. 病因的致病效应　病因的致病效应是指危险因素作用于人体的反应或者结果。病因的致病效应非常复杂，既有单一病因引起一种疾病的情况，也有一种病因引起多种疾病情况，还有多个病因的综合作用而引起一种疾病的情况。

(1) 单一病因论：19 世纪，德国著名细菌学家 Koch 等在研究炭疽和结核等传染病的病因过程中总结了微生物导致疾病的单一病因论，这一病因论对推动病因学的研究做出了杰出的贡献。单一病因论即科赫法则：①病原微生物必然存在于患病动物体内，但在健康动物体内不应出现；②从患病动物分离得到的病原微生物，且可以纯化培养；③用该病原微生物接种易感动物，能够复制出该种疾病所特有的症状；④从这种被感染的动物体内，可以再次分离出与原有病原微生物相同的纯培养物。

Koch 等的单一病因论对特殊的致病微生物引起的单一疾病的因果关系研究做出了可贵的贡献。然而也有绝对化的缺点，单一病因论并不能对复杂的病因效应做出完全的解释。因为即使是单一的病因，也可能引起多种不同的疾病，例如，人类巨细胞病毒若是在孕妇宫内感染，可引起胎儿先天性畸形，而在免疫功能低下者中感染可导致巨细胞病毒性脑炎的发生。

(2) 多病因论：在长期的疾病认识实践中，人们逐渐认识到一种疾病的发生往往是多种致病因素综合致病效应的结果。例如，脑血管病的病因学研究中发现高血压、糖尿病、吸烟、高血脂等都是它的重要的致病因素。此外，如肺结核需在有结核分枝杆菌存在下，当宿主抵抗力下降等因素综合作用下才导致疾病的发生。这是因为这些因素在体内的致病效应上，有着彼此间的交互作用的缘故。

4. 自然病史对病因与危险因素研究的意义 疾病的自然史是指在不做任何干预和治疗措施的情况下，疾病从发生、发展到结局的整个过程，不同疾病的自然史差异很大。一般来说，疾病的自然史分为生物反应期、亚临床期（临床前期）、临床期和疾病相关结局（如痊愈、残疾和死亡）四个时期。了解疾病的自然病史，对病因与危险因素的研究有重要意义，主要表现为以下两个方面。

(1) 在纳入病因与危险因素研究时，需要排除处于临床早期的病例。如果在研究中纳入了待研疾病的早期病例，可能会由于诊断手段灵敏度不高，将本该纳入组的对象排除在外，这可能夸大或掩盖危险因素与疾病的关系。为避免纳入生物反应期和临床前期的病例而造成选择偏倚的发生，在选择研究对象时需要采用高灵敏度的诊断手段，将阴性结果的对象入组。

(2) 为防止产生假阴性的结果，需根据疾病的自然史确立正确的随访期。慢性疾病的发病往往潜伏期较长，如果设计的随访期短，可能有些病例尚未进入临床期，从而造成无病的假阴性结果，影响了研究结果的真实性；而如果设计的随访期过长，会出现失访增多，导致结果失真。因此，在病因与危险因素研究中，需要了解疾病自然病史，确定合理观察随访期并应采用特异度高的诊断方法以防止早期病例被漏诊。

(二) 病因研究的基本过程和方法

对病因不明的疾病，研究与确定病因是一项十分复杂的过程和方法，需要多学科和专业的研究者们共同努力，还应有必要的科学测试手段与设备。具体过程和方法包括发现特殊病例、提出病因假设、验证病因假说。

1. 提出病因假设 病因学研究的真实性需要涉及因果推断的问题，包括统计关联、逻辑方法和判定标准。描述性流行病学研究包括临床病例观察、生态学研究和横断面研究等，它们主要陈述疾病的现象，一般不涉及疾病的本质或因果关系；但这个描述性流行病学研究能提供病因分析的初步线索，从而提出可能的病因假设。原因不明性疾病大多是临床医生首先观察发现的，这些临床特殊的不明病因病例存在某些特点，通过临床的分析和总结有可能在认识上产生质的飞跃，进一步提出疾病的病因假说，为进一步的研究提供一些重要的提示。描述性研究的主要形式是特殊的病例个案报告或病例系列总结。内容多为重要的临床特点、可能的致病因素等，这为进一步的病因与危险因素研究提供线索。例如，1982年前后一些吸毒者不知情地注射了一批劣质合成麻醉药，几周后他们中的一些人患一种帕金森病样疾病，经调查发现制造这批药的药剂师无意中合成了 1- 甲基 -4- 苯基 -1,2,3,6- 四氢吡啶（MPTP），因此提出病因假说，MPTP 可能是帕金森病的危险因素。在之后的动物实验中对啮齿动物及灵长类动物注射 MPTP 可出现帕金森病的表现，证实了 MPTP 与帕金森病的关系。由此可见通过描述性流行病学研究的发现，可进一步提出病因学假说。

2. 验证病因假说：临床回顾性的病例对照研究 病因假设是在已有的理论基础以及为数不多的经验之上，通过逻辑推理或创造性想象等而产生的。得到病因假设后，描述流行病学通过假设演绎法和检验假设的分析流行病学研究相衔接。根据病因不明疾病的临床特点，可能感染或患病的方式，有关化验及特殊检查的结果，综合分析，排除了某些已知的因素之后，提出可能的致病因素的假说。从临床角度来说，需要用严格的诊断标准，去选择该病因不明的病例作为病例组，同时选择其他病例或健康人群进行配对作为对照组，对提出的病因假说做临床回顾性病例-对照研究，验证因果关系。

病例对照研究是比较一群患某病病例与一群未患该病的对照暴露于某因素的可能性大小，以推论可能的病因或有关因素的一种回顾性调查。病例对照研究是从"果"到"因"的研究，由于存在许多未知的混杂因素，论证效率相对较低。病例对照研究举例，为了解某省居民新型冠状病毒感染的影响因素，采用病例对照的方法选择该省确诊病例和阳性检测者为病例组，随机抽取与确诊或阳性检测者同一县区且经定点隔离医学观察期满并新型冠状病毒核酸为阴性的密切接触者为对照组，以问卷调查的方式调查相关影响因素，结果发现是否佩戴口罩、是否接触过出现症状的新冠患者、是否洗手消毒为该省新型冠状病毒感染的主要影响因素。

3. 验证病因假说：临床前瞻性的研究　验证疾病的病因，最有说服力的是人体前瞻性研究。理想的前瞻性病因学研究方法是随机对照试验。随机对照试验是选择若干健康人群，采用随机法分成两组，一组接受拟验证的致病因素，另一组作为对照组则接受安慰剂，以观察两组发病结果，进而验证疾病病因。例如，为研究维生素B_{12}缺乏与亚急性脊髓联合变性有关，一组健康人群接受正常饮食，另一组健康人群接受维生素B_{12}缺乏的饮食，一段时间后，观察两组人群是否发生亚急性脊髓联合变性。虽然这种人体试验的方法是最具有说服力，但却是法律和道德不容许的，因而是行不通的。

因此，对于临床流行病学研究病因的前瞻性研究，绝大多数是选择已经暴露于被研究的可能病因或危险因素之中的、尚未发病的人群为研究对象，做定期连续观察，验证其致病的因果效应。

(1) 单组前瞻性病因学研究：对于单组前瞻性病因学研究我们可以按照诊断标准，选择一些与某种可能致病因素接触但是没有发病的对象，对他们做定期观察，连续追踪，以观察该因素的致病效应，为病因的确定提供依据。单组前瞻性病因学研究是单纯的病因叙述性研究，虽然是前瞻性，但无对照，并且受干扰的因素较多，故准确性较差。例如，为观察农药接触是否可引起帕金森病，可以从人群中选择一些有农药接触史但未发生帕金森病的患者作为研究对象，定期、连续地观察若干年，以观察在这些有农药接触史的帕金森病发病率，借以探讨农药接触与帕金森病发病的关系。

(2) 有对照的前瞻性病因学研究：有对照的前瞻性病因学研究为前瞻性的队列研究，是指按照统一的标准，选择一组暴露于待研疾病的可能危险因素的人群，另一组被证明没有与该因素接触的人群，纳入研究时，两组均证实不存在被研究的疾病。经做同期前瞻性观察，比较两组中疾病发生率的差异，借以验证因果效应。例如，为观察农药接触是否可引起帕金森病，病例组从人群中选择一些有农药接触史但未发生帕金森病的患者作为研究对象，对照组选择没有接触农药的人群为研究对象，定期、连续地观察若干年，追踪观察两组人群帕金森病发病率的差异，以探讨农药接触与帕金森病发病的病因效应。这种有对照的前瞻性病因学研究，如设计严谨，诊断可靠，能排除有关偏差和混杂的干扰，所获得的病因学结论，是十分有价值的。

(3) 试验流行病学研究：试验流行病学研究是一种可施加干预因素的前瞻性研究，因果论证的强度较强。当可能的致病因素或危险因素被研究确定后，应在人群中进行验证，即当致病因素存在时，发病率就会高；反之，由于采取了干预措施，使致病危险因素消除或减弱时，则发病率应降低。试验流行病学研究可对病因假设做出可靠性的验证，是病因研究的重要步骤。例如，心房颤动是心源性栓塞性脑梗死最常见的原因，实践证明如心房颤动不做有效治疗，其年脑卒中发生风险可高达7%～10%，应用抗凝药可有效预防脑卒中复发。又如，研究表明人乳头瘤病毒（HPV）与宫颈癌有密切相关，采用HPV疫苗，预防HPV的感染，进而可能减少宫颈癌的发生，这为研究HPV与宫颈癌因果联系提供依据。

此外，由于药物的不良反应造成某种疾病或恶果，经过仔细地观察研究能够证明存在因果关系，即使机制不明，但采取有针对性的干预措施，当获得有意义的结果时，也可以证明其病因的因果关系。例如，某种药物的使用观察后发现可能会导致肝功能损害，对该药物停止使用后肝功能损害发生率下降，这就在宏观上证实了该药物导致肝功能损害的因-果关系。

（4）验证病因假说——实验病因学研究：从临床和流行病学的研究中，提出的病因假说需做基础医学实验的研究来证实，实验研究能阐明病因作用的机制，动物实验研究对病因假设有验证作用，因此实验研究在病因研究中有非常重要的作用。但是，实验病因学研究多是动物实验或在体外用实验方法进行的，特别是体外实验是模拟人体的内环境，从而进行精心的实验。实验病因研究寻找完全与人类相似的敏感性动物是不大可行的；体外模型毕竟与人体内的状况和反应也不完全一样。因此，将实验的结果引用于人体时，应持审慎的态度。

（三）病因学研究主要设计方案

1. 个案病例报道或系列病例的分析报告 个案病例报道或系列病例的分析报告对于罕见疾病、新发疾病的病因学研究具有重要意义。由于个案病例报道或系列病例的分析报告缺乏对照，只能根据其临床及流行病学的特殊规律提出有关病因的假设，不能被用来验证真实性统计联系的存在。另外，病例报告最基本的局限是它建立在单个个体经历的基础上，任何危险因子的出现可能仅仅是偶然的。病例系列样本虽然足够大，但由于缺乏合适的对照，既可掩盖暴露与疾病的联系，亦能夸大暴露与疾病的联系。

例如，1995年，Shuper A等研究中首次报道了4名患有脑瘤的儿童在头颅放疗后数月至数年出现了恶心、发作性视力丧失、偏瘫、失语或偏身感觉障碍相关以及严重间歇性单侧头痛新发症状，研究中推测儿童在接受头部放疗后可能会出现"复杂的偏头痛样发作"，这可能是放疗的后遗症。之后越来越多的研究证实头部放疗后可导致这一复杂的偏头痛样发作，即放疗后脑卒中样偏头痛发作。可见个案报告或系列病例的分析报告可以为不明病因或患病危险因素的研究提供重要的病因学线索。

2. 横断面研究 横断面研究是调查特定人群特定时点某种疾病的患病情况，以及与患病有关的因素。由于横断面研究是在一个时点上同时观察特定人群的患病状况和接触与疾病有关危险因素的状况，因此也称为现况研究。但由于横断面研究中疾病的患病状况和患病的相关危险因素是同一时间收集的，研究者很难判断何为因，何为果，因此横断面研究只能提供疾病可能病因的线索，不能得出病因因果关系的结论。例如，横断面研究可用于调查某地区特定人群中，在一定时间内的高血压等疾病的患病率及其相关危险因素。

3. 病例-对照研究 病例-对照研究是一种"由果溯因"的回顾性研究，选取确诊患有待研疾病的一组患者作为病例组，同时选取一组未患该疾病但具有可比性的另一组作为对照组，通过回顾性调查过去的一段时间内两组人群某种或某些可能的危险因素（或保护因素）的暴露史，比较病例组和对照组各因素暴露史的差异（有/无暴露的差异以及暴露频率的差异），来比较这些因素是否与该病存在差异以及差异的强度，进一步判断各暴露因素与疾病的关联。病例对照研究适用于少见病、有较长潜伏期的疾病的研究，相比前瞻性的队列研究而言，病例对照研究具有研究时间短、收效快、花费低、对研究对象无害等明显优点，所以被广泛运用于病因与危险因素的研究。但由于病例对照研究的方法本身不可避免地受多种偏倚的影响，其结果不如队列研究和随机对照研究设计方案的真实性高。

病例对照研究具有如下特点：①研究开始时间是在疾病发生之后进行的；②是"由果溯因"的回顾性研究，必须确定暴露是发生在疾病之前；③研究对象按是否患病分为病例组与对照组；④被研究因素的暴露情况由研究对象通过回顾过去的暴露情况来提供；⑤只能判断暴露与疾病是否有关联及关联的程度，不能下因果的最终结论。

例如，以"高血压是否为脑血管病的危险因素"为例模拟一项病例对照研究，选取已确诊的脑血管病患者为病例组，并选择非脑血管病的人群为对照组，病例与对照以1:1匹配。匹配条件是同医院、性别、年龄、职业、经济生活条件、社会阶层相一致，结果显示高血压与脑血管疾病之间存在关联。

4. 前瞻性队列研究 前瞻性队列研究相对病例对照研究而言，是一种"由因到果"的研究，选择合格的研究对象按是否暴露于某可疑因素及其暴露程度（如接触过某种物质、具备某些特征、具备某些行为或习惯等）分为不同的亚组（如暴露组与非暴露组、低/中/高剂量组），除暴露因素外，其他方面的条件应基本接近。对各组人群随访一段相当长的时期，追踪其各自的结局（如发病、死亡等），比较不同亚组之间结局的差异，从而判定暴露因子与结局之间有无因果关联及关联大小的一种观察性研究方法。由于队列研究研究对象暴露信息在结局发生前，因果现象发生的时间顺序上是合理的，且可以计算相对危险度来测量暴露因素与疾病的关联，是医学研究中可信度较高的研究方法之一，其对于揭示疾病发生的病因具有重要的科学价值和理论意义。其其有病因学证据强度高、可获得人群基线资料、可证实预防措施的有效性等优势。队列研究是国际公认的研究常见重大疾病病因最有效的方法，是研究遗传和环境暴露与健康结局最重要的设计类型之一。但由于队列研究观察对象多，组织实施有一定难度，耗费成本较大。另外，由于随访时间较长，容易产生各种各样的失访。此外，前瞻性的队列研究在人类自然状态下进行观察，危险因素的暴露自然存在于人群中，研究者无法主动控制，因而难免受到某种（些）混杂因素的干扰，其真实性仅次于随机对照研究。

例如，以"高血压是否为脑血管病的危险因素"为例模拟一项队列研究来证实高血压人群的脑血管病患病率，选择高血压人群为暴露组，血压正常人群为非暴露组，除高血压外两组之间其他方面的所有条件均匹配。随访一段时间后比较两组之间脑血管病的患病率。但暴露组在随访阶段可能出现降压药物使用的改变，可能使得结局受到影响。

5. 随机对照试验 随机对照试验中将受试对象随机分配到试验组和对照组，即每一个受试对象都有同等的机会进入试验组或对照组，这样试验组和对照组的可比性最好，每组人群施加不同的干预措施，然后通过适当时间的随访观察，比较组间重要临床结局发生频率的差别，以定量评估不同措施的作用或效果的差别。除随机分组外，随机对照试验通常还会采用分组隐匿、安慰剂、盲法、提高依从性和随访率等控制偏倚的措施。随机对照试验是目前测试医学干预措施效果最严谨、最可靠的科学方法。虽然在研究因果关系方面，随机对照试验高于队列研究，但由于伦理的限制，随机对照试验不能用来研究疾病的危险因素，即研究者不能按照自己的意愿来给研究对象施加对健康可能有害的因素。因此，随机对照试验只能用来验证对健康有益的因素或者措施对人体的作用。例如，为研究吸烟是否增加患肺癌的危险，模拟一项随机对照试验。在知情同意之后，将一组合适人群随机均衡分成吸烟组和不吸烟组，从而消除彼此之间未知的混杂因素的影响，一定时间的观察期后观察两个组患肺癌的人数。如果模拟研究的结果发现吸烟组确有肺癌发病增加，则更有理由相信吸烟能够增加患癌的风险。事实上，研究者不可能主动将危险因素置于受试对象身上，去试验对人体造成的危害，因为研究者如有意这样做，则违背人体伦理。然而，有时需要迫切了解某种不肯定的致病因素或尚无充分证据说明对人体有害的危险因素，否则不利于采取果断干预措施，在这些特殊情况下，也可做病因学的随机对照试验。

6. 实验病因学研究 实验病因学研究主要从微观的角度去探讨病因，借助生化实验、微生物学实验、动物实验及分子生物学等基础医学研究，阐述病因的作用机制，为验证病因假设提供依据的实验手段。例如，为验证1-甲基-4-苯基-1,2,3,6-四氢吡啶（MPTP）是帕金森病的危险因素，研究者对啮齿动物腹腔注射MPTP，啮齿动物会出现帕金森病表现，这些结果证实MPTP可以导致帕金森病的发生。目前啮齿动物MPTP模型已成为帕金森病实验研究的标准有效工具。当然在解释实验研究结果时，要考虑各种原因造成假阳性和假阴性的可能性。同时，从动物实验的结果推论到人时要慎重。

病因与危险因素的研究和确定，一定要排除混杂及有关偏倚因素的干扰且要有暴露危险因素组和未暴露组这两个群体进行对照；所致疾病的诊断标准、发病率及病死率等有关的指标和数据应确切，这是病因与危险因素研究与评价的科学基础。

（四）病因学研究质量控制措施

在病因学研究中，对因-果致病关系的确定，可能出现三种情况：①真实的因-果关系；②虚假的因-果关系；③无关的因-果关系。虚假和无关的因-果关系运用医学基础及临床医学知识易于排除。关键在于严格地控制质量，排除若干偏倚因素的干扰，进而识别无关和虚假的因-果联系而肯定真实的因-果联系。在病因学研究中，采用如何一种研究方法，都应该尽量保证研究结果与客观、真实情况的一致，但由于各种因素的存在（如随机误差和偏倚），研究结果与真实情况往往存在差异。随机误差是由抽样而产生的差异，一般可以通过统计学方法予以估计或评价。

偏倚是除随机误差以外的误差，是系统误差，它可发生在流行病学研究的设计、实施、分析以至推论的各个阶段。因此，病因学研究需要采用以下措施进行质量控制。

1. 选择研究对象时要防止选择偏倚 选择偏倚是指被选入研究中的研究对象与没有被选入者某些特征上的差异所造成的系统误差，即由于选择研究对象的条件受限制或选择对象的方法不正确而使研究结果与真实情况有偏差。对病因学研究对象入组的选择与确定，应该确诊为未患有被研究疾病的健康者。为避免选择偏倚，最佳的选择方法是随机抽样，当对暴露病因组和未暴露病因组两组进行致病的因-果效应观察时，最佳的分组方法应该是随机分组法，这样能够避免因为人为的选择偏倚对观察结果的影响，而确保观测结果的真实性。

2. 观测结果时要防止测量偏倚 测量偏倚是指对研究所需指标或数据进行测定或测量时产生的偏差。病因学研究中最为重要的是对被选择的研究对象采用最为可靠的诊断试验，测试纳入的对象确保是确实未患有被研究的疾病者。因此，要求测试的诊断试验应具有较高的灵敏度；然而在试验终止时，为确保被研究对象确实已患了被研究的疾病，防漏诊，需应用高特异度的诊断试验。这样才能避免病因学研究中对因-果效应的测量偏倚。在应用某些试验性或图像性方法指标来测试致病效应及其程度时，除了准确的试验条件、试剂、仪器以及试验方法外，对测试反应的观测，应采用盲法，以避免观测和判断结果时的测量偏倚。

3. 因-果效应的分析时，要防止混杂因素 混杂偏倚或称混杂，是指在流行病学研究中，由于一个或多个潜在的混杂因素的影响，掩盖或夸大了研究因素与疾病（或事件）之间的联系，从而使两者之间的真实联系被错误地估计。混杂因素亦称混杂因子或外来因素，是指与研究因素和研究疾病均有关，若在比较的人群组中分布不均，可以歪曲（掩盖或夸大）因素与疾病之间真正联系的因素。混杂因素是干扰病因学因-果效应十分重要的偏倚，其可以曲解研究的结果而引起不正确的或不完全正确的结论。混杂因素的基本特点：①必须是所研究疾病的独立危险因子；②必须与研究因素（暴露因素）有关；③一定不是研究因素与研究疾病因果链上的中间变量。

为控制混杂因素，通过如下方面以排除混杂因素的影响。首先，在设计阶段通过限制、匹配、随机化等方式控制混杂：①限制：针对某一或某些可能的混杂因素，在设计阶段对研究对象的入选条件予以限制。②匹配：在为研究对象选择对照时，使对照组针对一个或多个潜在的混杂因素与研究病例组相同或接近，从而消除混杂因素对研究结果的影响。③随机化：采用随机化原则使研究对象以同等的机会被分配在各处理组中，从而使潜在的混杂因素在各组间分布均衡。对入组的研究对象必须有严格的纳入和排除标准。其次，在资料分析阶段通过分层分析、标化法和多因素分析法等控制混杂：①分层分析：即把病例组和对照组按可疑的混杂因素分为不同层次，再分别在每一层内分析暴露与疾病的关联强度，从而可以在一定程度上控制混杂因素对研究结果的影响。②标化法：即采用统一的标准（统一的内部构成）计算出消除内部构成不同影响后的标准化率（调整率），然后再进行比较。③多因素分析法：同时对观察对象的两个或两个以上的变量进行分析，如多元线性回归、Logistic 回归、COX 比例风险回归模型等统计分析方法。

例如，以糖尿病与脑血管疾病的关系为例，糖尿病时间越长，导致人患脑血管疾病的概率会越高，因此，糖尿病是脑血管病的危险因素。但是高龄也是发生脑血管病的危险因素，当我们研究糖尿病与脑血管病的关系时，对于年龄较大的糖尿病患者，就存在两种危险因素，首先是糖尿病（这是我们预研究引起脑血管病的危险因素），而年龄则为同时存在的导致脑血管病的另一危险因素，即混杂因素。为获得准确的糖尿病与脑血管病的因-果关系，就必须防止年龄因素的干扰（混杂因素）。在设计阶段，可以限制研究对象的年龄阶段；或者对纳入两个组的研究对象进行年龄匹配，使得两个组的年龄匹配相近。此外也可在统计分析阶段通过统计学方法消除年龄因素的干扰。

4. 防止机遇因素的影响 无论是前瞻性或回顾性对照的研究，都要防止机遇因素干扰因-果关系的结论。因此，可通过限制Ⅰ型错误和Ⅱ型错误的水平防止假阳性或假阴性的显著性影响。足够的样本量观察对防止机遇因素非常重要。当排除了机遇因素影响病因学研究的因素后，所获得的因-果观测结果才具有真实性的基础。这样就可以应用病因学分析与评价的标准进行评价。

（五）病因学研究的评价原则

为了解疾病的病因或危险因素，可通过如下步骤开展临床研究：提出临床问题；检索相关研究证据（在文献中寻找相关科学研究的证据，用他人的研究结果来回答提出的问题）；评价相关证据（对文献中良莠不齐的研究进行评价）；应用证据；后效评价。病因学的研究一般从研究结果的真实性、重要性、实用性等方面进行评价。

1. 评价病因和危险因素研究证据的真实性

(1) 病因和危险因素研究是否采用了论证强度高的研究设计方法：临床科研的对象是人。由于变异和生物多样性的普遍存在，不同的个体接触同样的危险因素，发生的反应也可有很大的差异，例如，同样接触肺结核患者，有些人会感染肺结核，有些则没有。因此，当选择的研究对象不合适或采用的研究方法不当时，临床科研易受到系统误差（即偏倚）的影响，降低结果的真实性，而论证强度高的研究设计方法则能较好地控制偏倚。故评价某一研究结果的真实性首先应考虑是否采用了论证强度高的研究设计方法。病因和危险因素的研究方法通常有系列报告或个案报告、横断面研究、病例-对照研究、队列研究、随机对照试验。系列报告或个案报告的论证强度最弱，病例-对照研究论证强度不太强，队列研究论证强度较强，而随机对照研究最强，因为其结果来源于真正的人体试验，各病因学研究类型的论证强度见表2-1。病因学研究的证据是否来源于真正的人体试验，是指研究中是否将人体置于危险因素的暴露中，通过比较暴露和非暴露组发病的差异来判断暴露因素的致病效应，具有较强的因果论证强度。但是，如果在健康人群施加危险因素的病因学研究，显然是不符合人体伦理的，不具备可行性。

(2) 试验组和对照组除暴露的危险因素/干预措施外，其他重要特征在试验组和对照组组间是否具有可比性：研究病因时，无论何种设计方案，除暴露的危险因素外，都可能存在偏倚的影响，如果研究各组间其他影响结局的因素不一致时，即没有可比性，这会影响结果的真实性。其中，混杂偏倚在多危险因素致病的因-果关系中影响最大，混杂因素可为已知的，也可为未知的。所以，应评价病因与危险因素研究中是否存在混杂因素及混杂因素影响的程度，是否采用适当的控制或消除方法，如设计阶段有严格的纳入和排除标准、采用限制、匹配、随机化方法进行研究人群分组，在资料分析阶段对已知的预后因素进行分层分析等方式控制和消除混杂因素。例

表2-1 各种病因学研究类型的论证强度

设计类型	性质	可行性	论证强度
随机对照试验	前瞻性	差	++++
队列研究	多数前瞻性 少数回顾性	较好	+++
病例-对照研究	回顾性	好	++
描述性研究	前瞻/回顾	好	+/-
横断面调查	断面	好	+
系列报告或个案报告		好	+/-

如，研究住院对高血压患者病死率的影响，三级甲等医院收治的患者病情较重，病死率高；社区医院收治患者病情较轻，病死率低，若选择入组人群所在医院不一样，组间可比性差，可能会得出不一样的结果，影响结果的真实性。

例如，以吸烟与肺癌的关系为例，采取病例对照研究，吸烟作为对照的暴露因素，把2010—2020年，某确诊的113例肺癌男性病例作为病例组，对照组采用1∶1配比法，同时收集来院就诊的无肺部症状、体征的非呼吸系统疾病113例男性患者作对照。做到病例与对照在年龄、民族、职业等配比因素上均衡。组间可比性好，能较好地反映真实性。

(3) 组间对因果效应的测量方法是否一致，结果测量是否客观或采用盲法：测量偏倚、回忆偏倚、访谈者偏倚、选择偏倚都可能影响病因学研究的真实性。评价病因和危险因素研究时，应注意研究测量结果指标的方法在试验组和对照组间是否一致且观测方法是否为盲法，只有这样才能消除相关偏倚的发生，保证结果的真实性。例如，采用病例对照研究白血病的危险因素时，白血病患者更容易回忆起过去曾经接触过的暴露因素，此为回忆偏倚；而如果研究人员知道调查的对象为白血病患者，也会更主动、更详尽地了解患者的暴露史，此为访谈者偏倚；而盲法就能使观察者和受试者都不知道研究假设，不知道研究分组的情况，从而如实记录观测结果，避免上述偏倚造成的影响，增加结果的真实性。此外，在入组阶段，测试纳入的对象务必是确实未患有被研究的疾病者，这就需要诊断试验具有较高的灵敏度；而试验终止时，为确诊被研究对象确实已患了被研究的疾病，防漏诊，这需要诊断试验具有高特异度。这样就能防止病因学研究中对因-果效应的测量偏倚。

(4) 观察期是否足够长，结果是否包括了全部纳入的病例：验证某些疾病特别是慢性非传染性疾病发病危险因素的致病效应的研究证据时，由于这类疾病的潜伏期长，往往需要足够长的时

间才能观察到结果的发生，观察期过短可能出现假阴性结果，然而随访时间越长，研究对象失访的可能性越大，因此，观察期的长短应根据疾病和结局的自然病程来判断观察期是否够长。例如，为研究接触含苯胶水是否增加患白血病的危险，如果受试者仅被随访了几周，就无法区分阴性结果是接触含苯胶水确实没有增加患白血病的危险？还是随访期短，白血病还没有表现出来？另外，失访病例不应超过总观察病例数的 10%，一旦超过 20%，则结果很可能失去真实性，因为中途退出的病例可能在某些重要特征上与仍然留在研究中的病例有很大差别。

(5) 病因和危险因素研究因果效应的先后顺序是否合理：在评价某一病因和危险因素研究时，如果能明确危险因素的出现早于疾病的发生，则研究结果的真实性较高。例如，研究接触含苯胶水是否增加患白血病的危险，那么含苯胶水的接触应早于白血病的发生。但对于有些多因素的疾病，可能会出现因素和结果同时出现在一个人身上，导致很难判断谁是因谁是果。例如，高血压患者多同时有较高的血清胆固醇水平，糖尿病患者往往有脑血管疾病，因此谁是因谁是果不能草率下结论。因 - 果效应顺序的确定主要依靠前瞻性队列研究，而横断面研究、描述性研究、病例对照研究在因 - 果效应时相顺序的确定上论证强度低。

(6) 危险因素和疾病之间有否剂量效应关系：危险因素与疾病之间的剂量 - 效应关系，是指疾病的发生和损伤程度与有关危险因素的剂量、暴露时间、暴露频度等方面具有显著的相关性。剂量 - 效应关系的确定有助于确定因素和疾病之间的因 - 果关系。当病因可以分级处理时（根据量化或特征），随着级别的变化评估是否可以影响疾病在人群的发病率，从而绘制相关图，称剂量 - 效应反应曲线，这种曲线是一种形如阶梯的曲线。物理、化学因素所致的致病效应、药物导致的不良反应通常与接触剂量、时间成正比。例如，Doll 和 Hill 按每日吸烟支数将人群分成几个亚组，进行队列研究，将肺癌死亡率与吸烟量的关系绘成图，发现随着吸烟量的增加，肺癌的死亡率也就越高。在医疗实践中，治疗措施的疗效和毒副作用在一定范围内也常存在剂量 - 效应关系，在治疗剂量时，药物可显现疗效，但达到中毒剂量时，则出现中毒反应。但某些危险因素如生物因素所导致的疾病，难以肯定剂量 - 效应关系（例如，多少结核分枝杆菌进入人体才可能导致肺结核的发生，无法进行具体的定量）。当病因和危险因素研究呈现剂量 - 效应关系时则结果的真实性较高。

(7) 病因和危险因素研究的结果是否符合流行病学的规律：疾病在人群中的分布特点和消长的变化往往与相关的危险因素消长的变化相吻合，随着危险因素的消长，该病的发病率及患病率随之消长，随着治疗措施的使用或终止，不良反应的发生也随之增加或减少或消失，这有助于确定因 - 果关系。例如，20 世纪 60 年代沙利度胺致新生儿海豹肢畸形的例子，当沙利度胺处于销售高峰时，新生儿海豹肢畸形的发生率也达高峰，而当采取干预措施停止生产和销售沙利度胺后，新生儿海豹肢畸形的发生率也极为明显地下降，这符合流行病学病因致病的规律。所以，当病因和危险因素研究结果符合流行病学规律时，其研究的因果关系真实性较高。

(8) 病因致病的因果关系是否在不同的研究中反映出一致性：对某危险因素与某种疾病关系的研究，如果检索到多篇研究证据或系统评价，且为研究人员在不同地区、时间，采用不同或相同的设计方案进行，都获得暴露因素 / 干预措施与疾病 / 不良反应关系的一致结论，则这种病因学的因 - 果效应较可信，否则需要进一步研究证实。例如，为研究新型冠状病毒疫苗的接种是否是癫痫患者癫痫发作频率增多的危险因素，至少有 9 个相关研究得出一致性的结论：仅有很少一部分的癫痫患者在接种新型冠状病毒疫苗后出现短暂的癫痫发作频率增多，目前的新型冠状病毒疫苗对癫痫患者是安全的。若进行的系统评价

(9) 病因致病效应的生物学依据是否充分：如果病因学和危险因素研究揭示的因-果关系有生物学上的可解释性，这可增加因果联系的证据，结果的真实性高。例如，有作者提出关于钙拮抗药与癌症的关系的机制可能是凋亡过程受阻。不过，这只是一种有合理成分的假设，真相尚待进一步的研究证实。当然即使缺乏生物学上的合理解释，否定因果关系时也要慎重，因为受目前科学水平的限制，可能现在无法合理解释的因素，若干年后可以得到解释。例如，1747年Lind发现海员的坏血病与未食用水果蔬菜有关，当时并不知道具体是水果蔬菜中的什么因子起作用，百年后分离出维生素C，才最终确定坏血病是与水果蔬菜中的维生素C缺乏所致。随着当代生命科学的飞速发展，把临床流行病学的宏观研究结果与分子生物学、基因工程等微观研究结果相结合，才能促进病因学研究的飞速、深入发展。

2. 评价病因和危险因素研究证据的临床重要性　研究证据的临床重要性是指研究结果本身是否具有临床价值。如果文献不能满足上述真实性评价标准的前三条，说明研究的结果真实性较差，不能作为指导临床医疗实践的证据。反之，我们则需进一步明确这种病因学因-果关系是否有足够的强度及精确度。

(1) 因-果相关性强度的指标：在流行病学研究中，为测定致病因素的效应，常用一些危险度指标来衡量因素与发病的联系强度或因素对人群发病的作用大小。在随机对照研究和队列研究中，表示因-果相关性的指标是相对危险度（relative risk，RR）。相对危险度是指两个人群发病率的比值，通常为病因暴露组的发病率与未暴露组发病率的比值。队列研究可以计算各组人群的发病率，因而可直接评估相对危险度。例如，研究职业性太阳光暴露与白内障关系的队列研究资料（表2-2）。

太阳光暴露组的白内障发病率为a/（a+b），太阳光非暴露组的肺癌发病率为c/（c+d），相对危险度RR=[a/（a+b）]÷[c/（c+d）]。RR值代表暴露组的发病危险是非暴露组的多少倍。当RR=1时，表示该暴露因素对疾病的发病无影响；当RR>1时，表示该因素为危险因素，暴露因素使发病危险度增大；当RR<1时，表示该因素为保护因素，它使发病危险度减低。

回顾性病例对照研究由于研究对象的选择方式和研究的时间顺序与队列研究不一样，不能直接计算暴露人群和非暴露人群的发病率，应用因-果关系强度指标不是直接采用队列研究的相对危险度来分析，而是用优势比（odds ratio，OR）来反映病例与对照在暴露上的差异，从而建立疾病与暴露因素之间的联系。OR意义表示病例组中暴露于该因素者与未暴露者之间的比值为对照组中该项比值的倍数。例如，研究职业性太阳光暴露与白内障关系的病例对照研究资料（表2-3），该研究中OR=ad÷bc。当OR=1时，表示暴露因素与疾病的危险度无关；当OR>1时，表示暴露因素与疾病的危险度增加；OR<1时，表示暴露因素与疾病的危险度减少。

RR或OR值愈高，则因-果联系强度愈强。然而对于RR或OR有多大才有意义，目前无统一的标准，应视临床或流行病学具体情况而定，一般来说，OR或RR为1.2～1.5，危险因素和疾

表2-2　职业性太阳光暴露与白内障的关系队列研究

	白内障发生数	非内障数	合计
户外工作组	a	b	a+b
办公室工作组	c	d	c+d

表2-3　职业性太阳光暴露与白内障的关系病例对照研究

	白内障组	对照组
户外工作	a	b
办公室工作	c	d

病的联系为弱联系，在1.6~2.9为中等联系，在3.0及以上为强联系。当疾病罕见时，OR常可作为RR的近似值。

(2) 因果关系精确度：除评价因果关系的强度外，还需评价因果关系精确度，是通过计算RR或OR的95%置信区间（95% confidence interval，95%CI）来评价，如果95%CI范围较狭小、下限和上限值不包括1.0，则其精确度高且有统计学意义。

(3) NNH（number needed to harm）：NNH是一种对于临床医生、患者而言更直观、更易理解的指标，其是指导致一种疾病的发生需要暴露在可疑危险因素中易感个体的人数。NNH值越小，说明此因素的危险性越大（或治疗的副作用越大）；相反，NNH值越大，说明此因素的危险性越小（或治疗的副作用越小）。归因危险度（attributable risk，AR）：又叫特异危险度、率差（rate difference，RD）和超额危险度，是指病因暴露组的发病率减去非暴露组的发病率所得的差值，说明这一部分患者的发病是排除了对照组本身发病率之后，是被研究的病因引起疾病的净效应。指标反映某因素的暴露者中，单纯由于该因素引起发病的危险占整个病因的比例。如表2-3研究职业太阳光暴露与白内障关系的队列研究中，太阳光暴露组的白内障发病率为a/(a+b)，太阳光非暴露组的白内障发病率为c/(c+d)，AR=a/(a+b)-c/(c+d)。而NNH=1/AR=1÷[a/(a+b)-c/(c+d)]。

病例对照研究不能直接算出患病率，因此需首先算出患者预期事件发生率（patient expected event rate，PEER）或称对照组事件发生率（control event rate，CER），即未暴露人群的发病率或者未接受治疗措施患者不良反应发生率。如表2-3研究职业太阳光暴露与白内障关系的病例对照研究中，该病例对照研究中PEER=c/(c+d)；NNH的计算如下。

NNH=1-[PEER×(1-OR)]÷(1-PEER)×PEER×(1-OR)

在相同OR的情况下，不同的PEER可使NNH产生很大的波动。PEER越小，NNH值越大。

例如，以农药接触与帕金森病关系的队列研究为例（表2-4）。收集了某地区未患帕金森病的队列，分为农药接触组和无农药接触组。随访5年，在农药接触组的451例患者（1549人年）中，发生47例帕金森病，无农药接触组（17 225人年）中有373例帕金森病。两组的帕金森病发病率分别为3.03%（P_1）和2.17%（P_0），归因危险度AR=P_1-P_0=3.03%-2.17%=0.86%；NNH=1/AR=116；相对危险度RR=P_1/P_0=3.03%/2.17%=1.40。由此可见农药接触会增加患帕金森病的概率。

(六) 病因学研究对医疗决策的价值

病因学研究的是为了明确疾病发生的原因，掌握疾病发病的机制和转归，为正确的诊断、估计危害程度、有效地预防和治疗、控制和消灭疾病做出合理的医疗决策。医疗决策的基本要素包括：确定正确的病因和预测决策的效果。当明确不明病因的疾病后，即可采取有针对性的、有效的医疗决策，使患者获得更好的治疗效果；或果断采取干预措施，降低发病率，减少社会负担。人类的疾病是复杂的，病因的确定也很不容易。有时即使病因不太明确，也必须采取防治措施。病因学研究对医疗决策的价值体现在如下方面。

1. 依据临床医疗实践的观察做出决策 有些药物具有良好的效果的同时，也可能有严重副作用，临床医生在医疗决策时，要坚持利大于弊的原则，同时充分考虑患者的意见。例如，肾上腺皮质激素对重症肌无力的治疗具有重要作用，其主要通过抑制乙酰胆碱受体抗体的形成而起治疗

表2-4 农药接触与帕金森病关系的队列研究

	帕金森病发生数	观察人数（人年）
农药接触组	47	1549
无农药接触组	373	17 225

效果，然而一部分患者在大剂量激素治疗短期内可能出现病情加重，甚至肌无力危象的发生，此外，长期的激素治疗可诱发糖尿病、股骨头坏死、胃溃疡出血、库欣综合征等不良反应。临床医生在做治疗决策时除了考虑治疗效果之外，还需要考虑治疗可能会带来的副作用，平衡利弊，以及在充分告知患者并得到同意后再考虑该药物治疗。病因学的研究让临床医生提前知道可能会出现的不良反应，从而提前采取措施，避免不良反应的发生。例如，对于可能会出现重症肌无力危象的患者，我们需要严密观察患者的呼吸情况，同时必须在有呼吸支持的病房进行大剂量激素的冲击治疗；对于远期可能出现的不良反应，可以补充钙剂、钾剂、护胃药物等预防不良反应的发生。

2. 依据流行病学的宏观证据做出决策　在医疗条件受到限制的基层卫生机构，常对某些疾病病因的确诊有困难，这时可以根据流行病学的研究方法，从宏观上寻找证据。例如，某村不断出现持续发热、腹痛、腹泻、黏液脓血便的病例，临床上疑诊细菌性痢疾，按细菌性痢疾治疗有效。由于邻村无一该病病例，于是开展流行病学调查，发现患病村民饮用水源不一样，推测该种疾病的发病可能与饮水有关。进一步通过措施是对饮水进行消毒、治疗隔离病例，使得疾病很快得到控制。

3. 医疗决策应注重社会效益　当明确了某一疾病的病因后，需结合病因学论证强度和决策效能，做出相应的医疗决策。如采取干预措施阻断疾病的自然病程，有时干预措施可能会对少数人带来一些副作用，但总体的社会效益非常明显。这时就应该在治疗和处理好少数人的副作用的同时，坚持干预措施的实施。例如，新型冠状病毒病现已成为重大世界性公共卫生事件，新型冠状病毒疫苗的接种能建立群体免疫屏障，减少发病、重症和死亡的风险，阻断新型冠状病毒病的流行，对尽快恢复我国社会经济、居民生活正常运转具有重大社会效益。但有研究显示癫痫患者有很少一部分接种新型冠状病毒疫苗后会出现短暂癫痫频率增加的副作用，但总体是安全的。因此为了个体和整个社会的需要，在不断研究更加安全有效的新型冠状病毒疫苗的基础上，继续对癫痫患者接种新型冠状病毒疫苗的决策。

五、诊断试验研究

（一）诊断试验研究概述

诊断是疾病治疗、预后和预防的前提。诊断的本质是将就诊的人区分为患者和非患者。用于确定患者是否患有某种疾病、是否需要接受治疗或干预的试验方法或技术称为诊断试验。诊断试验涉及内容非常广泛，如患者的病史、症状和体征等临床资料；各种生物化学、免疫学、病原学、病理学检查等实验室检测项目；影像学如X线、超声诊断、CT和MRI检查等；特殊的器械，如心电图、内镜检查等；系统的诊断量表，如神经心理学评估量表等。

随着医学技术的发展，新的诊断方法不断涌现。理想的诊断方法除具备精确性和准确性之外，还应快速、简便、安全、经济。任何新的诊断方法在临床开展之前，必须经由科学设计的诊断试验研究进行严格评价。此外，如何解读诊断试验准确性研究的结果，并应用于疾病的辅助诊断，亦是临床医生关注的问题。诊断试验是临床科研工作必不可少的研究方法，可为疾病正确诊断及鉴别诊断提供重要证据。

（二）诊断试验研究设计步骤

诊断试验研究的问题来源于临床，其结果也将应用于临床，为临床实践提供证据。在提出临床问题时，可采用PICOS原则将其转化为科学问题。诊断试验研究中，P为疑诊某病的患者；I为待评价的诊断试验；C为诊断金标准；O为诊断试验评价，包括灵敏度、特异度、预测值（predictive value，PV）和似然比（likelihood ratio，LR）。诊断试验研究初期，可采用病例对照研究设计，以确诊某病的患者作为病例组，排除某病的患者作为对照组。但值得注意的是，Meta分析显示病例对照研究设计可能高估诊断试验的准确性，因而评价其临床应用价值时，应采用横断面或队列研究设计，同期纳入疑诊某病的连续病例或按比例抽样的随机样本。相对于横断面或队列研究，病例对照研究易于开展，成本较低，其结果可提示我们该诊断试验是否值得进一步研究，避免造成资源浪费。

1. 确定诊断金标准 诊断金标准亦称标准诊断，是指目前临床医学界公认的最为准确可靠的诊断方法，其确立应结合临床具体情况。常用的金标准包括：①实验室检查、细菌培养等病原学诊断；②手术探查、组织活检、尸体解剖（病理学诊断）等；③特殊的影像诊断；④公认的综合诊断标准，如新型冠状病毒病诊断标准等；⑤长期随访临床观察所获肯定诊断，如慢性胰腺炎等；⑥权威医疗机构颁布的诊断标准。应用金标准的目的是将疑诊某病患者准确地区分为"有病"或"无病"，在同期同条件下进行待评价的诊断试验检测，并与金标准比较，评价诊断试验的准确性。值得注意的是，临床研究中的金标准仅是目前"公认"的，随着对疾病的认识和医疗技术的发展，其也可能随之变化。此外，金标准不可包括待评价的诊断试验，否则可增加金标准与诊断试验的一致性，导致联合偏倚[7]。

2. 选择研究对象 诊断试验的价值在于能否在具有相似临床表现的疑诊患者中正确识别出目标疾病患者。临床诊疗过程中，医生所接诊的患者可能包含目标疾病的各种类型，如不同病情严重程度（轻、中、重）、不同病程阶段（早、中、晚）、不同症状和体征（典型、不典型）、是否经过治疗、有无并发症等。而需要与之鉴别的患者，往往具有相似的临床特征，易与目标疾病混淆。因此，选择研究对象时，应包括上述所有患者，以保证足够的代表性。当纳入患者不具有代表性时，可导致疾病谱偏倚。选择诊断明确的患者和健康人作为研究对象仅适用于诊断试验的初期，一方面，诊断试验识别疾病晚期或病情严重患者的效力可能优于疾病早期或病情轻微的患者；另一方面，医生几乎无须用诊断试验区分健康人与已确诊的严重疾病患者。因此，如果选择严重疾病患者和健康人作为研究对象构成病例对照研究设计，会高估诊断试验的准确性。在临床工作中，纳入连续疾病谱的患者对获得准确的灵敏度和特异度估计极其重要，而这一点非常容易被研究者忽略。研究对象纳入和排除标准的确定应结合临床实际，根据构建的研究问题定义目标总体的主要特征，注意外推性的同时兼顾可行性。

3. 估算样本量 诊断试验研究样本量的大小与下列参数有关：①显著性水平 α，α 值越小，所需样本量越大。α 通常取 0.05。②容许误差 δ，δ 值越小所需样本量越大，δ 通常取 0.05～0.10。③灵敏度或特异度的估计值，用灵敏度的估计值计算病例组样本量，用特异度的估计值计算对照组样本量。样本量的计算公式：$n = U_\alpha^2 P(1-P)/\delta^2$，公式中 U_α 为正态分布中累积概率为 $\alpha/2$ 时的 U 值（$U_{0.05}=1.960$，$U_{0.01}=2.576$），δ 为容许误差，P 为灵敏度或特异度的估计值。此外，诊断试验样本量还可通过 LR、受试者工作特征（receiver operator characteristic，ROC）曲线下面积等参数进行估算[11-12]。

4. 同步盲法比较诊断试验与金标准结果 进行诊断试验研究时，所有研究对象均应接受金标准诊断和待评价试验检测，与金标准的结果应在同样的病例中获得，且尽可能同步进行。如果两者间隔时间过长，则病例的状态可能会发生改变。此外应使用盲法独立评价诊断试验与金标准的结果，以预防偏倚、先入为主及检验以外的其他信息对判断的影响。诊断试验研究的盲法是指待评价诊断试验的结果判断者不知道金标准结果，即不应知道研究对象是"有病"还是"无病"；金标准结果判断者不应知道待评价诊断试验的结果。研究显示，未使用盲法可能高估准确性[13]。此外，为避免测量偏倚，诊断试验与金标准的判断者应对其他临床信息或检测结果不知情[9]。

5. 确立诊断试验最佳截点值 评价诊断试验时，需将试验结果按照阳性和阴性进行分类，故需要一个判断标准。许多诊断试验，尤其是实验室检测，其测量结果多为连续性变量。对于连续性变量，需要选择区分正常与异常的截点值（cut-off point），即界值。诊断试验中确定最佳截点值的方法包括[14]：①均数 ± 标准差法：当测量值为正态分布时，双侧正常值范围常用"均数 ± 1.96 标准差"界定；单侧则用"均数 +1.64 标准差"或"均数 –1.64 标准差"界定。②百分位数法：当测量值为偏态分布或分布类型尚不能确定时，双侧正常值常用"P2.5～P97.5"界定；单侧用"P95"或"P5"界定。③ROC 曲线法：诊断试验的结果为连续性变量时，依照不同截点值可分别计算出灵敏度和特异度，以诊断试验的灵敏度为纵坐标、以 1- 特异度为横坐标，绘制成连续曲线，即为 ROC 曲线（图 2-2）[14]。ROC 曲线上最靠近左上方的点对应的截点值即为最佳截点值。ROC 曲线下面积反映了诊断试验的准确性，取值为 0.5～1.0。ROC 曲线越向左上偏，曲线下面积越大，该诊断试验的准确性越高。因此，除可用于确立截点值外，ROC 曲线还可比较 2 个或以上独立诊断试验的准确性，如图 2-2 中诊断试验 1 的准确性优于诊断试验 2。ROC 曲线简单、直观，是确定诊断试验截点值较为常用的方法。

④结合专业实际进行临床判断：按照大量临床观察或系列追踪观察某些致病因素对健康损害的阈值，作为诊断正常水平的界值。

（三）诊断试验评价常用指标

依据金标准诊断可将研究对象划分为"有病"或"无病"；依据待评价诊断试验的结果可将研究对象划分为检测"阳性"或检测"阴性"。以金标准诊断为列，待评价的诊断试验结果为行，可绘制四格表（表 2-5）。

1. 灵敏度 灵敏度以 Sen 表示，即真阳性率，是金标准诊断为"有病"的研究对象中，诊断试验结果是"阳性"的比例，反映了诊断试验识别疾病的能力。灵敏度只与病例组有关，Sen=a/（a+c）。特异度（以 Spe 表示），即真阴性率，是金标准诊断为"无病"的研究对象中，诊断试验结果是"阴性"的比例，反映识别无病的能力。特异度只与对照组有关，Spe=d/（b+d）。一项汇总了 23 项 Meta 分析的研究显示诊断试验的灵敏度和特异度会随疾病患病率而变化，特异度会随着患病率的升高而降低。灵敏度和特异度是诊断试验的重要指标，但无法帮助临床医生估计单个患者的疾病概率。

2. 预测值 预测值以 PV 表示，是应用诊断试验的结果来估计研究对象有病或无病可能性的大小。阳性预测值（positive PV，PPV）是诊断试验结果为阳性者中"有病"者所占的比

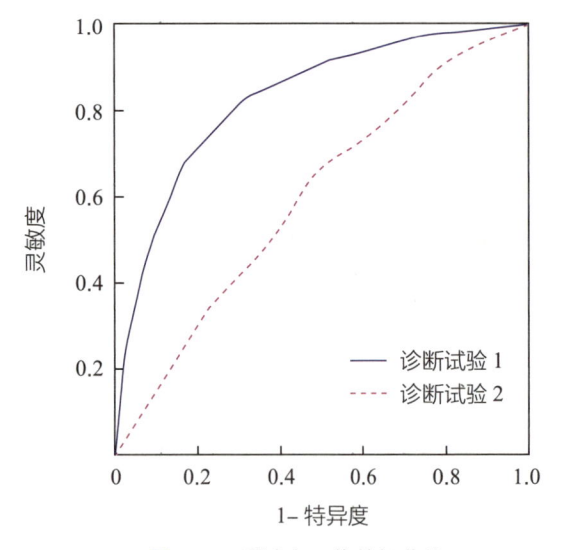

▲ 图 2-2 受试者工作特征曲线

表 2-5 诊断试验四格表

金标准诊断			
诊断试验	有 病	无 病	合 计
阳性	真阳性（a）	假阳性（b）	a+b
阴性	假阴性（c）	真阴性（d）	c+d
合计	a+c	b+d	a+b+c+d

a. 真阳性，指金标准诊断为"有病"且诊断试验结果是"阳性"的例数；b. 假阳性，指金标准诊断为"无病"但诊断试验结果是"阳性"的例数；c. 假阴性，指金标准诊断为"有病"但诊断试验结果是"阴性"的例数；d. 真阴性，指金标准诊断为"无病"且诊断试验结果是"阴性"的例数

例，PPV=a/（a+b）；阴性预测值（negative PV，NPV）是诊断试验结果为阴性者中"无病"者的比例，NPV=d/（c+d）。预测值可用于估计疾病的概率，但会随患病率的变化而变化。因此，当临床医生面临的患者群体与已发表文献中研究对象的患病率不同时，不可将文献中的预测值数据直接应用于自己的患者。

3. 似然比　似然比以 LR 表示，是诊断试验的某种结果（阳性或阴性）在"有病"组中出现的概率与"无病"组中出现的概率之比。是患者"有病"与"无病"概率的比值。阳性似然比（positive LR，PLR）是真阳性率和假阳性率的比值，PLR=Sen/（1-Spe）=［a/（a+c）］/［b/（b+d）］；阴性似然比（negative LR，NLR）是假阴性率和真阴性率的比值，NLR=（1-Sen）/Spe=［c/（a+c）］/［d/（b+d）］。似然比利用了诊断试验的全部信息，不受患病率影响，可用于估计单个患者的疾病概率。

（四）诊断试验研究的临床适用性评估

诊断试验最终应用于临床，因此需对诊断试验的临床应用价值进行评价，主要包括估计预测值（PV）、验后概率和经济学的评价等。关于卫生经济学的评价内容，可参见其他相关资料。

1. 估计预测值　临床医生关注的是通过诊断试验，借以判断受试对象真正患病的概率，即预测值（PV），根据诊断试验结果，又分为阳性预测值（PPV）和阴性预测值（NPV）。对于一项诊断试验来说，阳性预测值越大，表明诊断试验阳性的受试者患病的概率越高。阴性预测值越大，提示诊断试验阴性者中受试者为无病者的概率越高。与诊断试验预测值有关的影响因素包括灵敏度、特异度和疾病的患病率。当诊断试验的灵敏度和特异度确定后，阳性预测值和患病率成正比，阴性预测值和患病率成反比。受试人群患病率大小是影响诊断试验是否有效的一个重要决定因子。例如，诊断试验在临床应用时，常出现同一种诊断试验在不同临床应用中，如体检中的前列腺特异性抗原（prostate specific antigen，PSA）检查和综合医院泌尿外科 PSA 检查，在 PSA 结果都呈阳性时，反映的疾病风险却不同；或同一个诊断试验，在相同的临床应用情景，但对不同个体，意味着不同的疾病风险，如妊娠期神经管畸形的检查，不同风险人群，胎儿发生神经管畸形的概率不同。因此，临床医生在判断阳性或阴性结果的临床价值时，必须事先考虑被检人群的患病率高低，才能做出正确的评价。

2. 估计验后概率　临床医生应善于利用诊断试验的结果，估计受试者患病的概率。临床医生先根据患者的病史、体征等临床资料估计受试者患病的概率称为验前概率，之后结合某项特定的诊断试验后得出的阳性似然比，估计研究对象新的患病率，即验后概率，以提高对疾病诊断的准确性。方法如下[18]。

验前比 = 验前概率（1- 验前概率），验后比 = 验前比 × 阳性似然比，验后概率 = 验后比/（1+ 验后比）。Fangan[19] 绘制了验前概率、似然比和验后概率的换算图（图 2-3）[14]，简化了换算过程，方便了临床应用。临床实践中若似然比 > 10 或 < 0.1，使验前概率到验后概率发生决定性的变化，基本可确定或排除诊断；似然比为 1~2 或 0.5~1 对疾病的诊断帮助不大。

（五）诊断试验研究质量评价和报告规范

诊断试验的结果解释应结合临床实际，结论要客观真实。推荐遵循诊断准确性研究报告规范（standards for reporting of diagnostic accuracy，STARD）进行论文报告。STARD 于 2003 年发表，旨在提高诊断试验的报告质量[20]；2015 年发布了更新版本，对 2003 版 STARD 的清单条目和流程图进行了修订增补[21]。其中译文和相关解读也已发表[22-24]。

诊断试验的准确性可能会受多种因素的影响，如研究设计、病例选择、试验实施过程和数据分析等。而设计有缺陷的研究会导致过高地估计诊断试验的准确度，使尚不成熟的诊断试验过早应用于临床，从而误导临床医生在采取治疗措施时做出错误的决定。常用的诊断试验研究

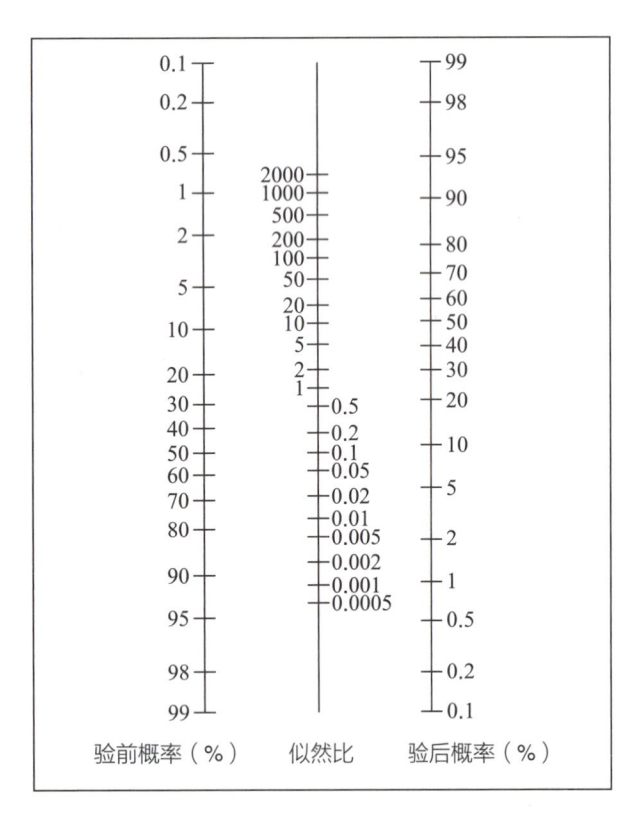

▲ 图 2-3 验前概率、似然比和验后概率的换算图

评价质量工具是 QUADAS-2（the second edition quality assessment of diagnostic accuracy studies），该评价工具通过对 4 个关键领域，包括病例选择、待评价的诊断试验、金标准、病例流程和诊断试验与金标准的时间间隔的描述和对每个领域内信号问题的回答完成偏倚风险和适用性两个核心方面的评价，最后得出原始研究每个领域的偏倚风险和适用性为"高""低""不清楚"的结论[25-26]。在一项诊断试验引入临床实践之前，对诊断试验研究的潜在偏倚和适用性进行严格的评价，不仅能降低由于错误估计试验的准确性而出现有害的临床后果数量，而且还能有效减少不必要的试验产生的卫生保健费用。

诊断试验评价是临床科研中一个重要的内容，确定金标准，遵循盲法和同步的原则是诊断试验研究的关键，准确理解诊断试验的评价方法，有助于正确认识诊断试验的实用性及其诊断价值，避免凭经验选择的盲目性和片面性。

诊断试验研究遵循通用的临床研究设计理念，如 PICOS 原则构建研究问题、选择有代表性的研究对象、估算样本量、采用盲法、依照规范进行论文报告等。诊断试验亦有其独特之处，如确定诊断金标准、确立最佳截点值及计算诊断准确性参数等。在研究设计过程中，应注意控制偏倚，使得研究结果准确且能够外推。需注意的是，诊断试验应用于临床诊断时，除评价证据质量外，应充分评估研究结果是否适用于接诊患者，否则可能误导诊断。

六、临床疗效研究

(一) 临床疗效研究概述

临床疗效研究指在人为条件控制下，以特定人群为研究对象，这些患者一般包括患者或健康志愿者，以发现或者证实某些干预措施，这些干预措施可以是药物、外科手术方法、康复措施、治疗方案（如肿瘤化疗），也可以是一种特定形式的治疗单元的评价，如 CCU（冠心病监护病房）的作用。观察这些干预措施对某些疾病的防治、诊断的有效性和安全性。

临床上许多疾病产生的原因没有充分认识，往往由多种病因共同作用产生，临床疾病本身存在很多复杂性，同时治疗的措施本身可以对人体产生多方面作用，人体疾病的轻重、病程的不同阶段、并发症、药物间的作用具有复杂性，所以这就要求临床医生对患者的病情进行合理的推断后，下一步就是思考怎么样对患者进行合理的治疗，临床医生在对患者选择、确定治疗方案时，一定要选择那些经过科学的验证，证明确实有效的治疗措施，而不是临床医生个人认为有效但实际上疗效不佳，甚至是无效的治疗措施，故需要做临床疗效研究。临床疗效研究为比较两种或更多种诊断或治疗措施提供基础；为诊断或治疗结果的正确性提供最大程度的可信度；为观察结果的差异提出有参考意义的结论。

(二) 临床疗效研究的特点

1. 临床疗效研究的原则

(1) 对照原则：对照原则就是使对照组与试

验组的非处理因素相同，也就是除研究因素外，对照组具备与试验组相等的一切因素。另外，注意设立的对照组与试验组在整个研究进程中始终处于同一空间和同一时间。凡一切可能影响结果效应的非处理因素都应该有明确的说明，其结论也要相应留有余地，使研究对象在抽样过程中不受主观或客观的影响，机会均等地列入试验组和对照组。

(2) 随机化原则：随机化原则是指每个个体都有相同机会进入不同的试验组或对照组，对每个纳入对象的种属、年龄、体质、性别、营养健康等情况要阐述清楚、明确，保证各组间在大量不可控制的非处理因素的分布方面尽量保持均衡一致而采取的一种统计学措施。随机化可通过随机数字表或计算机软件实现，未经过随机化分组的研究通常会产生偏倚。因此，在临床科研实际中，为避免出现实施偏倚，必须应用随机化隐藏。

(3) 盲法原则：盲法原则指试验研究中，不让受试者、研究者或其他有关人员知道受试者接受的是何种处理，从而避免他们的主观心理因素对研究结果的干扰，目的是控制信息差。

(4) 重复原则：重复原则是指在相同的试验条件下进行多次研究或多次观察，以提高试验的可靠性。试验对象的重复观察次数越多，从样本计算出的频率或平均数等统计量就越接近总体参数。样本量的大小应根据统计学原理计算，要达到试验预期目的所需的量。国内临床试验法规在规定了临床试验的最低样本数，但同时指出必须符合统计学要求。若试验设计的样本量过小，则代表性差，下结论就缺乏依据；若样本量过大，则增加了工作量，造成了浪费。

2. 研究对象具有特殊性 临床疗效研究的对象是患者，因其个体之间的生理特点、心理状态、文化水平及所处的自然和社会环境不同，疾病的严重程度和对治疗的反应也会因人而异。与动物实验相比，外界影响因素更加难确定，必须保证患者在安全的前提下进行试验，同时试验应符合医学伦理要求，这就决定了临床疗效研究不可能像基础试验研究那样使样本标准化、规范化，对临床疗效的影响通常是多因素的。

3. 临床疗效研究遵循的医学伦理原则

(1) 知情同意原则：尊重患者的人权是最基本的原则。具体体现在：研究人员需将有关临床疗效研究的目的、方法、预期收益、潜在风险等如实告知患者或家属，并征得患者同意并签署参加临床疗效研究的知情同意书。需要强调的是，患者有权在临床疗效研究的任何阶段不需要任何理由退出研究。对中途退出研究的患者应该一如既往地给予关心和治疗，不应歧视他们[5]。

(2) 对参加者无害原则：试验研究过程中不应给患者带来身心方面的伤害。这一点在选择对照用药（安慰剂）时尤其重要。

(3) 匿名和保密原则：研究者应对患者的一般资料、具体病情及其他隐私情况保密，不应向他人透露。通常在临床试验的病例报告表（case report form，CRF）中只用编号和姓名的汉语拼音首字母。对于一些敏感的疾病如 HIV 感染疾病更应引起足够重视。

4. 临床疗效研究的要求

(1) 对研究者的要求：首先需要取得执业医师资格证，并且在医疗机构当中任职行医，具有方案中所需要的专业知识和经验；对临床疗效研究具有丰富的经验或可提供学术指导，熟悉临床疗效研究的有关资料和文献，会使用相关设备。主持和参加临床疗效研究的医务人员必须持有严谨的工作态度，严格要求每项工作。一定要具备良好的临床工作基本功，善于动脑思考和分析问题，勤于观察并记录患者的身心状况、症状和体征变化。

(2) 对被研究者的要求：参加研究的对象必须是自愿的，了解研究项目情况的。且已经签署了知情同意书，对参加临床疗效研究所带来的危害或者收益有认知。研究结束时应确保每个参加试验的患者能够利用所参与的临床疗效研究得到最好的预防、诊断和治疗方法。

(3) 临床项目本身的要求：参与研究的项目要符合伦理要求，且是对社会有益的，能对患者或者社会带来好处，不能危害社会以及参与临床疗效研究的人员。

（三）临床疗效研究的方法

1. 随机对照试验 随机对照试验（randomized controlled trials，RCT）是将研究对象按随机化原则分为试验组与对照组，以保证两组的可比性，然后试验组给予治疗措施，对照组不给予该措施，前瞻性观察两组转归结局的差异。在常用的疗效研究方法中，RCT是目前公认的标准研究方法，其论证强度比较高。按RCT设计，偏倚较少，容易获得正确的结论。但由于RCT设计方案有1/2的患者在对照，得不到新疗法的治疗，在临床实施中存在一定的困难，临床医生或患者都希望用最好的疗法治疗，加之组织工作较复杂，因此RCT的应用推广受到一定的限制，但是，从总的趋势看，RCT越来越多被国内外学者所采用。而且，未给患者采用疗效未经证实的新疗法，对患者也未必是一种损失。

2. 自身前后对照试验 将试验分为前后两个阶段，第一阶段用传统疗法或安慰剂治疗，经过洗脱期，待药物残留在体内完全消失后，开始第二阶段的新疗法治疗，也可用随机化方法决定两阶段的治疗措施，待两阶段治疗结束后比较两种治疗措施的效果。自身前后对照研究的优点是每个患者都有接受新疗法的机会，患者和医生都乐于接受，消除了患者的偏倚，代表性更好；由于试验与对照是同一个体，消除了不同个体间的差异，可比性好；由于每个病例既作试验，又作对照，所需样本可节省一半；能为每个患者筛选有效疗法，利于弥补RCT群组研究结果外推的局限性。这种研究方法可用随机双盲的方法进行前后两阶段的治疗；而且单个患者可单个试验，逐步积累到所要的病例数，即可进行总结，比较符合临床实际，可行性较强。自身前后对照研究的缺点是只适用于某些慢性疾病。其原因是，第一，急性病因为其病程短，如果第一阶段治愈，因不能进行第二阶段治疗而导致研究失败；第二，病情波动太大、变化不定的慢性病也不适用，由于两阶段观察期长，可因病情改变而影响两个阶段的起始水平的可比性。另外，对于那些在体内滞留时间长的药物，选择的洗脱期不能过短，否则可因药物的残效作用，而干扰第二阶段治疗效果。

3. 历史性对照研究 在这种方案中，是将某一段时间内实施某疗法病例的疗效进行总结分析后，用过去某一时期用另一疗法病例的疗效做对照，比较两组治疗效果。这是一种非随机、非同期的对照。历史性对照资料，主要是文献资料；也有的来自过去的病例总结。有的研究者对某疗法观察了一定数量的病例后，另用其他疗法再观察一定数量的病例，然后两组进行比较，其性质也属非随机的非同期对照。这类对照的优点是研究对象都得到了治疗，临床医生和患者均易接受，较易实施，由于新病例都得到新的治疗，不必另设对照组，因此省钱、省时间。用它可以得到某种新疗法的最初印象，以后再考虑是否进一步作RCT。在某些特殊情况下，如疾病预后转归清楚，或疾病的病死率高，则历史性对照可能是较好的研究方法。

4. 非随机同期对照试验 将研究对象分为试验组与对照组，试验组给予拟评价的治疗措施，对照组不治疗或给予对照措施，同期治疗与测量疗效，但两组研究对象并非随机分配，而是由临床医生主观决定，或按不同单位、不同地区分组。优点是容易为医生和患者所接受；研究工作比较容易进行。缺点是两组的基本特征和影响疗效的主要因素分布可能不均衡，缺乏可比性，从而导致结果偏倚。

5. 交叉对照研究 将全部受试对象随机分为两组，在第一阶段，一组患者用新疗法治疗，另一组患者为对照组，治疗结束后，经过洗脱期，无药物残留效果后，两组对换治疗。交叉对照试验是RCT与自身前后对照相结合的一种特殊设计方法既有患者内对照，即自身前后对照又有患者间的对照即组间对照，兼有 RCT 和自身前后对照的优点。

6. **序贯试验** 序贯试验是在试验前不规定样本数，患者按入院先后用随机化方法进入试验组或对照组，每试验 1 个或 1 对受试者后及时进行分析，一旦可以判定结果时，即可停止试验。序贯试验的优点是陆续试验，及时分析结果，符合临床患者陆续就医的特点，对患者有利，一入院即可得到治疗，同时节省研究样本数，计算简便。缺点是仅适用于疗效出现较快、单指标判定疗效的治疗措施，如为多指标者应综合为单指标后再试验。

（四）临床疗效研究的设计

1. **选题的要求** 创新性、科学性、需要性、目的性、可行性、经济性和效应性。

2. **估算样本量** 决定样本量的因素：某个指标在一般人群中的发生率 P- 反映药物疗效的指标；试验组和对照组要比较的数值差异的大小 d；检验的显著性水平（α）和检验效率（1-β）；单侧检验还是双侧检验；研究对象分组数量。

3. **选择合适的研究对象** 同一种疾病其病程长短、病情轻重、临床分型、是否伴有并发症等不同将直接影响防治措施的效果，所以在选择研究对象时应有统一、明确的诊断标准，规定明确的纳入、排除标准。选择研究对象应注意的问题：选择症状发作频繁者为研究对象，如平喘解痉药物的疗效试验，最好选择近期频繁发作支气管哮喘的患者为研究对象；选择干预对其无害的人群为研究对象，如在新药临床试验中，往往将老年人、儿童、孕妇除外，因为这些人对药物易产生不良反应；选择能将试验坚持结束者为研究对象，如一种新药治疗脑出血后肢体瘫痪的临床试验研究，常将伴有严重肝、肾疾病或者伴有癌症的患者除外；选择依从性好的对象，所谓依从性是指研究对象能服从设计安排并密切配合的可能性。原则上，新发生而且尚未治疗的患者用作疗效评价是最佳选择。但仅用新患则难以累积足够的病例，须在较多机构且长时间地持续收集病例，而这样又有可能混入新的干扰因素。已经治疗的患者，可以在其以前所用药停并经过洗脱期后，再以作用原理完全不使的药物投用。但注意，研究对象为旧患时，要充分考虑其背景因素，且判断疗效时要慎重。

(1) 确定诊断标准：尽量采用 WHO 所建议的国际通用标准，诊断疾病所采用的检验方法和仪器型号都应符合统一诊断标准的规定。

(2) 确定纳入标准：纳入标准的要点是从复杂的研究群体中，选择临床特点相对单一的对象进行研究。例如，Lie KI 等进行利多卡因预防心肌梗死后心室颤动的临床试验，进入试验的患者条件除符合心肌梗死诊断标准外，还规定两条纳入标准：①症状发作后 6h 内；② 70 岁以下。

(3) 确定排除标准：在纳入标准的基础上再加入排除标准，能够更好地控制非研究因素的干扰。上例中研究者规定：伴有心源性休克、充血性心力衰竭、完全房室传导阻滞、持续心动过缓等为排除标准。

4. **选定合适的临床疗效研究方法** 根据临床疗效目的的不同选择适合的临床疗效方法。选择合适的研究方法取决于研究问题的类型。如果有关疾病病因方面的研究，应该选择分析性研究设计方案，如随机对照试验、前瞻性队列研究，或者疾病对照研究；如果是临床疗效评价研究，应选择随机对照试验或者交叉试验；如果是诊断性评价，应该介绍新的诊断试验内容，制订正常值。

5. **选定疗效指标** 原则：能最大限度地反映处理措施的效应。方法：①选与处理因素有特异相关性的指标。②选用客观性强的硬指标，不选以主观感觉为主的软指标，保证结果的精确性。③选用灵敏度高的指标。常用指标：治愈率、有效率、病死率、N 年生存率、某指标均数差等。数量越少越好。④资料整理与统计分析：在临床试验的统计分析时，首先应对各组的影响效果的基本特征，如年龄、性别、病情等进行均衡性检验，若各组基本特征显著性检验无差别，各组间才认为有可比性，并进一步统计分析。根据资料性质，选用统计学方法。

（五）影响临床疗效评估的因素

1. 原始资料必须完整可靠 为避免遗漏临床资料，要制订专用的登记表，有的放矢地收集各项资料。所用的仪器，如血压计、体重计及专用的贵重仪器等都应事先经校正检测，以保证所获得的数据准确可靠。在临床疗效的评定研究中，往往需要随访观察远期效果。为减少失访率，应记录患者住址、工作单位和近亲的地址、电话号码等。在制订临床疗效研究设计方案时，必须明确规定观察各项指标的条件、方法、时间等，务必使每一名观察者都能按具体要求收集资料，获取真实的数据。在观察和分析结果阶段，必须客观地、真实地反映实际情况。不论是正面或反面的结果，都应如实地记录和统计分析。不能把治疗效果欠佳或由于某些原因而中途退出临床试验的病例任意删除。因为中途退出的病例很可能是疗效较差者，研究者要认真分析具体原因，如果确实是因为疗效不好而退出研究，则该病例应归入无效者。

2. 制订合理的疗效评定标准 为准确地评价某种药物或治疗措施对某病的效果，必须有合理的疗效评定标准。最好采用国内或国际上通用的标准。如果研究者自行制订一套标准，则应定得明确具体，符合哪些条件方能评定为痊愈、明显好转、好转、无效、恶化。一般应根据疾病的诊断标准，观察指标的变化，包括患者的自觉症状、体征、检验、影像学检查等结果，综合评定治疗效果。在有些临床疗效观察的文献中，主要依据患者的主诉（如疼痛、咳嗽等）考核疗效而缺少明确的客观指标。有些临床医生为了追求高效，故意把有效或好转的标准定得过低，结果尽管治愈例数不多，但总有效率却很高。这些情况使临床疗效研究的科学性、真实性和可信度大为降低。

3. 被研究对象的依从性如何 临床试验和动物实验不同，研究者不能使受试对象完全处于自己的支配之下。为使临床疗效研究能顺利地进行并获得正确的结果，必须取得患者的积极配合，使他们能自始至终参加试验，按时接受医疗和检测措施，严格遵守各项要求。这就是说在临床试验中应注意受试对象的依从性。在临床工作中，一般很难做到使所有患者达到完全依从。然而若在临床疗效研究中发生不依从的情况，则必然使试验数据不完整、不准确，以致影响对研究结果的分析和判断。由于受试者不愿继续配合，观察的病例数减少，可能使临床试验半途而废。

4. 尽可能采用盲法分析和评价结果 疗效研究的目的是希望能确切地了解所采用的药物或其他治疗措施的真实效果，但由于临床试验是由研究者和执行治疗方案的医护人员在受试对象身上进行的，这就不可避免地会产生人为的偏差。实行随机分组可在很大限度消除选择偏倚，然而如果参加临床观察的医务人员知道分组情况和（或）受试对象知道自己所接受的是否试验措施，仍然可能会引起偏倚。临床医生的主观愿望、心理因素等，对了解症状、检查体征、判断某些观察指标以及评价治疗效果等，都会产生明显的影响。受试对象的心理因素也会干扰真实的效应。有些患者知道自己被分入对照组后，可能认为治疗没有意义而中途退出研究。因此，在临床疗效对比研究中，最好采用双盲法，即考核试验性药物或治疗措施疗效的医务人员及患者都不知道受试人群的分组情况和每名受试者接受的是试验性措施或对照措施。最后由没有参加临床观察的研究人员，根据在试验过程中所收集的资料进行分析和评价试验性药物或治疗措施的效果。采用双盲法临床试验，既可避免患者心理因素的影响，又可避免医务人员在采集资料以及分析和评定结果。

（六）如何科学评价临床疗效研究

1. 是否遵循科学性、可行性、实用性的原则
- 科学性：在立题前应进行文献检索，查找欲研究评价的治疗是重复他人的工作，前人是否已肯定或否定？疗效依据、治疗风险、药源情况、治疗费用等情况如何评价？研究方法有什么优点与缺点？在全面熟悉以往类似研究文献的基础上，再确定拟研究题目的起点，避免一般性低水平的重复，要有一定的创新。对新的药物或新的治疗措施的首次评价，自然新颖，研究的实用性也大。对某些治疗措施的疗效评价虽非首创，但在已有文献的基础上有一定创新或改进，在研究设计上更完善或样本的代表性更好，论证强度更高，科学性更强，这也很有价值。有的治疗方法虽然早已广泛应用，但从未进行过科学的评价，或评价后经过长时间的使用，患者情况或环境条件已有改变，对其疗效或副作用需要重新评价，还是有值得研究的必要。

- 可行性：根据主、客观条件，能完成拟定研究的可能性，以及治疗方法是否容易被患者所接受？是否保证依从性？治疗费用是否能为一般患者所承受？有无足够数量的患者满足研究的需要？疗效测量能否保证质量？研究的人力、物力、财力、技术力量是否有保证等。
- 实用性：想要研究的问题要有充分的实践依据，应是临床治疗中迫切需要解决的实际问题。研究后对临床治疗的影响面越大，实用性也越大，预期结果外推后，对临床治疗应有较大的效益。

2. 选题是否恰当 所评价的治疗问题是否是当前临床上所要解决的问题？临床意义如何？问题的提出有无充分的科学依据？文献中是否对该问题的历史、现状及存在的问题作了介绍？本研究在原来的基础上有何改进与创新。题目是否明确、具体、醒目，能及时反映试验的主要内容。题目与内容是否统一，有的题目很大，但内容与文题不符，如研究的难治性癫痫，就不能笼统地写成癫痫，评价的是对左侧基底节出血的治疗，就不能写成对脑出血的治疗。

3. 疗效研究的设计是否合理 是否有对照，是否遵循随机的原则，这是在防治效果考核中两条极其重要的原则，因为这是关系到对防治效果的结论是否真实，是否可以信赖的重要条件。我们应该在文章的摘要、方法，甚至题目中看到"随机化试验"或"随机分组"的关键词。当然某些治疗措施疗效考核也可应用非随机对照试验，甚至和以前的治疗作比较，例如，对过去一些公认的其结局不是致死就是致残的疾病，如果使用新疗法后存活或改善了预后，虽然不是随机对照试验证实的，这种疗法也足够证明其有效性，是确实可信的。另外一种不是致死性疾病但采用新疗法治疗后患者情况的改善十分明显，不能用一个或几个其他原因所能解释，和以前传统的治疗方法相比，疾病预后发生显著改变[14]。

4. 样本含量是否足够 由于生物个体间存在差异，来自样本的研究结果总是存在抽样误差。单纯以一个研究单位的观察或试验结果来说明问题带有很大的偶然性，因此，在试验前必须估计确定样本含量，才能得出有意义的结论。

5. 疗效判定指标是否客观、真实 只有客观指标，才能有效避免主观心理因素造成偏倚。中医药具有系统的理论体系和独特的诊疗方法，在数千年的医疗活动中，医家朴素地根据患者的主观症状和一些很少的体征来判定疾病的痊愈与否，而这些经验在当时的历史条件下往往被视为疗效判定的重要部分。在临床研究过程中，对一些证型的主要症状进行半定量化分级，运用症状的半定量化方法降低医生主观因素的影响和部分规范病例的随意性，然后进行加权综合分析，确立一些"证"的诊断标准，这无疑对中医药疗效评价有积极的促进作用。

6. 是否报告了全部有关的研究结果 下结论时是否包括全部研究对象要考察研究的结论是否纳入了符合诊断标准及纳入标准的全部入组病例，而且全部病例是否均按设计要求接受了全程的试验治疗。患者的失访情况直接影响到研究结果的真实性，一般临床疗效研究要求失访率不得超过10%，如果失访人数过多，或不依从的人数过多，超过观察总人数的20%，则难以取得真实可靠的研究结果。对于失访的患者应有所说明。在数据统计分析时，对被剔除者、自动退出者、缺乏依从性者，以及治疗中发生组间交叉者，需要做适当处理。

7. 结果是否从随机对照试验中获得 随机对照试验能真正实现试验组与对照组间已知和未知的影响因素均衡分布，确保两组的可比性。其论证强度最高，结果最具有重复性和合理性。如果研究的设计方案不是随机对照试验，就应进行具体分析，如看它的对照组是如何选择的，对照组与试验组可比性如何。一般来说，非随机对照和历史对照研究因其组间变异较大，难以保证组间均衡可比，易产生各种偏倚。在研究设计时，是否采用限制配对的方法来选择和分配研究对象；在资料分析时，是否采用分层和标准化方法来保证试验组与对照组间均衡。

七、疾病预后研究

（一）疾病预后概念

预后是指疾病发生后，对将来发展为各种不同后果（痊愈、复发、恶化、伤残、并发症和死亡等）的预测和事前估计，通常以概率表示，如治愈率、复发率、5年生存率等。预后研究就是关于疾病各种结局发生的概率以及影响因素的研究。

（二）疾病自然史

疾病自然史是指在不给任何治疗或干预措施的情况下，疾病从发生、发展到结局的整个过程。疾病的自然史包括四个时期。

- 生物学发病期。指病原体或致病因素作用于人体引起的有关脏器的生物学反应，造成复杂的病理生理学改变，此时很难用于一般临床检查手段发现疾病已经存在。
- 亚临床期。指病变的脏器损害加重，出现了临床前期的改变，患者没有明显症状，自觉

"健康"，但若采用某些实验室检查或特异度高及灵敏度高的诊断手段，可早期发现、早期诊断。
- 临床期。指患者病变脏器更加严重而出现解剖上的改变和功能障碍，临床上出现了症状、体征和实验室检查的异常，而被临床医生做出诊断，并及时救治。
- 结局。指疾病经历了上述过程，发展到终末的结局，如痊愈、伤残或死亡等。

不同疾病，其自然史差别很大。一些疾病自然史较短，如急性感染性疾病，短期内出现症状体征和实验室检查异常，进展较快，较短时间内即出现结局。而一些慢性非传染性疾病，自然史较长，甚至可延续数十年之久，如心脑血管疾病、糖尿病、高血压等。

（三）临床病程

临床病程是指疾病的临床期，即首次出现症状和体征，一直到最后结局所经历的全过程。临床医生可采取医疗干预措施来改变其病程。

病程和疾病自然史不同，前者可因接受医疗干预（包括各种治疗措施）而发生变化，预后随之发生改变。在病程早期就采取积极医疗干预措施，往往可以极大改善预后，而在病程晚期再进行医疗干预，则效果不佳，疾病预后较差，因此，临床医生应重视对临床病程的估计。如早期发现和诊断肝癌、积极治疗，肝癌患者的生存时间可大大延长，反之，晚期肝癌患者的预后就很差。

（四）预后因素

凡影响疾病预后的因素都可称为预后因素，若患者具有这些因素，可影响其病程发展过程、出现某种结局事件的概率就可能发生改变。预后因素研究有助于临床医生进行医学干预，包括筛检、及时诊断、积极治疗和改变患者的不良行为等，从而改善患者预后。

预后因素与危险因素不同，危险因素是指作用于健康人，能增加患病危险性的因素，而预后因素则是在已经患病的患者中与疾病结局

有关的因素。虽然某些疾病因素也可能同样是预后因素，但多数并不重叠。例如，急性心肌梗死的危险因素与预后因素中，有些是相同的且作用相似，如年龄和吸烟，随着年龄增大，患病危险性增加预后也差。但有些因素则不同，如性别，男性发生急性心肌梗死危险性高于女性，但女性发生心肌梗死后的预后反而比男性差。影响疾病预后的因素复杂多样，概括起来有以下几个方面。

1. 早诊早治 早期正确诊断并及时合理治疗对于任何疾病而言都是影响预后的重要因素，尤其是恶性实体瘤，如能早期及时诊断，通过手术和放化疗，常能获得较好的预后。而发现较晚，已多处转移，失去手术根治机会，则预后很差。

2. 疾病自身特点 疾病自身特点包括疾病的性质、病程、病理类型与病变程度等，常是影响疾病预后的重要因素。如像上呼吸道感染病毒这些自限性疾病，不需要治疗也可自愈，预后良好。

3. 患者病情严重程度 通常病情与预后密切相关，病情危重者，预后较差。例如，黄疸腹水型重症传染性肝炎的预后远低于无腹水的轻或中型肝炎。

4. 患者身体素质 患者身体的素质是项综合指标，包括年龄、性别、营养状况、免疫功能等。同一种疾病，由于患者身体素质不同，预后差别可以很大。

5. 医疗条件 医疗条件的优劣，也直接影响疾病预后。例如，条件好的医院不仅医疗设施好，患者早期的正确诊断概率高且有抢救经验丰富的专科医生及许多有效治疗措施如溶栓治疗、经皮冠状动脉腔内形术、冠状动脉支架等都可以选择，从而可以降低病死率，改善预后。

6. 社会、家庭因素和其他因素 如医疗制度、社保保险制度、家庭成员之间关系、家庭经济情况、家庭文化教养、患者文化素养、依从性及心理因素都会影响患者疾病的预后。

（五）疾病预后研究中常用结局指标

1. 率相关指标

(1) 病死率：患某病的总人数中，死于该病的患者所占的比例。常用于病程短且容易死亡的疾病，如各种传染病、急性中毒、心脑血管疾病的急性期和迅速致死的癌症。

$$病死率（\%）=\frac{死于该病的患者人数}{患该病的患者总人数}\times100\%$$

(2) 死亡率：某一人群在一定的时间内（通常指一年）因某病死亡的人数所占的比例，一般以 1/10 万或 1/1 万为单位。死亡率与病死率是两个不同的概率，不能混淆。如某种类型白血病的死亡率是 2/10 万，而病死率为 30%。

$$死亡率（\%）=\frac{一定时期内死亡某病的人数}{同期平均人口数}\times10/10万（1/1万）$$

(3) 治愈率：系指患病治愈的患者人数占该病接受治疗患者总人数的比例。

$$治愈率（\%）=\frac{患某病治愈的患者人数}{患该病接受治疗的总患者人数}\times100\%$$

(4) 缓解率：接受某种治疗后，进入疾病临床消失期的病例数占总治疗例数的百分比。有完全缓解率、部分缓解率和自发缓解率之分。例如，某种类型白血病经过正规化疗后，完全缓解率是 60%，部分缓解率是 10%，无自发缓解。

$$缓解率（\%）=\frac{治疗后进入疾病临床消失期的病例数}{接受该种治疗的总病例数}\times100\%$$

(5) 复发率：疾病经过治疗缓解或痊愈

后又再次发作的患者人数占总观察患者数的百分比。

$$复发率（\%）=\frac{复发的患者例数}{接受观察的患者总数}\times100\%$$

（6）致残率：发生肢体或器官功能丧失者占观察者总数的百分比。

$$致残率（\%）=\frac{致残的患者例数}{接受观察的患者总数}\times100\%$$

（7）总生存率（overall survival rate，OS）：从疾病临床过程的某一点开始，经过一段时间后仍存活的病例数占总观察例数的百分比。生存率常用于长病程致死性疾病，如各种癌症，病程较短的癌症可有 1 年生存率，病程较长的癌症有 5 年。

$$n年生存率（\%）=\frac{活满 n 年的病例数}{接受观察的患者总数}\times100\%$$

（8）无进展生存率（progression-free survival rate，PFS）：指疾病经过治疗达到病情稳定后，未出现临床疾病进展或死亡的患者占接受治疗患者总人数的比例。例如，比较某分子靶向新药和常规化疗作为一线治疗某种类型白血病的长期疗效，新诊断的白血病患者 200 例自然为两组，一组为靶向药物治疗组（100 例），一组为常规化疗组（100 例），随访 5 年，观察 PFS 和 OS 等预后指标。PFS 定义为入组之日为观察起始点，疾病进展或各种原因的死亡为观察终点，靶向治疗组和化疗组 5 年 PFS 分别为 85% 和 40%（图 2-4）。OS 定义为随机化之日为观察起始点，各种原因的死亡为观察终点，靶向治疗组和化疗组 5 年 OS 分别为 95% 和 80%。

（9）无病生存率（disease-free survival，DFS）：常用于癌症的结局判断，指疾病经过治疗达到临床缓解后，没有临床疾病复发或死亡的患者占接受治疗患者总人数的比例。

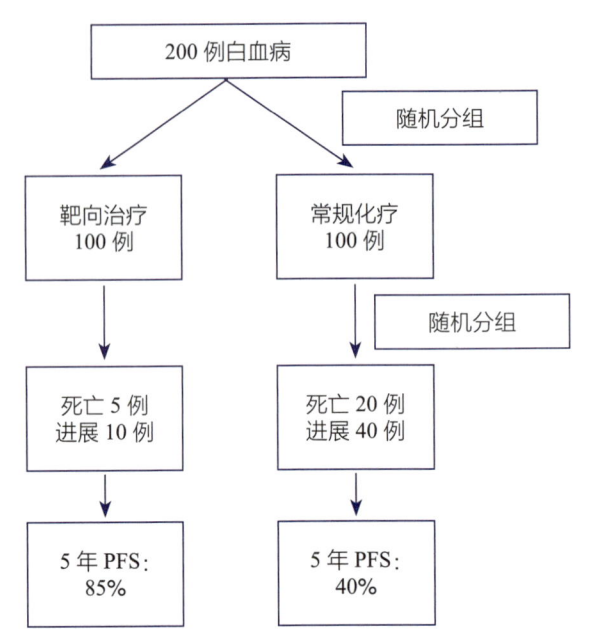

▲ 图 2-4 无进展生存率（PFS）图例

引自临床流行病学与循证医学（第 5 版），北京：人民卫生出版社

2. 中位时间

（1）中位生存时间：又称为半数生存期，即当累积生存率为 50% 时所对应的生存时间，表示只有 50% 的患者可以活过这个时间。如急性髓系白血病（acute myeloid leukemia，AML）的中位生存期为 20 个月，说明诊断为 AML 后只有 50% 的患者可以活过 20 个月。

（2）中位无病生存时间：基本概念同上，如果 AML 的中位无病生存时间为 18 个月，表明有 50% 的患者可以在无临床疾病的状态下存活 10 个月。无病生存时间一般从疾病缓解之日、手术切除之日开始算起，到疾病复发或死亡为止。

（六）疾病预后研究的设计与分析方法

疾病预后研究一般应采用队列研究，而不可能随机临床试验，因为影响预后的研究因素不可能按研究者的意愿进行随机分配，暴露因素存在与否取决于自然，对患者随访一定的时间后，比较不同暴露状态下，阳性结局的发生率。因为它需要有一段时间的推导，可以建立清晰的因果关系。

1. 队列研究的概念 队列研究是一种分析性的研究策略，它先确定患者是否存在某因素（暴露与否），然后随访一段时间，再确定患者是否出现阳性结局。因此，首先要确定研究因素和结局因素，并记录随访的时间，这是队列研究的三大要素。

研究因素也称暴露因素，是预后研究的主要内容。结合专业知识，尽可能将各种可能与预后有关的因素纳入研究因素，这样预后因素的分析才不会遗漏。根据研究的不同，结局因素可以是死亡、致残、脏器功能衰竭、疾病的缓解等。阳性结局必须有一个明确和客观的定义，如果阳性结局的判断受主观因素的影响，必须采用盲法。预后研究需要随访时间，因为时间代表着预后。如果以死亡为研究结局，1年死亡者是阳性结局，10年死亡者也是阳性结局，但活1年与活10年显然是不同的预后。

(1) 队列研究的优点：①为临床的因果关系提供强有力的信息，该研究是研究因素和结局因素之间有一段连续的时间，使之建立清晰的因果关系；②可以直接测量某暴露因素发展成疾病的危险性；③可以避免暴露因素测量时偏倚，因为在测量时尚不知结局因素，也可以同时测量已知的混杂因素，以便在统计分析时加以避免；④可以用于检测多个结局因素，也可以同时研究一系列的暴露因素；⑤如果暴露因素比较少见，选用队列研究尤其合适，因为这种情况很难用病例对照研究。

(2) 队列研究的缺点：①需要花费很大的人力、物力和时间，尤其对阳性结局发生率较低者或从因至果的周期较长者；②由于队列研究的暴露与非暴露是听其自然，而不是人为干预，因此研究初期确定的暴露组和非暴露组可能经过一段时间后就变了，如有些吸烟者戒了烟，而有些原来不吸烟者却开始吸烟了，这常常造成偏倚；③队列研究中失访也常常导致研究结果的偏倚。

2. 队列研究的基本统计方法

(1) 相对危险度：为了便于理解，我们暂不考虑时间和多因素，且以死亡为阳性结局，用单因素划出四格表进行运算（表2-6），其中对临床

表2-6 队列研究运算四格表

研究因素	死亡	存活	合计
暴露	a	b	a+b
非暴露	c	d	c+d

研究最重要的是相对危险度（RR）。暴露组死亡率 =a/（a+b），非暴露组死亡率 =c/（c+b），RR= 暴露组死亡率 / 非暴露组死亡率。

如果RR=1，提示暴露因素与阳性结局间没有相互关系；RR<1，则暴露因素可以阻止阳性结局的发生，为保护性因素；RR>1，则暴露因素可以促进阳性结局的发生，为危险性因素。

(2) 生存分析：多数情况下，预后分析需要采用生存分析的统计学方法，研究结局可以是死亡、痊愈、完全缓解等，不管以什么为结局，时间往往是重要的，如狼疮肾炎的预后，3年后出现终末期肾病者与10年后才出现终末期肾病者显然是不同的预后。少数情况下，时间并不重要，如重症监护室的患者，我们关心的是他能否存活下来，2天死亡与10天死亡并没有什么区别，这种情况下，时间并不重要，可以不用生存分析，只直接推导因果关系。作为临床医生，关键在于清楚哪一类型的研究用哪一种统计学方法，如何使自己的研究资料满足该统计学方法的要求，以及明白计算机运算结果各参数的意义。最好初步掌握一种常用的统计软件，如SPSS、R或SAS等。

生存分析主要用于队列研究的随访资料。在临床研究中，随访的起点往往不在同一个时间，因为不可能所有研究病例约好同一天起病，研究对象是逐渐入组；同样随访终点（阳性结局）也不可能发生在同一个时间，对于结束研究时尚未达到阳性结局者称为删失。我们不能简单地将删失理解为阴性结局，因为我们不知道他会不会在结束研究后，马上出现阳性结局。截尾值（又称删失值，censored value）一词似乎暗示研究对象做了不恰当的事情。但事实并非如此。生存分析

涉及测量样本群体中每个观察（受试者、个体等）的某个定义的"开始时间"和某个其他定义的"终点"之间经过的时间量。很多时候，生存分析中的观察结果是未知的。这些观察结果被称为截尾值。我们通过下面的示例解释了可能发生这种情况的原因，以使其更易于理解。

假设一项计划持续6个月的临床试验，其中将包括20名受试者。试验开始时仅8名受试者符合招募标准。在接下来的4个月中招募了其他12名受试者。然后跟踪每个受试者，直到发生以下3件事之一。

①受试者经历了感兴趣的事件（生存分析：受试者死亡；疾病无进展生存期分析：疾病进展或死亡，看哪一个先发生）。

②受试者退出研究。

③研究在6个月后结束，但受试者在那段时间没有死亡。

图2-5显示了研究中最初的8名受试者的时间表，以及他们是否死亡（事件）或被截尾值的指示。

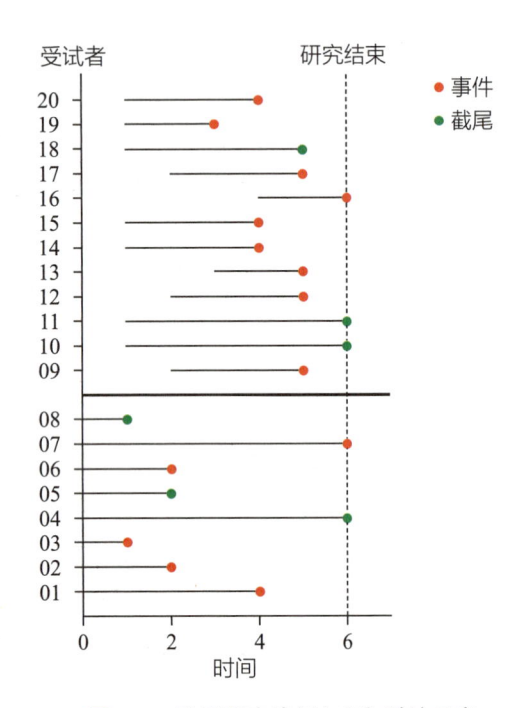

▲ 图2-5 队列研究病例入组与随访示意

引自彭非，王伟.生存分析[M].北京：中国人民大学出版社，2004

图2-5显示了横轴上的"时间"（自试验开始以来经过的时间量）。由于前8名受试者在一开始就进入了试验（时间0），因此可以直接从图表中读取到事件或截尾值的经过时间。如上图所示，受试者01被跟踪了4个月，然后去世。同样，受试者02和03分别被跟踪了2个月和1个月，然后去世。受试者07被跟踪了6个月，并在研究结束前去世。相比之下，受试者04在整个6个月的研究中都被跟踪，并且在该时间段内至研究结束时幸存下来。受试者05被跟踪了2个月，在此期间幸存。然而，在这2个月之后，受试者05自己选择了离开研究。受试者08也仅在1个月后离开了研究。注意受试者04和07之间的差异。虽然他们都参加了6个月的研究，但我们知道受试者07去世，而受试者04在研究结束时幸存下来。研究开始后招募了另外12名受试者（受试者09~20）。和以前一样，上图在横轴上显示"时间"。但是我们可以看到，受试者09~20的"开始时间"不再是Time=0。因为每个受试者的开始时间和结束时间可能不同，所以我们必须找到这两个值之间的差异来确定每例受试者的"经过观察时间"。

使用上图2-5，我们看到接下来的12名受试者中有7名在1个月后招募，3名在2个月后招募，3个月和4个月后分别招募1名。正因为如此，我们不能简单地将事件或截尾时间读出为经过的时间，因为这些人不是从零时间开始的。在研究开始后招募的12名受试者中，1名（受试者18）离开了研究，2名在研究结束前幸存下来。这12名受试者中，共有3个截尾值和9个事件发生。这种截尾方法被称为"右截尾"，因为被截尾受试者的生存时间在时间线的右侧是未知的。换句话说，事件必须发生在每个受试者的观察期之后。还有其他删失方法（左删失和区间删失是最常见的），但是右删失常用于生存分析。

由于各个病例随访的时间长短不一，删失病例可能由于随访时间不够长而未达到阳性结局。因此，这类资料不能简单地将结局按阳性和阴性进行计算，而必须采用生存分析的方法。在计算时间生存率、半数生存期等时，由于删失病例包含有不确定性的结局，所以生存分析的原理是将整个随访期分成许多小的时段，根据每个时段内总的人数、终点人数和删失人数等，推算删失资料中有多大的比例归入终点，以校正该时段内的死亡率。生存分析围绕着这个精神，有多种计算方法，如寿命表法、Kanlan-meier法、指数模型法等可以计算生存率，并可画出生存曲线，一目了然地估计不同时间的生存率。

除了计算生存率，临床研究更重要的是比较各组间的差异，生存分析在此有独到之处。国内许多临床研究论文只运用 t 检验或卡方检验比较前后或某个点上两组间的区别，对于随访资料，这显然是不科学的。生存分析可以比较 2 条或多条生存曲线间的区别，如采用 Log-rank 检验等。

与生存分析相呼应的回归分析是 COX 比例危险率回归模型（简称 COX 回归）。在建立了 COX 回归模型后，我们需要将相关强度的计算值从计算机上选到研究论文中去。COX 回归模型有两种表示方法，HR 和回归系数。两者任选一个都没错，翻阅国内期刊，见不少学者喜欢用回归系数，列一条数学方程式。但是，数学方程式并不能清晰地告诉人们其因果关系的程度，而且留意一下国际上重要医学期刊的论文，多是选用 HR 值，很少人用回归系数，因为 HR 值可以使临床医生更一目了然地清楚该因素的存在与否，阳性结局的危险性增加几倍。值得一提的是，别忘了将 HR 值的 95%CI 写在论文里，因为范围的估计往往比统计学意义更重要。

（七）识别和控制混杂

1. 控制混杂的必要性和原理 混杂是一种由于暴露因素对某疾病的作用与其他病因对同一疾病的作用在同一个研究里交织在一起所引起的在暴露效应估计上的误差。混杂是一种偏倚，一种在暴露与结局关系上的偏倚，混杂因素必须同时具备以下 3 个条件：①是疾病确定的病因或危险因素，比如图 2-6 里性别必须是肺癌的真正病因

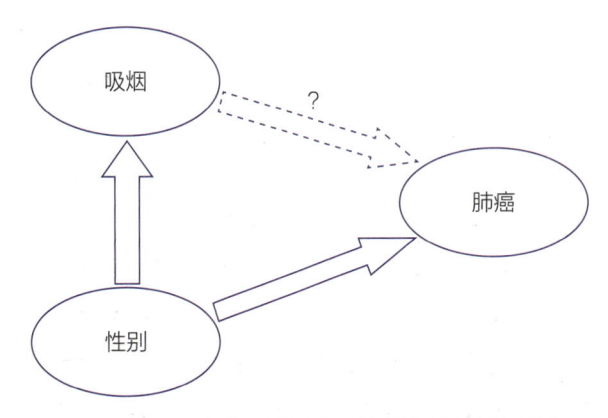

▲ 图 2-6 研究中暴露因素、结局事件和混杂因素
引自流行病学：病因及其发现和推断 [M]. 第 8 版. 北京：人民卫生出版社，2017

或危险因素；②不是暴露和疾病关系之间的中间因素，如性别不可能是吸烟和肺癌之间的中间因素；③在目前的研究中与暴露因素有关，即可疑的混杂因素在暴露组和非暴露组存在差异或叫不可比，如吸烟人群中男性占比高于不吸烟人群。结果是，在研究吸烟与肺癌关系的研究中，如果性别是混杂因素，性别将会扭曲吸烟与肺癌的关系，低估或高估吸烟对肺癌危险的作用。

在观察性研究里，混杂是普遍的。因此，观察性研究对混杂的控制是必要的，需控制的因素必须首先符合前 2 个条件，控制的原理是切断第 3 个条件，即去除可疑危险因素在暴露组和非暴露组之间的区别或迫使它们可比。对于前 2 个条件的判断，必须基于现有最好的、来自其他研究的发现或证据，而不是根据目前研究中的结果。如果控制了不符合前 2 个条件的因素，可能会引起不必要的偏倚。切断第 3 个条件，指在目前研究中切断第 3 个条件，从研究设计上有 3 种方法，即限制、匹配和随机分组；在数据分析阶段也有 3 个方法，即直接标化法、分层分析和多元回归分析。

尽管观察性研究可以使用限制和匹配控制混杂，但是它们在病例对照研究里只能提高统计分析的效率，不能起到控制混杂的作用，反而有可能引入偏倚。在前瞻性研究里，两者都可以有效地控制混杂，但是由于操作上的复杂性，以及由此增加的费用和信息的损失，限制和匹配都不是

队列研究（尤其是大型的、需要控制很多混杂因素的研究）用来控制混杂的可行方法。另外，匹配和限制后将不能再分析匹配和限制的因素与结局的关系，尤其在早期探索研究中，两者均会降低研究的效率，也是少用的原因。

因此，绝大多数队列研究和病例对照研究只能在数据分析阶段依靠统计学方法控制混杂。主要方法包括直接标化法、分层分析和多元回归分析。标化法和分层分析简单、直观、明了，容易理解和解释，是初步认识和控制混杂的最常用的方法。但是它们仅仅适用于一两个因素的控制，同时控制多个混杂因素，只有多元回归分析是可行、有效的方法。因此多元回归分析是观察性研究识别和控制混杂最重要的方法。

2. 识别和控制混杂的统计分析方法 如前所述，只有真正的病因和危险因素才能成为混杂因素，才需要在具体的研究中进行控制。控制混杂主要依赖分析阶段的措施，而控制混杂之前需识别混杂的存在。识别混杂的关键在于对混杂的第3个条件的认识，即对"混杂因素在目前的研究中与暴露因素有关"的理解。它的确切意思是，在目前的研究中，而不是在任何其他研究中，可疑的混杂因素在暴露组和非暴露组存在差异，存在不可比性。

因此，一个常用的识别混杂方法是，检查真正病因和危险因素在具体研究中暴露组和非暴露组之间的差别。只有组间存在差别的因素，才会引起混杂，才需要进行控制。非真正的病因和危险因素，以及暴露和结局之间的中间因素，即使组间存在差别也不需要控制。这就是各种研究基线比较的目的所在。

但是，在识别混杂是否存在及其大小时，不能根据组间差别的显著性进行判断，组间没有显著性差异不是没有混杂或混杂很小的保证，没有显著性的差异同样可能引起明显的混杂，因为组间差异的显著性还取决于组间差别的大小和样本量的大小，但混杂的大小还取决于混杂因素和疾病之间关系的强弱。比如，每组3人，暴露组男性2人，非暴露组男性1人，组间男性比例的差别没有统计学显著性，显然这不能排除性别可能引起的混杂，而且混杂是明显的。

正确的判断方法是，组间有差异，就有混杂。可见，这种方法仅仅用于识别混杂，而且是间接的、定性的方法，无法确定混杂作用的大小，也无法用来控制混杂。直接标化法、分层分析和回归分析是可以同时用于识别和控制混杂的定量的方法

(1) 直接标化法：混杂的发生是由于混杂因素在比较组间不可比造成的。直接标化法（direct standardization）的原理是在分析阶段研究者"迫使"暴露组和非暴露组拥有同样的混杂因素水平，形成人为的组间可比性，然后在混杂因素分布相同的情况下比较两组的发病情况。现以1962年瑞典和巴拿马死亡率比较为例，说明标化法的原理和方法。众所周知，北欧的瑞典是一个发达富裕的国家，居民享有很高的平均寿命，而中美洲的巴拿马是一个欠发达国家，生活水平、医疗标准和平均寿命均低于瑞典。然而，表2-7却显示，1962年瑞典人口的年总死亡率为98/10000，高于巴拿马的72/10000，两国的粗死亡率之比（即相对危险度）为1.36，说明生活在（或暴露于）瑞典是一个死亡的危险因素。这显然是一个错误的结论。

仔细检查两国人口年龄组死亡率发现，瑞典0—29岁和30—59岁年龄组的死亡率均低于巴拿马，只有60岁以上年龄组的死亡率高于巴拿马，但是瑞典60岁以上人群在总人口中的比例是巴拿马的3.4倍。这说明瑞典总死亡率高于巴拿马的假象很可能是因为年龄在两国分布不同（即瑞典平均年龄高于巴拿马）而造成的混杂偏倚。而且瑞典60岁以上年龄组的死亡率高于巴拿马，还是由于瑞典这个年龄组的平均年龄高于巴拿马，年龄越高死亡率越高。

一种公平的比较方法是假设两国人口的年龄分布（即每个年龄组人数的百分比）是一致的，并"迫使"这个"新的人口"分别"经历"两国

表 2-7 1962年瑞典和巴拿马粗死亡率和标化死亡率的比较

		年龄（岁）			合计
		0—29	30—59	60+	
死亡率（/10 000）	瑞典	11	36	475	98
	巴拿马	53	52	416	72
可用的年龄标准（%）	标准1：瑞典人口年龄分布	0.42	0.41	0.17	1.00
	标准2：巴拿马人口年龄分布	0.69	0.26	0.05	1.00
标化死亡率（/10 000）	巴拿马的死亡率	22*	21*	71*	114
	瑞典的死亡率	8*	9*	24*	41

*. 该组实际死亡率与标准年龄构成之积，如 22 ≈ 53 × 0.42，相当于该国家死亡人数在不同年龄组的相对比例，不是年龄组的死亡率

的实际年龄组死亡率，然后估计和比较两个国家的标化年龄后的总死亡率，这样就可以消除年龄造成的混杂。这就是直接标化法。在上述的直接标化法里，标化的标准是年龄分布。在本例中，有两个方便的标准可以使用：瑞典人口的年龄构成（表2-7中的标准1）和巴拿马人口的年龄构成（表2-7中的标准2）。标准化只需要一个标准。假如我们采用瑞典人口的年龄分布作为标准计算标化死亡率，则瑞典的总死亡率维持不变（98/10000），而巴拿马按照瑞典人口构成的标化总死亡率为114/10000，标化率的相对危险度RR=98/114=0.86。若用巴拿马人口的年龄构成作为标准，则巴拿马的总死亡率不变（72/10000），而瑞典的标化总死亡率为万分之41，相对危险度为0.57。使用不同的人口标准，都显示瑞典的总死亡率低于巴拿马，这是消除了年龄构成不同后的比较，是符合常识也是符合事实的结论。

本例分析中粗率的相对危险度（RR=1.36）为含有年龄混杂的效应估计，标化率的相对危险度（RR=0.86）是消除了混杂作用后的准确的效应估计，若两者相同，则说明年龄没有在比较两国总死亡率中引起混杂；若两者不同，则说明年龄引入了混杂，两者差别的大小反映了混杂作用的大小。在混杂存在与否的问题上，标化法是可靠的，但是在估计混杂大小的问题上，使用不同的标准经常会得出不同的结论，反映了标化法的问题。

(2) 分层分析：分层分析就是根据混杂因素的特征，将研究对象划分成几个小的"独立的研究"，一个独立的研究就是一个层，然后分别估计每个独立研究中暴露对结局事件的作用。例如，在研究吸烟和肺癌的前瞻性研究中，已知性别是肺癌的危险因素，可能引起混杂，因此可以按照性别将研究对象划分成两个独立的层，男性一个层，女性另一个层。在每一个层内，吸烟和肺癌的关系不再受性别的影响，在层内控制了性别可能引起的混杂，因此每个层内的效应估计是准确的、无（性别）混杂的。如果每层效应的大小是一致的，可以进而用加权平均的方法计算出各层加权平均的总效应，这个总效应消除了性别的混杂，因此是无（性别）混杂的准确的估计。最后，将准确的总效应与无分层时估计的粗的总效应进行比较，如两者无区别，说明粗效应没有性别的混杂，是准确的；如两者有区别（即任何实际的差别，包括无统计学显著意义的差别），说明粗效应有性别的混杂，应弃之，最后使用加权平均的总效应作为无偏倚的效应估计。

在分层分析中，中心问题是各层别之间效应值的一致性。首先是对一致性的判断，其次是不

一致时对各层异质结果的处理。由于随机误差的存在，层别效应估计值完全相等的机会几乎是零，不一致才是常态。另外，组间效应的大小可能存在真实的差别，比如吸烟在男性中引起的肺癌的危险的确高于女性。那么，层间的不一致性则由机会和真实的层间差异两种因素造成。

因此，分层分析的一个重要任务不是判断层间效应估计之间是否存在差异，而是这个差异的原因是什么。由于随机误差永远存在，而真实的层间差异可能存在，也可能不存在，不一致性的解释只有两种可能：①仅仅由于随机误差造成，②由随机误差和真实差异两种因素造成。处理层间差异首先是区别以上这两种情况。通常使用的方法就是一致性检验，又叫异质性检验。如果异质性检验显示差异有统计学显著性（$P<0.05$），说明是第二种情况，提示可能存在交互作用。反之，说明是第一种情况，说明层间差异可能完全是由于随机误差造成的，各层的真实效应是一样的，完全可以用一个总效应概括各层的效应，这个总效应就是前面提到的加权平均总效应，或叫调整总效应。

加权就是根据不同层别效应估计值的精确度给予不同的权重，一般来讲权重与样本量成正比，因此加权可以看成给予样本量大的层或亚组更多的信任。最简单最原始的方法就是依据样本量的大小进行加权。常用的加权平均法包括 DerSimonian-Laird 法，Mantel-Haenszel 法，以及 Peto 法。DerSimonian-Laird 法是最通用的方法，适合于所有效应测量指标，其权重就是效应估计的标准误平方的倒数。分层分析的步骤如下。

①定暴露、结局和混杂（或效应修饰）变量；②计算暴露对结局作用的粗效应值（如粗RR）；③按照混杂因素把研究对象分成两层或多层（即多组）；④计算各层暴露对结局作用的层效应值（如层RR）；⑤用异质性检验判断组间效应值的一致性；⑥如果异质性检验无显著性，计算加权平均的调整效应值；⑦比较粗效应值和调整效应值，若两者有别，说明存在混杂；⑧用调整效应值作为无（该因素）混杂偏倚的总效应值；⑨如果异质性检验有显著性，提示可能存在交互作用（或曰效应修饰作用）；⑩总结和报告层效应与效应修饰因素。

现用表2-8中一个虚拟的前瞻性研究的数据，说明如何使用分层分析来识别和控制混杂作用。该研究的暴露是口服避孕药，结局指标是冠心病，混杂因素是年龄。该分析按照年龄将研究对象分为两组，两组口服避孕药和冠心病的RR都是2.8，粗RR为2.2。由于组间RR没有区别，调整RR还是2.8。粗RR和调整RR存在差别，说明存在年龄的混杂。无混杂的效应估计是2.8。

3. 多元回归分析　多元回归分析（multivariate

表2-8　分层分析：口服避孕药、年龄和冠心病关系的前瞻性研究（虚拟数据）

		发生冠心病人数	未发生冠心病人数	发病率	相对危险度
年龄<40岁，避孕药使用史	有	14	86	14.0%	2.8
	无	6	114	5.0%	
年龄40—44岁，避孕药使用史	有	16	46	25.8%	2.8
	无	60	590	9.2%	
合计，避孕药使用史	有	30	132	18.5%	2.2
	无	66	704	8.6%	

analyses）是利用多元回归模型进行流行病学数据分析。多元回归分析的优点是很容易估计主效应、分析交互作用和剂量反应关系，还可同时控制多个混杂因素，统计效率高。流行病学数据分析使用最多的回归模型之一是 Logistic 模型。利用统计软件（如 SPSS）分析时，可在回归方程的左边放入作为因变量的结局事件，在回归方程右边放入作为自变量的各种危险因素，包括暴露因素、混杂因素和可能的效应修饰因素。每个自变量的回归系数就是该变量对结局作用大小的指标，具体说就是该因素和结局关系优势比的对数值，其反对数就是该因素的优势比。同时，这个优势比也是控制了方程内所有其他危险因素的无偏倚的估计。回归分析同时还提供了每个因素优势比的标准误、P 值及其 95%CI。

如何在回归分析里识别混杂的存在呢？在此问题上，一个常见的错误是利用潜在混杂因素效应的显著性检验来判断混杂存在与否，如果检验是显著的，则该因素是混杂因素。其实，该检验的本质是对该因素与结局关系优势比的显著性检验，即在目前研究中检验混杂的第一个条件"该因素是疾病确定的病因或危险因素"，因为是基于目前的研究，有关结论是不可靠的。即使该检验是可靠的，它也不能验证混杂的第三个条件"该因素在目前的研究中与暴露因素有关"，因此不能作为判断混杂存在的方法。逐步回归自动筛选纳入或去除变量的根据是统计学检验的 P 值，因此也不是筛选混杂因子可靠的方法。

混杂是一种偏倚，造成主效应（principal effect）（即暴露因素对结局事件的效应）估计的误差。回归方程同时可以控制方程内所有因素的混杂作用，因此给出的主效应是一个无（这些因素）混杂的效应估计。由此，判断某因素是否可能引起混杂的一种方法是，将该因素从包含所有潜在混杂因素的回归方程中剔除，然后重新估计主效应的大小，如果主效应的大小发生了改变，说明该因素是混杂因子，应在最后分析时纳入回归方程，控制其混杂作用；否则，该因素不是混杂因素，无须进行控制。当然，也可以采取逐步加入混杂因素的方法进行判断。但这样做比较麻烦，同时也不能排除使用不同的变量剔除或加入顺序时结论可能不同的可能性。因此，一般的做法是将所有的潜在混杂因素同时都纳入回归方程，并依据此方程估计主效应的大小，并不对每个可疑混杂因素对主效应的作用进行评估。这样做法的好处是，简单易操作，且调整的总效应是准确的，但引入的非混杂因素会降低回归分析的统计学效率。

（八）疾病预后研究的评价原则

对有关疾病预后研究的质量及其研究结论是否真实可靠，应进行评价。评价的原则和标准可归纳为 7 条，现分述如下。

1. 观察预后的研究对象是否都处于同一起始队列　预后研究要求各队列的研究对象观察疾病预后的起始点一定要统一，可以是症状首发时间，疾病确诊时间或治疗开始时间，务必明确，不应存在杂乱的零点时间，如研究脑卒中的预后因素，纳入的研究对象应是首次发作的脑卒中患者，排除第 2 次或第 3 次发作者。对入选的研究对象处于病程的哪一个阶段必须有清楚地叙述。所选择的零点时间最好是处于病程的早期，即起始队列。

2. 研究的对象是否能代表被研究疾病的目标人群　对纳入的研究对象应具有明确的诊断标准，纳入标准和排除标准。对研究对象的来源应作详细叙述，以便判断有无选择偏倚，对进行预后研究的地区、医疗机构也应叙述，以便了解研究对象的代表性，判断选择研究对象时是否存在集中偏倚、倾向偏倚、转诊偏倚和诊断条件偏倚。对研究对象的情况包括年龄、性别、疾病严重度和是否有并发症存在等都应详细介绍，因为这些因素都和预后有关。

3. 随访时间是否足够，随访是否完整　由于预后因素常常存在于不良结果时间发生之前一段较长的时间，因此随访时间必须足够长，以便发现关注的研究结果。如果随访时间很短，只有一小部分患者达到了我们感兴趣的结果,如康复、复发或是不良事件的发生,这样就不能反映该疾病预后的真实情况。并且随访必须完整,在理想情况下,应当所有纳入研究的对象从疾病早期一直随访到完全康复、复发或死亡,但事实上难以做到,因此存在一定的失访率。如何来判断随访的完整性,可以从失访率的多少来估计,一般认为失访率<5%,其研究结果可以被接受,如失访率>20%则严重影响结果真实性,因此失访率宜控制在10%~20%以内,超过20%结果不可信。

4. 判断结局有无客观标准,是否采用了盲法　观察疾病预后的终点,即结局应有客观的标准。在研究开始前,研究者必须对结局提供明确的定义,要有客观的测量标准。有些预后容易确定如死亡,但大多数结局,如痊愈、残疾、复发、生存质量改变等,都需要有客观的标准,以避免临床医生在判断预后结局时产生分歧,从而影响预后研究的结论,则应采用盲法判断,以避免发生疑诊偏倚,即研究者竭力去寻找观察组中存在被研究的预后因素的证据,而对待对照组则不然;以及预期偏倚,即凭主观印象判断预后。

5. 是否对影响预后研究的重要因素进行了统计学的校正　预后研究中可能存在各种混杂因素,从而影响预后研究的结论。因此在下结论时需对这些因素应用统计学方法进行校正。研究者报道风湿性心脏病心房颤动患者的脑卒中发生率为41/1000人年,与非风湿性心脏病心房颤动患者的脑卒中发生率十分接近。但风湿性心脏病患者比非风湿性心脏病患者更年轻。但对患者的年龄、性别和高血压状态进行校正后,风湿性心脏病心房颤动患者脑卒中的发生率是非风湿性心脏病心房颤动患者的6倍。由于治疗可以改变患者的预后,因此在分析预后因素时,应对治疗上的差别进行校正。校正的方法最简单的是分层分析,如各亚组有不同预后结果,说明具有混杂因素的干扰,如各亚组均获得相同预后结果,说明被研究的预后因素是独立的预后因素。较为复杂的校正方法是多因素分析法如Logistic回归分析及Cox模型分析,适用于有多个混杂因素的校正。

6. 报道预后研究的结果是否完整　预后研究的定量结果是在一段时间内发生结局的事件数。比如报道生存率有3种方法:①某一时间点的生存率,如1年生存率、5年生存率等;②中位生存时间,即观察到50%的研究对象死亡的随访时间;③生存曲线可以了解预后可随时间而变化。例如,所报道的1年生存率都是20%,但两条生存曲线形态不同,一条显示中位生存时间为3个月,提示疾病早期预后就很差,另一条显示中位生存时间为9个月,提示疾病早期预后好,随着时间推移而逐渐恶化。因此生存曲线可以了解预后的全貌。完整地报道预后研究结果应当同时报道某一时点的生存率、中位生存时间以及生存曲线,并且应当报道预后估计的精确度,即预后结局概率的95%CI。对预后因素的研究可用相对危险度和绝对危险度等来表示,同时也要报道95%CI。

7. 研究结果的实用性和临床意义　对预后研究结果的真实性进行严格评价外,还需要对预后研究结果的实用性和临床意义做出评价。研究结果是否直接有助于治疗方案的取舍?例如,在非风湿性心房颤动患者中应用华法林抗凝治疗,能降低缺血性脑卒中的发生率,但是在一项孤立性心房颤动患者(60岁以下,无相关的心肺疾病)的研究中,15年内脑卒中发生率仅为1.3%,长期应用华法林治疗的危险性很可能大于受益,因此这类患者不必采用华法林抗凝治疗。该研究对确定华法林抗凝治疗的取舍有重要临床价值。研究结果是否有助于对患者及其亲属做出解释,例如,一项可信度、精确度高的研究结果显示疾病具有良好的预后,则十分有助于向焦虑的患者及其家属做出解释而使其放心。另外,一项质量高的研究结果显示疾病预后不良,就可以与患者和其家属进行有关不良预后结局的讨论。这同样也有实用价值。

八、疾病动物模型

（一）疾病动物模型概述

疾病动物模型是指研究人类疾病的动物模型，是指各种医学科学研究中建立的具有人类疾病模拟表现的动物，采用人为的方法，使动物在一定的致病因素（物理的、化学的、生物的）作用下，造成动物组织、器官或全身一定损害，出现某些类似人类疾病的功能、代谢、形态结构方面的变化或各种疾病，通过这种手段来研究人类疾病的发生、发展规律，为研究人类疾病的预防、治疗（包括新药物试用）提供理论依据。

（二）人类疾病动物模型的重要意义

人类疾病的发展十分复杂，以人本身作为试验对象来深入探讨疾病发生机制，推动医药学的发展来之缓慢，临床积累的经验不仅在时间和空间上都存在局限性，而且许多试验在道义上和方法上也受到限制。而借助于动物模型的间接研究，可以有意识地改变那些在自然条件下不可能或不易排除的因素，以便更准确地观察模型的试验结果并与人类疾病进行比较研究，有助于更方便，更有效地认识人类疾病的发生发展规律，研究防治措施。

1. 替代作用 临床上对外伤、中毒、肿瘤等研究不可能在人体重复进行，在动物体内试验，可以避免人体试验造成的风险、危害和伦理问题。

2. 可按需要进行取样 动物模型作为人类疾病的"复制品"，可按研究者的需要随时采集各种样品或分批处死动物收集标本，以了解疾病全过程。

3. 可比较性 一般疾病多为零散发生，在同一时期内，很难获得一定数量的定性材料，而模型动物不仅在群体数量上容易得到满足，从而提高试验结果的可比性和重复性。

4. 有助于全面认识疾病的本质 由于有相当数量的不同背景样品，就可对样品进行不同角度的分析，有利于全面了解疾病的本质，开展临床不能进行的研究。利用动物疾病模型间接研究人类疾病，可克服研究中的困难，还可进行单一的病因分析。在短期内复制出动物疾病模型，对研究人类的疾病的发生、发展、治疗和预防是较为重要的手段和工具。

（三）人类疾病动物模型的设计原则

1. 相似性 在动物身上复制人类疾病模型，目的在于从中找出可以推广（外推）应用于患者的有关规律。外推法具有一定的风险性，因为动物与人终究不是同一种生物。如在动物身上无效的药物不等于临床无效，反之亦然。因此，设计动物疾病模型的一个重要原则是，所复制的模型应尽可能近似于人类疾病的情况。与人类完全相同的动物自发性疾病模型毕竟不可多得，往往需要人工加以复制。

为了尽量做到与人类疾病相似，首先要注意动物的选择。例如，小鸡最适宜做高脂血症的模型，因为它的血清甘油三酯、胆固醇及游离脂肪酸水平与人十分相似，低密度和极低密度脂蛋白的脂质构成也与人相似。其次，为了尽可能做到模型与人类相似，还要在实践中对方法不断加以改进。如结扎兔阑尾血管，固然可能使阑尾坏死穿孔并导致腹膜炎，但这与人类急性梗阻性阑尾炎合并穿孔和腹膜不一样，如果给兔结扎阑尾基部而保留原来的血液供应，由此而引起的阑尾穿孔及腹膜炎就与人的情况相似，因而是一种比较理想的方法。如果动物型与临床情况不相似，在动物身上有效的治疗方案就不一定能用于临床，反之亦然。为了判定所复制的模型是否与人相似，需要进行一系列的检查。例如，有人检查了动脉压、脉率、静脉压、呼吸频率、动脉血pH、动脉氧分压和二氧化碳分压、静脉血乳酸盐浓度以及血容量等指标，发现一次定量放血法造成的休克模型与临床出血性休克十分相似，因此认为这些方法复制的模型是一种较理想的模型。

2. 重复性 理想的动物模型应该是可重复的，甚至是可标准化的。例如，用一次定量放血法可 100% 造成出血性休克，100% 死亡，这就符合可重复性和达到了标准化要求。又如用狗做心肌梗死模型理论上很合适，因为它的冠状动脉循环与人相似，而且在试验动物中它最适宜做暴露心脏的剖胸手术，但狗结扎冠状动脉的后果差异太大，不同狗同一动脉同一部位的结扎，其后果很不一致，无法预测，无法标准化。相反，大小白鼠、地鼠和豚鼠结扎冠脉的后果就比较稳定一致，可以预测，因而可以标准化。

为了增强动物模型复制时的重复性，必须在动物品种、品系、年龄、性别、体重、健康情况、饲养管理、试验及环境条件；季节、昼夜节律、应激、室温、湿度、气压、消毒灭菌；试验方法步骤；药品生产厂家、批号、纯度规格、给药剂型、剂量、途径、方法；麻醉、镇静、镇痛等用药情况；仪器型号、灵敏度、精确度；试验者操作技术熟练程度等等方面保持一致，因为一致性是重复性的可靠保证。

3. 可靠性 复制的动物模型应该力求可靠地反映人类疾病，即可特异地、可靠地反映某种疾病或某种机能、代谢、结构变化，应具备该种疾病的主要症状和体征，经化验或 X 光照片、心电图、病理切片等证实。若易自发地出现某些相应病变的动物，就不应加以选用，易产生与复制疾病相混淆的疾病者也不宜选用。例如，铅中毒可用大白鼠做模型，但有缺点，因为它本身容易患动物地方性肺炎及进行性肾病，后者容易与铅中毒所致的肾病相混淆，不易确定该肾病是铅中毒所致还是它本身的疾病所致。用蒙古沙土鼠就比较容易确定，因为一般只有铅中毒才会使它出现相应的肾病变。

4. 适用性和可控性 供医学试验研究用的动物模型，在复制时，应尽量考虑到临床应用和便于控制其疾病的发展，以利于研究的开展。如雌激素能终止大鼠和小鼠的妊娠早期，但不能终止人的妊娠。因此，选用雌激素复制大鼠和小鼠终止妊娠早期的模型是不适用的，因为在大鼠和小鼠筛选带有雌激素活性的药物时，常常会发现这些药物能终止妊娠，似乎可能是有效的避孕药，但一旦用于人则并不成功。所以，如果知道一个化合物具有雌激素活性，用这个化合物在大鼠或小鼠观察终止妊娠的作用是没有意义的。又如选用大小鼠作试验性腹膜炎就不适用，因为它们对革兰氏阴性细菌具有较高的抵抗力，很不容易造成腹膜炎。有的动物对某致病因子特别敏感，极易死亡，也不适用。如狗腹腔注射粪便滤液引起腹膜炎很快死亡（80% 24h 内死亡），来不及做试验治疗观察，而且粪便剂量及细菌菌株不好控制，因此不能准确重复试验结果。

5. 易行性和经济性 在复制动物模型时，所采用的方法应尽量做到容易执行和合乎经济原则。灵长类动物与人最近似，复制的疾病模型相似性好，但稀少昂贵，即使猕猴也不可多得，更不用说猩猩、长臂猿。幸好很多小动物如大小鼠、地鼠、豚鼠等也可以复制出十分近似的人类疾病模型。它们容易做到遗传背景明确，体内微生物可加控制、模型性显著且稳定，年龄、性别、体重等可任意选择，而且价廉易得、便于饲养管理，因此可尽量采用。除非不得已或一些特殊疾病（如痢疾、脊髓灰质炎等）研究需要外，尽量不用灵长类动物。除了在动物选择上要考虑易行性和经济性原则外，而且在模型复制的方法上、指标的观察上也都要注意这一原则。

（四）人类疾病动物模型的分类

1. 按产生原因分类

（1）自发性动物模型（spontaneous animal model）：指试验动物未经任何人工处置，在自然条件下动物自然发生，或者由于基因突变的异常表现通过遗传育种保留下来的动物模型。优点为完全在自然条件下发生的疾病，排除了人为的因素，疾病的发生、发展与人类相应的疾病很相似。缺点：来源比较困难，种类有限。

（2）诱发性或实验性动物模型（experimental animal model）：指研究者通过使用物理的、化学的、生物的和复合的致病因素作用于动物，造成动物组织、器官或全身一定的损害，出现某些类似人类疾病时的功能、代谢或形态结构方面的病变，即为人工诱发出特定的疾病动物模型。

①物理因素：机械损伤、放射线损伤、气压、手术等。

②化学因素：化学药致癌、化学毒物中毒、强酸强碱烧伤、某种有机成分的增加或减少导致营养性疾病等。

③生物因素：细菌、病毒、寄生虫、生物毒素等。

④复合因素：以上3种诱发动物模型的因素都是单一的，有些疾病模型应用单一因素诱发难以达到试验的要求，必须使用多种复合因素诱导才能复制成功，这些动物模型的复制往往需要时间较长，方法比较繁琐，但其与人类疾病比较相似：如复制大鼠或豚鼠慢性支气管炎动物模型可使用细菌加寒冷方法或香烟加寒冷，也可使用细菌加二氧化硫等方法复制。

(3) 抗疾病型动物模型 (negative animal model)：指特定的疾病不会在某种动物身上发生，从而可以用来探讨为何这种动物对该疾病有天然的抵抗力的动物模型。

2. 按系统范围分类

(1) 疾病的基本病理过程动物模型：指各种疾病共同性的一些病理变化过程的模型。致病因素在一定条件下作用于动物，使动物组织、器官或全身造成一定病理损伤，出现各种功能、代谢和结构的变化，其中有些变化是各种疾病都可能发生的，不是各种疾病所特有的一些变化，如发热、缺氧、水肿、炎症、休克、弥散性血管内凝血、电解质紊乱、酸碱平衡障碍等，我们称之为疾病的基本病理过程，是研究疾病机制和药物筛选的理想方法。

(2) 各系统疾病动物模型：指与人类各系统疾病相应的动物模型。如心血管、呼吸、消化、造血、泌尿、生殖、内分泌、神经、运动等系统疾病模型，还包括各种传染病、寄生虫病、地方病、维生素缺乏病、物理损伤性疾病、职业病和化学中毒性疾病的动物模型。

3. 按模型种类分类 整体动物、离体组织和器官、细胞株等。整体动物模型是常用的疾病模型，也是研究人类疾病常用的手段。

4. 按中医药体系分类 按中医证分类，动物模型可分为阴虚、阳虚动物模型、气虚动物模型、血虚动物模型、脾虚和肾虚动物模型，厥脱证动物模型等。

按中药理论分类，人类疾病动物模型包括解表药、清热药、泻下药、祛风湿药、利水渗湿、温里药、止血药、止咳药、化痰药、平喘药、安神药、平肝息风药、补益药、理气药、活血化瘀药等动物模型。

（五）人类疾病动物模型的影响因素

1. 致模因素对动物模型复制的影响 选择好致模因素是复制动物模型的第一步。应明确研究目的，清楚相应人类疾病的发生、临床症状和发病机制，熟悉致病因素对动物所产生的临床症状和发病情况，致病因素的剂量。

2. 动物因素对动物模型复制的影响 复制动物模型的动物种类繁多，如试验动物、家养动物和野生动物。野生动物属自然生态类型，其微生物感染复杂，遗传背景不清楚，来源困难，很难饲养，因此不便使用；家养动物饲养方便，来源容易，但微生物控制不严，遗传背景不清楚也不提倡使用；应尽可能使用标准化试验动物。此外，动物种类、品系、年龄和体重、性别、生理状态和健康因素等均对动物模型质量有不同程度的影响。

3. 试验技术因素对动物模型复制的影响

(1) 试验季节：动物体对外界的反应情况，同样受春、夏、秋、冬不同季节的影响，不同试验季节，动物的机体反应性在某些方面有一定的改变，这种影响在进行跨季节的动物模型试验时应引起重视。

(2) 昼夜不同时间的影响：试验动物的体温、血糖、基础代谢率、内分泌激素的分泌等随着昼夜的不同发生节律性的变化。在复制动物模型进行试验研究时，应注意试验中某种处理的时间顺

(3) 麻醉深度的影响：在复制动物模型时往往需要将动物麻醉后才能进行各种手术，实施某些致模因素。不同麻醉药物和不同麻醉剂量有不同的药理作用和不良反应，如麻醉过深动物处于深度抑制状态，甚至濒死状态，动物各种反应受到抑制，结果的可靠性受影响；麻醉过浅，在动物身上进行手术或实施某些致模因素，将造成动物强烈的疼痛刺激，引起动物全身特别是呼吸、循环、消化等功能发生改变，同样会影响造模的准确性。

(4) 手术技巧的影响：在试验手术造模时，首先要选择好最佳的手术路线，以免过大、过繁的手术给机体带来影响。手术技术熟练与否也是影响因素，技术熟练可以减少对动物的刺激、创伤和出血，将提高造模的成功率。

(5) 试验给药的影响：在造模过程中给药是常规工作，但对造模也是影响因素，如给药的途径、剂量、熟练程度等影响。

(6) 对照组对造模的影响：在复制动物模型时常常因忽视或错误应用对照的问题，而造成动物模型的失败或误导错误结论，应根据不同要求设置好对照组。

4. 环境因素和营养因素对复制动物模型的影响　环境因素是影响造模及其试验结果的重要因素，居住条件、饲料、营养、光照、噪声、氨浓度、温度、湿度、气流速度等任何一项都不容忽视。营养因素对复制动物模型，特别是长期试验影响显著，应予以重视。如采用国家标准饲料则问题就会解决。造模过程中应注意给水量充分和给予符合卫生标准的饮水。

（六）人类疾病动物模型的注意事项

1. 模型要尽可能再现所要求的人类疾病　复制模型时必须强调从研究目的出发，熟悉诱发条件、宿主特征、疾病表现和发病机制，充分了解所需动物模型的全部信息，分析是否能得到预期的结果。研究人员还要懂得各种动物所需的诱发剂量、宿主年龄、性别和遗传性状等对试验的影响，以及动物疾病在组织学、生化学、病理学等方面与人类疾病之间的差异。要避免选用与人类对应器官相似性很小的动物疾病作为模型材料。为了增加所复制动物疾病模型与人类疾病的相似性，应尽量选用各种敏感动物与人类疾病相应的动物模型。

2. 注意所选用动物的实用价值　模型应适用于多数研究者使用，容易复制，试验中便于操作和采集各种标本。同时应该首选一般饲养员较熟悉而且便于饲养的动物作为研究对象，这样就无须特殊的饲养设施和转运条件，经济上和技术上容易得到保证。此外，动物来源必须充足，选用多胎分娩的动物对扩大样本和重复试验是有益的。尤其对于慢性疾病模型来说，动物须有一定的生存期，便于长期观察使用，以免模型完成时动物已濒于死亡或死于并发症。

用于生物医学研究的动物种群，可按其遗传成分和其环境被研究人员控制的程度，分为三种基本类型：①实验动物：它们可提供最大程度的遗传和环境操作。②经济动物：不论是乡村或城市饲养的，人类对其干扰的程度不同，且动物环境与人类环境可能极为接近。③野生动物：几乎没有人为的干扰。野生动物在自然环境中观察有助于正确评价自然发病率和死亡率。但记录困难，在试验条件下维持有一定难度，且对人和家畜有直接和间接的威胁，使用时要特别加以注意。因此，复制模型时必须注意动物种群的选择，要了解各类动物种群的特点和对复制动物的影响。可能某种动物（啮齿目、食肉目、兔形目）可按所有三种类型进行研究，这就增加了对环境和遗传因素作比较研究的可能性。在选用三种类型动物种群复制动物模型时，必须了解它们各自的优点和缺点。

3. 不能盲目地使用近交系动物　近交系遗传背景清楚、反应均一、个体差异小，广泛地应用于动物模型复制，但在设计中必须慎重考虑以下因素：①近交系的繁殖方法与自然状态不同。例如，自发性糖尿病 BB 大鼠、Wistar 小鼠具有糖尿病临床特征，但在实践中常并发有周围神经系统严重病变、睾丸萎缩、甲状腺炎、恶性淋巴瘤等，因此要有目的地选择，不可盲目地采用近交系。②近交系形成的亚系不能视为同一品系，要充分了解新品系的特征及有关资料。③已形成的品系仍可突变，即使已形成模型的品系，由于育种和环境改变，仍有可能发生基因突变和遗传漂变，即存在变种甚至断种的危险。④常用两种近交系杂交的F1作为模型，F1个体之间均一性好，对试验的耐受性强，弥补了近交系的不足。除了近交系、F1外，远交系虽然个体间的重复性和一致性没有近交系、F1动物好，但遗传特性及反应性能保持相对稳定，其生命力强、繁殖率高、抗病力强、可以大量生产。

4. 正确地评估动物疾病模型 没有一种动物模型能完全复制人类疾病的真实情况，动物毕竟不是人体的缩影。模型实验只是一种间接研究，只可能在一个局部或几个方面与人类疾病相似。因此，模型实验结论的正确性只是相对的，最终必须在人体上得到验证。复制过程中一旦出现与人类疾病不同的情况，必须分析其分歧范围和程度，找到相平行的共同点，正确评估哪些是有价值的。

5. 正确分析动物实验结果 动物和人类有共同的进化起源，从最简单的单细胞生物到最高等的人类，它们最基本的组成都是蛋白质和核酸，并共用一套遗传密码系统。虽然自然界的物种不计其数，但由于生命世界具有内在连续性，所以各种生命现象的基本原理是高度一致的。正因为动物和人类在进化上具有同源性，在遗传上具有同质性，因此在实验动物体上可以复制出具有人类疾病模拟表现的模型，这是比较医学的遗传分子生物基础。以小鼠为例，人类与小鼠从外形上看有天壤之别，但几乎在小鼠身上都可以找到人类的同源基因，小鼠在疾病表现上与人类也十分相近。开展比较医学研究的最终目的是将动物实验结果推论及人体，但动物实验结果运用到人体绝不是简单的推论或移植，此过程需要经过反复

的比较对照和逻辑推理，更不可缺少以患者为中心的临床试验。绝对不能停留在朴素地从小动物模型直接推及人体的简单推论法，因为这种外插法推论是科研工作的大忌，特别是应用到医学、药学研究时是很危险的。

6. 动物进化的程度 复制动物模型时，在条件允许的情况下。应尽量考虑选用与人相似、进化程度高的动物作模型。但不能因此就认为进化程度越高等的动物其所有器官和功能越接近于人。例如，非人灵长类诱发动脉粥样硬化时，病变部位经常在小动脉，即使出现在大动脉也与人类分布不同。据报道用鸽作这类模型时，胸主动脉出现的黄斑面积可达10%，镜下变化与人也比较相似，因此也广泛被研究者使用。

（七）常见的人类疾病动物模型简介

1. 心血管疾病动物模型

(1) 高血脂及动脉粥样硬化症动物模型。

①高脂饲料诱发高血脂及动脉粥样硬化症模型，造模方法如下。

- 小型猪：用1%~2%高脂食物饲喂6个月以上即可形成动脉粥样硬化病变。该模型形成动脉粥样硬化病变特点及分布都与人类近似。

- 猴：选用3.5~10.5kg，3—6岁的恒河猴饲喂高脂饲料（50%麦粉、8%玉米粉、8%麦麸、1%胆固醇、8%蛋黄、8%猪油、17%白糖及适量的小苏打和食盐）。1个月后造成猴的试验性高脂血症，血清胆固醇较正常时升高3.1~3.2倍。猴的胆固醇代谢、血浆脂蛋白组成及高脂血症与人相似，是较理想的模型。

- 兔：选用2kg左右体重，每天胆固醇0.3g，4个月后形成主动脉粥样硬化斑块；剂量增至0.5g，3个月出现斑块；增至1.0g，可缩为2个月。在饲料中加入15%蛋黄粉、0.5%胆固醇和5%猪油，3周后，将胆固醇减去再喂3周，可使斑块发生率达100%，血清胆固醇可升高至2000mg。该模型对喂饲胆

固醇非常敏感，在短期内便能出现明显的病变。因为兔对外源性胆固醇的吸收率可高达75%～90%，对高血脂的清除能力低（静脉注射胆固醇后，高脂血症持续3～4天）。但兔作模型不够理想，主要表现为血源性泡沫细胞增多，且病变分布与人的病变也有差异。

- 大鼠：配方一饲料（1%～4%胆固醇、10%猪油，0.2%甲基硫氧嘧啶、89%～86%基础饲料），喂服7～10天可形成高胆固醇血症。配方二饲料（10%蛋黄粉、5%猪油、0.5%胆盐、85%基础饲料），喂服7天可形成高胆固醇血症。该模型饲养方便、抵抗力强、食性与人相近。所形成的病理改变与人早期者相似，不易形成似人体的后期病变，较易形成血栓。
- 小鼠：雄性小鼠饲以1%胆固醇及10%猪油的高脂饲料，7天后血清胆固醇即升为（343±15）mg；若在饲料中再加入0.3%的胆酸，连饲7天，血清胆固醇可高达（530±36）mg。该模型具有容易饲养和节省药品等优点，但是取血不便，难做动态观察，所以较少采用。
- 鸡：4～8周的莱克亨鸡，在饲料中加入1%～2%胆固醇或15%蛋黄粉，再加5%～10%猪油，经过6～10周，血胆固醇即升至1000～4000mg，胸主动脉斑块发生率达100%。鸡为杂食动物，仅在普通饲料中加入胆固醇，就可形成动脉粥样硬化斑块。病变发生较快，在斑块中有时伴有钙化和形成溃疡。

②非喂养法诱发高血脂及动脉粥样硬化症模型。

- 免疫法：将大鼠主动脉匀浆给兔注射，可引起血胆固醇、β-脂蛋白及甘油三酯升高。给兔注射马血清该模型，每次间隔17天。动脉内膜损伤率为88%，冠状动脉亦有粥样硬化的病变，若同时给予高胆固醇饲料，病变更加明显。
- 儿茶酚胺法：给兔静脉滴注去甲肾上腺素1mg/24h，时间为30min。一种方法是先滴15min，休息5min后再滴15min。另一种方法是每次点滴5min和休息5min，反复6次。评价：持续2周，均可引起主动脉病变，呈现血管壁中层韧性纤维拉长、劈裂或断裂，病变中出现坏死及钙化。
- 半胱氨酸法：给兔皮下注射同型半胱氨酸硫代内酯每天20～25mg/kg（以5%葡萄糖溶液配成1mg/ml的浓度），连续20～25天。评价：成年兔及幼兔均可出现动脉粥样硬化的典型病变。冠状动脉管腔变窄、动脉壁内膜肌细胞增生、纤维状异物质。如同时在饲料中加入20%的胆固醇，则出现显著的动脉粥样硬化病变。
- 表面活化剂法：给大鼠腹腔注射Troton WR1339 300mg/kg体重。评价：给药9h后可使血清胆固醇升高3～4倍；20h后雄性大鼠血清胆固醇仍为正常的3～4倍，而雌性大鼠却为6倍左右。用药后24h左右升脂作用达最高点，48h左右恢复正常。其中以甘油三酯升高最强，其次是磷脂、游离胆固醇，对胆固醇酯没有影响。

(2) 高血压动物模型：①神经源性高血压动物模型：在影像成像技术指导下利用球囊固定法，在延髓左侧腹外侧舌咽神经、迷走神经根入脑干区（REZ）形成神经血管压迫来建立了犬神经源性高血压动物模型。本动物模型为高血压的病因研究提供了接近生理状态的动物模型。但是需要先进的设备和技术。②应激性高血压动物模型：采用电、声波等慢性刺激中枢神经系统可引起动物高级神经活动高度紧张，导致血压明显升高。噪音、冷刺激、热刺激等等。③肾性高血压动物模型：两肾一夹法用丝线或银夹狭窄左侧肾动脉，狭窄程度为50%～80%，此方法复制率高，术后2周血压开始升高，至4～5周可形成稳定高血压，并长期维持下去。肾源性高血压在高血压的发病中占有比例相当高，且肾素血管紧张素系统的激活引发高血压中的发病机制已得到举世公认。实验性肾动脉狭窄，能非常相似地复制出高血压模型，为临床高血压的研究奠定了基础。

(3) 心肌梗死动物模型。

①结扎冠状动脉法：在开胸直视下分离冠状动脉，结扎点一般选择在冠状动脉左前降支（LAD）第一对角支下方。优点：a.有助于结扎点的识别；b.同时又可保证不同动物间具有相同的梗死部位，梗死面积较大；c.人类心肌梗死50%发生于左前降支供血区域。缺点：a.手术复杂，创伤大，对动物影响大；b.没有血脂升高，冠状动脉粥样硬化病变。

②介入法：应用带球囊导管经颈内动脉插入犬主动脉根部冠脉起始部水平，扩张球囊完全封闭主动脉，然后经导管迅速注入混有不同直径微球的混悬液，可以使微球随心脏搏动进入冠状动脉。优点：与结扎法相比，创伤小。缺点：技术要求高，动物容易死。

③化学法：对兔、鼠等小动物应用异丙肾上腺素静脉滴注或腹腔注射，静滴一般取异丙肾上腺素加入500ml生理盐水，4h内兔耳缘静脉匀速滴入，分别为1mg/kg体重、10mg/kg体重、20mg/kg体重、30mg/kg体重；腹腔注入给药分上、下午2次，直接注入腹腔，剂量分别为10mg/kg和20mg/kg，即可以造成明显的心肌损害，完成模型复制。优点是简单方便。缺点是此法复制模型对冠状动脉选择性差，引起心肌弥漫性损伤，而且以心内膜下病变为主，与人类疾病差异大。

④人工培育的自发性冠状动脉硬化模型：日本神户大学Watanabe研制能够产生高的冠状动脉硬化倾向的WHH兔子。

(4) 心力衰竭动物模型：一般采用手术方法进行造模，包括：手术方法造成主动脉狭窄；手术方法造成肺动脉狭窄；手术方法造成房间隔缺损、主动脉与前腔静脉相通等。手术方法在3周左右即能形成稳定的心衰，与临床心衰十分相似，便于研究药物干预的病理模型。

心律失常动物模型。

- 静脉注射乌头碱诱发大鼠心律失常模型：体重200g大鼠，用3%戊巴比妥钠（30mg/kg）腹腔注射麻醉，仰卧，安装心电导联，记录正常心电图。经舌下静脉一次注入乌头碱30mg/kg。机制：乌头碱能加速心肌细胞钠离子内流，促进细胞膜除极，诱发心在异位节律，导致心律失常。本模型为急性实验，没有心脏形态改变，可用于抗心律失常药物的实验研究。

- 甲醛诱发家兔窦性心律不齐模型：成年雄兔，用10%水合氯醛500mg/kg耳缘静脉注射麻醉，仰卧，安装心电导联，记录正常心电图。常规打开胸腔，暴露心脏，用少量40%甲醛于前腔静脉根部与右心房交界处，1min即出现心电图改变，可持续5h。本模型属于缓慢型心律失常模型，与临床窦综合征有一些类似。模型较稳定，重复性好，可用于药物筛选。

- 无水乙醇诱发犬房室传导阻滞模型：15kg左右的犬，呼吸麻醉机麻醉，仰卧固定，安装心电图装置。常规打开胸腔，暴露心脏，用普通注射器将无水乙醇注入房室结。本模型损伤小，动物较易耐受，成功率高。

(5) 心源性休克：结扎冠状动脉主要分支，造成心肌梗死，心排量明显减少而致休克。本模型可用于观察急性心肌梗死的病程转化和治疗措施的效果。

2. 呼吸疾病动物模型

(1) 支气管哮喘动物模型：实验动物以大鼠、豚鼠和狗最常用。根据制模方式如下。

①主动免疫致敏动物模型：利用哺乳类大动物（如狗、羊和猴）在自然状态下感染线圆虫类寄生虫（主要是蛔虫），血清中长期存在高滴度的抗某一寄生虫抗原的特应性抗体（IgE），再次受到这一寄生虫抗原的攻击，即迅速地产生抗原抗体反应，并使呼吸道产生支气管哮喘反应。

②被动免疫致敏动物模型：在实验前，用特殊的抗原及免疫辅佐剂注入动物体内，使动物致敏后，制备抗血清输入动物使其被动致敏，再用同一抗原进行攻击建立哮喘模型。

- 卵白蛋白激发哮喘模型：过敏原卵白蛋白注入豚鼠体内，其可溶性抗原刺激机体产生IgE抗体，使机体处于致敏状态。当豚鼠再次接触此抗原时，IgE介导发生抗原抗体反应，使细胞脱颗粒，释放出活性化学物质如组胺、嗜酸性粒细胞趋化因子等，作用于支气管引起气道高反应致哮喘。
- 邻苯二甲酸酐（PA）致变应性哮喘模型：苯酐是小分子化合物，属半抗原。由于半抗原不能刺激机体产生免疫反应，故需与蛋白结合成全抗原，形成新的抗原决定簇而发挥致敏作用。据此实验制备了两种不同载体的苯酐全抗原即PA-HAS和PA-BSA。用致敏的抗血清给正常动物注射使其致敏，并在相应抗原吸入攻击下同样可诱发哮喘。
- 血小板活性因子（PAF）诱发哮喘模型：PAF是目前已知的唯一能引起气道高反应性炎性介质。PAF引发哮喘发作的原因可能是PAF通过嗜酸性粒细胞的活化趋向、脱颗粒、释放嗜酸性细胞蛋白X（Epx）、嗜酸性细胞阳离子蛋白（ECP）和碱性蛋白等细胞毒性物质引起气道上皮细胞损伤和脱落。另外，激活的嗜酸性细胞本身又合成和释放PAF，使这一过程加剧，最终引起气道高反应性。

(2) 咳嗽动物模型。

①小鼠氨水引咳法：小鼠置玻璃罩内→空气压缩机以400mmHg恒压将氨水喷入罩内→喷雾5s→记录动物咳嗽潜伏期和2min内咳嗽次数。也可用引起一半小鼠咳嗽的喷雾时间（FDT50）为指标。模型评价与注意事项如下。

- 氨水诱发小鼠咳嗽反应变异性较大，可在初筛止咳药时应用。
- 咳嗽潜伏期是指从喷入氨水开始至发生咳嗽所需的时间（秒数）。小鼠咳嗽以腹肌收缩（缩胸），同时张大嘴为准，有时可有咳嗽声，观察必须仔细，也可用听诊器听咳嗽声。
- 避免腹腔注射给予受试药，以免干扰动物的咳嗽反应。

②小鼠二氧化硫引咳法：用一带侧口的三角烧瓶，侧口通过橡皮管与球囊连接，烧瓶内盛有无水亚硫酸钠，烧瓶塞上装一滴定管，内灌硫酸，打开滴定管的活塞使硫酸滴到亚硫酸钠上，在烧瓶内产生SO_2气体，气体储存于球囊内，用血管钳夹紧，应用时用注射器吸取4～10ml，注入放置实验小鼠的广口瓶内。注意事项如下。

- 烧杯内SO_2的浓度要求在1:50 000，该浓度足以引起咳嗽，如浓度过高（如1:10 000）易造成动物中毒死亡。
- 实验中SO_2产生的多少与实验室温度、无水亚硫酸钠的量关系密切，故无水亚硫酸钠的称量应准确。
- SO_2引咳的个体差异较大，实验时应尽量减少各方面误差。

③豚鼠枸橼酸引咳法：将豚鼠置于玻璃干燥器内，用超声雾化器喷入17.5%枸橼酸雾化气5～10s，观察、记录豚鼠咳嗽潜伏期或记录5min内豚鼠的咳嗽次数。模型评价与注意事项如下。

- 豚鼠对化学性刺激物很敏感，刺激后能诱发咳嗽，动物容易得到。二氧化硫引咳法、氨水引咳法和枸橼酸引咳法是研究止咳药的3种常用方法，前两者系用小鼠，费用较低廉，适合于研究止咳药效果的初筛，确定效果后，再用豚鼠做进一步研究。
- 豚鼠的咳嗽声响亮，应以能听到声音为咳嗽。
- 实验前1日豚鼠应预先挑选，喷雾后5min内咳嗽次数少于10次者应予以淘汰。

(3) 慢性支气管炎动物模型：大鼠烟熏模型。将成年雄性大鼠置于274烟室内，吸入混合烟150～200mg/m³（200g锯末，15～20g烟叶，6～7g干辣椒及1g硫磺混合，20～30min内烧化，颗粒在 0.5~1μm 以上），每周吸入 6 次，44 天后即可形成慢性支气管炎病变。

(4) 肺气肿和肺心病动物模型。

①弹性蛋白酶诱发兔肺气肿模型：体重 2.5~3.0kg 雄性新西兰白兔用氯胺酮麻醉后，仰卧位固定在操作台上，将内径 3.0mm 的气管插管插入家兔气管内。经气管插管缓慢注入胰弹性蛋白酶 2000U/kg 体重 3ml。将兔直立旋转，使药液均匀分布于两肺内。气管内注入胰弹性蛋白酶后 2 周、4 周和 6 周分别处死动物，切取肺组织，在 10% 中性缓冲甲醛液中固定后，常规制备石蜡切片，观察肺病变。用图像分析仪进行形态定量分析每只动物观察 2 张切片，每张切片随机观察测量 8 个视野。测量平均肺泡面积、单位面积肺泡数和平均内衬间隔。注入胰弹性蛋白酶后 2 周，肺组织充血、水肿，各级支气管、血管周围、肺间质内有大量中性粒细胞、巨噬细胞等炎症细胞浸润。4 周时上述改变进一步加重，部分肺泡腔明显扩大。6 周时，呼吸性细支气管、肺泡管、肺泡囊及肺泡扩大，肺泡壁变薄、断裂，有的已融合成肺大疱，形成中度肺气肿。注意事项如下。

- 在弹性蛋白酶诱发肺气肿模型时，目前应用较多的弹性蛋白酶为猪胰弹性蛋白酶，也可使用从人中性粒细胞中提取的弹性蛋白酶，前者作用较强。
- 可有多种给药途径给弹性蛋白酶，如雾化吸入、气管穿刺滴入、气管插管滴入和静脉注射等。

②野百合碱诱发大鼠肺心病模型：对照组成年雄性大鼠腹腔注射等体积纯乙醇与生理盐水（体积比 2:8）混合液，模型组大鼠一次性腹腔注射 2% 野百合碱水溶液 60mg/kg 体重。对照组大鼠肺血管内皮细胞扁平、连续、分布均匀，大小、薄厚较一致。注射野百合碱后 13 天即可出现肺心病。可见肺血管明显损伤，内皮细胞变性肿胀，突向管腔，甚至坏死脱落。肺内肌型动脉中膜比例增大，血管壁增厚，管腔变窄，有的可完全闭塞，可见血管周围炎。另外右心肥大指数增加。

(5) 肺水肿动物模型：①油酸诱发大鼠肺水肿模型：体重 250g 的 SD 或 Wistar 大鼠，性别不限。通过静脉缓慢注射油酸 0.1ml/kg 体重，注射油酸后不同时间处死动物，称体重，开胸，结扎气管后取出心肺，分离心脏，称肺重，测量肺系数。②肾上腺素诱发家兔肺水肿模型：家兔 2.5~3kg。家兔耳缘静脉缓慢注射 0.1% 肾上腺素 1.0ml/kg 体重。解剖可见肺脏明显肿大、膨隆、瘀血、出血，切面有粉红色泡沫样液体溢出。肺湿重和肺系数可增至正常对照的 2~3 倍或以上。间质和肺泡内充满富含蛋白的水肿液、肺不张、萎陷、出血。

3. 消化系统疾病动脉模型

(1) 病毒性肝炎模型：常用方法是注射乙型肝炎患者血清复制乙型肝炎模型。但大部分实验动物对甲型肝炎病毒不敏感。我国已有报道红面猕猴、恒河猴、人及野生树鼩中毒后出现人甲型肝炎现象。近年发现某些鸭肝炎病毒的特征与人肝炎病毒十分相似，故用鸭作为人肝炎模型的也开始增多。

(2) 免疫性肝炎模型：慢性或迁延性肝炎患者体内存在着抗肝细胞成分抗体。1959 年国外有人用肝组织悬液加弗氏佐剂免疫豚鼠，成功地诱发了肝细胞变性及坏死病变。也有人报道肝膜蛋白（LSP）加佐剂分次注射产生动物免疫性肝炎模型。

(3) 胃、肠道溃疡模型：在动物身上复制胃、肠道溃疡的方法较多，但所用的方法不同，引起的溃疡病变也各有特点。常用的方法如下。

①应激法：以各种强烈的伤害性刺激（如强迫制动、饥饿、寒冷等），引起动物发生应激性溃疡。如把动物浸入冷水中或放在应激箱中不断地遭受电刺激，使之剧烈不安，一昼夜即能引起胃黏膜出血及溃疡。这种方法简单，成功率达 99% 以上。

②药物法：给动物投服或注射一定量的组

胺、胃泌素、肾上腺类固醇、水杨酸盐、血清素、利血平、保泰松等可造成动物胃肠溃疡。如给豚鼠小剂量的组胺，连续数天，可引起胃、十二指肠、食管等发生溃疡。又如可用利血平、血清紧张素、阿司匹林等诱发大白鼠或小白鼠的胃溃疡。

③烧灼法：用电极烧灼胃底部的胃壁，可造成像人的胃溃疡病变；用浓醋酸给大鼠胃壁内注射或涂抹于胃壁浆膜面上可造成慢性溃疡。烧灼法复制胃、肠道溃疡模型的优点是方法简便，溃疡部位可由作者自己选择。

④结扎幽门法：选用大鼠、小鼠或豚鼠，麻醉后，无菌技术下在剑突下由腹正中切开腹壁皮肤及肌层，切口长约3cm，暴露胃，沿胃向右，辨清幽门和十二指肠的联结处，避开血管，于其下穿线，将幽门完全结扎。术后绝对禁食禁水。幽门结扎后，可刺激胃液分泌并使高酸度胃液在胃中潴留，造成胃溃疡。这类溃疡复制方法简单，发生快，成功率高，但病变较表浅，严格地说仍然属于胃黏膜急性出血性糜烂，与人类胃溃疡的典型病变差距较大，适于做探索抗溃疡病药物研究和胃溃疡发病学方面的研究。

⑤其他：还可用外科手术方法从肠道上部排除可中和胃酸的碱性胆汁、胰液或十二指肠液造成溃疡。还可用刺激、损伤或毁损脑组织等方法造成溃疡。

(4) 肝纤维化动物模型。

①免疫法：动物选用雄性Wistar大鼠，体重130g左右。取猪血清0.5ml腹腔内注射，每周2次，共8次（猪血清的制备：取新鲜猪血，离心制血清，滤过除菌，分装放低温冰箱备用）。评价：大鼠第3周出现肝细胞变性、坏死，第4周增生的胶原纤维形成纤维束，从中央静脉到门管区之间相互延伸，发生纤维化。模型特点：①肝纤维化出现早，出现率高；②动物整体损伤轻微，毛发、生长情况正常；③纤维化组织中大量胶原增生，III、IV型前胶原mRNA增多。慢性活动性肝炎患者循环免疫复合物多为阳性，猪血清模型可用于慢性肝炎所致肝纤维化的研究，对于研究免疫复合物的形成，沉积和清除及对于防治免疫损伤性肝纤维化有效药物的筛选，具有意义。

②化学性损伤法：雄性Wistar大鼠，体重130g左右，用硫代乙酰胺腹腔内注射，第1次20mg/100g体重，从第2次起12mg/100g体重，每周注射2次，共8周。评价：第3周，在肝小叶间中间带出现大片的肝细胞变性坏死和炎细胞浸润，炎细胞浸润、坏死细胞数和程度超过猪血清模型。6周后出现增生纤维束，纤维增生晚于和少于猪血清模型。大鼠肝纤维组织中有I型胶原的mRNA增多。

③四氯化碳（CCL_4）法：180～200g Wistar或SD大鼠，皮下注射40%～50%CCl_4，油溶液（0.3ml/100g），每周2次，第2周始，隔日以20%～30%酒精Ind灌胃（或作为唯一饮料），饲以单纯玉米面（混以0.5%胆固醇），共10周。评价：第2周出现小叶中心小片状肝细胞变性坏死，第4周开始有较薄的纤维间隔形成，第6周肝脏间隔进一步增厚，有假小叶形成；第8周形成厚的纤维间隔，分割形成假小叶，大鼠成活率60%～80%。评价：该模型是目前国内外常采用的动物模型，可靠且复制时间短，肝纤维化进展稳定，适合于肝硬化过程的动态研究。

(5) 胰腺炎模型：复制胰腺炎模型可采用使胰液外分泌发生潴留，使各种胰酶在胰管系统内活化，感染或某些微生物毒素的作用，影响胰腺的营养、代谢等。实验动物选用狗、兔和大鼠。将狗自身胆汁按0.5ml/kg体重缓慢注入狗胰腺体尾交界处的胰腺实质内，则可引起胰腺局部组织坏死及炎性浸润，与人类急性胰腺炎和病变相似。用大肠埃希菌悬液9亿/ml，按1ml/kg体重，向兔胰管内逆进注射可诱发急性胰腺炎。另外，也可采用大鼠腹腔内连续注射乙硫氨酸诱发成功胰腺炎模型。随着乙硫氨酸注射时间的延长，胰腺组织可以出现广泛进行性破坏和退化及胰酶水平的持续下降。

4. 内分泌及代谢系统疾病动物模型

(1) 糖尿病动物模型：糖尿病动物模型复制方法主要包括5种。

①注射致高血糖因子，如生长激素、胰高糖素、糖皮质激素及儿茶酚胺类激素等，复制出某些继发性糖尿病模型。

②注射化学物质引起胰岛β细胞的损伤，如链脲佐菌素（STZ）、四氧嘧啶、二苯硫代卡肥棕可造成胰岛β细胞不可逆损伤；环丙庚哌、天门冬素酶、6-氨基烟酰胺、2-脱氧葡萄糖、甘露庚酮糖可引起β细胞可逆性损伤。

③注射生物及生物制品引起β细胞破坏，如鼠脑炎、心肌炎病毒M型变异可诱发若干品系的成年小鼠糖尿病，IL-1在一定剂量和范围内对β细胞有选择性细胞毒作用，导致IDDM。

④手术切除胰腺的大部分或全部，并给予高糖饮食刺激，引起继发性永久性糖尿病。

⑤筛选、引种、繁殖遗传性及自发性糖尿病，这类动物模型更接近人类糖尿病的自然起病及发展，尤其适于研究糖尿病的病因学。

造模方法：①病毒诱发法：DBA/2 雌性小鼠，皮下接种脑炎、心肌炎病毒M型变异株 4~7 天后出现明显的高血糖，伴有血中及胰腺中胰岛素含量降低。评价：其高血糖为特发性，伴明显低胰岛素血症，在某些小鼠中可自然缓解，但糖耐量异常及高血糖在恢复期中仍将存在，其生化方面与人类MODP相似。②四氧嘧啶法：SD大鼠 200g 左右，40mg/kg 四氧嘧啶静脉注射1次，观察血糖＞300mg/L，持续2周可以认为造模成功。③链脲佐菌致糖尿病：Wistar 大鼠运用链脲佐菌素可造成动物胰岛β细胞大量坏死，通过不同给药方法，可复制出速发型类似 NIDDM 和迟发型类似 IDDM 的动物模型。④高糖饲喂诱发法：选用 SHR/NLH-CP 大鼠5周龄，喂饲含54%蔗糖饮食。1个月时，观察到 OGTT 异常，6.5个月时胰岛素反应异常，9个月时可见体重减轻、衰弱。评价：一些动物品系有自发或在施加诱导的条件下发生糖尿病的倾向。SHR/NLH-CP 大鼠模型某些代谢和组织病理特征与人类非胰岛素依赖型糖尿病相似，该模型还可观察糖尿病肝肾损害。

(2) 甲状腺疾病动物模型。

①单纯性甲状腺肿动物模型。

- 他巴唑（Tapazole，甲巯咪唑）诱发甲状腺肿：雌性 Wistar 大鼠，体重 80~100g。a. 饮用含 0.5mg% 他巴哩的水溶液，共喂养 90 天。b. 观察甲状腺重量和组织学、甲状腺碘含量、甲状腺过氧化酶活性及垂体-甲状腺功能。

- 丙硫氧嘧啶诱发甲状腺肿：原理同他巴唑。特点：腹腔注射（1mg/100g）给药，间期短，4周即可。

- 缺碘性甲状腺肿模型：体重 50~100g Wistar 大鼠，用地方性甲状腺肿病区粮食配制的饲料喂饲动物，饮蒸馏水。饲料配方：小麦粉 30%，玉米粉 60%，红薯干粉 10%。（饲料含碘量 0.043μg/kg）。3个月后可出现甲状腺肿。血清中总 T_4、ET_4 浓度降低，而总三碘甲状腺原氨酸（T_3）、游离 T_3 和 TSH 水平升高。特点：本方法可用于复制缺碘性甲状腺肿和甲状腺功能减退大鼠模型，适合于人类地方性甲状腺肿的研究。

- 高氯酸钠诱发甲状腺肿模型：大鼠饮用含 8g/L 高氯酸钠的自来水，对照组饮用自来水，共3个月。实验期间喂饲大鼠标准颗粒饲料/低碘饲料。造模成功的动物血清 T_3、T_4 含量明显低于对照组，血清 TSH 水平较对照组增高；甲状腺充血、肿大，甲状腺组织含碘量明显低于对照组。并表现出明显的甲状腺功能减退症状（生长发育严重障碍、体重明显减轻、呆滞、行动迟缓、反应迟钝、对拍击声无反应）。特点：本实验采用动物饮用高氯酸钠的方法造成严重缺碘、甲状腺肿大及功能减低，方法简单易行。

②甲状腺功能减退症动物模型。

- 克汀病模型-1（药物诱导）：体重 25g 以上的小鼠雄雌比 1:3。实验方法：确定妊娠后，从孕 15 天起改用含 0.2% 甲基硫氧嘧啶的饲料饲养，每窝保留6只仔鼠，仔鼠出生后第40天起改用普通饲料。
- 克汀病模型-2（手术切除）：将妊娠107天以内胎羊的甲状腺切除，另一只胎羊进行假手术作为对照，待母羊足月分娩后观察羔羊的体格发育和行为能力。

③甲状腺功能亢进模型：选用体重100~250g大鼠，操作步骤：a. 将L-三碘甲状腺原氨酸（L-T_3）溶于生理盐水，每日腹腔注射50μg/100g体重，连续注射7天以上。b. 将甲状腺激素（T_4）溶于生理盐水，每日腹腔注射250ug/100g体重，连续注射18天。c. 每天饮用0.0012% T_4 的水溶液，连续18天，可导致甲状腺功能亢进。d. 将甲状腺片（160mg每鼠每日）混悬于饮水中，使大鼠自由饮完后再给普通饮用水，造模1周后开始给予受试药治疗。实验结果：血中T_3、T_4水平升高，TSH降低，甲状腺重量减轻。代谢指标升耗氧、体温、体重、饮水；肝脏DNA、RNA含量等；尿羟脯氨酸、尿素氮等。此模型可用于甲状腺功能亢进治疗学的研究，对病因和发病机制研究的帮助不大。

(3) 肥胖动物模型。

①营养型肥胖模型：实验动物可选用大鼠或家兔。大鼠的肥胖模型不能显示出与人类肥胖有关的特点，如高血压、高血糖、高胰岛素血症和心脏肥大等，而家兔营养性肥胖模型具有人类肥胖症的许多特点，同时可以观察与肥胖相伴随的多项心血管指标。

②下丘脑性肥胖模型：a. 谷氨酸钠法：新生乳鼠出生第一天起每天皮下注射15% L-谷氨酸钠，连续5天，断乳后辅以营养性食物。b. 金硫葡萄糖法：体重22g左右的雄性小鼠连续腹腔注射金硫葡萄糖1周。c. 电凝固法：直接破坏脑坐标仪定位。这种模型只是单纯性脂肪细胞体积的增大，但细胞数并不增加，相似于人类的重度肥胖症。

5. 神经系统疾病动物模型

(1) 脑血管疾病动物模型。

①局灶性脑缺血模型。

a. 沙鼠大脑中动脉缺血模型：由于蒙古沙鼠后交通动脉缺失，Willis环前后半环不连续，故结扎一侧颈总动脉可造成同侧半球缺血，并可随时通过开放颈总动脉恢复再灌流。但由于前交通动脉的存在，故沙鼠前脑缺血模型为不全性缺血模型。

b. 家兔大脑中动脉缺血模型：家兔脑的主要供血动脉为颈内动脉，颅内外血管间没有吻合网，其大脑中动脉主干阻断后，其他侧支循环对缺血区脑组织的代偿性供血作用很小，有利于梗死灶重复稳定地建立。经眼眶入颅阻断大脑中动脉法最常用。该法对颅骨破坏不大，较少影响邻近脑组织，仅引起一过性脑脊液漏，失血少，梗死灶大小较为一致。缺点为视神经有损伤，手术需在显微条件下进行。

c. 大鼠大脑中动脉缺血模型（线栓法）：动物麻醉后，切开皮肤，暴露出静总动脉。分离颈内、外动脉，接扎并切断静外动脉，将栓塞线经静外动脉插入静内动脉（1.8~2.0cm）至大脑中动脉主干阻断血流，有利于梗死灶重复稳定地建立。是研究大脑缺血再灌注方法最常用手段之一。该法易掌握，较少影响邻近脑组织，失血少，梗死灶大小较为一致。

②全脑缺血动物模型。

- 沙鼠全脑缺血模型：结扎双侧颈总动脉可造成全脑缺血模型，开放双侧颈总动脉可方便地恢复血流，已广泛地应用于脑缺血及再灌注损伤研究。
- 大鼠四条血管关闭全脑缺血模型：Pulsimelli法适用于脑缺血的急性和慢性实验研究。关键之处在于对双侧椎动脉的处理。模型成功的标志为大鼠出现意识障碍。
- 颅内增液法制备完全性脑缺血：通过加压装置向小脑延髓池内快速注入脑脊液近似溶液，是ICP于5s内升高至100mmHg，此时为脑缺血开始。维持此压力15min，随后放出多余液体，脑血流开始再灌注。脑血流阻断完全缺血效果可靠，干扰因素少并发症少等特点，可用作脑复苏的动物实验研究。

- 肾性高血压引起的脑血管病变模型：选用 Sprague-Dewley 大鼠，钳夹双侧或单侧肾动脉使其狭窄，具有术后死亡率低，高血压形成率高等优点。

③脑出血动物模型。

- 大鼠胶原酶诱导脑出血动物模型：胶原酶是一种金属蛋白酶，可以分解细胞间质及血管膜上的胶原蛋白，使血管壁受损血管通透性增加并向外渗血，进而血液逐渐积聚融合形成血肿，血肿的大小及形成速度由胶原酶的注入量决定。方法为在立体定向仪上将胶原酶注射到脑的不同部位。2h 后出现出血片，4h 后加重。成功率高，重复性好。如加入肝素，可进一步减少酶用量，症状出现早而明显。

- 大鼠尾状核自体血注入脑出血模型：尾状核是人类高血压脑出血最好发的部位，也是大鼠脑内最大的神经核团。经股动脉抽血注入脑，控制出血速度在模型制备上极为重要。

- 大鼠微气囊充胀脑出血模型：采用 SD 大鼠，将微气囊置于 25 号针中，经立体定向术刺入尾壳核中心，稳定 30min 后，在平均压力 13.3kPa（100mmHg）下于 20s 内使微气囊充胀到 50μl，造成脑出血占位效应。充胀一定时间后，再使微气囊颗去充胀，模拟外科血肿清除的情况。实验期间用 X 线透视来证实微气囊是否充胀。该模型易于研究自发性脑出血占位产生和继之清除后的病理生理变化。这种方法能产生一致的、可重复的脑损害，避免了脑内注血所出现的血液进入蛛网膜下腔或破入脑室以及血肿形态不一的缺陷。

- 蛛网膜下腔出血动物模型：a. 大鼠枕大池自体血注入模型；b. 家兔蛛网膜下腔出血致脑血管痉挛模型。

(2) 癫痫动物模型：可通过药物注射的方式及外科手术的方法建立癫痫动物模型。

①注射合成红藻氨酸法：正常 Wistar 大鼠腹腔注射 10mg/kg 红藻氨酸后约 5min，大鼠出现凝视行为（Ⅰ级），分别在约 23min、97min、129min 和 140min 动物顺序出现Ⅱ～Ⅴ级癫痫发作。3h 后症状减轻，7～8h 后停止，14h 基本恢复正常。特点：合成红藻氨酸诱发大鼠癫痫发作的阶段性明显、行为学表现规律、稳定，死亡率低，适宜大规模建立癫痫动物模型。

②注射氯化锂-毛果芸香碱法：正常 Wistar 大鼠经过腹腔注射氯化锂 125mg/kg，18～24h 后腹腔注射毛果芸香碱 20mg/kg 达到Ⅲ～Ⅴ级发作则为进入癫持续状态（status epilepticus，SE），致成功。若无发作或发作未达到Ⅲ～Ⅴ级，则每隔 30min 腹腔注射毛果芸香碱每次 10mg/kg，最多 6 次，其间癫痫发作＞Ⅲ级的大鼠认为致成功。特点：此方法的致癫痫率和自发发作的出现率基本一致，明显优于传统方法，是研究颞叶癫痫的理想模型。

③穿刺注射海人酸法：Wistar 大鼠麻醉后 30min 用 5μl 微量注射器吸海人酸 1μl，颅骨穿刺以右侧杏仁基底核为海人酸注射部位，速度为 1μl/min，留针 5min，以确保药物被完全吸收。实验大鼠在海人酸杏仁核注射后平均 41min 和 61min 分别依次出现部分性发作和癫痫性大发作。特点：用 KA 杏仁核微量注射，为全身给药点燃用量的万分之一，点燃成功率高达 90%。点燃一旦建立，动物的这种脑细胞及惊厥行为敏感性可长期维持，是研究脑细胞兴奋性、可塑性以及学习和记忆、癫痫发病机制癫痫外科手术预后判断的理想动物模型。

④注射戊四氮法：SD 实验大鼠给予腹腔注射戊四氮［35mg/（kg·d），浓度为 3.5mg/ml，溶剂为生理盐水］；注射后采用 Racine 评分标准进行癫痫发作等级判断。Racine 评分标准：0 级：无抽搐发作；1 级：面部阵挛、闭眼、触须抖动、咀嚼样动作；2 级：1 级症状加上节律性点头；3 级：2 级症状加上单侧前肢抬起、阵挛；4 级：3 级症

状加上后肢站立伴双侧前肢阵挛；5级：4级症状加上失平衡或跌倒。

⑤机械损伤制备大鼠癫痫模型：正常Wistar大鼠用2%戊巴比妥钠（50mg/kg）腹腔麻醉后，矢状位切开头部皮肤，剥离颅骨外膜，左侧顶距矢状缝旁3.5mm，冠状缝后4.0mm处钻一直径3.0mm的骨窗，保持硬脑膜完整。此时接液压打击装置，压强152～202kPa，时程40～50ms打击后，缝合头皮，清醒后自由进食、水。手术后连续观察实验动物行为3个月，根据不同等级的癫痫发作，可研究外伤后癫痫的发病机制。液压脑损伤制备的动物模型，较好地模拟了人类创伤性癫痫的显著特征——晚期、慢性、反复、自发性发作。是研究外伤后癫痫理想的动物模型。

(3) 阿尔茨海默病动物模型。

①以衰老为基础的AD模型。

- 自然衰老AD模型：自然衰老动物模型脑内神经元萎缩，胆碱能功能低下，同时表现为感觉、运动以及学习记忆力等多种功能的减退，这符合AD患者的临床表现。造模方法：将1—2月龄小鼠或3—5月龄大鼠，雌性或雄性，饲养在屏障环境的动物实验室，直至饲养所需的年龄。常用老年动物的年龄为小鼠12—24月龄，大鼠衰老早期21—26月龄，衰老晚期30—32月龄。优点：动物脑内的神经递质及形态学改变是自然发生的，与AD真实的病理生理改变更为接近，不需要人为损伤、干预。缺点：只是模拟了部分与人类正常衰老相关的神经改变，缺乏AD相关Aβ沉积及NFT，并不能全面模拟AD的变化。且动物饲养周期和实验周期长、病死率高。

- 快速老化小鼠模型：1975年日本京都大学Take-da教授培养出快速老化小鼠(senescence accelerated mouse/prone，SAMP)。此后，根据小鼠衰老程度、寿命和病理表现进行选择性繁殖，其中SAMP8作为AD动物模型被广泛认可。优点：SAMP8既有自然衰老小鼠特征，又有类似AD脑部病理改变及学习记忆障碍，已被广泛应用于研究与年龄相关的学习记忆障碍的机制及相关的药物研发中。缺点：该模型成本较高，小鼠寿命短，不适合用于长周期实验。

②各种因素诱发的动物模型。

- 化学损伤致阿尔茨海默病动物模型。

Aβ注射诱导模型：大多数是通过注射Aβ到实验动物海马区来实现，方法有单侧海马内注射、双侧海马内注射等，注射后应留针10min，以保证溶液充分弥散。优点：动物脑内的神经递质及形态学改变是自然发生的，与AD真实的病理生理改变更为接近，不需要人为损伤、干预。缺点：只是模拟了部分与人类正常衰老相关的神经改变，缺乏AD相关Aβ沉积及NFT，并不能全面模拟AD的变化。且动物饲养周期和实验周期长、病死率高。

东莨菪碱诱导的阿尔茨海默病模型：东莨菪碱为M胆碱受体阻断药，3mg/kg东莨菪碱腹腔注射60天，可阻断小鼠大脑皮层中乙酰胆碱受体的结合位点，小鼠出现胆碱能神经系统障碍的一系列行为学改变，如记忆力下降、认知障碍等。优点：简便易行、不需手术、费用较低，是应用广泛的AD模型建立方法之一，主要用于考察胆碱能系统与AD的关系及相关药物临床前评价。缺点：只模拟了胆碱能功能减退的特征，缺乏AD典型病理特征，如神经元变性、Aβ沉积等。

侧脑室注射链脲菌素诱导模型：将大鼠固定于脑立体定位仪上，在前囟后1.5mm，矢状缝侧方1.5mm处钻孔，微量进样器注射STZ 3mg/kg，于手术的第1天和第3天分别二次向侧脑室注射。小剂量STZ侧脑室注射可以制备痴呆模型。优点：模拟了散发性老年痴呆病的许多重要的特点。缺点：造模过程中动物的死亡率较高。

- 物理损伤致阿尔茨海默病模型。

慢性缺氧动物模型：AD模型研究发现AD患者处于长期慢性缺氧的状态。通过剥夺啮齿类动物的供氧，可诱导与老化脑功能相似的能量代谢障碍。方法：研究提示动物经由双侧颈总动脉结扎致全脑缺血 12min，后复灌 24h，会引起行为学上的障碍，并且脑组织出现与 AD 患者相似的病理特征。缺点：可以模拟 AD 的临床症状，但缺乏 AD 特异性胆碱神经损伤以及 Aβ 沉积。且由于创伤较大，不相关的干扰因素过多，易引起脑内其他部位的损伤及造模动物的死亡。因此，该模型成功率低，现在已很少使用。

高脂饮食诱导的模型：大鼠给予高脂饮食 2 个月后，即出现胰岛素抵抗，表现出明显的空间学习记忆障碍。该模型可以模拟 AD 的一些病理特征，例如，认知障碍及 tau 蛋白过度磷酸化，主要的缺点是造模时间较长。

维生素 B_1 缺乏诱导模型：8 周龄 C57 小鼠，通过给予维生素 B_1 剥夺饮食结合腹腔注射维生素 B_1 焦磷酸激酶抑制药—吡哆维生素 B_1 制作维生素 B_1 缺乏模型，造模 13 天后取脑，模型组小鼠内侧丘脑出现典型的对称性针尖样出血，小鼠皮质、海马及丘脑均出现沉积，tau 蛋白磷酸化。TD 可引起 Aβ 沉积、tau 蛋白磷酸化增加等阿尔茨海默病的特征性病理改变。

③转基因的阿尔茨海默病动物模型。

- *APP* 转基因模型：将突变 *APP* 基因（Val717-Phe）与血小板衍生因子（platelet derived growth factor，PDGF）相结合形成 PDAPP。
- *PS1* 转基因模型：位于 12 号染色体上的早老素 -1（*PS1*）基因，及位于 1 号染色体上的早老素 -2（*PS2*）基因发生突变与家族性 AD 发病有着密切关系。PS1M146V 小鼠是比较典型的转 *PS1* 基因动物。Catado 等利用血小板源性生长因子 $β_2$ 启动子促进神经元的表达，构建了几种过度表达突变型 *PS1* 的转基因鼠，发现可导致选择性增加 $Aβ_{42}$。
- *APP* 转基因小鼠及 *APP/PS-1* 双转基因小鼠是目前国际最为认可的 AD 动物模型，其病理变化出现较早且明显，模拟了 AD 患者脑内的 Aβ 增多、SP 形成。但其缺点在于模型小鼠脑内产生的 Aβ 与 AD 患者脑内的 Aβ 存在生化组成的差别，并且这些小鼠脑内没有发现 tau 蛋白磷酸化及 NFT，也没有表现出 AD 患者特有的海马及皮层神经元丢失。

- 神经元纤维缠结、tau 相关模型：AD 患者大脑皮质及海马区出现 NFT 的主要原因是 tau 蛋白的过度磷酸化。因此认为 *tau* 基因突变将直接影响 tau 蛋白的结构和功能，引发神经系统疾病，可能是诱发 AD 的因素之一。JNPL3 小鼠是将人类 FTDP-17 突变 *tau* 基因导入 B6D2（F1）小鼠，然后将其下一代小鼠与 C57BL/6 回交而获得。

- 多重转基因模型：AD 的发病过程复杂，与脑内多种基因调控失调有着密切联系，多种转基因组合方法可以非常成功模拟 AD 病理变化和行为学改变特征，是较为理想的 AD 动物模型。双转基因小鼠 Tg2576/tau P301L 小鼠是由 Tg2576 小鼠和 tau P301L（JNPL3）小鼠杂交而来，其行为学的发病方式及出现时间和 JNPL3 相似，Aβ 的沉积同 Tg2576 小与表达人基因组 *MAPT* 基因的小鼠杂交获得。此模型已经成为研究 NFT 病理特征及相关 tau 蛋白生化的有力工具。

- 转基因果蝇模型：研究表明，在已知的人类疾病致病基因中，果蝇具有约 75% 的同源基因，包括 AD 所涉及的 *Appl*、*Pen-2*、*Nicastrin*、*tau* 及 *GSK-30* 等基因。除了具有大量的同源基因外，果蝇的神经退行性疾病模型与人类神经退行性疾病还有许多相似的表型，如退发性、进程性和神经系统的高毒性。因此，果蝇为研究 AD 发病机制以及进行治疗药物的筛选和验证提供了另一种模式生物方法。常用的转基因果蝇模型主要有 *APP* 转基因模型、*BACE* 转基因模型、*Ap* 转基因模型、tau 蛋白转基因模型、双重或多重转基因模型等。优点：果蝇因其基因背景清晰、生命周期短暂、与年龄相关的神经元退化明显、繁殖迅速以及易于培养观察等特点在 AD 模型中具有独特优势。另外，可以用果蝇模型直接对已有的大量药物进行筛选，以期获得改善疾病症状的药物，加快哺乳动物乃至人类的药物实验。缺点：是其肠胃酸碱度以及吸收食物的途径与哺乳动物差别较大。

(4) 帕金森病动物模型：①灵长类动物 Parkinson 病模型：将 MTPT（1-甲基-4-苯基-1,2,3,6 四氢吡啶）经一侧颈总动脉缓慢注入，同时关闭同侧颈外动脉，3.8 天后动物出现强直或震颤症状，表现为注药对侧肢体运动减少，动作缓慢，以上肢为明显，经常出现向注药侧旋转，仅能用注药同侧上肢抓取食物。观察服用左旋多巴能否缓解症状以验证模型。②旋转大鼠模型：利用立体定向仪以微量注射器向黑质内注入 6-羟多巴，2 周以后皮下注射 Apomorphine 0.25mg/kg 诱发大鼠旋转。模型成功的标准：连续两周测试平均转速>7 次/分，持续旋转>40min。该方法操作简单成功率高、观察方便。但与灵长类动物相比不能完整准确地反映 PD 的特征。

(5) 抑郁症动物模型：①环境应激模型：行为绝望模型、获得性无助模型、慢性不可预见性应激模型、慢性中等强度应激刺激模型。②社会应激模型：社会挫败模型、孤独模型。③神经生化模型：电诱导的抑郁模型、药物诱导的抑郁模型、嗅球切除模型。④转基因动物模型。⑤其他模型。

6. 泌尿系统及男性生殖疾病动物模型

(1) 肾衰竭动物模型：①急性肾衰竭动物模型：体重 10～20kg 雄性家犬，暴露左侧肾动脉并夹闭 1h 后松夹，使血流再通，从该侧输尿管用导管收集尿液。若观察某种药物对本模型的治疗效果，阳性对照药用地塞米松（静脉注射 0.1mg/kg）或右旋糖酐（10ml/kg，静脉注射），阴性对照组用等量生理盐水。②慢性肾衰竭动物模型：体重 200g 左右的雄性大鼠（术前测定无蛋白尿），切除右肾，保留肾上腺→暴露左肾，迅速切除上下极肾实质后，立即以吸收性明胶海绵压迫止血，必要时滴加数滴凝血酶溶液，关闭腹腔→术后放置代谢笼中饲养，14～16 周呈现稳定的慢性肾衰竭病变，第 14 周可供实验。

(2) 肾小球肾炎动物模型：①家兔 Masugi 肾炎模型：体重 2kg 左右家兔放血处死取肾脏→从肾动脉插入导管，用生理盐水反复冲洗→肾皮质 5g 研成匀浆→与弗氏完全佐剂充分混匀至 10ml，加生理盐水 20ml →制成混悬液→制备羊抗兔抗肾血清→家兔免疫，用上述抗肾血清给家兔静脉注射，每次 1.5～2ml，每 30min 注射 1 次，3～8 次，数天后出现蛋白尿，说明模型形成。②大鼠主动型 Heymann 肾炎模型：将多只大鼠处死后取出肾脏，从肾动脉插入导管，用生理盐水反复冲洗后，取皮质 5g 研成匀浆，与弗氏完全佐剂充分混匀成 10ml，加生理盐水 20ml，给同种大鼠腹腔注射，每 2 周 1 次，每次 2ml，经 3～6 次注射可出现蛋白尿，说明模型成功。③大鼠被动型 Heymann 肾炎模型：抗近端小管刷状缘抗原（FxlA）的制备（皮质匀浆后依次通过 80、100 和 220 目筛网）→抗 FxlA 血清的制备→大鼠尾静脉注射抗 FxlA 血清 5mg/kg。

(3) 肾病动物模型。

①嘌呤霉素致肾病模型。

- 方法一：用体重 100～150g 雄性大鼠，每天皮下注射 0.5% 嘌呤霉素 1 次（15mg/kg 体重），连续 10 天，一般 5～7 天出现蛋白尿，2 周达高峰，4 周达稳定。

- 方法二：用体重 280～300g 雄性大鼠，静脉或腹腔注射嘌呤霉素，剂量为 130～150mg/kg 体重。10 天左右出现蛋白尿。

- 方法三：用体重 150～200g 雄性 SD 大鼠，麻醉下行左侧颈静脉插管，缓慢注射嘌呤霉素生理盐水溶液，剂量为 80mg/kg 体重，5min 内注完。蛋白尿于注射后 3～5 天开始升高，9～11 天达高峰，约 14 天开始下降，至 28 天恢复正常。

- 方法四：用体重 130～180g 雄性 SD 大鼠，

腹腔注射蝶呤霉素，剂量为100mg/kg体重，之后每2周注射1次（25mg/kg体重）。首次给药2周后出现蛋白尿。

②阿霉素所致肾病模型：给大鼠（体重280～300g雄性大鼠）一次性静脉注射阿霉素6.0～7.5mg/kg体重（生理盐水溶解）。

(4) 肾间质纤维化模型：①单侧输尿管梗阻肾间质纤维化模型：体重180～220g雄性Wistar大鼠，乙醚麻醉，于左侧中腹部切开，在左后腹壁沿肾门向下辨认白色细线状的输尿管→游离左侧输尿管，分别在肾盂处和输尿管上1/3处用丝线结扎，在结扎线之间切断输尿管，缝合皮肤→术后3天、7天、14天、21天和28天切除肾脏，用10%中性甲醛固定。本模型是应用单侧输尿管梗阻方法建立的肾间质纤维化模型，较为成熟常用。②腺嘌呤诱发大鼠肾间质纤维化模型：体重150～180g雌性Wistar大鼠，大鼠每天灌胃给予腺嘌呤300mg/kg体重，每日1次，连续5周，处死大鼠，取肾脏10%甲醛固定。本模型除经典的肾小管间质纤维化病变外，腺嘌呤代谢产物周围形成以单核巨噬细胞增生为特征的肉芽肿性病变，与人类尿酸性肾病的病理改变相似。

(5) 泌尿系统结石动物模型：①食饵性结石模型：体重250～300g的雄性大鼠，普通饲料及饮水喂养5天后，加1%～2%乙二醇和1%氯化铵2周（灌胃或加入饲料中），2周后可形成结石。再分组给予试验药物10～14天，处死动物，取肾镜检。②植入异物诱发膀胱结石模型：体重250～300g雄性大鼠，a.人膀胱结石圆形碎块的制备：将人的膀胱结石击碎，用健刀健成直径2～3mm的圆球体，清水洗净，在95%乙醇中浸泡24h，放入70%乙醇消毒，备用，临用时吸干，精密称重，一般25mg左右。b.大鼠乙醚麻醉，纵行正中切开膀胱，将1只人的膀胱结石圆形碎块放入膀胱内，然后用丝线缝合，关闭腹腔。术后小心饲养，经4～10周后，手术获取膀胱结石，称重，减去置入的异物重量即结石增加的重量。以结石增加的重量及增加百分率来评价药物的作用。

(6) 前列腺增生动物模型：①丙酸睾酮致大鼠前列腺增生模型：体重100～200g雄性大鼠，无菌操作下，手术切除双侧睾丸。1周后，每只大鼠皮下注射溶解于橄榄油的丙酸睾酮0.5mg/0.1ml，每天1次。连续1个月，可形成前列腺增生模型。②前列腺炎动物模型：体重200～250g雄性SD大鼠，乙醚麻醉，下腹部正中切口，暴露前列腺，每只向前列腺内注入1%角叉菜胶溶液0.2ml，缝合腹壁。3h后断头处死动物，剖取前列腺称重。以对照组前列腺重为100%计算给药组的抑制百分率。

7. 免疫缺陷动物 免疫缺陷动物是指由于先天性遗传突变或用人工方法造成一种或多种免疫系统组成成分缺陷的动物。主要分为两大类。

(1) 先天性免疫缺陷动物：T淋巴细胞功能缺陷动物，如裸小鼠、裸大鼠；B淋巴细胞功能缺陷动物，如CBA/N小鼠；NK细胞功能缺陷动物，如Beige小鼠；联合免疫缺陷动物，如SCID小鼠。

(2) 获得性免疫缺陷及其相关的AIDS动物模型：小鼠AIDS模型、猴AIDS模型、黑猩猩的HIV感染模型。

①裸小鼠（nu）：指先天性无胸腺的裸小鼠。导致这种异常状态的裸基因（nu）是一个隐性突变基因，位于11号常染色体上。目前裸基因已经回交到不同的小鼠品系中，即导入不同的遗传背景。带有裸基因的小鼠品系包括：NIH·nu、BALB/c-nu、CsH-nu而C57BL/6FU等。各个品系裸小鼠因其遗传背景不同，所表现的细胞免疫反应和实检查指标也不尽相同。主要应用于肿瘤学、微生物学、免疫学、寄生虫学、毒理学等基础医学的研究中。

②裸大鼠（rnu）：纯合子裸大鼠（rnu/rnu）具有与裸小鼠基本相似的特征，无胸腺，缺乏功能性T淋巴细胞，B细胞功能基本正常，NK细胞活力增强，抵抗力差，易患呼吸道疾病。裸大鼠躯干部仍有稀少毛而并非像裸小鼠样完全无

毛，头部及四肢毛更多。裸大鼠同样能接受人类正常组织和肿瘤异种移植，因其体型较大，可提供相对较多的血样肿瘤组织，也易于进行外科手术，在肿瘤研究上更方便。

8.肿瘤疾病动物模型

(1) 肿瘤疾病动物模型分类：①自发性肿瘤（spontaneous tumor）动物模型：指实验动物未经任何有意识的人工处置，在自然情况下发生的肿瘤所形成的模型。②诱发性肿瘤（induced tumor）动物模型：是使用致癌因素在实验条件下诱发动物发生肿瘤的动物模型。③移植性肿瘤（transplant tumor）动物模型：指将动物或人体肿瘤移植同种或异种动物连续传代而培养出的模型。

(2) 诱发性肿瘤模型的方法：①原位诱发：指将致癌物直接与动物靶组织或靶器官接触而诱发该组织或器官发生肿瘤，接触方法可通过涂抹、灌注、喂养或埋置等。②异位诱发：将与致癌物接触后的动物组织或器官埋置于该动物或另一正常动物皮下而产生的该组织或器官的肿瘤。异位诱发肿瘤具有易于观察和取材的优点。③诱发性肿瘤模型的诱癌物：放射线局部照射、化学致癌物（烷化剂、亚硝胺类、芳香胺类）、生物毒素（黄曲酶毒素）、细菌（幽门螺杆菌）、肿瘤病毒感染。

举例：①二乙基亚硝胺（DEN）诱发小鼠肺癌：采用小鼠皮下注射1%DEN水溶液，每周1次（每次剂量为56mg/kg体重，总剂量为868mg）。观察时间为100天左右。此模型诱发率约40%。若将DEN总剂量增到1176mg时，半年诱发率可达90%以上。②亚氨基偶氮甲苯（OAAT）诱发小鼠肝癌：用1%OAAT苯溶液涂于动物两肩胛间皮肤上，隔日1次，每次2～3滴、一般涂100次，7个月以上诱发肝肿瘤约55%。③黄曲霉毒素诱发大鼠肝癌：在大鼠饲料中加入黄曲霉毒素，含0.011～0.015ppm，喂养6个月，诱发率达80%。

(3) 移植性肿瘤模型的方法：①实体瘤移植：肿瘤细胞皮下接种——7～10天处死荷瘤动物——选择生长良好、无坏死液化的瘤组织——2～3mm^3＋生理盐水或其他营养液无菌套管针抽吸——接种同种受体动物右前腋窝皮下。②腹水瘤移植：肿瘤细胞皮下接种—7～10天处死荷瘤动物—取腹水—含葡萄糖平衡盐水稀释至适当浓度——腹腔注射（腹水瘤）或皮下注射（实体瘤）。

评价：①同时接种同样量的瘤细胞，生长速度较一致，个体差异较小；②接种成活率近100%；③对宿主影响相类似。④可连续传代，试验周期短，条件易于控制。⑤主要问题是宿主对移植物产生免疫排斥反应。

(4) 肿瘤疾病动物模型的注意事项：①必须适当选择：致瘤方法、动物种系、致癌物种类与溶剂、给药剂量与途径及观察时间等尽量简便可行，有较好的重复性，并有利于与人肿瘤比较。②方法和种系应对所用致瘤物敏感。

（黄浩 潘春花 叶兰 马燕 郑乾
程永然 刘瑛 上官亚菲 杨小艳 冯占辉
徐祖才）

参考文献

[1] 刘峙雅，葛瑞钦，徐庆华. 我国生物样本库的研究进展[J]. 现代医药卫生, 2021, 37(5): 759-763.

[2] MITRA D HARATI, RYAN R WILLIAMS, MASOUD MOVASSAGHI, et al. An Introduction to Starting a Biobank[A]. Methods Mol Biol, 2019, 1897: 7-16.

[3] PETER H W, REBECCA O B. A Proposed Schema for Classifying Human Research Biobanks | Biopreservation and Biobanking[EB/OL]. [2022-10-10]. https://www.liebertpub.com/doi/10.1089/bio.2011.0020.

[4] KINKOROVÁ J. Biobanks in the era of personalized medicine: objectives, challenges, and innovation: Overview[J]. EPMA Journal, 2015, 7(1): 4.

[5] 史晓红, 郭健. 国际生物样本库的发展现状 [J]. 中华临床实验室管理电子杂志, 2017, 5(1): 19-23.
[6] 郜恒骏, 杜莉利, 张小燕, 等. 生物样本库发展的现状、机遇与挑战 [J]. 协和医学杂志, 2018, 9(2): 172-176.
[7] KINKOROVÁ J, TOPOLČAN O. [Biobanks European infrastructure][J]. Casopis Lekaru Ceskych, 2016, 155(3): 44-46.
[8] 冷静, 吴亚琴. 生物样本库建设与应用现状及其对策 [J]. 医学信息学杂志, 2018, 39(9): 54-58.
[9] 孔伟名, 吕文文, 姜嘉媛, 等. 多中心结直肠癌临床研究生物样本库信息系统的建设与管理 [J]. 协和医学杂志, 2022, 13(4): 664-669.
[10] 满秋红, 薛江莉, 杨亚军. 生物样本库知情同意书规范化设计 [J]. 协和医学杂志, 2019, 10(1): 77-80.
[11] 纳莉, 吴立刚. 地方院级生物样本库建设思考 [J]. 中国医药生物技术, 2021, 16(4): 383-384.
[12] 郜恒骏, 杜莉利, 张小燕, 等. 生物样本库发展的现状、机遇与挑战 [J]. 协和医学杂志, 2018, 9(2): 172-176.
[13] 蔡莉, 张玉霞. 科技创新引领下医院生物样本库可持续发展问题探讨 [J]. 科技管理研究, 2022, 42(6): 83-88.
[14] 林金嬉, 梁宪红, 李上智, 等. 脑血管病生物样本库建设标准研究 [J]. 中国卒中杂志, 2021, 16(5): 449-456.
[15] 杨静芳, 陈凌, 张新胜, 等. 标准化临床样本库的创建与管理 [J]. 实验室研究与探索, 2013, 32(9): 230-233.
[16] 刘艳红, 胡月, 张倩倩, 等. 生物样本库项目管理流程的规范化 [J]. 中国医药生物技术, 2017, 12(4): 371-374.
[17] 郭义雄, 张妍乐, 何梅, 等. 生物样本库项目管理流程的规范化 [J]. 中西医结合心血管病电子杂志, 2019, 7(14): 16-17.
[18] 何梅. 研究生物样本库项目管理流程的规范化 [J]. 中国集体经济, 2020(28): 41-42.
[19] 佘琴英, 郑春霞. 生物样本库的规范化管理和标准化操作 [J]. 肾脏病与透析肾移植杂志, 2019, 28(5): 494-498.
[20] 袁菲, 周逸萍. 生物样本库隐私保护与责任伦理 [J]. 中国医学伦理学, 2021, 34(10): 1302-1305, 1315.
[21] 丁桂龄, 何妙侠, 郑建明. 临床生物样本库的建立、管理与质量控制 [J]. 临床与实验病理学杂志, 2015, 31(11): 1301-1303.
[22] 张俊星, 杨远, 吴益飞, 等. 双重条形码技术在临床组织样本库标准化管理中的应用 [J]. 中国医院管理, 2011, 31(3): 64-65.
[23] 葛美玲, 丁杰, 胡月, 等. 生物样本库安全管理体系的建立与完善 [J]. 中国医药生物技术, 2018, 13(2): 185-188.
[24] 王亚曦, 杨宗泽, 谭维维, 等. 华西生物样本库低温储存系统安全管理 [J]. 中国医药生物技术, 2020, 15(4): 342-346.
[25] 陈若可, 罗文婷, 陈盼. 生物样本库实习生安全教育和培养 [J]. 检验医学与临床, 2021, 18(13): 1976-1978.
[26] 熊刚, 黄辉. 脑卒中临床数据库和生物样本库系统的构建与应用. 电子技术与软件工程, 2021(14): 154-155.
[27] 赵成, 张涛, 陈萍, 等. 一种基于主机代理的 Oracle 数据库安全增强方式 [J]. 计算机研究与发展, 2009, 46(z2): 469-473.
[28] 张胜昌, 张艳, 赵良昆. SQL Server 数据库安全影响因素及优化设计措施分析 [J]. 电脑编程技巧与维护, 2022(1): 83-84, 98.
[29] HOWARD FOSDICK. DB2 Study Guides[J]. IBM database magazine, 2009, 14(1).
[30] FARRELL D, NIELSEN JE. DataPipeline: Automated importing and fitting of large amounts of biophysical data[J]. Journal of Computational Chemistry: Organic, Inorganic, Physical, Biological, 2012, 33(29): 2357-2362.
[31] 马勇. 电子病历系统 EMR 开发与实现 [D]. 湖北: 湖北工业大学, 2017.
[32] 刘堃靖, 张红, 王志奇, 等. 中医电子病历系统接口的设计与实现 [J]. 中国医疗设备, 2014(8): 46-48.
[33] 孙文芳, 王莉莉. 影像信息系统原理及维护方式 [J]. 医学信息, 2014(13): 525-526.
[34] 李达, 郭华源, 岳振宇, 等. 超声信息系统升级的研究与应用 [J]. 中国数字医学, 2015, 10(11): 54-56.
[35] 郭丹, 杨文航, 徐英春. 临床生物样本库信息系统建设与发展 [J]. 协和医学杂志, 2018, 9(1): 81-86.
[36] 王世亮, 许健健, 叶红杨, 等. 临床试验 CRF 表 - 全息数据库 - 统计批处理 "联姻" 模式初报 [J]. 数理医药学杂志, 2010, 23(6): 703-708.
[37] 曾国, 肖建忠, 杨科, 等. 临床医学硕士专业学位研究生临床研究能力培养制度的设计与思考 [J]. 医学教育管理, 2019, 5(2): 141-144, 153.
[38] 张文娟, 柴象飞, 魏胜梅, 等. 基于云平台的 ADDH 影像协同标注系统研究与实现 [J]. 中国医疗设备, 2021, 36(3): 33-37.
[39] 胡葵茹, 巩慧子, 万霞. 真实世界临床数据管理标准操作规程研究: 以梅毒临床数据为例 [J]. 中华医院管理杂志, 2021, 37(9): 761-765.
[40] 陈世耀, 刘晓清. 医学科研方法 [M]. 第 1 版. 北京: 人民卫生出版社, 2015.06.
[41] 王吉耀, 译. 临床研究基本概念 [M]. 第 1 版. 北京: 人民卫生出版社, 2010.06.
[42] 赵一鸣. 临床研究模式转变对临床研究方案设计和实施的影响 [J]. 北京大学学报 (医学版), 2010, 42(6):629-631.
[43] 王瑞平. 临床研究规范设计 PICO 原则 [J]. 上海医药, 2022, 43(3): 67-72.
[44] 王小钦. 如何利用临床资料进行回顾性队列研究 [J]. 协和医学杂志, 2019, 10(1):76-79.
[45] 如何选择临床研究设计方案 [J]. 中国临床药理学杂志, 2006, 22(4): 316-318.
[46] 马燕, 陈波斌, 王小钦, 等. 成人原发骨髓增生异常综合征患者巢式病例对照研究队列的建立及转化为白血病危险因素的研究 [J]. 中国实验血液学杂志, 2015, 23(6):1638-1646.
[47] 王亚锋, 杜敏, 李丽, 等. 新发突发传染性疾病疫情初期临床研究设计与实施的思考 [J]. 医学教育管理, 2020, 6(2): 93-96.
[48] 李希. 观察性临床研究主要设计类型的理解与选择 [J]. 中国循环杂志, 2017, 32(10): 1028-1030.
[49] 中国外商投资企业协会药品研制和开发行业委员会, 中国药学会药物临床评价研究专业委员会, 北京大学亚太经合组织监管科学卓越中心, 等. 中国临床研究体系设计与实施的顶层设计思考 [J]. 中国新药杂志, 2018, 27(11): 1209-1216.
[50] 翁鸿, 尹庆锋, 王朝阳, 等. 临床研究方案设计要点之对照药物的选择 [J]. 中国循证心血管医学杂志, 2017, 9(4):

[51] 王树玲, 方军, 马丹, 等. 临床研究的选题和设计思路 [J]. 中国肿瘤生物治疗杂志, 2016, 23(1): 140-144.

[52] SHUPER A, PACKER R J, VEZINA L G, et al.'Complicated migraine-like episodes' in children following cranial irradiation and chemotherapy [J]. Neurology, 1995, 45(10): 1837-1840.

[53] 王家良. 临床流行病学 [M]. 第4版. 上海：上海科学技术出版社, 2014年7月.

[54] 颜虹, 医学统计学 [M]. 第3版. 北京：人民卫生出版社, 2015年7月.

[55] YERUSHALMY J. Statistical problems in assessing methods of medical diagnosis, with special reference to X-ray techniques [J]. Public Health Rep, 1947, 62: 1432-1449.

[56] VECCHIO T J. Predictive value of a single diagnostic test in unselected populations [J]. N Engl J Med, 1966, 274: 1171-1173.

[57] GRIMES DA, SCHULZ KF. Refining clinical diagnosis with likelihood ratios [J]. Lancet, 2005, 365: 1500-1505.

[58] SACKETT DL, HAYNES RB. The architecture of diagnostic research [J]. BMJ, 2002, 324: 539-541.

[59] LIJMER JG, MOL BW, HEISTERKAMP S, et al. Empirical evidence of design-related bias in studies of diagnostic tests [J]. JAMA, 1999, 282: 1061-1066.

[60] GLASZIOU P, IRWIG L, DEEKS J J. When should a new test become the current reference standard? [J]. Ann Intern Med, 2008, 149: 816-822.

[61] WORSTER A, CARPENTER C. Incorporation bias in studies of diagnostic tests: how to avoid being biased about bias [J]. CJEM, 2008, 10: 174-175.

[62] WEISS NS. Control definition in case control studies of the efficacy of screening and diagnostic testing [J]. Am J Epidemiol, 1983, 118: 457-460.

[63] WHITING PF, RUTJES AW, WESTWOOD ME, et al. A systematic review classifies sources of bias and variation in diagnostic test accuracy studies [J]. J Clin Epidemiol, 2013, 66: 1093-1104.

[64] RUTJES AW, REITSMA JB, DI NISIO M, et al. Evidence of bias and variation in diagnostic accuracy studies [J]. CMAJ, 2006, 174: 469-476.

[65] HAJIAN TILAKI K. Sample size estimation in diagnostic test studies of biomedical informatics [J]. J Biomed Inform, 2014, 48: 193-204.

[66] Simel DL, Samsa GP, Matchar DB. Likelihood ratios with confidence:sample size estimation for diagnostic test studies [J]. J Clin Epidemiol, 1991, 44: 763-770.

[67] WHITING P, RUTJES AW, REITSMA JB, et al. Sources of variation and bias in studies of diagnostic accuracy :a systematic review [J]. Ann Intern Med, 2004, 140: 189-202.

[68] 刘芬. 诊断试验研究在医学科研中的理论、设计和实践 [J]. 北京医学, 2020, 42(11): 1151-1155.

[69] LEEFLANG M M, RUTJES A W, REITSMA J B, et al. Variation of a test's sensitivity and specificity with disease prevalence [J]. CMAJ, 2013, 185: E537-E544.

[70] AKOBENG A K. Understanding diagnostic tests 1: sensitivity, specificity and predictive values [J]. Acta Paediatr, 2007, 96: 338-341.

[71] AKOBENG A K. Understanding diagnostic tests 2: likelihood ratios, pre-and post-test probabilities and their use in clinical practice [J]. Acta Paediatr, 2007, 96: 487-491.

[72] 刘民. 医学科研方法学 [M]. 第2版. 北京：人民卫生出版社, 2014: 162-171.

[73] FAGAN T J. Nomogram for Bayes's theorem [J]. N Eng J Med, 1975, 293: 257.

[74] BOSSUYT PM, REITSMA JB, BRUNS DE, et al. Towards complete and accurate reporting of studies of diagnostic accuracy: the STARD initiative [J]. BMJ, 2003, 326: 41-44.

[75] BOSSUYT P M, REITSMA J B, BRUNS D E, et al. STARD 2015: an updated list of essential items for reporting diagnostic accuracy studies [J]. BMJ, 2015, 351: h5527.

[76] 王波, 詹思延. 如何撰写高质量的流行病学研究论文第三讲诊断试验准确性研究的报告规范——STARD 介绍 [J]. 中华流行病学杂志, 2006, 27: 909-912.

[77] 朱一丹, 李会娟, 武阳丰. 诊断准确性研究报告规范（STARD）2015 介绍与解读 [J]. 中国循证医学杂志, 2016, 16: 730-735.

[78] 孙凤. 医学研究报告规范解读 [M]. 北京：北京大学医学出版社, 2015: 181-188.

[79] WHITING P F, RUTJES A W S, WESTWOOD M E, et al. QUADAS- 2: a revised tool for the quality assessment of diagnostic accuracy studies [J]. Ann Intern Med, 2011, 155: 529-536.

[80] 曲艳吉, 杨智荣, 孙凤, 等. 偏倚风险评估系列：（六）诊断试验 [J]. 中华流行病学杂志, 2018, 39: 524-531.

[81] 李强. 如何开展临床疗效研究 [J]. 世界华人消化杂志, 2000(7): 806-807.

[82] 景学安, 孔浩. 医学统计学 [M]. 第2版. 江苏：江苏凤凰科学技术出版社, 2017.12.

[83] 吴学森. 全国普通高等医学院校五年制临床医学专业"十三五"规划教材医学统计学 [M]. 中国医药科技出版社, 2016.08.

[84] 巩鹏, 李晓枫, 高晓虹. 实用临床流行病学与循证医学 [M]. 辽宁：辽宁科学技术出版社, 2018.10.

[85] 李江. 中医药科研思路与方法 [M]. 北京：中国中医药出版社, 2017.09.

[86] 陈守强. 中医药科研设计实例 [M]. 山东：山东大学出版社, 2017.11.

[87] 李博. 如此简单的循证 循证医学入门之旅 [M], 北京：人民军医出版社, 2015.07.

[88] 王家良. 临床流行病学 临床科研设计、测量与评价 [M]. 第4版. 上海：上海科学技术出版社, 2014.07.

[89] 王成岗, 郭栋. 高等"十三五"创新教材 流行病学与循证医学 [M]. 北京：中国中医药出版社, 2018.08.

[90] 李润桃, 李伟, 郑昆文. 医学科研设计方法 [M]. 云南科技出版社, 2016.01.

[91] 魏高文, 魏歆然. 全国中医药行业高等教育"十三五"规划教材 医学科研方法与循证医学 [M]. 北京：中国中医药出版社, 2019.05.

[92] 潘发明. 医用统计方法及其 SPSS 软件实现 [M]. 第3版. 北京：中国科学技术大学出版社, 2018.10.

[93] 张俊华, 孙鑫. 循证中医药学 [M]. 上海：上海科学技术

出版社, 2018.10.
- [94] 继宏, 樊景春, 靳利梅, 等. 循证医学精要 [M]. 北京: 中国医药科技出版社, 2019.03.
- [95] 刘涛, 季光, 王净净, 等. 科研思路与方法 [M]. 第 2 版. 北京: 中国中医药出版社, 2016.09.
- [96] 唐金陵, 李立明. 关于循证医学、精准医学和大数据研究的几点看法 [J]. 中华流行病学杂志, 2018, 39(1): 1-7.
- [97] 刘续宝, 孙业桓. 临床流行病学与循证医学 [M]. 北京: 人民卫生出版社, 2018.
- [98] 门志红, 刘匆提, 姜博, 等. 疾病预后数据分析方法研究进展 [J]. 中国公共卫生, 2017, 33(5): 853-856.
- [99] GREENLAND S, ROBINS J M, PEARL J. Confounding, and collapsibility in causal inference [J]. Statistical Science, 1999, 14: 29-46.
- [100] JU C, GENG Z. Criteria for surrogate endpoints based on causal distributions [J]. J. Royal Statist. Soc. B, 2010, 72: 129-142.
- [101] 吴学森. 医学统计学 [M]. 北京: 中国医药科技出版社, 2016.
- [102] 刘恩歧. 人类疾病动物模型 [M]. 第 2 版. 北京: 人民卫生出版社, 2014.06.
- [103] 薛丽香, 张凤珠, 孙瑞娟, 等. 我国疾病动物模型的研究现状和展望 [J]. 中国科学: 生命科学, 2014, 44(09): 851-861.
- [104] 应春怡, 陈汝筑, 汪雪兰, 等. 神经系统退行性疾病相关的 tau 蛋白及其转基因动物模型 [J]. 中华神经医学杂志, 2005(01): 100-103.
- [105] 吴晓云, 李昀海, 常青, 等. 链脲佐菌素诱导树鼩 2 型糖尿病 [J]. 动物学研究, 2013, 34(2): 108-115.
- [106] RACINE R, ROSE P A, BURNHAM W M. After discharge thresholds and kindling rates in dorsal and ventral hippocampus and dentate gyrus [J]. Can J Neurol Sci, 1977, 4:273-278.

第3章 临床观察性研究

一、观察性研究概述

（一）观察性研究

观察性研究又称非试验性研究或对比研究，确切地说应是非随机化对比研究。该研究的研究者不能人为设置处理因素，同时受试对象接受何种处理因素或同一处理因素的不同水平也不是由随机化决定的。例如，研究吸烟与肺癌的关系，受试者是否吸烟不是研究者所确定的，也不能人为强制受试者吸烟与不吸烟，根据受试者本人的实际情况确定的。该研究进一步可以细分为描述性研究和分析性研究。

临床观察性研究（observational study）一般有两种目的。一种是了解疾病的临床特征，并需要用各种指标来描述，如发病率、死亡率等，称为描述性研究（descriptive study）。另一种是了解各种因素与疾病发生发展的联系，为因果关系的研究提供线索和依据，称为分析性研究（analytical study）。

描述性研究，包括个案报告、病例系列报告、横断面研究（cross-sectional study）（现况调查）、纵向研究（longitudinal study），以及生态学研究。分析性研究需要明确研究的时间方向，如果研究是从暴露开始，随访一段时间来评价疾病的发生/发展（结局），就称为队列研究（cohort study）。如果研究从疾病（结局）开始，寻找过去的相关因素（暴露），就称为病例-对照研究（case-control study）。

（二）观察性研究常用指标和定义

相对指标是描述性研究常用的统计指标，但这些指标的种类及其定义却相当混乱。为了正确理解和应用这些指标，有必要对相对指标的种类及其定义有明确的了解。相对指标主要有以下3类，即比（ratio）、比例（proportion）、率（rate）。

1. 比 该指标是作为分子的一个数除以作为分母的另一个数。其计算公式如下。

$$比 = \frac{数值A}{数值B}$$

如性别比例，某研究统计在一定时期内某人群中的出生性别比例为出生男孩数与出生女孩数之比，统计结果显示该人群男性为105个，女性为100个，那么105：100就是某年出生的男孩数与女孩数的比。

然而，比的分子和分母不一定是计数（count）资料，还可以是定量指标的量值，甚至单位也可以不同。例如，在流行病学研究中的一种指标称为比数（odds），它是阳性率和阴性率之比，如下。

$$比数 = \frac{p}{1-p}$$

优势比（odds ratio，OR），就是两个率的比，它可以说两组阳性率的比较，也可以说两组阴性率的比较。

2. 比例 该指标的分子是分母的一部分。其公式如下。

$$比例 = \frac{事物内部某一部分的个数}{事物各构成部分个体数的总和}$$

例如，男性的比例是男性在人群中的相对频度、中性粒细胞在白细胞中的比例等。这里的事物可以是两分类的，也可以是多分类的。如果计算了各个构成部分的比例，则各构成比例的总和为1。所以也有人把这种比例称为构成比。比例可以有各种比例基数，一般用百分数。如中性粒细胞在白细胞中的比例为70%。也可以用千分数、万分数、十万分数等。比例的特点是：分子是分母的一部分，它们的数值在0～1变动；它们是概率的估计值；符合二项分布。因而可以根据二项分布原理进行处理（如计算其置信区间和进行差别的统计意义检验等）。在一个大的群体中，比例可以基本确定某事件的概率；在样本中，比例可用作某事件的概率的估计值。

以上所讨论的比例主要是事物由两个部分组成，其分析比较简单。如果事物由多个部分构成，对每一个部分计算其比例，则各构成部分比例的总和为1（即100%）。一般把这些比例称为构成比。

3. 率

也是一个比例，但引入"时间"概念。率的公式为如下。

$$\text{某一段时间某事件的发生率} = \frac{\text{该一段时间某事件的发生例数}}{\text{某一段时间开始时暴露总例数}} \times 100\%$$

例如，对一组没有患脑卒中的暴露人群进行观察一定时期（如1年），然后计算1年内的发患者数，由此计算发病率。临床试验中以在试验期间治疗了一定数量的患者为分母，以试验期间治愈的患者数为分子，可以计算试验期间的治愈率。在一个医院中，在一定时期某种患者中因该病死亡了一定数量的患者，由此可以计算病死率。对一暴露人群进行观察一定时期（如1年），然后计算其死亡人数，估计一定时期的死亡概率，例如，肿瘤患者的5年生存率、心肌梗死后的一年再发生率以及白血病患者的一年缓解率等。这里，都是分母中的开始时的人群在这段时间中发生事件的"速率"。虽然，有些率中分母中的人群并不都是同时进入观察，但在计算时都是按照从对象进入观察时开始计算时间的。

这些率的特点为：分子是分母的一部分；它们的数值在0～1变动；它们是概率的估计值。实际上，它们也符合比例的定义，符合二项分布，因而也可以根据二项分布的原理进行统计处理。如果分子不是分母的一部分，则不是比例，就不符合率的定义，也不能根据二项分布的原理进行统计处理。率可以表示为百分数，如治愈率60%，也可以用千分数、万分数或十万分数等。在率的概念中，"时间"是十分重要的。率实际上是一个具有时间概念的比例。

（三）临床研究中常用的描述性指标

在临床和流行病学研究中，人们习惯于把各种相对数的指标称为"率"。但严格说来，有许多指标只是一个比例，甚至只是一个比。

1. 发病率 发病率（incidence rate）是表达一群在这一时期的初始时暴露的人群（队列）的人在这一时期内发生某病的比例，也称之为累积发病率（cumulative incidence），具有发病速率的意义。其计算公式如下。

$$\text{发病率} = \frac{\text{一定时期内的新发病例数}}{\text{初始暴露人群（队列）人数}} \times 100\%$$

一般我们常以1年为单位，计算年发病率。根据发病强度，发病率可以以百分、千分甚至到10万分数来表示。发病率研究要求观察一批初始暴露人群。但在实际工作中，人群往往是变动的，如一个城市或是社区的人口有迁移。因而，人们常以该地区的平均人口来代替初始暴露人群来近似估计真正的发病率。

$$\text{发病率} = \frac{\text{一定时期内的新发病例数}}{\text{该时期内的平均人口数}} \times 100\%$$

同时，这里还有一个新病例的定义问题，是

以人，而不是以发病次数为单位。如果一个患者在这时期可以算成多个新病例（如多次感冒），则不符合率的定义，而是一个比了。所以，在做计算分析的时候，必须注意"率"的真正性质。由于这两种发病率在性质上是不同的，统计处理时也并不相同，因而读者必须善于区别。

2. **发病密度** 由于发病率需要在时期的开始对一批暴露人群（队列）进行长期观察，而一般的人群是动态的（不时有进有出），在实践中有一定困难，例如，研究对象进入队列的时间可能先后不一；在观察截止前，可能由于迁移他处，其他原因死亡或其他原因退出，造成各种失访；研究对象出现终点结局的时间不同等原因均可造成每个对象被观察的时间不一样。如果观察期间为10年，其中有的对象可能只被观察了3年、5年或几年几个月，因此资料变得很不整齐。此时以总人数为单位计算发病率是不合理的，因为提早退出研究者若能坚持到随访期结束，则仍有发病可能。因此用发病密度（incidence density）指标更为合适，其分母为"暴露的总人时数"。如果是大样本的人群研究，也可用同期平均暴露人口数来代替。发病密度的计算公式如下。

$$发病密度 = \frac{一定时期内某病的新发病例数}{总暴露人时数}$$

其中总暴露人时数是由研究对象每个人没有患病的时间合计。因而，它是单位时间来表达的，它不是一个比例。例如，有研究报道医院感染的住院日发病率从住院第1天接近0，增加到4～7周的最高，然后又逐渐降低到接近0。但也有研究认为住院7天后的患者医院感染率显著升高。住院时间越长，发生感染的危险性越大，而且这种感染被发现的机会也越大。因此提出用发病密度来表示医院感染的强度。

3. **死亡率** 死亡率（mortality rate）也常称之为累积死亡率（cumulative mortality rate），它表达在这一时期的初始时暴露的人群在这一时期内发生死亡的比例，具有死亡速率的意义。其计算公式如下。

$$死亡率 = \frac{一定时期内的死亡例数}{初始暴露人群（队列）人数} \times 100\%$$

死亡率研究要求观察一批初始暴露人群。但如果在大样本人群调查中，由于人群变动的原因，常以该地区的平均人口来代替初始暴露人群来近似估计死亡率。

4. **病死率** 病死率（fatality rate）也是临床上常用的一个指标，是指因患有某疾患者群中死亡的例数，实际上是一个比值。

$$病死率 = \frac{一定时期内的死亡例数}{患某病的人数} \times 100\%$$

5. **患病率** 患病率（prevalence）该指标是指在某一时点（或期间）时人群中患有某患者数的比例。其计算公式如下。

$$患病率 = \frac{该时点所有病人数}{某时点总人群数} \times 100\%$$

在实际工作中往往是由体检或化验检查来确定患病率，但这并不是可以在瞬间得到的。但在体格检查的一段时间内，对于每一个受检者却都是在他（她）被检查的"一瞬间"确定其是否患病的。而与体格检查的其他时间他（她）是否患病无关。因而，在体格检查的一段时间内得到的患病率与时点患病率的意义是一样的。

6. **医学研究中各种率的属性** 上述的发病率、死亡率，如果是随访一组人群观察其发生疾病或死亡的"速度"，那么这就是符合率的定义。许多名称为率而符合比例的定义的指标，如入院诊断符合率、剖宫产率、低体重儿发生率等，这些指标的特点也是分子是分母的一部分。它们的数值在0~1变动。它们也是概率的估计值，符合二项分布，实际上也都符合比例的定义，因而可以根据二项分布原理进行处理，然而，他们并没有速率的概念。更科学的名称应当是入院诊断符合比例、剖宫产比例、低体重儿发生比例等。总之，符合比例，或是率的定义的指标是符合二项分布，并可根据二项分布的原理进行统计处理。

发病率、死亡率等指标，一般都是用年中人口数或是平均人口数作为分母来代替开始时的暴露人数进行计算。这样，实际上这只是符合了比的定义。一般工作中的发病率，以新病例数为分子。例如，对于如感冒等一些疾病，每个人在一段时间内可以是多个新病例，这就不符合率的定义。由于分子进行了重复计数，因而也不符合比例的定义，它实际上是一个比。但是，由于它们是这些说明速率的率的代替，可以近似地说明速率而且已经长期被使用，似乎没有必要对其进行纠正。但读者必须清楚地认识到，由于这种代替，就不能把它们当作概率的估计值而直接进行统计推论（这里所说的直接进行统计推论是指一般的统计推论，如置信区间的推算、两个比例的差别的统计检验等，而不是经过复杂的推导而进行的统计推论）。例如，不可以直接进行两个不符合率的定义的死亡率的差别的统计意义检验。由此可见，不能从相对指标的名称来判断其性质，否则会发生错误。

7. 个体、地区和时间别疾病的频度研究 以上提及的各种指标都可以分别按照人群的各种特性，如性别、年龄、民族及地区等，进行统计。关于不同特性的这些率的比较常常可以提供神经疾病危险因素的信息。例如，性别是多发性硬化的一个危险因素，因为女性的发病率比男性高；而年龄是痴呆的危险因素，因为老年人的发病率比年轻人高。因而，除了要提供总的率之外，提供年龄别、性别别以及民族别等这些率的估计值是非常有益的。

按照地区或时期（如季节）的比较也能提供危险因素的信息。例如，美国南方的多发性硬化症的患病率随海拔的增高而增加（北方比南方高）。一些科学家提出了随海拔变化而改变的传染因子或气候因子为多发性硬化症发病因素的假说。神经疾病的发病也会随时间而改变，提示了可以寻找同时期平行地改变的某种或某些因素。这里要注意的是，如果是疾病的下降，通常可以反映真正的改变，而疾病的上升，则难说明问题，因为，可能是疾病报告制度的日趋完整，或是由于技术上的改进，得以比较早地做出诊断或是提高诊断准确性。例如，CT和核磁共振图像的应用无疑更有利于多发性硬化和脑卒中的诊断。在做出疾病是否上升的结论之前，必须确定这并非由于报告制度的完善或是由于诊断的改进。

8. 不同研究结果之间的比较 由于不同人口的年龄、性别或其他因素不同，由于这些因素对发病或死亡的影响不同（混杂），对不同人口之间的总的发病或死亡做比较是不合适的。例如，有两组人群，一组人群18—80岁100例，而另外一组人群20—60岁100例，尽管20—30岁年龄段抑郁症的发病率均为10%。事实上，两个人群的年龄构成不一样，那么，年龄较大的人群的抑郁的发病率可能高于年龄较轻的人群的发病率。这并不是发病率的不同导致的，而仅仅是由于年龄构成的差别不同。

由于不同地区的人群在年龄和性别等因素方面往往会不相同，因此，常应用一种称为标准化的方法来解决这一问题。应用标准化了的统计指标比较可以看出不同地区、年龄及性别等在各种指标的差异，如美国和加拿大等地应用标准化了的统计指标比较都显示了帕金森病死亡率的地区差异。

在比较不同研究（地区）时，除了要注意人口学构成的差异之外，还要注意：①诊断标准的差异；②发现病例的方法的差异；③神经科技术力量（神经科医生数量及水平）、诊断和检验设备的差异等。

二、描述性研究

（一）描述性研究概述

描述性研究（descriptive study）是利用已有的资料或特殊调查的资料进行整理归纳，对疾病或健康状态在人群中的分布情况加以描述，并通过初步分析，提出关于致病因素的假设和进一步研究的方向。

临床上常用的描述性研究类型如下：①个案报告（case report）；②病例系列研究（case series study），针对临床实践中某一个或某几个特殊病例或个别现象进行探讨，是对个别或几个罕见或少见病例的病情、诊断及治疗中特殊情况或经验教训的报道。如果研究对象是人群或者大样本的患者，那么还可以有以下研究设计：③横断面研究（cross-sectional study），又称现况调查（prevalent study），是调查特定人群中某种疾病或者某种特征在某一时间段的情况，是描述性研究中最常用的一种方法。④纵向研究（longitudinal study），指对一特定人群（或患者）进行定期随访，观察疾病或某种特征在该人群及个体中的动态变化，即对这一人群进行多次现况调查的综合研究。纵向研究一般可以对某一人群先进行基线研究，了解该人群的有关指标和患病情况，建立档案，以后则定期地了解新发病的情况和已有的患者的病情的发展情况，以观察其变化及影响因素，尤其是研究疾病防治干预措施，包括健康教育等的效果等。⑤生态学（ecology）研究，是研究生物群体与其环境关系的一门综合学科。生态学研究不同于其他各类研究，其他研究多是比较、分析个体的发病和死亡情况与一些因素的关系，而生态学研究则是在群体水平进行的观察、比较和分析。

（二）个案报告

个案报告属于定性研究，即只涉及少数个案，主观地洞察、把握个体特征，通过主观的归纳、分类得出结论，而不描述群体的集中趋势和离散程度。个案报告是对一些罕见疾病或新发现的疾病进行报告，是一种引起医学界注意的重要方法。个案报告通常是针对临床实践中某一个或某几个特殊病例或个别现象进行探讨，是对个别或几个罕见或少见病例的病情、诊断及治疗中特殊情况或经验教训的报道。特殊病例的发现往往是临床医学新知识产生的起点，它可以提供许多具有价值的医学信息，就价值而言是不可低估的。个案报告通常首先选择具有特殊临床价值的病例作为研究对象，全面介绍该病例的发生、发展与自然转归，以及疾病的诊断、鉴别诊断和治疗情况，寻找各种影响因素，然后制订可行性诊治方案，忠实记载医疗经过，并评定疗效。

个案报告是发现罕见病和新疾病的常用方式，是关于疾病特征、风险、预后和治疗的想法（假设）的丰富源泉。个案报告不能用来检验某些假设，但确实为医学界提出问题，并经常促使做出更多有明确结果的研究。某些病症首先被发现都是通过个案报告的，如服用沙利度胺引起先天畸形，D Garge 综合征的报告，为近代免疫学带来重大突破。个案报告可通过对个别病例进行极详尽的描述和完善的临床及实验室研究的报道，探讨疾病的致病机制及治疗方法的机制。这些高度详尽的报告为我们理解大多数人类病的遗传、代谢和生理学基础提供线索，在医学进展中占有重要的地位。由于个案报告固有的偏倚及不能估计发生的频率或机遇的作用，其循证等级较低，不能作为改变临床实践的证据。

1. 个案报告的条件和内容 适合个案报告的条件主要有：①前所未见或罕见的独特病例；②两种或多种少见疾病（或综合征）见于同一病例，即两者本身就很少见，且又见于同一病例，提示它们之间有可能存在某些因果关系，亦可能提示它们的发病原因（已知的或推测的）一致；③某种疾病创新诊断和治疗的方法；④某病例病程发展出乎意料或治疗的新的副反应；⑤常见疾病的异常现象，出现特殊临床表现及病程发展特殊的病例；⑥不典型或少见复杂疾病的临床误诊或误治病例等。总之，个案报告的案例最突出的特点是新、稀、奇、特。

一般要求在个案报告中包括下列5个方面的内容：①说明该病例为何值得报告；②提供病例的详细描述和完整数据资料；③提出所述病例是一种未报道过的疾病的论据，或指出病例的独特之处并加以讨论；④病例的各种特点还可能有哪些其他的解释，即鉴别诊断；⑤结论以及指出该病例给予作者和读者的启示。

2. 个案报告的步骤 首先选题是个案报告的关键，选题好、内容新颖，才具有临床价值。个案报告的重要性及现状对罕见病例进行细致而有根据的研究，是对自然现象的探索，同时也是阐明长期以来未能解释的临床医学奥秘的一个极好机会。因此，在个案报告前首先应进行文献检索，认定此报告病例确属罕见、少见或首次发现才值得报道。其次，明确报告病例的诊断报告中应写明诊断手段，如使用的设备（CT、MRI、B型超声等）及诊断依据。个案报告对资料的完整性有较高的要求。因此对任何个案资料均必须强调实事求是和总体完整性，包括患者的性别、年龄、职业、民族、籍贯、主诉、现病史、既往史、体格检查、实验室检查、特殊检查、临床诊断和治疗经过等。应当详细报告疾病发生发展的经过，各项检查的所见及数据，诊断与鉴别诊断的依据。临床资料部分中治疗措施及效果观察是个案报告的重点，尤其对发病过程、症状、体征及检查结果应作重点描述。个案报告要突出简洁、真实、新意的特点。

3. 实例分析 以《癫痫与神经电生理学杂志》2023年第一期的文章"儿童抗CV2自身免疫性脑炎1例并文献复习"为例。本文前言"自身免疫性脑炎泛指一大类由自身免疫反应引起的中枢神经系统炎性疾病，临床以癫痫发作、精神行为异常和认知功能障碍为特点的一组疾病。严格意义上的自身免疫性脑炎（AE）是指抗神经元细胞内或细胞表面抗原介导的脑炎。抗细胞内抗体脑炎和细胞表面抗原抗体脑炎。抗CV2类型的AE临床表现除精神行为异常、癫痫发作、睡眠障碍、记忆力缺失外，舞蹈样动作多见，少数可见帕金森样症状[2]。目前国内外报道主要为成人，儿童尚未见报道"。从前言中，我们可以看到CV2类型脑炎在儿童是未见报道的，提示疾病的罕见性、独特性、可报道性。

进一步的描述中，详述了该患儿的详细病史：患儿男性，7岁，因"发热5天，抽搐1次"于2020年9月3日就诊本市某医院。脑脊液常规：有核细胞数 $46×10^6/L$。头颅MRI：双侧丘脑 T_2W、T_2W-FLAIR、DWI异常信号，诊断"病毒性脑炎、重症手足口病"，先后予头孢曲松钠、阿昔洛韦、静注免疫球蛋白（IVIG）、甲强龙（40mg/d×5天）及甘露醇治疗，患儿意识渐转清，但烦躁、语言障碍、夜间睡眠障碍。2020年9月16日转入作者所在医院，查体：生命征平稳，勉强对答，计算困难，烦躁，双上肢静止性震颤，舞蹈样动作，双侧膝反射亢进，踝阵挛阳性。复查脑脊液，副肿瘤抗体：脑脊液及血清抗CV2抗体弱阳性。血清自身抗体谱：抗Ro-52抗体（+）、抗ANA抗体（+）。脑电图：清醒期慢波活动增多，清醒期左侧额极、额、顶区、双侧枕区慢波发放。复查头颅MRI：双侧丘脑及中脑肿胀，内见团片样异常信号影。再次IVIG [1g/(kg·d)×2天]，大剂量甲强龙 [1疗程20mg/(kg·d)×3天+2mg/kg·d×4天] 3疗程。患儿精神症状逐渐缓解，语言、睡眠恢复如常，双上肢震颤及舞蹈样动作消失。出院口服泼尼松2mg/(kg·d)，序贯减量。病程6个月复诊，患儿恢复上学。在报告中需要详尽提供患者的病情变化、重要的阳性检测结果、用药情况，以及疾病的转归情况，让读者能够充分了解该疾病的特征，获取到罕见病的诊疗经验。

（三）病例系列研究

病例系列研究（case series study）是广大临床医生最熟悉的研究方法。它是对一组（几例、几十例、百例或千例等）相同疾病的临床资料进行整理、统计、分析、总结并得出结论。对一组相同疾病的分析是对该种疾病认识深化的过程。在临床科研中，回顾性病例分析占有很大的比重，可以发现以往工作中存在的问题，从而为进一步研究提供思路线索，并能显示某些病变自然进程的规律性，提示研究的重点和方向。科研工作的新手，也常常是从回顾性的临床分析、疗效观察、诊断价值的探讨等等开始临床研究工作。病例分析可以用来分析某种疾病的临床表现特征，评价某种预防、治疗措施的效果等，但这种方法属于描述性研究，不设对照，研究结论可能有较大偏倚，往往不容易重复验证。和个案报告一样，其循证等级较低，不能作为改变临床实践的证据，但对探索某些特殊病例，或发现疾病的新临床表现，使临床工作者能在实践中发现问题，提出假设，完善临床及实验室研究，阐明疾病及治疗的机制，为前瞻性临床诊治研究或基础医学等研究，提供重要的信息和有价值的探讨方向。

1. 病例系列研究的优缺点 病例系列分析所依据的是日常的大量临床资料，它们是临床医生大量临床实践的积累，作为临床研究的一种方式，仍有阐明规律、提供思路、提示方向的作用。病例分析研究是利用现成资料，训练科学思维，提高临床水平的一种形式，尤其对青年医生的培养提高，不失为一种有用的方式。病例分析研究可以适时地总结临床工作中存在的问题，促进医疗质量的提高。它的最大优点是资料收集容易，短时间内即可获取研究结果。但如果临床资料记录不完善，丢失了要研究的重要信息，研究结论的论证力较差。病例分析性研究由于范围广、时间长，参与的医生较多，缺乏标准化的方法，因而分析总结可能被多种偏倚和混杂因素干扰，从而影响结果。

2. 病例分析研究的内容和步骤 病例分析的内容包括患者的人口学特征、主要的临床体征及其发生率，主要的检验指标及物理仪器检查结果，诊断与鉴别诊断的要点，主要的治疗方法与疗效对比，以及预后与追踪观察结果等。客观条件、病例诊断标准、病例收集标准等应保持一致，以使结论准确并具有说服力。以上述内容为基础，可以全面分析，也可以针对某项问题，结合国内外文献的有关资料，进行分析讨论并得出自己的观点。

病例系列研究的步骤：①了解该题在近期内的主要文献，确定病例是否值得分析总结；②阅读病历资料，根据数据实际情况，估计误差的大小和结果的正确程度；③在明确分析目的和要解决问题的基础上，确定拟分析的项目，进行数据摘取并列表进行分析。在分析开始时依严格的入排标准纳入病例，而不应在分析终了时随心所欲地取舍病例。另外，要根据资料的情况，尽可能针对某项值得研究的问题进行分析，避免面面俱到，全盘罗列。

3. 实例分析 以癫痫与神经电生理学杂志2023年第一期的文章"合并周围神经损害的神经梅毒5例临床分析"为例。本文前言"神经梅毒是指梅毒螺旋体感染神经系统所引起的疾病。梅毒螺旋体在原发感染后几天内侵入神经系统，神经梅毒因梅毒螺旋体侵犯神经系统的不同部位而使临床表现复杂多样，也被称为"万能的模仿者"。神经梅毒病变部位主要累及中枢神经系统，包括脑实质、脊髓、脑脊膜和血管等。一般认为神经梅毒侵犯周围神经系统较少见，引起周围神经损害的报道不多。因此临床中对于以周围神经病变为主要表现的神经梅毒患者，容易误诊和漏诊。现将5例合并周围神经损害的神经梅毒的临床资料进行总结，分析其临床特征和神经电生理特点，旨在提高临床医生对不典型神经梅毒的认识"。从前言中，我们可以看到神经梅毒的普遍特征，然而周围神经损害的梅毒报道并不多见，提出问题，因而，从临床实践出发，总结了5例合并周围神经损害的神经梅毒患者资料，为广大临床医生提供参考。当然，病例系列，多为作者自己的病例进行综合，事实上，也可以从不同的医疗机构进行收集整合，但是必须保证病例诊断的一致性，不能各行其道。

在进一步的描述中，作者针对5个患者，详

细地进行了资料的整合。如提供5例神经梅毒患者详细临床基线资料、实验室检查资料、电生理检查资料（表3-1至表3-3）。

（四）横断面研究

横断面研究（cross-sectional study），调查特定人群中某种疾病或某种特征在某一时点（或区间）内的情况，客观地反映了这一时点（或区间）的疾病分布或研究对象的某些特征与疾病之间的关联，好似时间上的一个横断面而得名。横断面研究通过现况调查，描述疾病或健康状况在特定时间内在某地区人群中分布情况，也可分析某些因素或特征与疾病之间的关系，寻找发病线索，以逐步建立病因假设。现况调查的类型分为现况调查可分为普查和抽样调查两类。

1. **普查** 普查是根据一定目的，在特定时间内对特定范围内所有对象进行调查或检查。普查目的包括：①在人群中早期发现患者（如开展宫颈癌普查，以早期发现宫颈癌）；②了解疾病的基本分布情况（如高血压病、糖尿病、冠心病、食管癌、乙型肝炎的分布）；③了解人群健康水平，建立正常值范围（如儿童的生长发育及营养状况指标）；④评价卫生服务利用率（如妇幼保健覆盖率）等。普查能发现人群中的全部病例，使其能及早得到治疗；通过普查可以普及医学知识；⑤对普查的资料制成相应的图、表，可较全面地描述和了解疾病的分布与特征，有时还可揭示明显的规律性，为病因分析提供线索。普查亦存在一些缺点，如当普查工作量大时工作不够细

表3-1 5例患者临床基线资料

患者	性别	年龄	首诊情况	病程	首发症状/其他症状	肌力	腱反射
例1	男	66岁	脊髓痨	3年	双小腿闪电样疼痛/双下肢无力麻木，步态不稳，左手麻木，尿失禁	双上肢肌力V级双下肢肌力Ⅵ级	四肢腱反射（-）
例2	女	50岁	脊髓痨	半年	双下肢麻木、疼痛	四肢肌力V级	双上肢腱反射（+）双下肢腱反射（-）
例3	男	71岁	脊髓痨	3年	双下肢麻木、僵硬感/步态不稳	四肢肌力V级	四肢腱反射（-）
例4	男	54岁	脊髓痨	1年	双下肢麻木、僵硬感/尿潴留	四肢肌力V级	双上肢腱反射（+）双下肢腱反射（-）
例5	男	65岁	吉兰-巴雷综合征	2周	四肢麻木	四肢肌力V级	双上肢腱反射（+）双下肢腱反射（-）

表3-2 5例患者实验室检查资料

患者	血清TPPA	血清TURST	脑脊液压力（mmH$_2$O）	白细胞计数（×10^6/L）	蛋白（mg/L）	脑脊液TPPA	脑脊液TURST
例1	阳性	阳性（1:8）	100	24	765.4	阳性	阴性
例2	阳性	阳性（1:4）	80	50	610	阳性	阴性
例3	阳性	阳性（1:32）	120	1	607.5	阳性	阴性
例4	阳性	阳性（1:8）	130	1	560.7	阳性	阴性
例5	阳性	阳性（1:128）	85	100	680	阳性	阳性（1:8）

表 3-3　5 例患者电生理检查资料

患者	针极肌电图		神经传导		F 波出现率/潜伏期
	慢性损害	活动性损害	运动神经	感觉神经	
例 1	+	+	2 条 CMAP 波幅下降（上下肢各 1 条）	正常	正常
例 2	−	−	4 条 CMAP 波幅下降，其中 2 条伴 DL 延长，1 条 MCV 减慢（下肢）	正常	正常
例 3	−	−	2 条 CMAP 波幅下降（下肢）	1 条未引出，3 条 SCV 减慢（下肢）	正常
例 4	−	−	2 条 CMAP 波幅下降，1 条 MCV 减慢（下肢）	正常	正常
例 5	−	+	4 条 CMAP 下降，伴 DL 延长（下肢）	2 条未引出，2 条 SCV 减慢（下肢）	下降/延长

致，难免遗漏造成偏倚；由于工作量大仪器不够用而影响检查的速度与准确度。

普查应遵循以下原则：①普查的目的是早期发现病例，所以对查出的病例有切实有效的治疗方法的疾病才适合普查，诊断后无法治疗的疾病不宜开展普查；②普查应是患病率比较高的疾病，对患病率极低的罕见病不宜开展普查；③应划定明确的普查范围，根据研究目的事先规定好调查对象的入排标准，并统一调查时间；④普查中使用的筛查诊断标准和检测方法必须统一固定，以保证资料之间的可比性；⑤普查中使用的筛查方法应具备灵敏度和特异度均较高的特点，且易于在现场实施；⑥普查时要使应答率尽量在 80% 以上，若漏查率高于 20%，则该调查可能无代表性意义。

以 "人口视角下中国城市收缩的演变特征与时空格局——基于第七次全国人口普查公报数据的分析" 为例，摘要结果为：人口是城市发展的关键要素，人口规模的变化及其结构特征关系到城市的兴衰。以近 3 次人口普查数据识别收缩型城市，揭示其人口结构特征，并利用 Dagum 基尼系数、标准差椭圆等方法分析我国"七普"期间城市收缩时空演化的新趋势、新格局与新特点。研究发现，城市收缩与城镇化快速发展并存，且收缩型城市呈现出更加明显的老龄化和劳动年龄人口短缺趋势，收缩型城市的人口问题与异地城镇化问题交织，制约其进一步发展；我国人口收缩型城市数量增多且收缩强度增加，收缩区域呈现扩散态势，城市收缩重心与人口分布重心偏移趋势相异；城市收缩在向外扩散的同时在空间上还具有集聚特征，同时区域间的人口分布差异在一定程度上揭示了人口收缩型城市呈蔓延式扩散的内在动因。基于以上，文章认为，收缩型城市需 "开源" 与 "节流" 双策并施，从要素积累的增长模式转向以改善经济效率为主的经济增长方式，提高经济增长质量，同时完善社会保障与养老服务体系，抑制人才流失，通过兜底性保障政策缓解老龄化带来的社会负担过重问题；面对收缩型城市的扩散趋势以及人口越发集聚的分布趋势，可以通过做大做强都市圈实现抑制城市收缩现象的蔓延和人口的过度集聚；区域均衡发展是缓解城市收缩蔓延趋势的一项长期工作。摘要中详细提出了普查的重要意义，并提出将 3 次的人口普查进行数据对比，分析趋势，最终获得相关数据。

在正文中，作者重点阐述普查的数据范围 "研究对象包含地市级及以上城市，其中地市级及以上城市采用 2019 年辖区范围。由于西藏统计公报中未列出全部地市级人口数据，因而本文未统计西藏部分城市的人口数据。同时对于地市级数据不详尽以及由于行政区划调整导致 3 次人口普查数据不能相衔接的城市进行了取舍，最终确定研究对象为 312 个城市。这种详细的描述，减少了大家对数据的担忧。

2.抽样调查　抽样调查是从研究人群的全体对象中抽取一部分进行调查，根据调查结果估计出该人群的患病率或某种特征的情况，是一种以局部估计总体的调查方法。在实际工作中，如果不是为了查出人群中全部患者，而是为了揭示某种疾病的分布规律或流行水平，就不需要采用普查的方法，而可以从该人群（总体）中有计划地抽出一定数量的人（样本）进行调查，这就称为抽样调查。抽样调查比普查花费少、速度快、覆盖面大且正确性高。由于抽样调查范围远远小于普查范围，容易集中人力、物力，并有较充足的时间，因而具有工作容易做到精确细致等优点，是值得采用的方法。抽样调查的缺点是不适用于患病率低的疾病，不适用于个体间变异过大的数据资料。如有下列原因存在，则尽量不用抽样方法进行调查：如由于其他原因数据资料必须从普查中方能收集到；因事件发生的太少进行普查才比较合理；假定理论上提出需要抽 75% 人群作为样本，则最好进行普查。

抽样调查最重要的问题是样本要能代表总体。为使样本能代表总体，必须做到随机化抽样和足够的样本量。随机化是指整个研究人群中的每一个单位（一个个体、一户人家、一个社区或村庄等）都有相同的概率被选入样本。样本足够大是指样本应达到一定数量，样本过小时抽样误差大而不能够代表总体；样本过大不但浪费人力、物力，工作量加大，还容易因调查不够细致而产生偏倚。

(1) 常用的抽样方法：①单纯随机抽样：完全同等概率的抽样称为单纯随机抽样。这种方法的基本原则是每个抽样单位被抽中选入样本的机会是相等的。简便、易行的随机抽样是利用随机数字表进行。一般先对总体中各单位进行编号，再用随机的方法选出进入样本的号码，已经入选的号码一般不能再次列入，直至达到预定的样本量为止。当调查总体样本量较大时，单纯随机抽样实际操作比较困难，故很少单独使用。但单纯随机抽样是理解其他随机抽样的基础，在多级抽样中也常用到，且估计样本量的方法也多是基于这种抽样方法而进行的。②系统抽样：指对全部对象每隔若干间隔系统地抽取一个单位，即按一定比例或一定间隔抽取调查单位的方法。此法是按照一定顺序，机械地每隔一定数量的单位抽取一个单位进入样本。③分层抽样：是先将调查总体按不同特征分层，然后分别在各层中进行随机抽样或系统抽样。即把总体按性别、年龄、居住条件、文化水平等分为若干组（统计学上称为层），然后在每层中抽取调查单位，再合成为总体的一个样本。由于各层次之间的差异已被排除，其抽样误差较其他抽样为小，代表性亦较好。④整群抽样：就是从总体中随机抽取整群对象作为调查单位，抽样单位不是个体而是群体，对被抽到的整群单位中的每个个体进行筛查。例如，某项目调查在 20 个社区约 10 000 名居民某疾病的患病率，拟抽查 1/4 的数量，如用单纯随机抽样方法抽到的对象分散在各社区，调查很不方便；但若随机抽取 5 个社区，对抽到的社区中的全体居民进行调查就方便多了。这种方法的优点是调查范围集中，省时省力，但缺点是抽样误差较大。⑤多级抽样：将上述多种抽样方法综合应用，常用于大规模社会卫生调查。从总体中先抽取范围较大的单元，称为一级抽样单元（如省、自治区、直辖市），再从每个抽中的一级单元中抽取范围较小的二级单元（县或街道），最后抽取其中范围更小的三级单元（村或居委会）作为调查单位，在大规模调查时可按行政区域逐级进行。我国进行的慢性病大规模现况调查大多采用此方法。

(2) 样本量的估计：在抽样调查时，样本量过大可造成人力和物力浪费，且由于工作量过大，不能保证调查质量而使结果出现偏倚。样本过小则所要调查的具有某种特征的个体可能未包括在样本之内，使样本没有代表性。

在确定现况调查的样本量时要考虑以下几个因素：①患病率：预计现患率或阳性率高，则样本量可以小些；②容许误差（δ）：在调查患病率时，首先确定样本患病率（P）与总体患病率（P）之间的最大容许误差，在调查均数时，确定样本均数（n）和总体均数（μ）之间最大的容许误差，容许误差（δ）越小，即调查要求越精确，则样本量要求越大。一般情况下，误差允许为10%；③显著性水平：确定控制容许误差的概率，即显著性水平α，一般定为0.05或0.01，α越小，则样本量越大；④变异程度：调查个体之间的差别，即总体标准差（σ）越大，所需要的样本量就越大。具体计算样本量的公式都是根据以上原则推导出来的。以下公式仅适用于单纯随机抽样方法和系统抽样方法产生的样本量。如果是分层抽样方法，计算的样本量应用专用公式；如果是整群抽样，应在下面公式计算出样本量后再加上1/2的量。

①对均数做抽样调查时的样本量公式。

$$n=(\mu_\alpha \sigma/\delta)^2$$

公式中n为样本量，μ_α为在正态分布中α值确定后的μ值（如$\mu_{0.05}=1.960$，$\mu_{0.01}=2.576$），σ是总体标准差，δ是容许误差。也可用如下公式。

$$n=(t_\alpha s/\delta)^2$$

公式中s为样本标准差，代替总体标准差σ，以t分布中的t_α代替正态分布中的μ_α。当样本量$n<30$时，用后一个公式更合适。

例如，欲调查3—6岁的幼儿是否存在营养性贫血状况，据以往的经验，正常幼儿血红蛋白的标准差为7.9g/L，若希望误差不超过2g/L，α为0.05，则该调查样本量如下。

$$n=(t_\alpha s/\delta)^2=(1.960\times 7.9/2)^2=60（人）$$

②对率做抽样调查时的样本量公式。

$$n=(\mu_\alpha^2 pq)/\delta^2$$

n为调查例数，p为总体阳性率，$q=1-p$。如果允许误差不大于10%时，即$\delta=0.1p$，则样本率与总体率的差别不超过10%。

如果设$\alpha=0.05$；$\mu_\alpha=1.96\approx 2$；$\delta=0.1p$时，

$$n=(2^2 pq)/(0.1p)=400\times q/p$$

此即一般通用的估计样本量的简易公式。

例如，某中学有学生1万余人，现需估计该校学生患近视眼情况。该地区中学生患近视眼约26%，现采用抽样调查，要求允许误差为10%，计算需抽样调查的人数。

$$n=400\times 0.74/0.26=1138（人）$$

但须注意，当患病率或阳性率明显小于1%时，此公式不适用。

③现况调查的步骤。

- 选题和确定本次调查的目的：一般要求调查目的明确、具体；一次调查的病种不宜太多。
- 确定采用普查还是抽样调查：普查需确定普查的范围；抽样调查则需确定抽样方法和样本量。
- 设计调查表：一份好的调查表是研究工作成败的关键。资料的收集是否适当、全面、简便易行，都与调查表设计有关。调查表没有固定的格式，分为他评和自评两类。内容的繁简、提问和回答的方式均应该为调查目的服务，并适应于整理和分析资料的要求。调查表的内容包括三个部分。

第一部分，即一般项目部分，可包括姓名、

年龄、性别、出生年月、出生地、文化程度、职业、民族、工作单位、现住址、联系电话等，这些是为了保证调查内容填写完整、正确，便于核查、填补和更正而设置的，通常大部分不直接用于分析。

第二部分，即调查内容，这是调查研究的实质部分。在设计这部分内容时，有下列几项原则可供考虑：a.与本次调查有关的项目一项也不能缺，而与本次调查无关的项目一项也不应有。b.每个调查项目都要用通俗易懂的文字准确无误地表达出来，不应使被调查者产生误解或出现不同的理解。c.应尽量选用那些能以客观指标来回答的问题，而尽量减少调查对象的主观判断或自我报告。d.尽量用选择题，尽量不用或少用开放式的问题。

第三部分，即调查者部分，列出"调查者"和"调查日期"，有助于查询和明确责任。

④确定测量方法和检验方法：在人群中进行疾病的现况调查时，应尽量采用简单易行的技术和灵敏度高的检查或筛查方法。

⑤培训调查员：培训的目的是使调查员在调查时，按照"标准化"进行调查，即调查员对所有的调查对象应用相同的方法提出同样的问题。

⑥对调查资料进行整理和分析：调查结束后应对资料进行整理，包括核对、纠错和数据输入。应用统计分析软件对数据进行统计分析。根据描述性统计结果描述疾病的"三间"分布特征，结合有关因素进行相关分析，而且可为队列研究及病例对照研究提供病因线索。

⑦现况调查中常见的偏倚及控制：现况调查存在两类误差，一类是由于抽样所产生的抽样误差，这类误差是不可避免的，但可以测量其大小并限定其范围。抽样误差可以通过严格的抽样设计、认真地实施抽样方案和扩大样本量来减少。另一类是系统误差，即偏倚。它常由某些人为因素造成，在一定程度上可以避免其产生。常见的偏倚有选择偏倚和信息偏倚两大类。

- 研究对象选择偏倚：这类偏倚主要见于样本不能代表所要研究的总体，即代表性差时，结果就会产生偏倚。常见原因是在调查过程中，不按照抽样设计的方案进行对象选择，而是随意选择调查对象，或抽样中的调查对象没有找到，而随意由其他人代替，从而破坏了调查对象的代表性和同质性，控制的办法是坚持随机化原则，严格按照抽样设计方案选取研究对象。

- 无应答偏倚：进行现况研究时，在所抽样本中由于拒绝合作、外出等原因而漏查造成的偏倚，即无应答偏倚。如果无应答者占的比例较大，如超过10%，并且无应答者的患病情况和某些因素的分布情况与应答者不同，即产生无应答偏倚。如调查对象对调查意义不了解，不愿参加；调查方法或调查内容不适当；调查对象对所调查的问题不感兴趣，拒绝调查，或者有意躲避。控制办法是减少无应答率，针对不同原因的无应答采取相应措施，如对调查对象不了解，可以在调查前进行广泛的宣传、动员，以提高应答率。

- 幸存者偏倚：在现况调查中，调查对象均为幸存者，无法调查死亡者，因此不能概括某病的全部情况。

- 回忆偏倚和报告偏倚：由于调查对象回答得不准确或不真实，而造成的偏倚。如询问暴露史时，患者因遭受疾病的折磨，对过去的暴露史难以忘怀，因此不仅能回忆，有的可能夸大暴露史与疾病的关联，而健康的调查对象因其目前是健康的，常因对过去的暴露史不介意而遗忘，这些均是所谓的回忆偏倚。当调查某些敏感性问题时，调查对象可能不愿做正确回答而造成报告偏倚。控制办法：应尽量避免回忆很久以前的事情，或尽量以客观资料作为依据（如当时的病史记录、化验报告等），并且明确告诉对方对其结果予以保密。

- 调查人员偏倚：调查员在调查时没有严格按照"标准化"执行。调查员有意识地深入调查某些人群或具有某种特征的调查对象，而比较潦草地调查另一些人群或不具备这些特征的调查对象，如对肺癌患者，调查员再三追问其吸烟史，而对健康者则不然。这些情况可引起结果的偏倚。控制方法是调查人员统一培训、统一认识、统一标准。

- 测量偏倚：是指测量工具、检验方法不准确而造成的偏倚。控制方法是经常对仪器、设备进行校准并严格质控。

3. 实例分析　以复旦大学附属华山医院神经内科丁玎等发表文章"老年性痴呆的人群患病率调查"为例。

首先提出问题，说明研究的重要性。文章前言"老年性痴呆是常见的神经系统退行性病变，是仅次于脑血管病的最常见神经科疾病。中国在过去的数十年中开展了多项规模不等的老年性痴呆的流行病学研究。其中最具代表性的有两项，一是20世纪80年代张明园等对上海市地区5055人（≥55岁）的痴呆流行病学调查；二是"九五"期间张振馨等对北京、上海、成都、西安4地34 807人（≥55岁）的痴呆流行病学调查。后者还比较了痴呆患病率的地域差异。近十年来，中国经历了飞速发展的经济转型，人均期望寿命不断延长而导致老龄化现象日趋显著，居住环境的城市化进程、生活方式和膳食结构的改变、竞争意识和精神压力的增加等诸多变化很可能对老年认知障碍的流行病学特征带来影响。因此，有必要运用国际统一的研究标准和方法开展基于社区人群的老年认知功能障碍的大规模流行病学调查。本研究利用多年来从事神经流行病学工作的经验、人员梯队和良好的社区基础，在上海市静安区静安寺街道≥60岁以上的社区人群中开展了老年性痴呆的患病率调查"。从前言中，我们可以看到本研究的重要性、必要性、时代的需求，突出研究的重大意义，且明确提出是采用流行病学调查方法开展研究。

确定调查范围，静安寺街道位于上海市静安区西南部，下辖11个居委会，居民1.4万户。据第5次人口普查统计，街道总户籍人口43 470人，≥60岁户籍人口为11 737人，占总人口的27%。

确定调查对象，研究对象按当地派出所人口登记册逐户抄录符合条件的调查对象名单。根据名单逐一上门拜访居民并详细介绍本项目的相关内容，根据入组和排除标准登记符合条件者。对符合调查条件但拒绝参加的居民，了解拒绝的理由，询问填写《"老年认知障碍的人群调查"简表》，包括人口学资料（年龄、性别和文化程度）；既往病史［高血压、心脏病、糖尿病、脑卒中、帕金森病（Parkinson's disease，PD）、肿瘤等］；有无记忆力下降主诉；是否曾被诊断痴呆及诊断的医院；痴呆家族史等。对符合入、排除标准并愿意参加本项目的居民，采取预约的形式安排好时间对其进行体检。

设置纳入和排除标准，入组标准：①在调查地有常住户口，调查时居住在调查地；②年龄在≥60岁；③听力、视力、发音正常；④同意参加本调查并签署知情同意书。排除标准：①在调查地有常住户口，但长期不居住在调查地（人户分离）；②患有严重精神分裂症；③精神发育迟滞；④盲、聋、哑、植物人；⑤拒绝参加本调查。

横断面调查收集资料，获得老年性痴呆的流行病学特征，包括各型痴呆的患病率和亚人群分布特点。对每位研究对象进行详细的体检，内容包括：疾病史、神经系统体检、血液检查、神经心理学测试、危险因素的调查等。按照研究对象入组的先后顺序，将其按阿拉伯数字1、2、3……依次编号。采用统一的调查问卷搜集研究对象的人口学资料，包括年龄、性别、文化程度等。所有研究对象均由神经内科医生予以神经系统体检，记录阳性的神经系统体征。既往病史，包括高血压、心脏病、糖尿病、血脂异常、激素史（女性）、家族史等。有脑卒中史的研究对象，完成脑卒中史问卷及Hachiski缺血指数量表，并记录已行影像学检查的研究对象的检查结果（包括头颅CT及MRI）。神经心理测试：采用华山医院神经心理室成套神经心理测验，其中文版均具有良好的信度和效度,并根据研究对象的文化程度选取测试工具。测试由专业的神经心理评定员完成。工具如下:①简易智能量表(mini mental state examination,MMSE);②听觉词语学习测验(华山医院版)(auditory verbal learning test,AVLT);③连线测验(trail making test,TMT)A和B;④华山物品记忆测验;⑤扣指测验;⑥搭火柴测验;⑦人民币测验;⑧物品分类测验;⑨流调用抑郁自评量表(center for epidemiological survey depression scale,CES-D);⑩焦虑自评量表(self-rating anxiety scale,SAS);⑪日常生活能力量表(activity of daily living scale,ADL)。本研究的神经心理测试工具选择见表3-4。认知障碍的诊断:由神经内科认知障碍专业组的医生根据研究对象的病史、神经系统体检、神经心理测验和临床痴呆评定量表(clinical dementia rating,CDR)结果,做出痴呆的诊断,诊断标准为:①依据美国精神病协会精神障碍与统计手册(Diagnostic and Statistical Manual of Mental Disorders,fourth edition,DSM-IV)诊断标准确立痴呆的诊断;②分别依据NINCDS-ADRDA和NINDS-AIREN诊断标准确立AD和VaD的诊断(表3-4)。

统计学方法需要提供,所有数据经Epi Data 3.0建立数据库并录入数据。应用SPSS 16.0统计软件进行统计分析。连续性数据,如年龄、病程等用$\bar{x}\pm s$表示;分类资料,如性别、文化程度等用例数(%)表示。患病率以%(95%CI)表示。不同亚组间患病率的比较用Pearson卡方、Fisher精确概率法、CMH(Cochran-Mantel-haenszel)的Row Mean Differ统计量进行检验。$P<0.05$判定差异(或联系)有统计学意义(图3-1)。

结果1显示研究对象应答和入组情况,静安寺街道60岁及以上户籍人口为11 737人,其中常住人口为5138人,占44%。常住人口中,调查期间死亡528人,盲、聋、哑、植物人80人,自幼精神发育迟滞2人,精神分裂症9人。应查人数为4519人。4427人接受调查,应答率为

表3-4 不同文化程度研究对象所采用的神经心理测试工具

测试工具	教育年限<6年	教育年限≥6年
简易智能量表(MMSE)	+	+
华山物品记忆测验	+	
听觉词语学习测验(AVLT)		+
连线测验(TMT)A和B		+
扣指测验	+	+
搭火柴测验	+	+
人民币测验	+	
物品分类测验	+	+
流调用抑郁自评量表(CES-D)	+	+
焦虑自评量表(SAS)	+	+
日常生活能力量表(ADL)	+	+

+. 应用

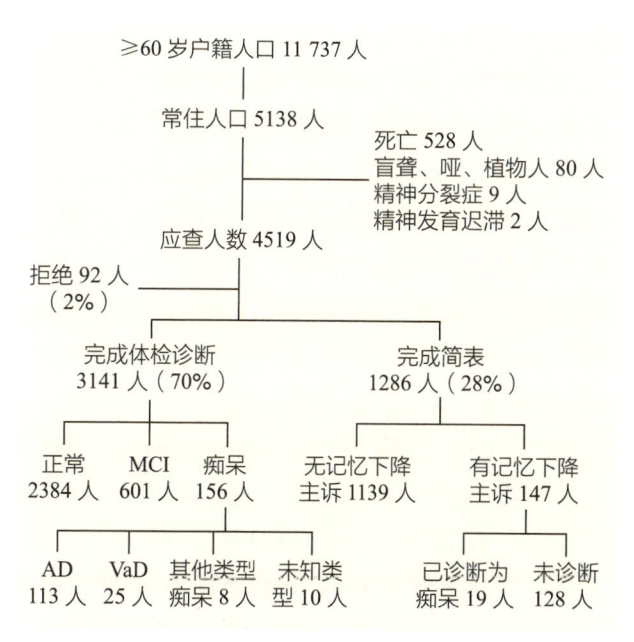

▲ 图3-1 研究对象应答、入选和调查结果流程图
引自老年性痴呆的人群患病率调查[C].//第四届全国痴呆与认知障碍学术研讨会论文集,2015:290

98%。其中,1286人(28%)拒绝参加本研究全部项目,但完成了调查简表;3141人完成体检,占应查人数的70%。本研究总结这部分人群的老年性痴呆患病率。

结果2显示研究对象的人口学资料,接受

体检的3141位研究对象中，女性（1703人，54.2%）略多于男性（1438人，45.8%）。平均年龄73岁（60—101岁）。按年龄段分组：60—79岁组为2564人（占81.6%）；80岁及以上组577人（占18.4%）。该人群的文化水平较高，平均受教育年限11.6年，其中2123人（67.6%）都具有高中以上文化程度。

结果3显示痴呆患病率，本研究人群中痴呆患病率为（156例）5.0%（95%CI 4.3%～5.8%），女性的痴呆患病率为5.8%（95%CI 4.7%～6.9%），高于男性[4.0%（95%CI 3.0%～5.0%）]，差异有统计学意义（P=0.012）。痴呆患病率随年龄的增长而有显著的升高趋势（表3-5）。痴呆患病率从60—64岁组的0.8%（95%CI 0.2%～1.4%）上升到≥85岁组的24.5%（95%CI 18.8%～30.2%），差异有统计学意义（P<0.001）。女性的痴呆患病率在70—74岁年龄段开始高于男性，至≥80岁组时患病率升高更为显著。随文化程度的提高痴呆患病率有显著的下降趋势，痴呆患病率从文盲组的24.6%（95%CI 17.3%～31.9%）下降至大学及以上组的2.9%（95%CI 1.9%～3.9%），差异有统计学意义（P<0.001，表3-5和表3-6）。

结果4显示各类型痴呆的构成比及患病率，156例痴呆患者中，诊断为阿尔茨海默病（Alzheimer's disease，AD）113例（72.4%）；诊断为血管性痴呆（vascular dementia，VaD）25例（16.0%）；诊断为其他类型的痴呆8例（5.1%）；有10例（6.4%）无法确定痴呆类型（图3-2）。在113例AD中，单纯AD为93例、AD合并VaD者16例、AD合并PD和AD合并老年期精神障碍者各2例。在其他类型痴呆中，帕金森病痴呆（Parkinson's disease dementia，PDD）者4例、路易体痴呆（dementia with Lewybodies，DLB）、额颞叶痴呆（frontotemporal dementia，FTD）、脑外伤后痴呆、癫痫所致认知功能障碍1例（表3-7）。

结果5显示性别与痴呆类型。在研究对象中，痴呆男性和女性均以AD的患病率为最高，女性

表3-5 不同年龄组的痴呆患病率

年龄（岁）	人口数	痴呆（例）	患病率[%（95%CI）]	P值[a]
60—64	789	6	0.8（0.2～1.4）	<0.001
65—69	584	4	0.7（0.02～1.4）	
70—74	555	12	2.2（1.0～3.4）	
75—79	636	40	6.3（4.4～8.2）	
80—84	361	41	11.4（8.1～14.7）	
≥85	216	53	24.5（18.8～30.2）	

a. 痴呆患病率随年龄增长而变化的趋势P值

表3-6 不同文化程度研究对象的痴呆患病率

文化程度	人口数	痴呆（例）	患病率[%（95%CI）]	P值[a]
文盲	134	33	24.6（17.3～31.9）	<0.001
小学	301	33	11.0（7.5～14.5）	
初中	580	24	4.1（2.5～5.7）	
高中	978	30	3.1（2.0～4.1）	
大学及以上	1145	33	2.9（1.9～3.9）	

a. 痴呆患病率随文化程度增长而变化的趋势P值

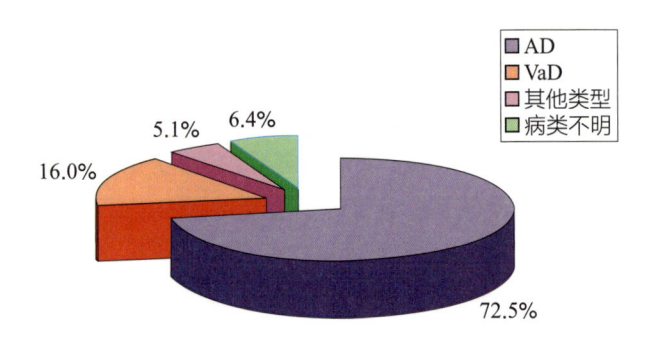

▲ 图3-2 各类型痴呆的构成比
AD. 阿尔茨海默病；VaD. 血管性痴呆
引自老年性痴呆的人群患病率调查[C].//第四届全国痴呆与认知障碍学术研讨会论文集，2015:290

AD 患病率为 4.7%（95%CI 3.7%～5.7%）显著高于男性 2.3%（95%CI 1.5%～3.1%），差异有统计学意义（P<0.001）。VaD 和其他类型痴呆的患病率在不同性别组间并无显著差异（表 3-8）。

结果 6 显示不同年龄组 AD 和 VaD 的患病率比较。AD 和 VaD 的患病率均随着年龄的增长而升高。60—69 岁组的 AD 患病率为 0.3%（95%CI 0.01%～0.6%），≥80 岁组为 12.6%（95%CI 9.9%～15.3%），差异有显著统计学意义（P<0.001）；60—69 岁组的 VaD 患病率为 0.2%（95%CI 0%～0.4%），≥80 岁组为 1.9%（95%CI 0.8%～3.0%），差异有显著统计学意义（P<0.001，表 3-9）。

三、分析性研究

分析性研究需要明确研究的时间方向，如果研究是从暴露开始，随访一段时间来评价疾病的发生/发展（结局），就称为队列研究（cohort study）。如果研究从疾病（结局）开始，寻找过去的相关因素（暴露），称为病例-对照研究

表 3-7 各类型痴呆的例数和构成比

痴呆类型	例数（%）
阿尔茨海默病（AD）	113（72.5）
阿尔茨海默病 + 血管性痴呆	16
AD 合并其他疾病	4
血管性痴呆（VaD）	25（16.0）
其他类型	8（5.1）
帕金森病痴呆（PDD）	4
路易体痴呆（DLB）	1
额颞叶痴呆（FTD）	1
脑外伤后痴呆	1
癫痫所致认知功能障碍	2
病因不明	10（6.4）

表 3-8 不同性别各痴呆类型的患病率 *

痴呆类型	总 计	男 性	女 性	P 值[1]
阿尔茨海默病（例）；患病率[%（95%CI）]	113/3141；3.6（3.0～4.3）	33/1438；2.3（1.5～3.1）	80/1703；4.7（3.7～5.7）	<0.001
血管性痴呆（例）；患病率[%（95%CI）]	25/3141；0.8（0.5～1.1）	13/1438；0.9（0.4～1.4）	12/1703；0.7（0.3～1.1）	0.530
其他类型（例）；患病率[%（95%CI）]	8/3141；0.3（0.1～0.5）	6/1438；0.4（0.1～0.7）	2/1703；0.1（0.1～0.3）	0.316
病因不明（例）；患病率[%（95%CI）]	10/3141；0.3（0.1～0.5）	5/1438；0.3（0～0.6）	5/1703；0.3（0.04～0.6）	0.983

*. 男性和女性患病率的比较，1. P<0.001

表 3-9 不同年龄组 AD 和 VaD 的患病率比较

	不同年龄（岁）			P 值[a]
	60—69（1373 人）	70—79（1191 人）	≥80（577 人）	
阿尔茨海默病（例）；患病率[%（95%CI）]	4；0.3（0.01～0.6）	36；3.0（2.0～4.0）	73；12.6（9.9～15.3）	<0.001
血管性痴呆（例）；患病率[%（95%CI）]	3；0.2（0～0.4）	11；0.9（0.4～1.4）	11；1.9（0.8～3.0）	0.001

a. 患病率随年龄增长而变化的趋势

(case-control study)。

（一）队列研究

队列研究是按照是否暴露于某种因素及暴露程度进行分组，随访一段时间，推断暴露和结局事件间的关联，是一种由因及果的统计推断方法；由于在研究结局发生之前收集暴露因素，可控制测量偏倚的发生，但由于随访时间可能会很长，存在失访，通常所耗费的人力和财力较大。

1. 队列研究的结构模式 队列研究选择一组特定人群，根据所选择的研究对象是否在某一时期暴露于某个待研究的危险因素，或其不同的暴露水平而将研究对象分成不同的组别，根据疾病转归的时间，随访一段时间，检查并登记各组人群待研究的疾病发生情况。其结构模式如图3-3，其特点有：①属于观察法，不是人为实施的干预；②设立对照组，与暴露组来自同一人群；③研究是由"因"及"果"；④能够确定暴露因素与疾病的因果联系。

2. 队列研究的种类 队列研究有三种基本的设计。

（1）回顾性队列设计特点在于队列的募集、基线测量、随访均发生在过去，研究对象的确定与分组是根据研究开始已经掌握的历史资料，这种设计模式也称历史性队列研究。

（2）前瞻性队列研究其特点在结局发生前预测变量可建立变量间时间顺序，从而加强某种关联的因果关系推断强度。

（3）双向性队列研究，也称混合性队列研究，即在回顾性队列研究之后，继续进行一段时间的前瞻性队列研究。多重队列设计：暴露不同水平相关的预测因素合适队列后，进行随访并观察结局变量。

例如，来自预防医学情报杂志发表的一篇文章"糖尿病对缺血性脑卒中短期发病率影响的回顾性队列研究"，该文章即为典型回顾性队列研究，在文题中有明确说明。一般来说，在书写文章题目时候，可以进行明确说明。来自全科医学杂志发表的一篇文章"甘油三酯葡萄糖指数及其结合肥胖指标与中老年人群新发缺血性脑卒中的关系：一项追踪10年的前瞻性队列研究"，该文题非常明确该文章为前瞻性队列研究，并且突出随访10年。该题目可以非常好地反映出研究的重要意义。

3. 队列研究的设计原则与实施

①首先要确定明确的假设，进而确定暴露因素。②考虑发病率问题，所关注的结局指标不能太低，如不能低于千分之五。③还要考虑暴露因素资料是否容易获得。第四结局资料要明确，要有简单而可靠的手段确定。④要考虑随访时间是否足够，在随访结束时能否把暴露因素所导致的结局说明清楚。⑤要考虑人力、财力、物资的情况，能否长期坚持把这个工作持续下来。

（1）暴露问题：暴露在不同的研究中有不同的含义，暴露可以是无害的，也可以是有害的，但是非常有必要研究的。暴露因素是泛指各种会影响人体健康的具体的物理、化学和生物因素。通常把导致疾病事件增加的暴露因素称为危险因素（或致病因素），把导致疾病的事件减低的暴露因素称为保护因素。暴露因素的含义是相对的，它既可以是某种疾病的致病因素或者保护因素，也可能是另一暴露因素的后果，即疾病。例如，高脂血症既是脑血管疾病的暴露因素，也是遗传或者营养等其他暴露因素所产生的疾病事件。这种暴露因素的相对性取决于研究目的和研究者对暴露因素的认识水平。

例如，"甘油三酯葡萄糖指数及其结合肥胖指标与中老年人群新发缺血性脑卒中的关系：一项

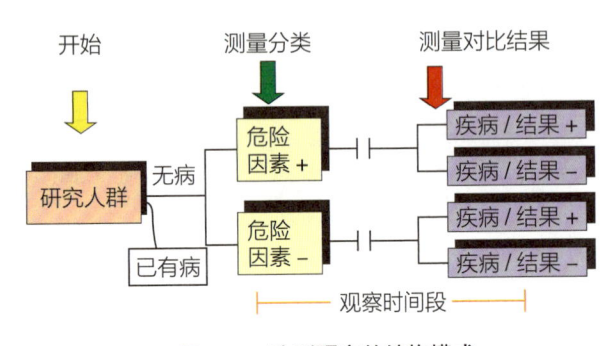

▲ 图3-3 队列研究的结构模式

追踪10年的前瞻性队列研究"。其暴露因素为甘油三酯葡萄糖指数及其结合肥胖指标。方法学中对暴露因素进行了明确的定义：① TyG=ln［TG（mg/dl）×FSG（mg/dl）/2］；② BMI（体重指数）=体量（kg）/身高^2（m^2）；③ WtHR=WC/身高；④ WHR=WC/臀围；⑤ TyG-WC=TyG×WC；TyG-WtHR=TyG×WtHR；TyGBMI=TyG×BMI；TyG-WHR=TyG×WHR。

(2) 研究结局：结局变量是指随访观察中将出现的预期结果，即研究者追踪观察的事件。结局就是队列研究观察的自然终点，与观察期的终点是不同的概念。结局不仅限于发病，还有死亡或者各种生理生化指标、生存质量的变化，结局变量可以是定性资料，也可以说定量资料。例如，血清抗体的滴度、血糖、尿糖及血脂等指标。

结局指标的判断应该是非常明确的，特别是多中心收集的队列资料，不能因仪器或者诊断标准出现不同的结局。因此在考虑疾病的诊断标准时，既要有明确统一的标准，也要有疾病的病程、疾病的分期，以便保持结局的一致性。

例如，结局是否为高血压，那就要明确提出高血压的诊断指标是什么，以哪一个年的诊断标准版本为准，关注收缩压还是舒张压？内容越具体和明确，临床医生越容易操作。

(3) 研究对象的选择：将暴露人群分为三类，即一般人群、职业人群和特殊暴露人群。因此，如何选择暴露人群，对于研究的顺利开展至关重要。例如，我们选择脑卒中患者人群，作为研究对象，那么脑卒中人群，如何选择，如何纳入，如何排除，都需要我们认真思考的。

①一般人群：实际上就是在某个地区选择的人群，不加以区分，全部人员都纳入观察。例如，我们想知道贵阳市云岩区老年人5年后脑卒中的发生情况，那我们在选择的时候，就要把云岩区的老年人全部纳入观察，并且历时5年，再收集脑卒中的情况。从而分析，这些发生脑卒中患者的老年人有哪些危险导致脑卒中的发生，例如，高血脂、高血糖、高血压、高同型半胱氨酸血症等情况。

②职业人群：某些职业存在特殊暴露因子，可能导致某种职业人群的发病或者死亡率远远高于一般人群，因此选择职业人群进行研究，便于证实暴露和疾病的联系。例如，磷矿工人和慢性肺气肿之间的关系。那就要求我们必须选择磷矿工作的人群。我们要研究石棉和肺癌的关系，就必须选择石棉厂的工人作为研究对象。

③特殊暴露人群：指具有特殊暴露经历的人群。例如，从事放射工作的一线医生，从事航天事业的航天人，从事飞行工作的飞行员等。假设我们分析放射技师在5年后的骨质疏松的问题，我们就可以把不同医院的放射技师纳入，然后5年后检测骨密度，然后分析可能暴露放射与骨质疏松的关系。

对照人群的选择也是非常重要的，对照人群选错，就把队列研究做成病例对照研究。我们希望在选择对照人群的时候，希望对照人群除了未暴露于所研究的因素外，其余各因素的影响或人群特征（年龄、性别、职业、民族、文化程度等）尽可能与暴露组相同。

①内对照：选择一组特殊人群，在这个人群按暴露与否直接进行分组，这样可以让对比度更好，研究偏倚较小。例如，我们研究放射线对于放射技师骨密度的影响，我们就选择某医院的放射科所有的医生，工作中直接接触射线的技师作为暴露组，出报告的医生作为对照组，这样的一个群体，更具有可比性，这就是内对照。

②外对照：选择人口学特征与暴露组相似的另一个非暴露人群做对照，称为外对照。例如我们想知道放射科的医生总体10年后的血液系统的改变，那我们尽可能选择不接触放射的医生作为对照，我们可以选择不接触或者接触较少的中医科医生作为对照，这就是外对照。

③总人口对照：用暴露人群所在地区的一般人群的发病率、死亡率或其他结局与暴露组相比较。

(4) 样本量的估算：样本含量的计算需要四

个参数，非暴露人群发病率 P_0，暴露人群发病率 P_1，显著性检验水平 α，检验效能（1-β）。

例如，分析放射性暴露和白血病的关系。已知一般人群白血病率是万分之一，而放射性暴露者发病率为千分之一，设 α=0.05（双侧），β=0.1（单侧），求样本量。

非暴露人群的发病率 P_0，P_0 越接近 0.50，所需样本量越小。暴露人群发病率 P_1，如果 P_1 和 P_0 之差越大，所需样本量越小。显著性检验水平 α 越小，所需样本量越大。检验效能（1-β）越大，所需样本量也越大。

(5) 基线信息的收集：收集信息主要包括：①与暴露信息相关的信息；②与结局密切相关的信息；③产生混杂作用有关的信息。

(6) 随访：随访是从收集第一个患者开始进行的动态观察过程，一直到随访结束。如果试验中无法随访，这种现象叫失访。如果失访率达到10%，一定要采取措施减少失访发生率。如果失访率达到20%，研究的真实性会受到质疑。

随访的目的：①确定研究对象仍旧处于观察之中；②确定研究人群中的各种疾病事件；③进一步收集有关暴露和混杂因素的资料。

随访开始和中止的时间应该有明确的规定。随访次数按试验需求界定。随访的方法有：①利用常规登记的人群和疾病资料随访。②特殊安排的随访，定期家庭访视、电话访问或信访。随访人员应该接受严格培训和考核。

(7) 前瞻性队列研究设计与分析：缪莹等学者所发表的一篇文章"甘油三酯葡萄糖指数及其结合肥胖指标与中老年人群新发缺血性脑卒中的关系：一项追踪10年的前瞻性队列研究"。

研究背景：近几十年来，缺血性脑卒中的患病率逐年上升，已成为全球致死、致残的第二大原因；胰岛素抵抗及肥胖与缺血性脑卒中的发生、发展关系密切，目前多项研究已经证实了肥胖与多种代谢性疾病的相关性以及胰岛素抵抗在其中的作用，而反映胰岛素抵抗的指标——甘油三酯葡萄糖指数（TyG）及其与肥胖指标结合后是否能用于预测缺血性脑卒中的发生，目前尚不清楚。

研究目的：通过队列研究分析 TyG 及其结合不同肥胖指标是否为泸州地区 40 岁以上中老年人 10 年新发缺血性脑卒中的影响因素，以期减少中老年人群脑卒中发生率，为中老年人群个体分层管理提供理论依据。明确暴露因素为 TyG 及其结合不同肥胖指标，结局是新发缺血性脑卒中。

研究对象：选取 2011 年参与 2 型糖尿病患者肿瘤发生风险的流行病学调查研究的泸州地区人群为研究队列。2 型糖尿病患者肿瘤发生风险的流行病学调查研究为一项全国性调查，并对纳入的研究对象进行非干预性随访，本团队为参与调查的团队之一。研究对象纳入标准：①在本地居住时间≥5 年；②自愿接受 3 年、5 年及 10 年随访；③年龄≥40 岁；④能配合完成问卷调查、体格检查、实验室检查。排除标准：①行动不便；②既往有脑卒中病史；③问卷调查信息及体格、生化检查指标资料不全。

基线资料的收集：①基本问卷调查：性别、年龄，有无高血压、心肌梗死、冠状动脉粥样硬化性心脏病（以下简称冠心病）、糖尿病家族史、吸烟史、饮酒史。②体格检查：测量身高、体质量、腰围（WC）、臀围、血压、脉搏；计算体重指数（BMI）、腰围身高比（WtHR）、腰臀比（WHR）。③实验室检查：检测空腹血糖（FSG）、口服葡萄糖耐量试验 2h 血糖（OGTT 2hPG）、总胆固醇（TC）、三酰甘油（TG）、高密度脂蛋白胆固醇（HDL-C）、低密度脂蛋白胆固醇（LDL-C）、糖化血红蛋白（HbA1c）水平。血糖测定采用葡萄糖氧化酶法，血脂测定送往上海市内分泌代谢病研究所进行检测。HbA1c 测定采用色谱法。计算 TyG、TyG-WC、TyG-WtHR、TyG-BMI、TyG-WHR。

随访时间：2011 年开始，2016 年 6 月至 11 月进行 5 年随访，2021 年 4 月至 6 月再次对纳入研究的人群进行 10 年随访。

随访结局：通过泸州市卫生健康委员会、泸州市疾病控制中心对所有研究对象随访信息、慢性病上报信息、死亡信息等进行筛查，结局事件为新发缺血性脑卒中。

统计学方法：采用SPSS 17.0统计软件进行数据分析。符合正态分布的计量资料以均数±标准差表示，两组间比较采用成组t检验；不符合正态分布的计量资料以M（P25，P75）表示，两组间比较采用秩和检验；计数资料以相对数表示，组间比较采用χ^2检验；等级资料比较采用秩和检验；影响因素的分析采用多因素Logistic回归分析。以$P<0.05$为差异有统计学意义。

本文缺陷：缺少样本量的估算。

(8) 回顾性队列研究案例分析：朱帅等学者所发表的一篇文章"肥胖与缺血性脑卒中发病率关系的回顾性队列研究"。

研究背景：随着经济文化教育的蓬勃发展和人民生活水平的不断提高，居民疾病谱发生了深刻的变化。随着传染病的发生率、死亡率逐年下降，慢性非传染性疾病已经逐渐成为危害人群健康的主要卫生问题，其中心脑血管疾病发病率、死亡率居高不下，已经成为居民的头号健康杀手。

研究目的：本研究旨在探索肥胖对缺血性脑卒中发病影响。

研究对象：队列数据建立于2017年6月，共有10 053例研究对象，是上海市嘉定区卫生健康委员会与复旦大学公共卫生学院合作的"上海市公共卫生与预防医学高峰计划重点学科建设"项目。基线时项目采用多阶段随机抽样方法，先从全区的街道（镇）中随机抽取3个街道（镇），再从每个街道（镇）随机抽取4个居委、村，以抽中的居委、村中的20岁以上常住居民作为研究对象。

基线资料的收集：由经过统一严格培训的调查员对其进行问卷调查。收集队列人群年龄、性别、职业、吸烟、饮酒、喝茶、疾病史等基线资料，并收集整理所有研究对象随访期间发生的脑血管事件，收集信息包括将发病时间、疾病诊断、ICD编码病例类型、诊断医院、诊断依据、相关的检验、检查结果等。

结局指标：结局事件为经二三级医院确诊的新发生缺血性脑卒中事件。所有数据均采用SPSS 20.0统计软件分析，计量资料用均数±标准差表示，计量资料采用频数和百分比描述。样本资料符合正态分布满足方差齐性，组间比较采用独立样本t检验，计数资料采用卡方检验，不满足卡方检验条件的采用Fisher确切概率法，采用多因素Logistic回归模型确定发病率矫正指标。以$P<0.05$为差异有统计学意义。

本文缺陷：正文方法学中一直没有报告结局的最后时间。随访时间是否足够也没有说明。回顾性分析应该把检验效能进行报告。

(9) 双向性队列研究案例分析：王云等学者所发表的一篇文章"精益管理可控制急性缺血性脑卒中静脉溶栓门–针时间"。正文中明确提出"双向性队列"研究方法。

研究背景：最新公布的全球疾病负担调查结果表明，2010年全球卒中的负担占首位。我国每年脑卒中死亡人数达170万，已成为首位死因∽1。缺血性脑卒中是我国脑卒中的主要亚型，约占80%。循证医学显示，超早期应用重组组织型纤溶酶原激活物（rt-PA）溶栓治疗急性缺血性脑卒中（AIS）最为有效，目前国内外指南均推荐发病4.5h内进行治疗可有效改善AIS患者的预后。Meta分析显示，溶栓治疗时间越早，临床效果越好，出血、再灌注损伤等并发症越少。静脉溶栓治疗门–针时间（DTN）为院内可控时间，缩短DTN不仅可以提高AIS的治疗效果，还可进一步提高溶栓率，是国内外评估AIS溶栓流程管理质量的主要标准。

研究目的：运用精益管理方法来控制AIS患者rt-PA静脉溶栓的DTN。

研究对象：静脉溶栓治疗参考2010年中国脑血管病治疗指南的溶栓适应证、禁忌证。将本科采用精益管理后（2014年7月至2016年1

月）经 rt-PA 静脉溶栓治疗的 33 例 AIS 患者纳入精益组；将采用精益管理前（2013 年 1 月至 2014 年 3 月）按常规流程行 rt-PA 静脉溶栓治疗的 22 例 AIS 患者纳入常规组。纳入标准：年龄 18—80 岁；发病 4.5h 以内；严重的脑功能损害体征持续≥1h，头颅 CT 排除颅内出血，且无早期大面积脑梗死影像学改变；患者家属签署知情同意书。排除标准：①既往有颅内出血；②近 3 个月有头颅外伤；③近 3 周有胃肠或泌尿系统出血；④近 2 周进行过大型外科手术；⑤近 1 周有在不易压迫止血部位的动脉穿刺；⑥近 3 个月有脑梗死或心肌梗死病史；⑦严重心、肝、肾功能不全或严重糖尿病患者；⑧有活动性出血或外伤证据；⑨已口服抗凝药且国际标准化比值（INR）＞1.5 或 48h 内接受过肝素治疗；⑩血小板计数＜100×10^9/L，血糖＜2.7mmol/L，收缩压＞180mmHg（1mmHg=0.133kPa），舒张压＞100mmHg。

基线资料的收集：DTN、入院到 CT 检查时间（DTcT）、入院到 CT 报告时间（DTCT 报告）、入院到凝血酶原报告时间（DTPT）、DTN 控制在 60min 内的比例、发病到溶栓时间、溶栓后 NIHSS 评分改善＞2 分的比例、症状性脑出血和脑疝发生率等。

本文缺陷：样本量是否足够，检验效能没能进行报告。

(10) 队列研究资料的分析：队列研究收集的一手资料一般直接分析，需要检查资料的完整性和数据准确性，需要审核后再用来分析。

首先应该详细检查是否有漏项和缺项，统计漏项和缺项占比，能补充的必须补充，不能补充的根据情况判断是否删除。其次是检查逻辑性，是否合理，能否满足研究设计需要，如有错误需要更正，如发现输入存在较大错误，应检查核对输入的全部数据并加以改正。一般来说数据输入需要双录入，核查由第三方执行。

例如，刘玥等学者在《北京中医药大学学报》发表文章"脑卒中高危人群中医证候要素研究"，其中关于数据录入部分，专门讲到数据录入的软件和录入的方法，其详细论述："数据库建立使用 EpiData 3.1 软件建立数据库，数据录入采用双人双录入，保证数据准确性"。

(11) 资料整理：队列研究往往需要一定时间的随访，如果随访时间较长，很难做到入选人群的稳定，例如，由于入选人群纳入队列的时间有先后，然而，由于各种原因，如失访、迁移、死亡等情况发生，则应以人时为单位来计算发病率，区别于累积发病率而称之为发病密度，对于应计算发病密度的队列研究资料，其资料整理和率的计算除了将每个观察对象折算成"人年"以代替"人"，其余均与累积发病率相同（表 3-10 和表 3-11）。

(12) 资料分析：队列研究中资料分析包括三部分：①不同组别发病率或死亡率；②暴露因素和发病结局的关系需要明确；③暴露因素的风险强度与结局指标的剂量反应关系需要明确。

国际上较常用的指标是标化（发病）死亡比（standard morbidity ratio 或 standard mortality ratio, SMR）。采用病例数与总人时数相比获得粗发病率，该指标反映的是随访人群实际的疾病频率。然而，很多时候，我们会忽略人口构成，特别是年龄，性别等因素，如果考虑这些因素，采用直

表 3-10　累积发病率资料整理表

	结局出现	结局未出现	合　计	发病率
暴露组	a	b	n_1	a/n_1
非暴露组	c	d	n_0	c/n_0
合计	m_1	m_0	$n_1+n_0=T$	

表 3-11　发病密度资料整理表

	发病数	人时数（人年/月）	发病密度
暴露组	a	n_1	a/n_1
非暴露组	b	n_0	b/n_0
合计	a+b=M	$n_1+n_0=T$	

接比较粗率是会有偏倚的。因此，必须对其标准化。在队列研究中，通常是用标准化的发病或死亡的比值来代替率，用标准年龄发病率或死亡率计算该观察人群的理论发病（死亡）数，再求实际发病（死亡）数与此预期数的比值，即得标准化发病比或标准化死亡比SMR，当研究对象人数偏少和发病率较低，无论随访时间长短都以SMR来代替。例如，某地按不同年龄分布研究人群发病率的资料（表3-12至表3-14）。所以若有比较不同暴露人群的发病率或死亡率应用直接标化法，而不能直接比较SMR，这是该指标的一个局限性。

人时的计算是研究人群中所有个体暴露于所研究因素的总和，即人数×每人暴露时间＝人时数，通常用人年（表3-13）。

率的显著性检验主要是检验暴露组与对照组的发病（死亡）率是否有显著性差异，可采用多种方法。暴露与疾病关联强度的测量，通常可以用以下几个指标来表示这种联系的强度。如 $RR=I_e/I_0=(a/n_1)/(c/n_0)$。

例如，在探讨"是否肥胖人群缺血性脑卒中累积发病率比较"就是采用率的比较。队列中共有71例研究对象新发缺血性脑卒中，累计发病率为8.20%。其中，非肥胖组44例，累积发病率为6.59%，肥胖组30例，累积发病率为13.59%，肥胖组发病风险是非肥胖组的2.075（1.282~3.360）倍（$P=0.003$）。

相对危险度（relative risk，RR）也称危险度比（risk ratio）或者率比（rate ratio），均以RR

表3-12 某地按不同年龄分布研究人群发病率的资料*

	一般社会人群	A暴露人群	B暴露人群
病例	a	b	c
人年数	n_1	n_2	n_3
发病率(‰)	m_1	m_2	m_3

*. A暴露人群SMR为：SMR（A）=b/（$n_2 \times m_1$）；B暴露人群SMR为：SMR（B）=c/（$n_3 \times m_1$）

表3-13 3个研究对象的出生日期与进出研究时间资料

对象编号	出生日期	进入研究时间	退出研究时间
1	1927年3月21日	1966年7月19日	1977年9月14日（迁居外地）
2	1935年4月9日	1961年11月11日	1973年12月1日（死亡）
3	1942年11月12日	1970年2月1日	1981年1月1日（观察结束时健在）

表3-14 3例人年的计算

年龄组	对象1 1927年3月21日出生	对象2 1935年4月9日出生	对象3 1942年11月12日出生	暴露人年
25—29		1961年11月11日至1965年4月8日共3年4个月27天即3.41人年	1970年2月1日至1972年11月11日共2年9个月10天即2.78年	6.19
30—34		1965年4月9日至1970年4月8日共5.00人年	1972年11月12日至1977年11月11日共5.00人年	10.00
35—39	1966年7月19日至1967年3月20日共8个月即0.67人年	1970年4月9日至1973年12月1日共3年7个月22天即3.65人年	1977年11月12日至1981年1月1日共3年1个月20天即3.14人年	7.46

(续表)

年龄组	对象1 1927年3月21日出生	对象2 1935年4月9日出生	对象3 1942年11月12日出生	暴露人年
40—44	1967年3月21日至1972年3月20日共5.00人年			5.00
45—49	1972年3月21日至1977年3月20日共5.00人年			5.00
50—54	1977年3月21日至1977年9月14日共5个月24天即0.48人年			0.48
累计	1966年7月19日至1977年9月14日共11.15人年	1961年11月11日至1973年12月1日共12.06人年	1970年2月1日至1981年1月1日共10.92人年	34.13人年

表示，它是说明暴露与疾病关联的强度及其在病因学上意义大小的指标。设 $I_e=a/n_1$，$I_0=c/n_0$，则RR表明暴露组发病或死亡的危险是非暴露组的多少倍。

对于RR值的大小反应关联强度应根据的标准可参考表3-15。工作中仍需根据实际情况RR的置信区间来判断其意义。相对危险度是估计暴露与疾病关联的一个点，估计值考虑到抽样误差的存在，按照一定的概率（一般为95%）以区间来估计RR总体所在的范围，RR置信区间上下限的数值即为可信限。

归因危险度又叫特异危险度，又称率差（rate difference，RI）。表明暴露组与对照组发病危险相差的绝对值。RR说明暴露组较非暴露组增加结局疾病的危险程度，属于比值。AR则是暴露组比未暴露组增加的比率。如果减少暴露因素，就可以减少这个疾病的数量，下面以表3-16为例说明两者的区别，吸烟对于每个受害者来说，患肺癌的危险性比患心血管的危险性大得多，但就整个人群来看吸烟引起心血管疾病的死亡率却比肺癌高，前者具有病因学意义，后者更有疾病预防和公共卫生上的意义。

$$AR=I_e-I_0=a/n_1-c/n_0$$
$$AR=I_0(RR-1)$$

归因危险度百分比（AR%）指暴露人群中发病归因于暴露的成分占全部病因的百分比。

$$AR\%=(I_e-I_0)/I_e \times 100\%$$
$$AR\%=(RR-1)/RR \times 100\%$$

人群归因危险度（population attributable risk，PAR）指人群由于暴露人群暴露于某一危险因子而增加的发病率，PAR与AR不同，因为AR仅仅是从抽取的人群资料中计算出来，而研究对象暴露与非暴露的比例不会与目标人群中两者的比例一致，若目标人群中暴露的比例低，尽管AR较高，人群中的实际发病者也不会很高，即人群中的归因危险度受人群暴露比例的影响。

人群归因危险度百分比（PAR%）取决于暴

表3-15 相对危险度与关联的强度

相对危险度		关联强度
0.9~1.0	1.0~1.1	无
0.7~0.8	1.2~1.4	弱
0.4~0.6	1.5~2.9	中等
0.1~0.3	3.0~9.9	强
<0.1	10~	很强

表 3-16　吸烟者与非吸烟者死于不同疾病的 RR 与 AR

疾　病	吸烟者（1/10 万人年）	非吸烟者（1/10 万人年）	RR	AR（1/10 万人年）
肺癌	48.33	4.49	10.8	43.84
心血管疾病	294.67	169.54	1.7	125.13

引自 Lee，1982

露因子的流行率和相对危险度两个因素，可用于估计某危险因子对整个人群引起的疾病负担，说明在整个社会的卫生问题中，哪些是重要的，在卫生保健工作及卫生管理上意义较大。

$$PAR=I_t-I_0=AR \times P_e$$

I_t 表示全人群的率，P_e 为全人群的暴露比例

$$PAR\%=(I_t-I_0)/I_t \times 100\% =P_e(RR-1)/[P_e(RR-1)+1] \times 100\%$$

例如，关于高血压与心肌梗死死亡联系的队列研究资料，对资料进行分析（表 3-17）。

$P<0.01$，暴露组与非暴露组死亡率差异有显著性，这一结果提示暴露于高血压与心肌梗死死亡率有统计学联系。高血压与心肌梗死死亡联系强度的估计如下。

$$RR=I_e/I_0=(a/n_1)/(c/n_0)=5.4$$
$$AR=I_e-I_0=2.2\%$$

$$AR\%=(I_e-I_0)/I_e \times 100\%=81.4\%$$

剂量反应关系的分析可以说明疾病和暴露的剂量反应关系，能检验暴露作用效果趋势的一致性，以增加判断因果关系的依据（表 3-18）。计算各分级 RR、AR 和 AR%。分析步骤如下。

例如，在探讨"肥胖与缺血性脑卒中发病率关系的回顾性队列研究"中分析策略如下。

①两组基线特征比较，本研究共有 8659 例研究对象纳入队列。按照体重指数（BMI）水平分成非肥胖组（BMI<26kg/m²）和肥胖组（BMI≥26kg/m²）。其中非肥胖组 6672 例，肥胖组共 1987 例，两组性别构成差异有统计学意义（$x^2=4.605$，$P<0.05$）。非肥胖组年龄≤57 岁 2560 例，肥胖组年龄≤57 岁 948 例，两组年龄构成差异有统计学意义（$x^2=55.429$，$P<0.05$）。两组文化构成差异有统计学意义（$x^2=7.488$，$P<0.05$）。两组婚姻构成差异无统计学意义（$P>0.05$）。

②是否肥胖人群缺血性脑卒中累积发病率比较就是采用率的比较。队列中共有 71 例研究对象新发缺血性脑卒中，累计发病率为 8.20%。其中，非肥胖组 44 例，累积发病率为 6.59%，肥

表 3-17　高血压与心肌梗死死亡联系的研究

高血压	心肌梗死 死亡人数	心肌梗死 未死亡人数	合　计	死亡率（%）
暴露组	12（a）	425（b）	437（a+b）	2.7
非暴露组	2（c）	420（d）	422（c+d）	0.5
合计	14	845	859（n）	

表 3-18　队列研究分级资料整理表

	暴露分级					
	0	1	2	3	4	合　计
发病	a_0	a_1	a_2	a_3	a_4	m_1
未发病	b_0	b_1	b_2	b_3	b_4	m_0
合计	n_0	n_1	n_2	n_3	n_4	t

胖组30例，累积发病率为13.59%，肥胖组发病风险是非肥胖组的2.075（1.282~3.360）倍（P=0.003）。总结该文的缺陷，缺少暴露因素的风险强度与结局指标的剂量反应关系需要明确。

例如，在探讨"缺血性脑卒中后吞咽障碍的发病情况及危险因素回顾性研究"中分析策略如下。

缺血性脑卒中后吞咽障碍的发病情况分析，共纳入191例缺血性脑卒中患者，经洼田饮水试验评估后，96例正常，20例可疑，75例吞咽障碍。对20例可疑患者进一步进行V-VST评估，9例吞咽正常，11例吞咽障碍（其中4例有效性受损，7例安全性受损）。经洼田饮水试验及V-VST评估，吞咽障碍86例，发病率为45.03%（86/191）。

影响缺血性脑卒中后发生吞咽障碍的单因素分析。发生吞咽障碍组年龄显著高于未发生吞咽障碍组，NIHSS评分≥10分、BI评分<0.05）。

影响缺血性脑卒中后发生吞咽障碍的多因素Logistic回归分析。缺血性脑卒中患者发生吞咽障碍的独立危险因素为高龄、NIHSS评分≥10分、合并糖尿病、合并高血压、肌力≤3级，差异均有统计学意义（OR=2.140、1.038、1.855、1.111、1.943，均P<0.05）。

4. 队列研究中的偏倚和控制　在流行病学研究的整个过程中，从设计到推论，由于各种因素的影响，导致研究结果与真实情况之间存在偏差。这种偏差分为两类，即随机误差和系统误差，而系统误差又称为偏倚。偏倚是可以影响队列研究真实性，由于研究设计的失误、资料获取的偏差或分析推断不当而造成偏倚，进而错误地描述暴露因素与疾病之间的联系。因此，在做研究的初期就要考虑偏倚的来源和产生原因，要具备全面而深刻的认识，最大限度地减少偏倚的发生，提高研究的可信度，常见偏倚如下。

(1) 选择偏倚：在我们实际工作中，往往因为选择研究对象的条件受限制、选择对象的方法有问题，从而造成选择偏倚。例如，前瞻性研究中纳入研究人群部分人由于个人原因或者群体原因拒绝参加随访了；进行历史性队列研究时，查阅病历时，才发现部分患者缺少某方面记录，而这个记录与研究结局密切相关；研究对象设定为健康志愿者，而健康的标准没有设定，年龄也没有设定，纳入的健康志愿者过于年轻，而自己的研究目标人群是老年人，这就会造成选择偏倚；例如，队列研究准备研究帕金森病的某个暴露因素与生活质量的关系，在选择患者时，患者的疾病分期和残疾评分应该基本一致，而在工作中，这两个选择总会出现部分遗漏，从而造成选择患者的偏倚。因此，在研究中，一定要注意研究人群中某个或某些非研究因素的分布与目标人群中该因素的分布不一致，造成研究结果偏离真实情况就是产生了选择偏倚。

(2) 失访偏倚：随访时间和失访偏倚密切相关，特别是某一时期，纳入的研究对象属于农村，然而由于农村的改造，很多患者可能迁移到县城生活，这会造成迁移偏倚，或者失访偏倚。因为在一个较长的随访观察期内，总会有对象迁移、外出、死于非终点疾病或拒绝继续参加观察而退出队列。因此，在随访中，我们尽量避免这种问题的出现，导致随访结果的不可靠。一般而言，一项研究的失访率最好不要超过10%，否则其结论的真实性值得怀疑。尽管有些方法可以修复缺失数据，可以从不同角度探讨缺失数据对整体研究的影响，从灵敏度去分析，但是终究也会影响最终的研究可信度。

(3) 信息偏倚：信息偏倚主要取决于调查的内容，受调查者的素质和合作程度以及资料收集过程的质量影响。特别是多中心队列研究时，我们必须关注信息偏倚的问题，一定做好诊断的一致性，如糖尿病的诊断，通过什么样的仪器，通过什么样的标准，大家都要取得一致。不能各行其是，从而造成偏倚。例如，测量仪器不准确，检验方法不肯定，检查技术不熟练，被调查者拒绝回答问题，或者回避某些情况回答问题，医生因职称不同造成诊断偏严或偏松；调查者询问技术没有统一培训,造成被调查者做某一倾向性的回答;长期随访时,随访时间不一致,随访内容不一致,从而导致错误分类偏倚。

(4) 混杂偏倚:混杂偏倚是影响队列研究最大的部分,性别、年龄是最常见的两个混杂因子。在实际报告中,经常会忽略这两个混杂因子。混杂因子产生的混杂作用是在研究的设计阶段未对混杂因子加以控制或分析资料时未能进行正确校正所致,混杂偏倚在研究中可以避免和控制。例如,在"肥胖与缺血性脑卒中发病率关系回顾性队列研究"中,作者尽管只关注肥胖的效应,但是实际上收集的数据非常之多,收集的信息包括年龄、性别、职业、吸烟、饮酒、喝茶、疾病史等基线资料,并收集整理所有研究对象随访期间发生的脑血管事件,收集信息包括将发病时间、疾病诊断、ICD 编码病例类型、诊断医院、诊断依据、相关的检验、检查结果等。混杂因子既是疾病的危险因素,又与所研究的暴露因素之间存在统计学联系,且它不是暴露因素与疾病因果关系链上的中间变量。正是由于混杂因子、暴露因素和疾病三者之间的内在关系造成了当混杂因子在暴露组与对照组中的分布不均衡时就会产生混杂偏倚。

(5) 偏倚的控制:避免偏倚的发生是研究各种偏倚的最终目的。根据偏移产生的不同原因,可采用相应的办法加以控制。例如,"总胆固醇纵向轨迹对新发脑卒中影响的前瞻性队列研究"中,作者进行了质量控制,各合作医院统一配置相同品牌相同型号的血压计、体质量秤,体检前由相关专业人员进行统一校正,统一规范化培训并固定同一家医院的测量人员。对采集的血标本进行顺序编号和核对,在限定时间内进行生化分析。严格要求同一实验室使用相同批次测试剂、相同型号生化仪检测。实验室指标的检测,采用平行样品、双盲检测,并保证实验室测试条件的有效质控和抽查测定等。数据由专业人员进行双人平行录入,并对录入数据进行逻辑纠错,然后采用 Oracle 10.2 软件建立数据库。通过专业统计人员的再次严格核查确认无误后,全部上传至开滦总医院体检中心,由专业统计人员整理成数据库,并进行统计分析。这些都是减少信息偏倚的重要手段。当然具体到某一类偏倚,我们也要有针对性地控制,如针对选择偏倚,严格按规定的标准选择对象尽量使暴露组和对照组的人群特征相近,尽量使用敏感的疾病早期检查技术。失访偏倚的控制主要依靠提高研究对象的依从性,尽量减少失访。信息偏倚的控制依靠精确的测量,同等地对待每个研究对象,提高调查诊断技术,明确各项标准,严格按规定执行,可有效地减少信息偏移的发生。混杂偏倚的控制,在研究者有能力识别混杂因子的前提下研究设计阶段,可采用限制研究对象的选择条件和匹配的方法来控制分析资料阶段。

5. 队列研究的优点和局限性 队列研究目前临床还是很推荐的,因为随机对照试验的要求较高,没有一定的人、财、物的支持下是完成不了的。尽管有些报道写的是随机对照试验,但是质量评价就会发现这类随机对照试验的评分都是非常低的,很多信息缺项。因此,我们更推荐队列研究。它的优点如下:以整体人群纳入研究,既可以前瞻性,也可以回顾性,也可以前后对比。可以直接计算暴露组和非暴露组的率,从而计算出 RR 和 AR 等反映疾病危险关联的指标,可以充分而直接地分析病因的作用。通过队列研究有可能观察到暴露和疾病在时间上的先后。也可以通过队列研究,把危险因素进行分层,然后观察危险分层和结局之间的剂量 – 反应关系。

当然队列研究也有局限性,对于罕见病的研究是不适合的。随访时间需要较长的,容易出现失访、死亡问题。当然,如果做一个好的队列研究,需要时间、人力、物力,组织与后勤保障工作是非常重要的。混杂因素过多时,会严重影响试验结果,因此在选择危险暴露因素时应非常慎重。

(二) 病例对照研究

病例对照研究是临床医学和流行病学开展病

因研究，最有实用价值的研究设计方案，它通过严格的对照设置，可以在一定程度上防止混杂因素的干扰对探讨病因及危险因素乃至于治疗效果和预后等方面均有重要意义，随着病例对照研究方法的不断完善和临床科研的需求，其应用范围也日益扩大。

1. 病例对照研究概念 病例对照研究是选择一组患有某种疾病的患者作为病例组，选择一组不患有该疾病的患者或健康对照人群作为对照组，分析两组人群对某个因素的既往危险因素，比较两组间暴露率或暴露水平的差异，从而推断该疾病与危险因素的关系，因为这种研究方法是比较病例组和对照组既往的暴露史，是由"果"推"因"的过程，故又称为回顾性研究。

2. 病例对照研究特点 按发病与否分成病例组与对照组，病例对照研究是在疾病已经发生后来分析的，当研究开始的时候，结局是已经很清楚的。发生的一组就是病例组，没有发生的一组就是对照组。以"地震受灾人群创伤后应激障碍危险因素的病例对照研究"为例，创伤后应激障碍是个体在遭遇各种具有伤害的事件或灾难性心理创伤后导致的延迟出现和长期持续存在的精神障碍。2014年8月3日云南省昭通市鲁甸县发生6.5级地震，重灾区在鲁甸县龙头山镇。地震属于创伤性事件，它不但会损害人的身体健康，也会让人承受强烈的心理痛苦，事件过后，有一部分人会产生各种各样的心理问题或精神问题，其中最为常见、影响最大、持续时间最长的就是创伤后应激障碍。同时患者的心理、社会功能均会受到不同程度损害。本研究以地震3年后受灾人群进行创伤后应激障碍及危险因素现况调查获得的数据为基础，采用病例对照研究的方法分析影响地震受灾群众创伤后应激障碍发生的危险因素，为国内灾后门sD的心理危机干预和研究提供科学依据。从该研究中，我们明显可以看出该研究的特点，本研究终点事件已经非常清楚，就是地震受灾人群创伤后应激障碍。从有无该病来分组，从而分析，地震中发生的哪些问题会导致

结局问题的发生。总而言之，由"果"推"因"，研究中是先有结果，对病例组和对照组进行回忆性询问调查，收集到所需资料，了解两组研究对象中有无与该病有联系的可疑因素的暴露史。

3. 应用范围

(1) 探索病因和危险因素：病例对照研究重点是探索病因和危险因素。因此，想做好病例对照研究，必须找到非常好的切入点，从临床问题出发，建立研究假设，然后对这些假设应用病例对照研究方法进行检验，如果检验结果为肯定，再进一步做前瞻性队列研究，最后还可设计干预试验来确定某因素是否为该病的真正病因。其中病例对照研究应用领域最多的就是疾病发生的危险因素探讨。以"新生儿高促甲状腺素血症与妊娠期甲状腺功能关系的病例对照研究"为例，探讨新生儿高促甲状腺素血症与母亲妊娠期甲状腺功能的关系。选择2016—2020年于我院遗传代谢病筛查中促甲状腺素筛查的新生儿为研究对象，其中诊断为高促甲状腺素血症的新生儿为病例组，甲状腺功能检查正常的新生儿为对照组。进而分析高促甲状腺素血症与母亲妊娠期甲状腺功能的关系。最终发现母亲妊娠期TSH和TPOAb增高可增加新生儿高促甲状腺素血症的发生风险。该研究很好地阐述了母亲妊娠期的异常对于新生儿的影响，说明了新生儿高促甲状腺素血症的发生的一个病因。

(2) 研究药物的不良反应：药物应用于临床后，对患者可带来有益或有害的作用。既往有较多研究表明口服避孕药易与血栓形成的关系，雌激素和阴道癌的关系，使用庆大霉素易致先天性聋哑的关系等。当高度怀疑某种药物可能存在某些不良反应时，病例对照研究常常是切实可行的方法。例如，"抗精神病药物使用与首发特发性静脉血栓的危险——病例对照研究"，本文假设抗精神病药物可能与特发性静脉血栓有关系，从而进行了对该假设的验证。然后利用42例特发性静脉血栓患者及172名配比对照者回顾性分析基线人群（应用抗精神病药物和未用抗精神病药物

患者）共 29 952 名，最终论证了该假设。

(3) 评价治疗效果和判断预后：病例对照研究非常适用于疾病发生率很低的疾病或事件，例如，"泌尿外科手术预防性应用抗菌药物的病例对照研究"中，评价了在外科手术中通过预防性使用抗菌药物能够在一定程度上避免术后感染等，然而近年来随着抗菌药物在临床的推广使用，药物使用不合理现象较为普遍，不仅导致患者住院时间的延长，同时对于感染的预防并无明显效果，甚至可影响原发性疾病。为对泌尿外科手术预防性使用抗菌药物的效果进行观察。该研究就是评价治疗效果的典型例子。

4. 设计模式　病例对照研究的基本原理见图 3-4 和表 3-19。若病例组某因素的暴露率或暴露水平明显高于对照组且研究过程又无明显的偏移，则该因素或措施与所研究的疾病有联系，病例对照研究可分为成组病例对照研究和配对病例对照研究。

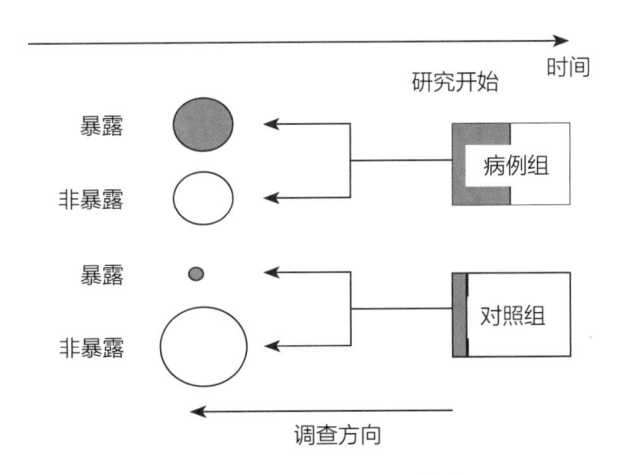

▲ 图 3-4　病例对照研究设计基本原理

表 3-19　病例对照研究的四格表

暴露于某因素史	结　果		合　计
	病例组	对照组	
是	a	b	a+b
否	c	d	c+d
合计	a+c	b+d	n

5. 实施方案

(1) 研究对象的选择：研究对象选择的原则包括两个方面，代表性原则和可比性原则。病例组的患者应能代表目标人群中患该病的总体；对照组能代表目标人群中未患该病的总体。病例组与对照组患者在年龄、性别、居住地、社会经济文化等主要人文特征方面应均衡可比。

以"新生儿高促甲状腺素血症与妊娠期甲状腺功能关系的病例对照研究"为例，本研究采用自行设计的调查问卷，收集孕妇人口学特征、不良孕产史、妊娠期合并症、妊娠期甲状腺功能及新生儿分娩情况、患病情况等资料。母亲妊娠期甲状腺功能为自变量，以围产因素为协变量，包括母亲年龄、民族、不良孕产史、妊娠期合并症，从而形成对比。从结果中，我们可以看到高龄产妇占比两组是不一致的（表 3-20）。

研究患者的疾病的诊断必须正确，不能将诊断不明或者误诊的病例作为"病例组"的研究对象。以"地震受灾人群创伤后应激障碍危险因素的病例对照研究"为例，研究采用 1∶2 的成组频数匹配病例对照研究设计，以创伤后应激障碍自评量表得分≥41 分为患者作为阳性病例，而以得分<41 分为阴性对照。因此，诊断标准应非常明确。事实上，我们更多的诊断需要客观指标，减少主观指标。从而让诊断更加明确。有些情况一定要注意，例如，探讨口服避孕药物与静脉血栓的关系时，对做过绝育手术或者其他原因忌用口服避孕药的患者则不能选入。

对照组也需要纳入和排除标准，例如对照组为健康受试者时，作者通常认为不需要纳入和排除标准，从而造成偏倚。原则上要求对照组应该排除具有被研究暴露因素的接触机会；尽可能与病例组对象同源。病例对照研究中，对照组的选择非常重要，常易因选择方法不当造成结论夸大或否定的结论，从理论上讲，设立对照组的目的是提供一个做比较用的暴露率，如病例组和对照组对某可疑危险因素的暴露率相同，表明该可疑危险因素与某疾病的发生无关，被选为对照组的

表 3-20　新生儿促甲状腺素血症围产因素的单因素分析 [n（%）]

变量		病例组（n=102）	对照组（n=122）	$\bar{x}$	P
母亲因素	高龄	25（25.4）	14（11.9）	6.564	0.010
	少数民族	13（12.7）	12（9.8）	0.474	0.491
	不良孕产史	54（52.9）	50（41.0）	3.194	0.074
	妊娠合并高血压	13（12.7）	15（12.3）	0.010	0.919
	妊娠合并糖尿病	28（27.5）	24（19.7）	1.886	0.170
	妊娠期 TSH 增高	20（19.6）	13（10.7）	3.544	0.060
	妊娠期 FT_4 降低	19（18.6）	17（13.9）	0.907	0.341
	妊娠期 TPOAb 增高	25（24.5）	12（9.8）	8.675	0.003

条件必须是不患被调查的疾病者；在药物副作用的病例对照研究的对照组则是不具备该项副作用的病例；在预后研究中可以同一疾病的死亡者作为"病例"，痊愈者作为对照，或者有某种并发症者为病例，而无该项并发症状作为对照。

病例组与对照组的比较方式有两种，成组法和配对法。成组法按照病例可比的原则，选择一定数量的对照。对照和病例的数量不需成严格的比例关系。此法易于实施，但不易控制混杂因素。配对法是指每一个病例选择一个或几个对照，使病例与对照配成对，而对照在某些重要特征（如年龄、性别等）方面应与其相配的病例相同或基本相同，这些特征称之为配比因素。通过配对可使病例组和对照组有可比性，较好地控制混杂因素。病例与对照的比例一般为 1:1，也可以 1:2，但不超过 1:4，应注意研究因素不能作为配比因素。配比的因素不宜过多，否则容易发生配比过度，不仅影响结果的可靠性，而且造成人、财、物的浪费。

病例必须经过门诊或住院诊治，有确实可靠的诊断依据，其优点是包括了轻中重各型病例，符合统一、公认的标准，代表性最好，方可作为研究对象。如符合诊断标准者较多，全部纳入研究的工作量过大，可分别在轻中重型中采取分层随机抽样法抽取适当的样本含量，如考虑地区分布因素对疾病发生的影响，还可以从不同的地区抽样或随机抽样，增加代表性。对照组原则上应与病例组有同一来源，如同一地区、同一单位、同一家医院。如果欲研究其生产或工作环境对疾病发生的影响，则对照不应来自同一环境；如研究粉尘或噪声与发病的关系，对照不应来自与病例组同一粉尘浓度或同一分贝级别的环境。在报告研究结果时，对病例及对照来源应明确交代。有时可设多组对照，如既选医院的患者，又选社区人群作为对照，这不仅扩大了对照的来源，减少偏倚，增强代表性，同时还可研究疾病与被研究因素在不同水平之间的关系或发现另外一些病因线索。

病例组与对照组诊断手段应具有同一性，在一种疾病的诊断中，不同的诊断方法具有不同的灵敏度和特异度，如果确定病例与对照组的诊断方法和手段不同，则有可能在对照组中混入轻症病例，而影响所检测的暴露率。以"幽门螺杆菌细胞毒素相关蛋白A与胃十二指肠溃疡关系的病例对照研究"为例，研究采用病例对照研究，病例组与对照组配比比例为 1:2，配比因素为性别、民族、年龄（相差5岁以内）病例组全部为西安市中心医院消化科 1997 年 10 月至 1998 年 10 月连续住院的患者，经内镜检查及病理检查证实为活动期胃溃疡及十二指肠溃疡。对照组1为同期住院的本科及其他科住院的非胃十二指肠疾病患者；对照2组为同期普查健康人群。从研究方法中，我们可以明确病例组诊断的标准应该是非常客观的，而不是以临床表现为诊断表现，不客观的诊断标准会把纳入病例扩大化。

病例组和对照组应有统一的纳入和排除标准。患有某病的病例及非病例不一定都符合研究条件，如研究口服避孕药与静脉血栓的关系，在病例组与对照组中，均不应把已经手术绝育者以及有口服避孕药禁忌者列为研究对象，因为这些人均无服避孕药的可能性；在研究肺腺癌与吸烟的关系时，患肺部小结节的健康受试者不宜作为对照，因为小结节可能与肺腺癌相关；又如要研究阿司匹林与冠心病之间的关系，这两组中都不应有合并慢性风湿性关节炎（常用阿司匹林）和消化性溃疡（禁忌阿司匹林）的病例。

(2) 样本量的估算：在病例对照的设计中，对两组样本量的估算也需先掌握或估计4种参数，即病例组和对照组各自对被研究因素的暴露率，相对危险度（RR）或比值比（OR）；容许的α值和β值。根据上述参数，应用相应的计算公式估算样本量。公式如下。

$$N = \frac{[Z_\alpha\sqrt{2\overline{P}(1-\overline{P})} \times + Z_\beta\sqrt{P_1(1-P_1)+P_0(1-P_0)}]^2}{(P_1-P_0)^2}$$

注释：病例组暴露率（P_1），对照组暴露率（P_0），

例如，为研究某市肺癌与吸烟的关系，欲进行一次病例对照研究。某市普通人群中吸烟率P_0=30%，OR=5.0，α=0.05，把握度 = 1-β=0.90，问需要多少病例与对照？

$$P_1 = RP_0/(1-P_0+RP_0) = 5\times0.3/(1-0.3+5\times0.3) = 0.68$$

$$p = \frac{p_1+p_0}{2} = \frac{0.68+0.30}{2} = 0.49$$

α、β值查表，Z_α为1.64，Z_β为1.28代入公式。

$$N = \frac{[1.64\sqrt{2\times0.49\times(1-0.49)}+1.28\sqrt{0.68(1-0.68)+0.30(1-0.30)}]^2}{(0.68-0.30)^2} = 27.6$$

故，病例组和对照组各需28例患者。

(3) 资料的收集：资料来源主要来源于病例或者调查问卷，调查问卷主要是通过询问调查，而病例收集是收集病例资料。调查表设计需要临床医学、流行病学、统计学、心理学和社会学的专家共同讨论议定，并经反复修订和预调查，最终形成后才可以用于正式调查。以"饮酒、吸烟及其交互作用与口腔癌关系的病例对照研究"为例，采用统一编制的调查表。根据知情同意原则，由经过统一培训的调查人员在现场宣讲调查目的和意义后，以面对面问卷调查方式由被调查者按调查问卷所提的问题和给定的选择答案进行回答。由专人负责调查表的审核，发现问题及时纠正，剔除不合格者。

(4) 资料的整理与分析流程：对收集到的资料，首先要进行全面的检查核对，将不符合要求的资料剔除或重新补充，必须保持资料尽可能的高质量与完整性，将有效的资料采用双人双录入的方式输入计算机中，确保质量正确无误的输入，为资料的分析做准备。录入数据时要学会用统计学思维来设计，不是简单地录入原始数据，而是要对数据进行结构化或者非结构化处理。对某些数据，需要根据分析工作的需要进行编码和转换，如吸烟与心肌梗死的病例对照研究中，资料的录入有吸烟史的赋值为1，无吸烟史的赋值为0；有心肌梗死赋值为1，无心肌梗死赋值为0等。

病例组和对照组资料是需要可比性的，例如，年龄、性别、民族、种族等因素可能会导致两组间资料的不均衡性。均衡性检验是病例对照研究资料处理和分析的基础。只有达到均衡性分析出病例组和对照组的暴露率之间的差异。对确

有统计学上差异显著的非研究因素，在分析时应考虑到它可能对主要关联产生的影响。如果这种不均衡性造成疾病与危险因素之间关联性的低估或高估，下结论时则需要进行必要的说明。计量资料的均衡性检验主要采用 t 检验或者方差分析，而分类系列主要采取卡方检验。以"饮酒、吸烟及其交互作用与口腔癌关系的病例对照研究"为例。其结果第一部分，就是均衡性检验，结果显示，病例组和对照组在年龄、性别、文化程度、婚姻状况、民族、居住地差别均无统计学意义（$P>0.05$，表3-21）。

病例对照组的分析方法可以从简单的复杂，首先单独把每一个因素列出 2×2 表，分析每个暴露因素和疾病之间的联系，这就是单因素分析。单因素分析可以作为对各类暴露因素的过筛，决定哪些因素与疾病之间的联系具有统计学意义。然后进一步采用分层分析或多层变量分析来校正混杂因素的影响，最后筛除主要危险因素。

病例对照研究中的主要指标是两个率的比值，又称 OR 值，其计算公式为 =ad/bc。OR 表示暴露者患某种疾病的危险性较无暴露者升高或者降低的程度，当 OR>1 时，说明暴露因素与该疾病呈正相关，OR 越大，疾病的危险性越大；OR<1 时，说明暴露因素与该疾病呈负相关，疾病的危险性减少，OR 值越小，保护作用越强；当 OR=1 或接近于 1 时，说明暴露因素与患病之间无联系。

以"地震受灾人群创伤后应激障碍危险因素的病例对照研究"为例，我们阐述 OR 值的意义。采用非条件 Logistic 回归分析（表3-22），纳入模型有统计学意义的自变量为性别（OR=4.89，$P<0.01$）、受教育程度（OR=6.30，$P<0.01$）、灾难暴露程度（OR=17.44，$P<0.05$），即女性、非文盲、高暴露者是发生创伤后应激障碍的危险因素。

表3-21 病例组与对照组的人口学特征 *

变量		对照组	病例组	$\bar{x}$	P
年龄（岁）	21—39	15（7.3）	36（6.2）	0.832	
	40—59	103（50.0）	312（53.4）	0.660	
	>60	88（42.7）	236（40.4）		
性别	男	334（57.2）	132（64.1）	2.98	0.084
	女	250（45.8）	74（35.9）		
文化程度	小学及以下	245（42.0）	94（45.6）	0.841	0.359
	初中及以上	339（58.0）	112（54.4）		
民族	汉族	583（99.8）	204（99.0）	2.574	0.109
	其他民族	1（0.2）	2（1.0）		
婚姻状况	在婚	507（86.8）	180（87.4）	0.043	0.836
	未婚及其他	77（13.2）	26（12.6）		
居住地	城市	227（38.9）	94（45.6）	2.886	0.089
	农村	357（61.1）	112（54.4）		

*. 表中数据为 n（%）

表 3-22　创伤后应激障碍（PTSD）危险因素的非条件 Logistic 回归分析

自变量	偏回归系数	标准误	OR（95%CI）	P
性别	1.59	0.47	4.89（1.96~12.21）	0.001
教育程度	1.84	0.48	6.30（2.46~16.13）	<0.001
灾难暴露程度	2.86	1.11	17.44（1.99~153.01）	0.010

(5) 混杂因素作用的估计：在病例对照研究中，为消除混杂因素的影响通常采用分层法。可以把混杂因素分层，在不同层面比较病例组和对照组中暴露因素的分布。例如，分析吸烟和胃癌关系的研究中，考虑高血压可能是个混杂因素，那么就可以按高血压分级进行分层，然后在分层的情况下，计算卡方值和 OR 值，最后可将 OR 值进行汇总，通过消除高血压的影响后获得吸烟和胃癌的关系。

在病例对照研究中研究暴露因素和疾病的联系，不仅要统计两者之间的关联强度，还可以分析有无剂量反应关系，即使随着暴露剂量的逐渐增加，其 OR 值也逐渐增高，呈剂量反应关系，这也是病因学研究中非常重要的依据。剂量反应关系有无统计学意义，可以做趋势检验。

多变量分析应用分层方法来平衡混杂因素的作用，只能消除个别已知的混合因素，需要的样本量大，随着分层的增多，有的格子中甚至会出现 0，这会造成计算困难和结果不可靠，而且对连续的变量只能用等级分层法，常引起不合理的分组。20 世纪 60 年代起 Logistic 回归模型得到广泛应用，目前已成为现代流行病学危险因素研究的最常用的方法之一。在疾病和发病因素的研究中，危险因素和疾病的关系是非常复杂的，各种危险因素之间可以互相影响，他们对结果的影响大小也不相同。采用 Logistic 回归模型进行多变量分析，能在复杂关系中平衡多种混杂因素的作用，进一步筛选出主要的危险因素，估计各因素的独立或联合作用，并且能够从分层或分组的临近等级中获得信息，使 OR 值的计算更为可靠。Logistic 回归分析需要借助于计算机进行复杂的运算，配对资料需要用条件 Logistic 回归分析，不配对资料可用非条件 Logistic 回归程序。除此之外，多元回归、逐步回归等均可选用多因素分析。以"幽门螺杆菌细胞毒素相关蛋白 A 与胃十二指肠溃疡关系的病例对照研究"为例。关注胃溃疡的危险因素分析（表 3-23），CagA 阳性 Hp 感染、生活不规律、食酸辣食物、饮酒、I 级亲属共患病、精神因素、吸烟等因素与胃溃疡的发生密切相关，结果发现 CagA 阳性 Hp 感染的 OR 值最大，关系最为密切（OR=39.73）。按时进餐为胃溃疡的保护性因素。

表 3-23　胃溃疡与对照 1 组和对照 2 组多因素条件 Logistic 回归分析

变　量	回归系数	$\bar{x}$	P	OR	95%CI
CagA 阳性 Hp 感染	3.44	26.99	0.0001	31.46	8.56~115.00
精神因素	1.44	6.49	0.010	4.24	1.39~12.87
吸烟	1.20	5.91	0.015	3.32	1.26~8.76
生活不规律	1.02	6.05	0.01	2.78	1.23~6.28
按时进餐	-2.24	12.59	0.004	0.10	0.03~0.37

6. 常见的偏倚与控制方法 病例对照研究是一种回顾性研究，比较容易产生偏倚，因此识别和控制偏倚在病例对照设计、实施和资料分析的全过程中都是尤为重要的。常见的偏倚，包括选择偏倚、信息偏倚和混杂偏倚。

在以调查量表为基础的病例对照研究更易发生选择偏倚。因为暴露史主要须依靠被调查者的回忆，但一些复杂烦琐的问题（如膳食史）很难正确回忆；一些被认为可能与患病有关的暴露史，病例易高估，对照易低估。有研究显示人们对一件普通的事情正常的记忆在2周之后就会逐渐地减退，调查时事件的发生不可能全在两周之内，尤其是慢性疾病的发生潜伏期往往在数年或者数10年以上，这就不可避免地造成了回忆的偏移，这也是病例对照研究最主要的偏移和局限性之一。当选取医院的患者作为病例和对照时，若对照选择医院的其他病例，可以由于入院率不同，入院者的危险因素在身患多种疾病的患者中会更多，从而导致结论产生偏移。现患病例–新病例偏倚又称Neyman偏倚，是指在进行病例对照研究时，其所选择的病例组往往只是研究期间的现患病例，因患该病而导致死亡的病例，或者病程短、症状轻已经痊愈的患者常无法纳入，从而影响了样本的代表性。

暴露偏倚是由于患者常因某些与致病无关的症状，从而提高了所研究病例的检出，致使过高地估计了暴露程度而产生的偏倚。例如，有研究发现子宫内膜癌患者发病前使用雌激素者要比对照组高9倍，进而分析结果显示服用雌激素可导致子宫内膜癌，但此后多研究证实加用雌激素与子宫内膜癌的发病无关。通过偏倚分析，发现错误结论主要是由于服用雌激素后阴道出血导致就诊机会增多使无症状的子宫内膜癌的检测率提高造成的假象。克服这类偏倚的方法，主要是收集早、中、晚不同分期的病例。

信息的偏移是指在收集资料的过程中由于测量暴露与结局的方法有缺陷而造成的系统误差，这种变异既可以来自被调查者，也可以来自调查者本身。以"锑元素与先天性心脏病关系的病例对照研究"为例，作者用非常明确的方法来确定元素的测量方法，从而避免了信息偏倚问题。方法如下：头发样本用温水浸泡10min后用中性洗涤剂去污，去离子水及超纯水冲洗，置于60℃烘箱24h烘干；取100μg头发样本在180℃下进行微波消解，后加入5ml超纯级硝酸，置于加热板上加热至基本干燥，后用2%硝酸稀释至2ml，稀释后的样本4℃保存；通过微量雾化器进行样本采集，采用电感耦合等离子体质谱仪（美国Agilent 7500cx ICP-MS仪器）检测，内标溶液采用SPEX CertiPrep公司内含33种元素的多元素标准液，元素浓度均设定为1000μg/ml。

混杂偏倚主要指外部变量全部地或部分地掩盖或夸大所研究的暴露因素和研究结果间的真实联系，这类偏移可在资料分析时用统计学的方法发现并加以消除。配对是为了消除混杂因素的影响而被经常使用的两种方法，配对方法是为一个病例匹配一个或多个对照，除研究因素外使两种某些因素尽量相同。许多因素可作为配对的条件，如年龄、性别、民族、入院日期、职业等，但和研究因素经常并存的因素，切不可作为配对因素，否则要造成配对过度而降低研究效率。以"慢性阻塞性肺疾病医院感染危险因素病例对照研究"为例，作者收集较多危险因素，分别收集"性别、年龄、基础疾病（包括支气管扩张、糖尿病、慢性心脏疾病、慢性肝肾疾病、脑卒中等），COPD的病程，所住病房床位数，入院时意识状态，发生医院感染前喹诺酮类药物应用的天数、抗生素使用的种类、全身性糖皮质激素使用天数、雾化吸入糖皮质激素的天数、口服益生菌的天数，以及医院感染前是否给予无创正压通气，是否留置导管（包括导尿管、胃管、静脉留置管、胸腔引流管等），住院时间等"。如果只关注留置导管对于感染的关联分析时，其他的众多因素都可以作为混杂因素进行处理。

7. 病例对照研究的优缺点 适用于罕见病研究，例如，研究孕妇服用雌激素后胎儿发生先天性心脏病的风险性是否增加？假设未服用雌激素的妇女中每产出 1000 婴儿中有 8 例患先天性心脏病，用前瞻性队列研究需要调查服用该药的与未服用该药的妇女各 3889 例，而病例对照则只要调查病例和对照组各 188 例即可。因此，前瞻性队列研究所需病例数要比病例对照调查要多 20 倍。该研究也适用于长潜伏期疾病的研究，当患者病例数足够时，可不必等待很长时间去观察暴露后是否发病，因此研究时间短、所需人力和物力少、出结果快，医德的问题最少，对患者无危害，同时允许，同时调查分析多个影响因素。

当然提到病例对照研究的优势，我们也要看到劣势。回忆偏倚明显，有时某些资料难以从病史和询问中获得。如 10 年前是否服用降压药物，15 年前是否打鼾，20 年前的饮酒量和吸烟程度，患者回答很难回忆准确，且要证实患者告诉你的情况是非常困难的。对照组的选择会产生偏倚，有时候要选择适当的对照是非常困难的。病例对照研究受到回顾性观察方法的限制，不能观察到由"因"到"果"的发展过程并证实其因果关系。只能通过两组暴露率的比较来分析暴露与疾病是否有关联。因此，要尽量选新病例和客观的记录资料，并重视问卷的提问方式和调查技巧，如调查药物服用时可使用药物图片辅助询问，最好有病史卡，服药记录的客观凭证来佐证患者的回答资料，从而减少回忆偏倚对研究结果的影响。

（冯占辉　丁　玎　伍国锋　叶　兰）

参考文献

[1] 丁玎, 赵倩华, 郭起浩, 等. 老年性痴呆的人群患病率调查 [C]. // 第四届全国痴呆与认知障碍学术研讨会论文集. 2015: 290-290.
[2] 朱帅, 张一英, 向芳, 等. 糖尿病对缺血性脑卒中短期发病率影响的回顾性队列研究 [J]. 预防医学情报杂志, 2021, 37(7): 992-995.
[3] 缪莹, 汪宇, 晏丕军, 等. 甘油三酯葡萄糖指数及其结合肥胖指标与中老年人群新发缺血性脑卒中的关系：一项追踪 10 年的前瞻性队列研究 [J]. 中国全科医学, 2022, 25(26): 3232-3239.
[4] 王云玲, 毛玲群, 程玲丹, 等. 精益管理可控制急性缺血性脑卒中静脉溶栓门 - 针时间 [J]. 中华危重病急救医学, 2016, 28(9): 853-856.
[5] 刘玥, 张允岭, 刘金民, 等. 脑卒中高危人群中医证候要素研究 [J]. 北京中医药大学学报, 2014, 37(1): 63-67.
[6] 朱帅, 张一英, 向芳, 等. 肥胖与缺血性脑卒中发病率关系的回顾性队列研究 [J]. 中国初级卫生保健, 2021, 35(6): 33-35.
[7] 何洋, 郭航, 龙忽林. 缺血性脑卒中后吞咽障碍的发病情况及危险因素回顾性研究 [J]. 现代医学与健康研究 (电子版), 2022, 6(19): 27-30.
[8] 李双燕, 李绍敏. 抗精神病药物使用与首发特发性静脉血栓的危险 -- 病例对照研究 [J]. 四川省卫生管理干部学院学报, 2001, 20(4): 313.
[9] 齐志业, 张彩营, 王琼, 等. 新生儿高促甲状腺素血症与妊娠期甲状腺功能关系的病例对照研究 [J]. 中国妇幼健康研究, 2022, 33(8): 1-5.
[10] 何保昌, 陈法, 蔡琳. 饮酒、吸烟及其交互作用与口腔癌关系的病例对照研究 [J]. 福建医科大学学报, 2014(1): 42-46.
[11] 杨婷, 阮冶, 高长青, 等. 地震受灾人群创伤后应激障碍危险因素的病例对照研究 [J]. 中国心理卫生杂志, 2020, 34(3): 166-169.
[12] 张玲霞, 张沥, 刘永国, 等. 幽门螺杆菌细胞毒素相关蛋白 A 与胃十二指肠溃疡关系的病例对照研究 [J]. 世界华人消化杂志, 2000, 8(7): 733-736.
[13] 林元, 陈小玲, 林晓文, 等. 锑元素与先天性心脏病关系的病例对照研究 [J]. 中国工程科学, 2014(5): 73-78.
[14] 屠春林, 毛智荣, 胡建荣, 等. 慢性阻塞性肺疾病医院感染危险因素病例对照研究 [J]. 临床荟萃, 2011, 26(20): 1786-1787.
[15] 丁玎, 赵倩华, 郭起浩, 等. 老年性痴呆的人群患病率调查 [C]. // 第四届全国痴呆与认知障碍学术研讨会论文集. 2015: 290-290.
[16] 朱帅, 张一英, 向芳, 等. 糖尿病对缺血性脑卒中短期发病率影响的回顾性队列研究 [J]. 预防医学情报杂志, 2021, 37(7): 992-995.
[17] 缪莹, 汪宇, 晏丕军, 等. 甘油三酯葡萄糖指数及其结合肥胖指标与中老年人群新发缺血性脑卒中的关系：一项追踪 10 年的前瞻性队列研究 [J]. 中国全科医学, 2022, 25(26): 3232-3239.
[18] 王云玲, 毛玲群, 程玲丹, 等. 精益管理可控制急性缺血性脑卒中静脉溶栓门 - 针时间 [J]. 中华危重病急救医学, 2016, 28(9): 853-856.
[19] 刘玥, 张允岭, 刘金民, 等. 脑卒中高危人群中医证候要素研究 [J]. 北京中医药大学学报, 2014, 37(1): 63-67.
[20] 朱帅, 张一英, 向芳, 等. 肥胖与缺血性脑卒中发病率关系的回顾性队列研究 [J]. 中国初级卫生保健, 2021, 35(6): 33-35.
[21] 何洋, 郭航, 龙忽林. 缺血性脑卒中后吞咽障碍的发病情

况及危险因素回顾性研究 [J]. 现代医学与健康研究（电子版）, 2022, 6(19): 27-30.

[22] 李双燕, 李绍敏. 抗精神病药物使用与首发特发性静脉血栓的危险 -- 病例对照研究 [J]. 四川省卫生管理干部学院学报, 2001, 20(4): 313.

[23] 齐志业, 张彩营, 王琼, 等. 新生儿高促甲状腺素血症与妊娠期甲状腺功能关系的病例对照研究 [J]. 中国妇幼健康研究, 2022, 33(8): 1-5.

[24] 何保昌, 陈法, 蔡琳. 饮酒、吸烟及其交互作用与口腔癌关系的病例对照研究 [J]. 福建医科大学学报, 2014(1): 42-46.

[25] 杨婷, 阮冶, 高长青, 等. 地震受灾人群创伤后应激障碍危险因素的病例对照研究 [J]. 中国心理卫生杂志, 2020, 34(3): 166-169.

[26] 张玲霞, 张沥, 刘永国, 等. 幽门螺杆菌细胞毒素相关蛋白 A 与胃十二指肠溃疡关系的病例对照研究 [J]. 世界华人消化杂志, 2000, 8(7): 733-736.

[27] 林元, 陈小玲, 林晓文, 等. 锑元素与先天性心脏病关系的病例对照研究 [J]. 中国工程科学, 2014(5): 73-78.

[28] 屠春林, 毛智荣, 胡建荣, 等. 慢性阻塞性肺疾病医院感染危险因素病例对照研究 [J]. 临床荟萃, 2011, 26(20): 1786-1787.

[29] 耿贯一, 流行病学 [M], 第 4 版. 北京 : 人民卫生出版社, 2000.

第4章 临床试验性研究

一、临床试验性研究概述

临床试验研究是连接临床医学与生命科学以及生物技术的重要桥梁,其以疾病的诊断、治疗、预后、病因和预防为主要研究内容,以患者为主要研究对象,以医疗服务机构为主要研究基地,是由多学科人员共同参与组织实施的科学研究活动。其目的在于揭示人体生命本质和疾病机制,助力临床工作者认识健康与疾病互相转化的规律,并按此规律提出有效的防治措施,增进人类的健康福祉。临床试验研究旨在解决临床问题,而问题的解决及假说的验证则需要通过开展严密的科学研究。从研究的性质划分,临床试验属于试验性研究的范畴。临床试验的研究设计也必须遵循试验设计的基本原则,其设计的基本要素包括研究对象、处理因素和试验效应,同时也必须遵循对照、随机化和重复的基本原则及科学研究基本步骤:科研选题、设计与实施、数据管理与统计分析、科研结论与研究报告。另外由于其研究对象为人,还应该考虑受试者的知情同意、心理因素、伦理道德等问题,因此临床试验方案设计的每一个步骤不仅需要满足方案的专业性和可操作性,还必须符合《赫尔辛基宣言》原则和相关法规的要求,如《药物临床试验质量管理规范》《医疗器械临床试验质量管理规范》,两者对试验方案需要包含的内容也进行了规定。

(一)临床试验研究的常见类型

临床试验性研究包括随机对照临床试验(randomized controlled trial, RCT)、非随机对照临床试验(non-randomized control trial, non-RCT)、诊断试验(diagnosis test)以及生物标记物驱动的临床研究。

1. **随机对照临床试验** 随机对照临床试验是采用随机分配的方法,将合格的研究对象分别分配到试验组和对照组,然后接受相应的试验措施,在一致的条件下或环境中,同步地进行研究和观测试验的效应,并用效应指标对试验结果进行科学的测量和评价。随机对照临床试验常被认为是"金标准"研究。但是,由于随机对照试验在研究对象方面具有严格的纳入排除标准,且实施过程中需严格控制合并用药等,也被称为"理想世界"的研究。

2. **非随机对照研究** 非随机对照研究相较于随机对照临床试验,主要区别在于研究对象未进行或无法进行随机分组,其设计类型主要包括非随机同期对照临床试验、自身前后对照研究、历史对照研究、队列研究、病例对照研究、横断面调查研究。

3. **诊断试验** 诊断试验范畴包括用于诊断的病史体格检查所获得的临床资料、各种实验室检查、影像学检查,以及使用各种诊断标准对疾病进行诊断的一切检测方法。如各种实验室检查(微生物学、免疫学、生物化学、病理学等)、影像诊断(核磁共振、CT、X线、超声等)、仪器检查(心电图、脑电图、核素扫描、内镜等)。

(二)临床试验研究的基本步骤

在临床试验研究时,研究人员根据其研究目的和研究任务,采取相应的研究方法和技术路线,以期得到相关研究结论。这整个过程都需要遵循科学研究的基本步骤包括科研选题、设计与实施,数据管理与统计分析,科研结论与研究报道。

1. **科研选题、设计与实施** 科研选题、设计与具体实施是科学研究的关键环节，主要内容为提出假说、进行设计、完善方案、开展研究、搜集论证假说的证据、累积资料和数据。

(1) 临床试验研究一定要具有临床实际价值，一是针对的问题需具有重要临床意义，二是针对的问题尚未得到解决且需要创新。医学科研选题是科学研究的起点，选题思路可以有下列四种方式：①在日常医疗工作中积极培养思辨能力，主动从临床实践中发现问题；②从前期研究的提示中发现问题，特别是系统评价/Meta分析的结果；③选题可来源于临床实践指南或专家共识中的"不确定"因素；④培养充分的专业背景知识，通过逆向思维或发散性思维从已有研究发现新问题。

(2) 科研设计是根据研究目的、现有资源和时间要求等因素，对医学科研项目的实施进行整体规划，形成一份清晰、明确、严谨且对研究具有指导价值的研究方案，通常包括专业设计与统计设计。专业设计是在科研选题的基础上确定试验研究的三要素（受试对象、影响因素和评价指标）、四原则（随机原则、对照原则、重复原则和均衡原则）及与标准操作规程和质量控制有关的内容等；而统计设计则是精确、高效开展科学研究的保证，其基本内容包括确定设计类型、确定研究总体和样本、拟定观察指标及测量方法、数据管理及统计分析计划等。

(3) 临床试验研究的数据内容丰富、来源多样，规范而准确的数据是高质量科学研究的基本要求之一。医学研究实施过程的核心就是对数据进行收集的过程。数据收集应遵循一定的原则和规范，依次进行数据标准化、清理及质控和数据整合。数据标准化应当遵循系统性、科学性、统一性和可用性的原则，从数据处理计划开始，设计数据类型、格式、价值、编码等多个方面。经数据标准化后，还应进行数据清理和质控，对数据进行全面的检查并给予相应的处置，保证数据达到规范性、完整性和准确性等质量要求。数据收集的质量控制非常重要，研究人员应严格按照设计要求收集资料，对于一切潜在影响因素均应进行有效控制。如处理方法应保持不变，研究的条件、环境保持稳定，采集、测量数据的方法和手段前后一致等。若是多人、多中心合作研究，实施前应对所有参与研究的人员进行统一培训，制订统一的标准操作规范。

(4) 临床医学研究涉及患者，常需要获得伦理委员会的批准，《赫尔辛基宣言》是伦理委员会遵循的重要指南。若是临床试验，还应当遵守国家药品监督管理局颁布的相关法案和指导原则，如《药物临床试验质量管理规范》和《医疗器械临床试验质量管理规范》等。

临床研究开展之前一般需要在相关的临床研究网站上进行注册，临床试验注册符合科学、伦理的需求，是研究者的道德责任和义务。进行临床试验的注册，一方面符合保护受试者的伦理责任，可提升公众对临床研究的信任度；另一方面，可对所有试验的结果进行追踪，质控试验的过程及结果，可以减少偏倚。同时，很多杂志对临床试验研究的注册也有要求。目前的相关注册要求是：前瞻性随机对照试验必须在开始前注册，观察性研究尚未进行统一要求，但医学期刊对注册研究的范围正在逐步扩大，要求与人相关的临床试验都要进行注册。现今全球已建立了几百个临床研究的注册机构，国际认可的临床研究注册网站包括美国（Clinical Trial.gov）、英国（ISRCTN）、日本（JRCTR）及中国（ChiCTR）等，具体的注册程序见相关网站的详细介绍，注册后可获取全球唯一的试验注册号。目前，国际医学期刊编辑委员会（International Commmittee of Medical Journal Editors，ICMJE）要求所有临床试验在发表之前必须进行国际注册，否则研究成果将不会在ICMJE成员杂志中发表（包括全球近600种医学期刊，其中Lancet、JAMA、BMJ、Annals of Internal Medicine等均为ICMJE成员期刊）。

2. 数据管理与统计分析 数据管理与统计分析是临床试验研究中非常重要的部分。规范的数据管理有助于真实、及时、准确地提供科学、有效、可靠的临床数据供临床试验研究；详细的统计分析计划则大幅提升了统计分析结果的准确性和可信度。

数据管理是指研究者按照临床试验方案规定的流程采集研究数据，将其录入统一标准的数据库，并采用计算机语言辅助人工的手段进行数据核查、数据质疑和清理、数据盲审和锁定等过程。完整的临床试验数据管理流程包括设计病例报告表、建立数据库、测试数据库、数据库上线、数据采集录入、数据核查、质疑管理、医学编码、数据库关闭等环节，数据管理需遵循相关数据管理指导原则，进行数据库的建立、数据录入、数据质量核查、编码及相关数据文档的制订及保存等，确保数据的完整性和准确性。研究者可以通过相关软件建立数据库并录入数据。数据录入完成后，一般需要使用相应的逻辑核查条件对数据质量进行核查，核查条件可以嵌入数据库软件中，也可以通过专业软件如 SAS 编程实现。同时，针对一些医学专业术语等需要采用专业词典如国际医学用语词典（medical dictionary for regulatoy activties，MedDRA）、国际疾病分类（international classification of diseases，ICD）、专用药物字典等进行编码规范。

开展临床研究时，一般不会直接选择目标人群的总体进行研究，而是先根据合适的样本量估计公式计算出足够的样本量，再采用合理的随机抽样方法进行抽样调查，最后应用统计学原理和方法进行从样本到总体的假设检验和统计推断。统计分析是医学研究中必不可少的一部分，统计分析包括描述统计和推断统计。描述统计主要是针对临床研究和样本人群的特征对应的单变量进行概括描述，但不对总体特征进行推断，一般在统计分析报告中首先进行汇报，是不可或缺的一部分，如例数、均数、标准差、中位数、四分位数等，常借助统计表、统计图等对数据进行归类简化，简洁明了展示数据特点；推断统计则需要根据不同的数据特征，选择合适的统计方法，对观察结果存在的差异和关联做出推断，由样本预测总体，进而得出专业结论。正确掌握和运用统计方法是医学科研中重要的基本功之一。只有科学正确的统计方法，才能保证临床研究得出的结论尽可能正确可信。

临床试验的统计分析计划是独立的文件，其内容涵盖试验中所涉及的所有统计学考虑，包括了设计的类型、比较的类型、随机化与盲法、主要指标和次要指标的定义与测量、检验假设、数据集的定义、疗效及安全性评价和统计分析的详细计划。统计分析报告（statistical analysis report，SAR）则是依据统计分析计划，对试验数据进行统计分析后形成的报告，是临床试验结果的重要呈现手段，其结果不仅用于科学论文的撰写，而且还是取得新药或器械等注册申请的法规材料。一般统计分析应有专业的统计人员参与，采用专门的统计分析软件，从而确保分析结果准确无误。

3. 科研结论与研究报道 研究报道的正文内容包括：①临床试验的基本信息，如研究概要、伦理学相关资料、研究者和研究机构等研究管理信息；②临床试验的设计和实施情况，如人群选择、试验过程记录、统计方案和数据质量控制等；③临床试验结果，如有效性、安全性、方案变更和偏离记录等。除了报告正文，申办方还应在附件中提供临床试验的统计分析报告和分中心小结。研究报告公开发表的常见形式是科研论文，其是研究结果的概括，可供学术期刊或学术会议发表或交流，以便将有价值的研究成果进行推广、应用、转化等。研究完成后应全面衡量研究的学术水平，选定相应的期刊，根据其要求进行论文撰写、投稿。根据具体研究类型的不同，科研论文报告时有其相应的规范或指南（表 4-1）。论文发表之后，研究者还应注意收集论文被他人引用的情况与评价，以进一步评估研究的科学价值与社会效益。

表 4-1 常见研究设计的论文撰写指南 *

研究类型	指南名称	发布指南的论文名称	发表年份
系统综述和 Meta 分析（随机对照研究）	PRISMA	Preferred reporting items for systematic reviews and meta-analyses: the PRISMA statement	2009
系统综述和 Meta 分析（观察性研究）	MOOSE	Meta-analysis of observational studies in epidemiology: a proposal for reporting Meta-analysis of observational studies in epidemiology（MOOSE）group	2000
随机对照试验	CONSORT	CONSORT 2010 Statement: updated guidelines for reporting parallel group randomised trials	2010
非随机对照试验	TREND	Improving the reporting quality of nonrandomized evaluations of behavioral and public health interventions: the TREND statemen	2004
诊断研究	STARD	STARD 2015: an updated list of essential items for reporting diagnostic accuracy studies	2015
观察性研究	STROBE	The strengthening the reporting of observational studies in epidemiology（STROBE）statement: guidelines for reporting observational studies	2007
病理报告	CARE	The CARE guidelines: consensus-based clinical case reporting guideline development	2016

*. 截至本书出版时间当前最新版本

（三）常用统计软件简介

临床研究中数据的分析处理需要利用统计学软件这一工具，如估算样本量、建立数据库、开展统计分析等，这里简介几种常用的样本量估算及统计分析软件。

1. 常用样本量估算软件 样本量估算可以借助 PASS、nQuery、DSTPLAN、G*Power、PC-Size、PS、Epi Info、SAS 等分析软件完成。

（1）PASS 软件：PASS 软件是专门用于检验效能分析和样本量估算的软件包。PASS 软件包含 60 多种用于样本量估算的工具包，能对数十种统计检验条件下的检验效能和样本量进行估算，主要包括区间估计、均数或率的比较（含差异性检验、等惯试检验、非劣效性检验、优效性检验）、相关分析、回归分析、生存分析、诊断试验、成组序数惯试验、模拟研究等多种情形。该软件界面友好，操作简便，研究者只需确定研究设计方案及相关参数，就可通过简单的菜单操作估算出检验效能和样本量。同时，PASS 软件还提供了每种样本量计算方法的原理及参数设置的 PDF 文件，供使用者参考学习。

（2）PS 软件：PS 软件是一款免费的软件，可实现 t 检验、二分类资料的卡方检验、简单线性回归分析、回归直线的比较、Mantel-Haenszel 检验及生存分析等的检验效能和样本量估算。该软件操作界面简便，研究者只需根据研究设计类型及检验方法选择相应的操作界面，并设置相关参数，就可以估算出相应的检验效能或者样本量。

2. 常用统计分析软件 数据统计分析涉及大量计算，统计软件的使用有助于提高统计运算效率和准确性；常用的统计软件，如 SPSS、SAS、R、Stata 等，可方便地实现各种统计方法的运算，研究者也可以自己编写程序实现新的统计方法。

（1）SPSS 统计软件：SPSS 最突出的特点是操作比较方便，统计方法比较齐全，绘制图形、表格较方便，输出结果比较直观。SPSS 统计分析过程包括描述性统计、均值比较、一般线性模型、相关分析、回归分析、对数线性模型、聚类分析、数据简化、生存分析、时间序列分析、多重响应等几大类，每类中又分好几个统计过程，比如回归分析中又分线性回归分析、曲线估计、Logistic 回归、Probit 回归、加权估计、两阶段最小二乘法、非线性回归等多个统计过程，而且每个过程中又允许用户选择不同的方法及参数。SPSS 也有专门的绘图系统，可以根据数据绘制各种图形。SPSS 使用 Windows 的窗口方式展示各种功能，使用对话框展示功能选择项，研究者只要了解统计分析原理，就可以方便地使用该软件为特定的科研工作服务，是临床研究人员的首选统计软件。

(2) SAS 统计软件：SAS 是当今国际上最著名的数据分析软件之一，在国际上已被誉为统计分析的标准软件，在各个领域得到广泛应用。SAS 可以完成数据管理、统计设计、统计分析、运筹决策等工作。自 8.0 版开始，推出了中文版。SAS 是由数十个专用模块构成，其最大特点是将数据管理和数据分析融为一体，可以实现数据交换、数据管理、数据分析、数据呈现等功能。SAS 提供了从基本统计数的计算到各种试验设计的方差分析，相关回归分析以及多变数分析的多种统计分析过程，几乎囊括了所有最新分析方法，其分析技术先进、可靠。由于 SAS 软件一般需要编程实现各种功能，一般多为专业统计人员采用。

(3) R 统计软件：R 是诞生于 1980 年左右的 S 语言的一个分支，可以认为 R 是 S 语言的一种实现，被统计领域广泛使用。R 是一套完整的数据处理、计算和制图软件系统。其功能包括：数据存储和处理系统；数组运算工具（其向量、矩阵运算方面功能尤其强大）；完整连贯的统计分析工具；优秀的统计制图功能等。相比于其他统计软件，R 具有以下特点：完全免费、开放源代码；更新速度快，大多数最新的统计方法和技术都可以在 R 中直接得到；有大量可以随时加载的有针对性的软件包等。R 可以运行于 UNIX、Windows 和 Macintosh 的操作系统上，而且嵌入了一个非常方便实用的帮助系统。另外，使用 R 软件的同时可以安装 R Studio，方便研究者操作。

(4) Stata 统计软件：Stata 统计分析软件是一套提供其使用者数据分析、数据管理以及绘制专业图表的完整及整合性统计软件。自 1985 年推出至今，Stata 不断更新、日趋完善。Stata 操作灵活、简单、易学易用，是一款非常轻便的有特色的统计软件。新版本的 STATA 采用最具亲和力的窗口接口，使用者自行建立程序时，软件能提供具有直接命令式的语法。Stata 提供完整的使用手册，包含统计样本建立、解释、模型与语法、文献等超过一万余页。Stata 最突出的特点是短小精悍、功能齐全、制图精美，包含全部的统计分析、数据管理和绘图等功能。

二、临床试验样本量估计

样本量估计是指为满足统计的准确性和可靠性所计算出所需的样本量。即在保证结论可靠的前提下，根据具体情况、基本信息和精度要求，利用统计学方法估计某一研究所需的最小样本量。它是临床试验设计中一个极为重要的环节，直接关系到研究结论的可靠性、可重复性，以及研究效率的高低。临床试验样本量估计也是一个成本-效果和检验效能的权衡过程，样本量既要可靠地回答研究所提出的相关问题，同时又要控制数量不至于太大从而导致浪费。

在科学研究中，重复原则的关键是正确估计样本量，即一项研究中重复试验的总次数。正确、科学地估算样本量，体现了科学研究中的重复原则。减少了抽样误差，保证了群体平衡。如果样本量过小，观察指标的均值会不稳定，说明样本量误差大，检验效能低，难以揭示客观差异。另外，如果样本量过大，会给研究带来不必要的困难，浪费资源。虽然大样本量可以减少抽样误差，但可能包含不必要的混杂因素，降低研究设计的精度，对研究造成严重损害。

（一）样本量估计的前提条件

样本量估计是一个复杂的问题，需要各种前

提。以下是估计样本量的必要前提。研究人员需要考虑前提并找到具体的公式来估计合适的样本量。

1. 检验水准α 在一项研究中，研究人员需要提供发生Ⅰ类错误（原假设正确但被拒绝）的概率，即检验水准或显著性水平。通常，α设为0.05。概率α规定得越小，需要的样本量就越大。此外，研究者应该明确研究设计是单侧检验还是双侧检验。在相同条件下，单侧检验所需样本量比双侧检验所需样本量小。需要依据专业知识考虑什么时候选择单侧检验或双侧检验。一般而言，医学研究领域的统计检验约定俗成地使用双侧检验，如果采用单侧检验，需要给出充足的理由。需要指出，对于一般意义的检验水准0.05而言，如果取单侧水准为0.025的话，其实质仍然是双侧0.05水平。

2. 检验效能1-β/把握度 β为犯Ⅱ类错误（原假设不正确但被接受）的概率。检验效能为1-β，也称把握度，是指在设定的α基础上，原假设H_0不正确且检验结果也拒绝了H_0的概率。要求的检验效能越大，所需样本含量也越大。一般取β=0.10，检验效能1-β=1-0.10=0.90。在临床研究设计中，检验效能不宜低于0.75，否则，有可能研究结果不能反映出总体的真实差异，造成假阴性结果。

3. 先验知识 先验知识是指根据专业、文件或预试验结果从样本中推断出总体的信息。它包括容许误差、总体标准误差、总体均值、总体率等。容许误差即处理组间差别的估计，是指样本统计量与总体参数之间的差异，或不同样本统计量之间的差异，是研究者要求的或客观存在的。如比较两个总体均值时，应给出两个总体均值的差值$\delta=(\mu_1-\mu_2)$和总体标准误σ；比较两个总体率时，应给出两个率的差值$\delta=\pi_1-\pi_2$。若研究者无法得到总体参数的信息，可以通过预试验来估计，也可以根据专业要求由研究者规定。用样本指标估计总体指标常有一定的误差，故要确定一个样本指标与总体指标相差所容许的限度。

δ值要求越小，样本量则越大。

4. 研究设计涉及的其他因素 除了以上的信息，研究者还需要提供其他的信息。如研究类型、研究设计及其涉及的因素，研究水平，该研究所属的设计类型，定性或定量观察指标，研究成果的应用尺度等。

确定临床研究的研究目的之后，首先考虑试验设计，即对照的选择、比较类型、设计类型、主要指标等；其次考虑统计分析方法，并提出效应量的假定；然后根据试验特点定义统计特征，如统计分布、检验水准、检验效能、单双侧和分配比例等。试验设计完成后，应用合适的样本量估计方法十分重要，选错方法得到的样本含量估计值不可信。计算得到样本估计量之后，最后根据协变量、试验中的脱落率、剔除率和依从性等具体情况进行适当调整。这些都是样本量估计需考虑的因素。

（二）常用样本含量的估计方法

临床上研究的目的往往不同，而不同研究目的所采用的样本测量方法也往往不同。因此，在明确研究目的的基础上，结合上述四条应予考虑的条件，选择合适的方法计算样本含量，并以得到的样本含量进行研究观察。现以诊断试验的样本量估计为例介绍样本量估计方法。

1. 公式计算法 有金标准的诊断试验的样本量估算与以下几个因素有关：①灵敏度的估计值；②特异度的估计值；③检验水准α，即Ⅰ型错误的概率，一般取双侧0.05；④容许误差δ，一般在0.05~0.10取值。在有金标准的诊断试验中，可分别根据待评价诊断试验的灵敏度和特异度的估计值，估算阳性样本量。计算公式如下。

$$n=\frac{Z_{\alpha/2}^2 P(1-P)}{\delta^2}$$

公式中，n为所需阳性样本大小，P为灵敏度或特异度的估计值，$Z_{\alpha/2}$为Z界值（如$Z_{\alpha/2}=1.96$）。再除以检测指标既往的阳性率或携带率，估算出所需要的包含阴性样本在内的样本总量。灵敏度、特异度、患病率等指标可在查阅相关研究的文献中得到，进而预测进行本次诊断试验的样本总量。

2. 统计软件计算法 样本量估算可以借助PASS、nQuery、DSTPLAN、G*Power、PC-Size、PS、Epi Info、SAS等分析软件完成。这里主要介绍PASS软件的样本量计算。

PASS是用于效能分析和样本量估计的统计软件包。它能对数十种统计学检验条件下的检验效能和样本含量进行估计，主要包括区间估计、均数比较、率的比较、相关与回归分析和病例随访资料分析等情形。该软件界面友好，功能齐全，操作简便。

一个或两个均值检验：PASS包含60多种用于样本量估计的工具和一个、两个或同时两个不同均值的效能检验比对，包括t检验、等价性检验、非劣效性检验、交叉检验、无参数检验、仿真检验等。

多均值检验：PASS包含几种用于样本量估计的工具和三个或更多不同均值的效能检验比对。包括ANOVA、混合模型、多重对比、多变量方差分析和重复测量等。

相关性检验：PASS包含几种用于样本量估计的工具和相关性效能检验，包括单相关性和双相关性检验、单相关性的置信区间、组内相关性检验。PASS还可以计算样本量和效能，用于检验系数的透明度，检验两个评价指标间一致性的κ值和线性一致性相关系数。

正态性检验：PASS包含对8种不同正态性检验方法的样本量计算和效能检验。

方差和标准差：PASS包含了多种对方差和标准差的样本量计算和效能检验方法，包括单一方差和两个方差的检验、单方差的置信区间检验、两个方差比值的置信区间检验、标准差的置信区间检验。每一个过程的使用都很简单，并且经过了精密的准确性验证。

回归检验：PASS包含了几种用于回归分析的样本量计算和效能检验方法，包括线性回归、线性回归斜率的置信区间、多重回归、多因素回归、泊松回归和逻辑回归。每一个过程的使用都很简单，并且经过了精密的准确性验证。

一比重检验：PASS包含了20多种用于一比重的样本量计算和效能检验工具，包括z检验、等价性检验、非劣效性检验、置信区间检验和条件效能检验等。每一个过程的使用都很简单，并且经过了精密的准确性验证。

二比重检验：PASS包含了50多种用于二比重的样本量计算和效能检验工具，包括z检验、等价性检验、非劣效性检验、置信区间检验、相关比例检验、随机聚类检验和条件效能检验等等。每一个过程的使用都很简单，并且经过了精密的准确性验证。

卡方和其他比重检验：PASS包含几种用于多比重的样本量计算和效能检验工具，包括卡方检验、Cochran-Armitage、二序分类变量检验、灵敏性和特效性检验等等。每一个过程的使用都很简单，并且经过了精密的准确性验证。

残存检验：PASS包含了25种用于残存方法的样本量计算和效能检验工具，包括时序检验、非劣效性检验、组连续性检验、条件效能检验等等。每一个过程的使用都很简单，并且经过了精密的准确性验证。

在下文样本量估计示例中，使用的为一比重检验的置信区间检验。对灵敏度和特异度的样本量估算见表4-2。

（三）样本量估计示例

诊断试验主要用于评价一种诊断方法的真实性与可靠性，通过与公认的金标准比较，检验诊断技术是否有较高的诊断价值，是否可应用于临床诊断，可为疾病正确诊断及鉴别诊断提供重要证据。准确及时地诊断，是有效治疗疾病的前提。广义的诊断试验涉及以下内容：①临床资料，如病史、症状、体征；②实验室检查，如生化、免疫学、病原学、病理学检查等；③影像学检查，如X线、超声、CT、MRI等；④特殊器

表 4-2　PASS 软件中灵敏度和特异度的样本量估算参数含义

参　数	参数含义	示例参数取值
Confidence Interval Formula	指定置信区间计算所需的公式，常见的如基于二项分布的 Exact、基于正态近似的 Simple Asymptotic	Exact（Clopper-Pearson）
Interval Type	选择单侧或双侧	Two-sided，即双侧检验
Confidence Level（1-Alpha）	置信水平，通常为 0.95	0.95
Confidence Interval Width（Two-Sided）	基于以往文献报道的置信区间宽度	本研究设定半宽为 0.05，因此，区间宽度设为 0.1
Sensitivity	灵敏度	0.9
Specificity	特异度	1
Prevalence	拟诊断人群中阳性比例	0.57

械检查，如心电图、内镜等。随着医学技术的发展，新的诊断方法不断涌现。理想的诊断方法除具备精确性和准确性之外，还应快速、简便、安全、经济。任何新的诊断方法在临床开展之前，必须经由科学设计的诊断试验准确性研究进行严格评价。此外，如何解读诊断试验准确性研究的结果，并应用于疾病的辅助诊断，亦是临床医生关注的问题。本文将介绍如何进行诊断试验准确性研究设计，以及在临床实践中如何合理应用诊断试验准确性研究证据。

1. **案例介绍**　人呼吸道合胞病毒（respiratory syncytial virus，RSV）是一种以非节段单股负链 RNA 为遗传物质的正肺病毒科肺炎病毒属病毒，又名人正肺病毒，该属病毒通过呼吸道传播且主要靶向感染人呼吸系统上皮细胞。利用系统进化树进行同源关系分析，可以进行 A、B 亚型分组。RSV 在全世界范围均出现过暴发流行，可导致儿童、老年人以及免疫缺陷患者发展为重症病毒性肺炎，是 WHO 公认的公共卫生问题。目前临床尚无有效疫苗和特效的抗病毒药物，进一步加大了呼吸道合胞病毒预防与治疗的困难性。因此，早期对 RSV 感染进行明确诊断，可为治疗方案的制订提供有效指导，具有重要临床意义。目前，实时荧光定量 PCR（RT-PCR）法检测 RNA 和酶联免疫吸附试验（ELISA）检测 IgM 均被用于 RSV 早期诊断，而 RT-PCR 往往被认为是检测 RSV 的"金标准"。2016 年 Bo Kyeung Jung 等发表了"四种快速抗原检查对呼吸道合胞病毒体检测的比较研究"，将四种检测方法与 RT-PCR 进行了比较分析（J Med Virol. 2016 Oct;88（10）：1720-4.）。

研究目的：评估 BinaxNow RSV Card 检测、SD Biolinc RSV 检测、BD Veritor RSV 检测和 Humasis RSV 抗原检测等四种快速检测试剂盒用于检测 RSV A/B 的作用。

研究方法：韩国首尔高丽大学医院采集了确诊为急性下呼吸道感染（发病时间<2 天）的 280 名患者的鼻咽拭子标本，采集后的拭子置于 1.5ml 病毒运送培养基（青霉素 100U/ml，链霉素 100mg/ml 和胰蛋白酶 0.5mg/ml）中，以冰盒运送至实验室，放 -80° 冰箱保存。在对呼吸道病毒进行检测的 280 份鼻咽样本中，160 份（57.1%）的 RT-PCR RSV 阳性，其中一半为 RSV A 阳性，一半为 RSV B 阳性。纳入患者的年龄和性别分布见表 4-3。储存的样品室温解冻 1 次后，立即采用四种快速检测试剂盒测定 RSV 抗原。

研究结果：本案例中四种快速检测试剂盒测定 RSV 的结果（表 4-4）。

根据上述数据可以获得四种检验方法的诊断指标（表 4-5）。

表 4-3 RSV 感染患者的特征

特 征	总 计	RSV A 型	RSV B 型	阴 性
患者编号	280	80	80	120
年龄（平均值 ± 标准差）	18.1 ± 31.5	22.4 ± 32.5	1.1 ± 1.0	26.6 ± 32.2
年龄	0—98 岁	0—89 岁	0—32 岁	0—98 岁
男女比例	163∶117	47∶33	44∶36	72∶48

表 4-4 与 RT-PCR 比较，四种 RSV 抗原快速检测方法检测 RSV A/B 的效能

类 型	RDT	RT-PCR 阳性（n=160） RDT 灵敏度 [%（95%CI）]	RDT 阳性平均值（%） Ct±SD	RDT 阴性平均值（%） Ct±SD	RT-PCR 阴性（n=120） RDT 特异度 [%（95%CI）]
A	BinaxNOW	50/80,62.5（51.0～73.1）	19.5 ± 2.8（n=50）	29.3 ± 5.2（n=30）	120/120,100.0（97.0～100.0）
A	SD	49/80,61.3（49.7～71.9）	19.4 ± 2.7（n=49）	29.2 ± 5.1（n=31）	120/120,100.0（97.0～100.0）
A	BD	52/80,65.0（53.5～75.3）	19.6 ± 2.8（n=52）	29.8 ± 5.1（n=28）	115/120, 95.8（90.5～98.6）
A	Humasis	54/80,67.5（56.1～77.6）	19.7 ± 2.8（n=54）	30.4 ± 4.8（n=26）	120/120,100.0（97.0～100.0）
B	BinaxNOW	49/80,61.3（49.7～71.9）	22.0 ± 2.6（n=49）	30.2 ± 3.9（n=31）	120/120,100.0（97.0～100.0）
B	SD	52/80,65.0（53.5～75.3）	22.4 ± 3.0（n=52）	30.4 ± 4.0（n=28）	120/120,100.0（97.0～100.0）
B	BD	49/80,61.3（49.7～71.9）	22.1 ± 3.0（n=49）	29.9 ± 4.0（n=31）	115/120, 95.8（90.5～98.6）
B	Humasis	54/80,67.5（56.1～77.6）	22.5 ± 3.1（n=54）	30.7 ± 4.0（n=26）	120/120,100.0（97.0～100.0）

RT-PCR. 逆转录聚合酶链式反应；CI. 置信区间；Ct. 循环阈值；RDT. 快速诊断试验；BinaxNow. BinaxNow RSV Card 检测；SD. SD Bioline RSV 检测；BD. BD Veritor RSV 检测；Humasis. Humasis RSV 抗原检测

研究结论：与 RT-PCR 方法比较，商业化的 RSV 抗原快速检测试剂盒可以成为一种简单、快速、可靠的确定 RSV 感染诊断方法，建议作为即时检测（POCT，Point Of-Care Test）和婴儿人群的检测方法。

2. 案例解析

(1) 研究类型的选择：诊断试验并非一种流行病学研究类型，与病例对照研究、队列研究等不是同层次上的概念。诊断试验可以是回顾性研究，也可以是前瞻性研究，还可以是横断面研究。例如，2016 年 Bo Kyeung Jung 等发表的"四种快速抗原检查对呼吸道合胞病毒体检测的比较研究"，将四种检测方法与 RT-PCR 进行了比较分析［J Med Virol. 2016 Oct;88(10):1720-1724.］。

表 4-5 四种快速 RSV 抗原检测方法对不同年龄 RSV A/B 型的灵敏度

年龄 （岁）	快速抗原检测方法					平均值, RSV A, RSV B（%）
	BinaxNOW, RSV A, RSV B（%）	SD, RSV A, RSV B（%）	BD, RSV A, RSV B（%）	Humasis, RSV A, RSV B（%）	
<1	• 15/19（78.9） • 19/29（65.5）	• 15/19（78.9） • 20/29（69.0）	• 16/19（84.2） • 19/29（65.5）	• 15/19（78.9） • 20/29（69.0）	80.2 67.3
1–2	• 17/24（70.8） • 14/19（73.7）	• 17/24（70.8） • 15/19（78.9）	• 18/24（75.0） • 13/19（68.4）	• 19/24（79.2） • 15/19（78.9）	74.0 75.0
2–10	• 8/13（61.5） • 16/31（51.6）	• 8/13（61.5） • 17/31（54.8）	• 8/13（61.5） • 17/31（54.8）	• 9/13（69.2） • 19/31（61.3）	63.4 55.6
10–65	• 3/10（30.0） • 0/1（0.0）	• 3/10（30.0） • 0/1（0.0）	• 3/10（30.0） • 0/1（0.0）	• 4/10（40.0） • 0/1（0.0）	32.5 0.0
>65	• 7/14（50.0） • 0/0（0.0）	• 6/14（42.9） • 0/0（0.0）	• 7/14（50.0） • 0/0（0.0）	• 7/14（50.0） • 0/0（0.0）	48.2 0.0

CI. 置信区间；RT-PCR. 逆转录聚合酶链式反应；BinaxNow. BinaxNow RSV Card 检测；SD.SD Bioline RSV 检测；BD. BD Veritor RSV 检测；Humasis. Humasis RSV 抗原检测

该研究以 RT-PCR 作为金标准，评价四种快速抗原检测试剂盒的价值，对于每个样本同时采用 RT-PCR 和四种快速抗原检测试剂盒进行诊断，然后得到各自结果并进行对比，此为横断面研究的诊断试验。

(2) 金标准的选择：明确金标准是诊断试验中尤为重要的一步，否则便无法准确评价某诊断方法的诊断价值。所选择的金标准应该是临床公认的能够正确地区分结果阳性和阴性的方法或技术。常用的如组织病理学检查、影像诊断、病原体的分离培养以及长期随访结果等。病毒分离培养一直是病毒检测的"金标准"，但此种方法需要熟练的技术和过长的检测时间，一直无法实现快速检测，同时需要较高级别的操作环境（如细胞培养间及生物安全实验室）和熟练的检验人员，所以一直以来在临床诊疗中未得到推广。随着医学科技的不断发展，分子生物学技术逐渐被广泛地应用于呼吸道病毒感染快速检测和精确诊断。实时荧光定量 PCR，因其高灵敏度、高特异度可以得到可靠的检验结果，而广泛应用于各种核酸检测中。鼻咽拭子标本配以实时荧光定量技术进行病毒核酸序列检测，是呼吸道病毒感染快速诊断的有效方法。因此，本文案例中选择的金标准为 RSV 的实时荧光定量 PCR。

(3) 研究对象的选择：诊断试验中研究对象不是随机分组得来的，而是依据金标准的诊断结果，金标准确诊为阳性的作为病例组，证实为阴性的作为对照组。需特别注意的是，对照组人群不等于健康人群，而是被金标准诊断为不患有研究疾病但又容易与所研究疾病混淆的人群。在本文案例中，采用四种抗原快速检测试剂盒诊断是否有 RSV 感染，其研究对象应为怀疑 RSV 感染的下呼吸道感染患者。这些患者经金标准 RT-PCR 技术确定为 RSV 阳性和阴性结果，然后用诊断方法进行判断。若选择正常健康人，实际上是人为地提高了诊断方法的特异度。

(4) 样本量估计的评价指标：诊断试验中常用的指标主要有灵敏度、特异度和受试者工作特征曲线（ROC 曲线）。在本文案例中，诊断试验的结果为二分类（阴性和阳性），则可将数据整理为表 4-6。

灵敏度 =a/（a+c），反映了一项诊断试验能将实际患病的人正确地诊断为患者的概率；特异度 =d/（d+b），表示将实际无病的人正确诊断为

表 4-6 诊断试验结果与金标准结果比较

诊断结果	RT-PCR 结果	
	RSV 阳性	RSV 阴性
阳性	a 真阳性	b 假阳性
阴性	c 假阴性	d 真阴性

非患者的概率。

灵敏度和特异度都是越高越好，然而在实际中两者往往难以兼顾，因此要根据研究目的有所侧重。在本文案例中 RSV 感染更关注阳性率的检出（即灵敏度）。而如果一种疾病的误诊会给一个人带来严重后果（如艾滋病），则应尽量降低假阳性，提高特异度。

(5) 样本量的估算：在诊断试验中，可根据待评价诊断试验的灵敏度和特异度的估计值，以及检测目标既往的携带率，分别估算出样本总量，最终选择两个样本量中较大的一个。

诊断试验的样本量估算与以下几个因素有关：①灵敏度的估计值；②特异度的估计值；③检验水准 α，即Ⅰ型错误的概率，一般取双侧 0.05；④精确度 d，即置信区间宽度。

对于此类设计的样本量估算可以采用 PASS 2021 软件，需要的参数有：置信水平（confidence level）、精确度（confidence interval width）、灵敏度（sensitivity）、特异度（specificity）、携带率（prevalence）。

查阅文献得类似原理的试剂盒灵敏度约为 90%，特异度接近 1；检验水准 α=0.05，置信水平为（1～0.05）×100%，精确度 d=0.01；RSV 携带率约为 57%，由于 RSV 为机会致病微生物，在这里我们定义为在下呼吸道感染患者中 RSV 的携带率。

利用 PASS 2021 软件的 Confidence Interval for one-sample Sensitivity and Specificity 模块，代入的参数值详见图 4-1，估计样本量为 278 例（图 4-2 和图 4-3）。本次案例纳入了 280 例，验算样本量成功。

由于案例中并未写出样本量估算过程，本次样本量估算结果仅供参考，目的在于帮助大家理解诊断试验的样本量估算方法。

需要注意的是，除此之外还需考虑丢失率，即预计在试验期间会随机丢失的受试者（或项目）的百分比，一般取值为 15%～20%。PASS 软件中提供了丢失率为 20% 时的样本量估算值为 348（图 4-3）。

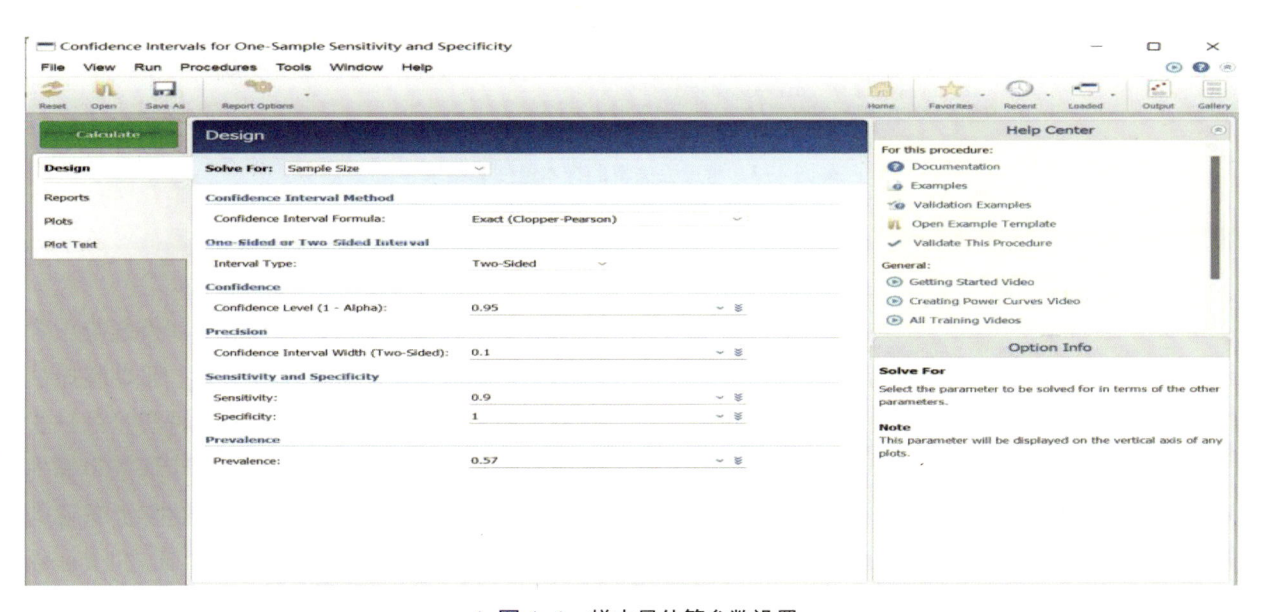

▲ 图 4-1 样本量估算参数设置
引自 PASS version 21.0.3.0

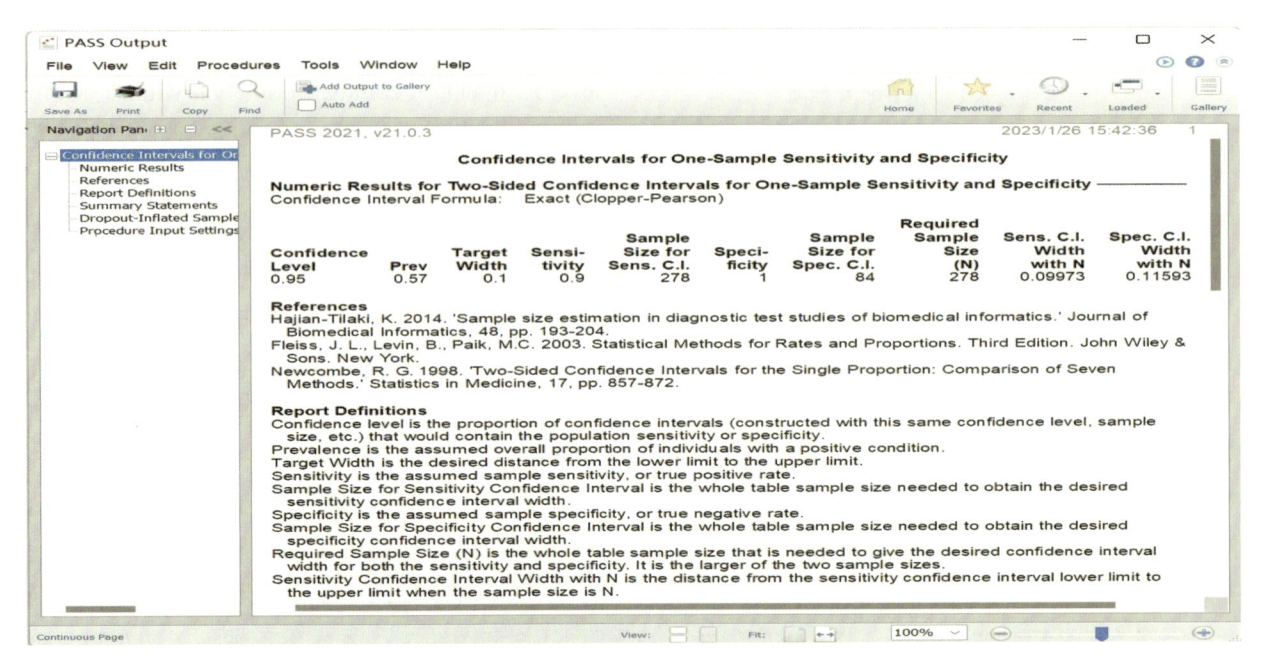

▲ 图 4-2　未考虑丢失率的样本量估算结果
引自 PASS version 21.0.3.0

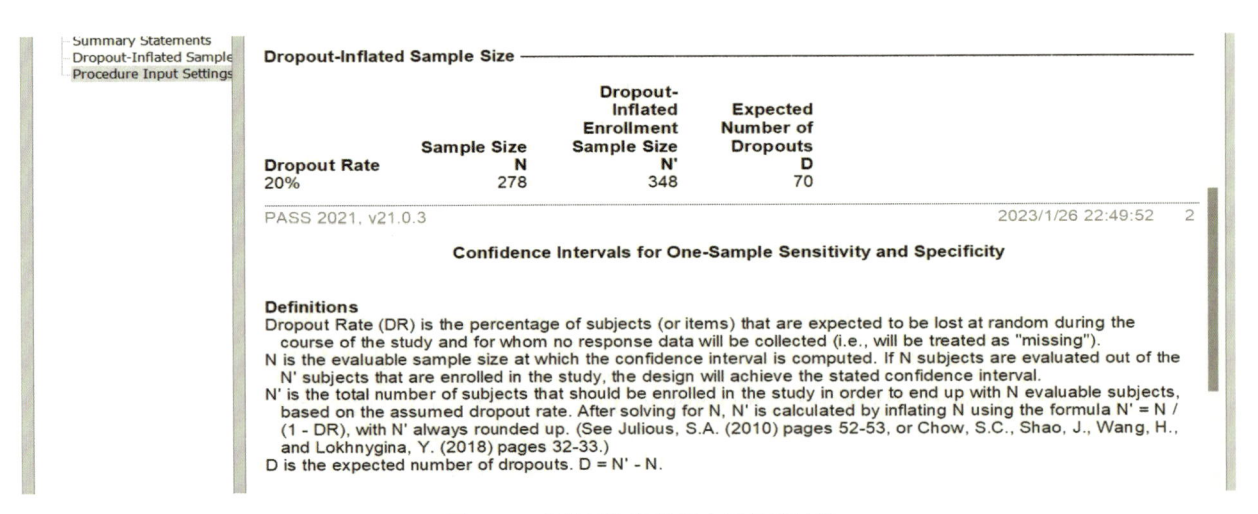

▲ 图 4-3　考虑丢失率的样本量估算结果
引自 PASS version 21.0.3.0

三、药物临床试验

药物临床试验是遵循科学证据和逻辑的逐步递进的研究过程，使用前期研究获得的信息支持和计划后续研究。在不同候选药物的临床开发过程中会涉及多种类型的临床试验，本章节将简述常见的临床试验分类方法和研究目的，GCP 原则、Ⅰ～Ⅲ期临床试验的设计要点以及神经系统药物的临床试验介绍。

（一）药物临床试验概述

临床试验按研究阶段可以分为 4 个部分，分别为Ⅰ期临床试验、Ⅱ期临床试验、Ⅲ期临床试验和Ⅳ期临床试验。考虑到有时一种类型的试验可能发生在几个临床研发阶段，基于研究目标的分类方法也经常被采用。临床试验按研究目的可以分为 4 类，分别为临床药理学试验（human pharmacology）、探索性临床试验（therapeutic exploratory）、确证性临床试验（therapeutic confirmatory）和临床应用试验（therapeutic use）。

临床试验的目的：主要是明确药物临床药代动力学（pharmacokinetic，PK）及药效学（pharmacodynamics，PD）特征，探索药物代谢和药物间相互作用，评估药物活性和免疫原性（大分子药物），评估药物在肝/肾功能不全者等特殊人群中的耐受性和安全性，评价药物的心脏毒性等。

探索性临床试验的研究目的：探索试验药物潜在的目标适应证及其合适的剂量和给药方案，探索剂量－暴露－效应关系，为疗效和安全性确证性研究的设计提供证据与依据。

确证性临床试验的研究目的确证候选药物的疗效，在更大、更有代表性的人群中表征候选药物的安全性，为支持注册提供获益/风险关系评价基础，建立剂量－暴露－效应关系，在特殊人群中确证安全性和有效性。

临床应用试验的目的延伸药物在普通人群、特殊人群和（或）外部真实世界环境中的获益/风险关系的认识，在更大人群中进一步识别不太常见的不良反应，基于上市后数据完善临床给药方案（剂量、剂量调整、剂量频次等）。

需要注意的是，按研究阶段的分类并不代表固定的试验顺序或要求。例如，一些临床药理学试验会在Ⅰ期临床研究阶段就开展，但是很多临床药理试验还会在后续Ⅱ～Ⅴ期持续开展，但是通常还会被视为Ⅰ期临床试验。两种分类方法之间密切关联又存在一定的可变性，互相补充形成一个动态、实用的临床试验网络。

1. 临床试验的分期

（1）Ⅰ期临床试验：候选药物首次用于人体，即表明Ⅰ期临床试验开始。Ⅰ期临床试验最典型的研究类型是临床药理学研究。

Ⅰ期试验通常是非治疗性目的，通常会在健康受试者或有时会在某些特定患者中进行，例如轻度高血压患者。具有显著潜在毒性的药物如细胞毒性药物，通常在患者中进行研究。Ⅰ期临床试验一般有以下一个或多个研究内容和目标。

①预测初步的安全性和耐受性：从一个较低的安全剂量起，在安全性和耐受性允许的范围内探索较宽的范围，涵盖后续临床研究可能需要的剂量，同时验证临床前研究对人体安全性的预测，观察预期的不良反应和可能发生的非预期的不良反应。

②表征药代动力学：药物的吸收、分布、代谢和排泄特征研究贯穿药物研发始终，其初步的表征是Ⅰ期临床试验的重要目标。同时也应考虑对各个亚组人群，如器官功能不全患者、儿童、老年人等的药代动力学特征的初步研究。药代动力学试验可以单独开展，也可以作为安全性有效性试验的一部分。有些药代动力学试验会在早期就开展，如食物影响研究；有些则会随着临床试验的进程在各个阶段展开，如药物清除不显著依赖肝脏或肾脏的器官损伤研究等。

③评价药效学：药效学研究可在健康受试者中开展，也可在目标患者中开展。患者研究中获得的药代动力学数据可以帮助预测药物早期的活性和潜在的有效性，为后续临床研发的剂量选择提供支持和依据。

④药物活性的早期探索：活性或潜在治疗获益的初步研究可在Ⅰ期临床试验中作为次要目的开展。此类研究一般在研发后期作为主要终点进行研究，但如果在早期阶段药物活性较易获得，或有比较好的有效性替代终点，且患者的药物暴露持续时间较短，则此类研究目的是可以考虑的。

（2）Ⅱ期临床试验：Ⅱ期临床试验一般是指首次在患者中进行以探索有效性为目的的临床试验，研究类型为探索性临床试验

Ⅱ期临床试验一般用相对严格的标准选择目标适应证患者开展研究，评估药物干预治疗是否会带来获益或改善。

Ⅱ期临床试验的主要目的是初步评价药物对目标适应证患者的治疗作用和安全性，识别与治疗相关的常见短期副作用，并为Ⅲ期临床试验研究设计和给药剂量方案的确定提供依据。Ⅱ期临

床试验所使用的药物剂量通常低于Ⅰ期临床试验探索过的最大耐受剂量，如果高于该剂量，需要补做相应的临床药理学试验，以提供必要的支持。

Ⅱ期临床试验可用多种研究设计，一般采用随机对照、盲态研究以评估药物在特定治疗适应证中的疗效及安全性，也可平行对照及自身对照。

基于研究目的和研究方法，Ⅱ期临床试验又可细分为Ⅱa期临床试验和Ⅱb期临床试验。Ⅱa期临床试验是在患者中进行的探索性试验（非关键性试验），研究的主要终点通常为药效学、生物标志物或临床替代终点等。主要目的是对药物作用机制的验证。Ⅱb期临床试验是Ⅱa期的延展试验，在患者人群中的进一步的剂量确证试验，研究的主要终点一般是临床疗效或有临床意义的替代终点等。主要目的是对药理效应转化为临床获益的验证。

有时，Ⅱ期临床试验可以替代Ⅲ期临床研究，即直接作为关键性临床试验申请上市，如抗肿瘤药、罕见病或一些治疗严重威胁生命疾病的药物等。

(3) Ⅲ期临床试验：Ⅲ期临床试验把确定治疗获益作为研究的首要目的，是确证性临床试验。

Ⅲ期临床试验会在更大的目标适应证患者人群中开展。Ⅲ期临床试验的人群是药物的目标治疗人群，患者的选择、试验入选排除标准的制订、前序治疗的要求等都要结合临床价值和诊疗现状，药物给药方案、剂量调整、合并用药等的设计需在临床试验中进行较充分的研究，并尽量贴合临床实际，为上市后扩大患者人群使用提供数据支持。

Ⅲ期临床试验的目的是进一步确证Ⅱ期临床试验所得到有关候选药物有效和安全的证据，评估特定患者人群的治疗总体获益风险特征，为获得上市许可提供足够的证据支持，为完善药物说明书提供重要的临床信息。研究内容涉及量效关系的进一步探索，或对更广泛患者人群、疾病的不同阶段，或合并用药的研究。对于预计长期服用的药物，如一些治疗慢性疾病的药物，药物延时暴露的试验通常在Ⅲ期临床试验进行，尽管此类研究可能于Ⅱ期临床试验就已开始。

Ⅲ期临床试验的设计一般采用随机盲法对照，并有提前预设好的统计学假设和有统计学意义的试验样本量，来支持药物治疗干预对患者获益的确证。

(4) Ⅳ期临床试验：Ⅳ期临床试验为药物获批上市以后开展的临床研究，研究类型为临床应用研究。

Ⅳ期临床试验通常会进一步评估药物的长期安全性和有效性及其对不同患者子集的影响；继续研究药物的扩大使用和获益，促使人们对特定治疗及给药方案的全部获益有了越来越多的了解，例如，探索药物是否可以在疾病过程的早期使用，或用于不同的疾病，或者可以与另一药物联合使用等；还可以在其他疾病领域或患者群体中寻找新的潜在获益。

2. 真实世界临床研究 真实世界研究是指针对预设的临床问题，在真实世界环境中收集与研究对象健康有关的数据（真实世界数据）或基于这些数据衍生的汇总数据。通过分析，获得药物的使用情况及潜在获益-风险的临床证据（真实世界证据）的研究过程。

真实世界数据的常见来源包括但不限于卫生信息系统、医保系统、疾病登记系统、国家药品不良反应监测哨点联盟、自然人群队列和专病队列数据库、移动端数据等。药物的真实世界研究类型以单臂研究和对照研究居多。

真实世界证据应用于支持药物监管决策，涵盖上市前临床研发及上市后再评价等多个环节。例如，为新产品批准上市提供有效性或安全性的证据；为已获批产品修改说明书提供证据，包括增加或修改适应证，改变剂量、给药方案或给药途径，增加新适用人群，增加实效比较信息，增加安全性信息等；作为上市后要求的一部分，支持监管决策的证据等。

3. GCP 发展史

(1) GCP 的概念：GCP 是英文"good clinical practice"的缩写，直译为"良好的临床实践"，在我国翻译为"药物临床试验质量管理规范"，是多数国家或地区药品监督管理部门对临床试验全过程所做的标准化、规范化的管理规定。制订 GCP 的目的是保证药物临床试验过程规范，数据和结果的科学、真实、可靠，保护受试者的权益和安全。简而言之，GCP 是药物临床试验全过程的质量标准，包括方案设计、组织实施、监查、稽查、记录、分析、总结和报告，是为保证临床试验数据的质量、保护受试者的安全和权益而制订的进行临床试验的准则。

(2) 国际药物临床试验：世界各国对药物临床试验的规范管理，是伴随着医学研究和制药工业的快速发展而逐步形成并日臻完善的，按其发展进程可分为以下 3 个时期。

①药物临床试验和管理体系从无到逐步形成的时期（20 世纪初至 60 年代）：1945 年，国际军事法庭对第二次世界大战中 23 名德国医生主导负责的临床试验未经受试者同意即开展进行审判。医学顾问里 Leo Alexander 等专家撰写了 6 项条款以判定医学研究的合法性，国际军事法庭在此基础上添加了 4 项，判定这些医生犯有"非人道罪"，法庭审判的解释形成了《纽伦堡法典》，于 1946 年正式发布，也成为世界上第一部有关人体研究的国际伦理指南。

20 世纪上半叶，随着青霉素、维生素、天花疫苗等各类新药和疫苗的发现，数以万计的患者得到拯救。但在拯救生命的同时，医学界也发现因为对有些药物的安全性和有效性认识不够，致使许多患者受到无法挽回的损害，乃至失去生命。世界医药发展史上曾发生数起灾难性的"药害"事件，即由于药物不良反应导致患者健康严重受损甚至死亡。

20 世纪初磺胺药的发现，拯救了无数罹患感染性疾病的患者。1937 年，美国田纳西州马森基尔制药公司主任药师哈罗德·沃特金斯为了小儿方便服用，用工业溶剂二甘醇代替乙醇和糖配制成口服液体磺胺醑剂。由于当时美国法律未明确规定新药必须经过安全性验证才能上市，新药未做动物实验就投向市场。1938 年，磺胺醑剂造成 358 人肾衰竭、107 人中毒死亡，其中大部分是儿童，社会舆论哗然。美国联邦法院对该制药公司罚款 26 000 美元。"磺胺制剂"事件让人们认识到药品上市前必须证明其安全性。1938 年 6 月 25 日，美国总统富兰克林·罗斯福终于签署通过了《联邦食品、药品和化妆品法案》。该法案明确要求所有新药上市前必须通过安全性审查，老药品改变剂型应把处方送至 FDA 审定，并禁止在药品说明书上做虚假宣传。

20 世纪 60 年代，震惊世界的"反应停事件"也是人类医药史上的一个悲剧。1953 年，瑞士 Ciba 药厂首次合成了一种新药沙利度胺，德国格兰泰制药公司主导沙利度胺的开发，在将其用于治疗癫痫和作为抗过敏药物疗效欠佳后发现，其具有一定的镇静安眠作用，尤其对孕妇怀孕早期的妊娠恶心、呕吐疗效极佳。在老鼠、兔子和狗中做了动物实验后没有发现明显的不良反应，1957 年获专利，同年 10 月 1 日，格兰泰制药公司以"反应停"为名，将沙利度胺正式推向市场，并大肆宣传此药是"孕妇的理想选择"。到 1959 年，仅在联邦德国就有近 100 万人服用了反应停。当时大部分国家的药品监管制度宽松，几乎没有一个国家药监部门提出药品只有进行严格的临床试验才能上市。"反应停"仅以几份实验室报告和证词为基础，即得到了 20 多个国家批准上市。但是 FDA 采取了谨慎的态度，尤其是在负责审评反应停的凯尔西医生的坚持下，最终没能进入美国市场。凯尔西医生一直关注孕妇用药的安全性，认为提交的动物实验和临床试验的数据很不充分，要求提供更多的动物实验和临床试验数据，证明该药不会通过胎盘，以证实其安全性。同期联邦德国各地先后发现手足异常的畸形新生儿，医学专家推测"反应停"可能严重阻碍了胎儿四肢的生长，导致婴儿出生时的严重形体缺陷，形成"海豹肢畸形儿"和"海豹胎"。1961年10月，在联邦德国妇科学术会议上，3名医生统计报告，1957—1961年，反应停造成了8000余名畸形胎儿。1961年11月底，公司开始召回反应停，1962年正式撤市。而美国仅出现了17位海豹肢畸形婴儿，反应停也最终未在美国上市。由于当时欧洲各国对药品临床试验没有严格的要求和管理，所以该药未经临床试验就在一些国家上市并被广泛使用，致使多个国家上万畸形胎儿出生和新生儿死亡。这些悲剧发生的主要原因是药品在上市前没有进行充分而可靠的临床安全性评价，这也促使各国政府认识到通过立法要求药品上市前进行临床试验，以充分评价药品安全性和有效性的重要作用。"反应停事件"直接推动了美国药品上市制度的完善，1962年10月10日，美国国会通过了《基福弗－哈瑞森修正案》，规定安全性成为药物监督的基本原则，新药上市前必须进行严格的临床试验，必须向FDA提交有效性和安全性数据，上市药物一旦出现问题，必须尽快召回。

1964年第18届国际医学大会通过的《赫尔辛基宣言》，是目前为止最具代表性和影响力的伦理法典，详细规定了人体试验必须遵循的原则，构成了药品临床试验管理规范的核心内容的基础。

②药物临床试验规范化和法治化管理形成时期（20世纪70年代至80年代）：20世纪70年代，美国FDA在追究临床研究者造假的刑事责任上也曾面临法律授权方面的挑战，虽然当时存在一些可供选择的罪名来指控临床研究者行为不端，包括犯罪共谋罪、邮件欺诈罪、电报欺诈罪、面向政府虚假陈述罪，但仍有局限性。鉴于此，FDA从无到有，逐步建立了《食品药品化妆品法案》（FDCA）框架下追究临床研究者造假刑事责任的路径。

最早追究临床研究者造假行为的案例发生在20世纪70年代。当时，罗纳德·史密斯医生在为Sterling-Winthrop公司开展的临床试验中虚构受试者，伪造相关文件和阳性试验结果，该公司在不知情的情况下将造假数据提交至FDA。FDA发现问题后，依据FDCA相关条款起诉史密斯医生未能维护准确的试验记录。但FDA的起诉被法院驳回，原因在于该条款中有关试验记录维护的规定仅适用于申办者而非临床研究者，最终FDA败诉。法院利用"从宽解释原则"，在刑事法规模棱两可的情况下，做出了有利于被告的解释，宣判史密斯无罪。FDA败诉后，在FDCA的法律授权下颁布了新的法规条款，这些条款明确规定了临床研究者保存并保留准确试验记录的责任。自此，FDA追究研究者造假的刑事责任有了恰当有力的法律依据。基于以上法规条款的更新，20世纪90年代，FDA对抗抑郁药氯米帕明临床试验的主要研究者巴尔里·加芬克尔未按试验方案开展临床试验并伪造数据掩盖阴性结果的事实进行了起诉，法院依据新的法律条款判处加芬克尔6个月监禁。

1981年，FDA在食品、药品、化妆品管理法规中明确规定了有关保护受试者权益、研究者与申办者的职责、研究方案需经伦理委员会审批等主要规范。1986—1993年，英国、法国、日本、韩国、加拿大、北欧各国、澳大利亚等相继颁布了进行生物医学研究的指导原则及药物临床试验质量管理规范。

③药物临床试验管理规范在国际上逐步形成统一标准的时期（20世纪90年代至今）：尽管各个国家或地区的GCP在基本原则上相似，但是在具体细节和标准上仍然存在较大差异，这就意味着在一个国家和地区进行的药物临床试验中收集的数据，在另一个国家或地区仍然可能不被接受，因此，GCP的国际一体化及质量标准互认成为关注焦点。1993年，WHO也颁布了《WHO药物临床试验规范指导原则》，希望能够成为其所有成员国都遵守的共同标准。

1990年，美国、欧洲与日本的药政当局会同来自WHO的观察员召开了一系列的会议，协商制订在全球范围内都能够接受的GCP及互认原则。同年成立了ICH指导委员会，成员由美国FDA、美国制药工业协会、欧洲委员会、欧洲制药工业协会、日本厚生省、日本制药工业协会组成。1991年，ICH成员在比利时布鲁塞尔召开了第一次大会，以后每2年1次，共同商讨制订GCP国际统一标准。1996年5月，ICH颁布了定稿的《药物临床试验质量管理规范》（GCP）指南，涵盖了药品注册的质量、安全性和有效性的技术要求，代表了国际最新的临床试验规范标准，获得了世界各国的广泛重视，并逐渐成为国际上特别是制药发达国家认可的所有临床试验都应遵循的标准。1996年6月至1997年3月，欧盟、日本和美国接受或颁布法令，要求所有用于支持新药申请的临床试验均应按照ICH-GCP的要求进行，澳大利亚、瑞士、加拿大和WHO等作为参与ICH-GCP制订的地区或组织也对此表示认可。

(3) 中国药物临床试验：1986—1992年，中国药政管理部门安排相关领域专家参加WHO主办的GCP指南讨论会，逐步了解国际GCP发展进程并收集信息。1993年起，组织专家收集和翻译各国GCP指南作为参考，并邀请国外专家到国内交流指导，介绍经验。在此基础上，于1994年酝酿起草中国GCP，由药政管理部门组织首次中国GCP研讨会。1995年，国家药政管理部门组织诸骏仁、李家泰、桑国卫、汪复、游凯5位教授成立中国GCP起草5人小组，开始了中国GCP的起草工作。当年5月形成第一稿，6月修订为第二稿，8月召开第一次讨论会，9月在讨论会基础上修订为第三稿，10月召开第二次讨论会，11月修订为第四稿。1996年，相关部门咨询中医药管理局有关中药法规并制订第五稿。1997年，中国药政管理部门协同相关专家出席ICH第4次会议并制订形成第六稿。经过反复的修改和咨询，正式版GCP于1998年由卫生部定稿颁布，并于1999年由国家药品监督管理局（State Food and Drug Administration，SFDA）颁发执行，之后经修订的2003年版本GCP对推动我国临床试验规范研究和提升质量起到了积极作用。

随着我国药品研发的快速发展和药品审评审批制度改革的深化，2003版GCP中一些规定的内容已经不再适用，药物临床试验领域新概念的产生和新技术的应用，如基于风险的质量管理、电子数据等，尚未纳入GCP；近年药物临床试验数据核查中发现的比较集中的问题，如申办者、研究者、伦理委员会等各方的责任理解不清晰，试验操作不够规范，对于受试者的权益、安全保障不足，需要在GCP中明确和细化要求；2017年，国家药品监管部门加入ICH并成为管委会成员，应当遵循和实施相关指导原则，由于2003版GCP与ICH-GCP指导原则在体例上存在较大差异，需要对其内容做出相应的修改和增补，以适应药品监管工作的需要。因此，为贯彻落实2017年10月由中共中央办公厅、国务院办公厅印发的《关于深化审评审批制度改革鼓励药品医疗器械创新的意见》（厅字〔2017〕42号），根据新修订《药品管理法》，参照国际通行做法，突出以问题为导向，细化明确药物临床试验各方职责要求，并与ICH技术指导原则基本要求相一致，经历次修订后，2020版GCP应运而生，于2020年4月正式颁布，2020年7月1日正式施行。

4. 中国2020版GCP介绍

(1) 2020版GCP修订概要：与2003版GCP相比，2020版GCP修订后从原9000余字增加到24 000余字，从原13章70条调整为9章83条。修订保留了总则、研究者、申办者、试验方案、附则5个章节；增加了术语及其定义、伦理委员会、研究者手册、必备文件管理4个章节；删除了临床试验前的准备与必要条件、受试者的权益保障、监查员的职责、记录与报告、数据管理与统计分析、试验用药品的管理、质量保证、多中心试验8个章节，将其章节涉及内容按照责任主体和试验环节调整到相应的章节；《赫尔辛基宣言》作为总的原则性要求纳入"总则"中，不再附全文；临床试验保存文件作为指导原则单独另行发布。

(2) 2020版GCP修订的主要内容：①细化明确参与方责任：伦理委员会作为单独章节，明确其组成和运行、伦理审查、程序文件等要求。突出申办者主体责任，明确申办者是临床试验数据质量和可靠性的最终责任人，加强对外包工作的监管。合同研究组织应当实施质量保证和质量控制。研究者具有临床试验分工授权及监督职责。临床试验机构应当设立相应的内部管理部门，承担临床试验相应的管理工作。②强化受试者保护：伦理委员会应当特别关注弱势受试者，审查受试者是否受到不正当影响，受理并处理受试者的相关诉求。申办者制订方案时应明确保护受试者的关键环节和数据，制订监查计划应强调保护受试者权益。研究者应当关注受试者的其他疾病及合并用药，收到申办者提供的安全性信息后，应考虑受试者的治疗是否需要调整等。③建立质量管理体系：申办者应当建立临床试验的质量管理体系，基于风险进行质量管理，加强质量保证和质量控制，可以建立独立数据监查委员会，开展基于风险评估的监查。研究者应当监管所有研究人员执行试验方案，并实施临床试验质量管理，确保源数据真实可靠。④优化安全性信息报告：明确了研究者、申办者在临床试验期间安全性信息报告的标准、路径及要求。研究者向申办者报告所有严重不良事件。伦理委员会要求研究者及时报告所有可疑且非预期严重不良反应。申办者对收集到的各类安全性信息进行分析评估，将可疑且非预期严重不良反应快速报告给所有参加临床试验的相关方。⑤规范新技术的应用：电子数据管理系统应当通过可靠的系统验证，保证试验数据的完整、准确、可靠。临床试验机构的信息化系统具备建立临床试验电子病历条件时，研究者应首选使用，相应的计算机化系统应当具有完善的权限管理和稽查轨迹。⑥参考国际临床监管经验：临床试验的实施应当遵守利益冲突回避原则；生物等效性试验的临床试验用药品应当进行抽样、保存等；病史记录中应该记录受试者知情同意的具体时间和人员；若违反试验方案或规范的问题严重时，申办者可追究相关人员的责任，并报告药品监督管理部门。⑦体现卫生健康主管部门医疗管理的要求：伦理委员会的组成、备案管理应当符合卫生健康主管部门的要求；申办者应当向药品监管部门和卫生健康主管部门报告可疑且非预期严重不良反应。

(3) 2020版GCP的主要内容：①总体框架及内容：共9章83条。第1章为总则，共10条；第2章为术语及其定义，共1条，40个名词解释；第3章为伦理委员会，共4条；第4章为研究者，共13条；第5章为申办者，共28条；第6章为试验方案，共16条；第7章为研究者手册，共5条；第8章为必备文件管理，共5条；第9章为附则，共1条。②第1章：总则。GCP是药物临床试验全过程的质量标准，包括方案设计、组织实施、监查、稽查、记录、分析、总结和报告。明确了GCP制订的目的是保证药物临床试验过程规范，数据和结果的科学、真实、可靠，保护受试者的权益和安全。制订的法律法规依据为《中华人民共和国药品管理法》《中华人民共和国疫苗管理法》《中华人民共和国药品管理法实施条例》，同时遵循《赫尔辛基宣言》原则及相关伦理要求。③第2章：术语及其定义。解释了包含"临床试验"在内的40个专用术语的含义。例如，临床试验，指以人体（患者或健康受试者）为对象的试验，意在发现或验证某种试验药物的临床医学、药理学及其他药效学作用、不良反应，或者试验药物的吸收、分布、代谢和排泄，以确定药物的疗效与安全性的系统性试验。④第3章：伦理委员会。规定了伦理委员会的职责是保护受试者的权益和安全，应当对临床试验的科学性和伦理性进行审查，应当特别关注弱势受试者。伦理委员会的组成和运行应当符合卫生健康主管部门的要求。伦理委员会应当保留伦理审查的全部记录，包括伦理审查的书面记录、委员信息、递交的文件、会议记录和相关往来记录等。所有记录应当至少保存至临床试验结束后第

5年。研究者、申办者或者药品监督管理部门可以要求伦理委员会提供其标准操作规程和伦理审查委员名单。⑤第4章：研究者。规定了研究者和临床试验机构应当具备的资格和要求、完成临床试验所需的必要条件，明确了研究者应当给予受试者合适的医疗处理，尤其强调临床医生或者授权临床医生需要承担所有与临床试验有关的医学决策责任。同时规定了研究者的以下职责：研究者应在临床试验实施前和临床试验过程中保持与伦理委员会的沟通；应当遵守试验方案；应对申办者提供的试验用药品有管理责任；应当遵守临床试验的随机化程序；实施知情同意应当遵守《赫尔辛基宣言》的伦理原则；知情同意书和提供给受试者的其他资料应当包括"临床试验概况、试验目的、试验治疗和随机分配至各组的可能性、受试者需要遵守的试验步骤、试验可能导致受试者的风险或者不便"等20条要素；试验的源数据记录和收集应当具有可归因性、易读性、同时性、原始性、准确性、完整性、一致性和持久性；应按要求记录并上报安全性报告；提前终止或者暂停临床试验时，研究者应当及时通知受试者，并给予受试者适当的治疗和随访；研究者还应向伦理委员会和临床试验机构提供试验进展报告。⑥第5章：申办者。规定了申办者的以下职责：申办者应当把保护受试者的权益和安全及临床试验结果的真实、可靠作为临床试验的基本考虑；应当建立临床试验的质量管理体系，并基于风险进行质量管理；申办者的质量保证和质量控制应当符合本规范要求；应按要求委托合同研究组织；应当指定有能力的医学专家及时对临床试验的相关医学问题进行咨询；应当选用有资质的生物统计学家、临床药理学家和临床医生等参与试验；应按要求进行试验管理、数据处理与记录保存；按要求负责选择研究者和临床试验机构；应当在临床试验各方参与临床试验前明确其职责，并在签订的合同中注明试验各方的责任、权力和利益，以及各方应当避免的、可能的利益冲突，同时采取适当方式保证可以给予受试者和研究者补偿或者赔偿；应负责药物试验期间试验用药品的安全性评估；应委托授权监查和稽查人员进行临床试验质量的监督。⑦第6章：试验方案。规定了试验方案通常包括基本信息、研究背景资料、试验目的、试验设计、实施方式（方法、内容、步骤）等内容。⑧第7章：研究者手册。规定了申办者提供的《研究者手册》是关于试验药物的药学、非临床和临床资料的汇编，其内容包括试验药物的化学、药学、毒理学、药理学和临床的资料和数据。研究者手册目的是帮助研究者和参与试验的其他人员更好地理解和遵守试验方案，帮助研究者理解试验方案中诸多关键的基本要素，包括临床试验的给药剂量、给药次数、给药间隔时间、给药方式等，主要疗效和次要疗效指标和安全性的观察和监测。申办者应当制订《研究者手册》修订的书面程序。在临床试验期间至少一年审阅《研究者手册》一次。⑨第8章：必备文件管理。规定了临床试验必备文件是指评估临床试验实施和数据质量的文件，用于证明研究者、申办者和监查员在临床试验过程中遵守了本规范和相关药物临床试验的法律法规要求。必备文件是申办者稽查、药品监督管理部门检查临床试验的重要内容，并作为确认临床试验实施的真实性和所收集数据完整性的依据。申办者、研究者和临床试验机构应当确认均有保存临床试验必备文件的场所和条件。同时规定了必备文件保存的年限为至少保存至试验药物被批准上市后5年。⑩第9章：附则。明确了本规范自2020年7月1日起施行。

(4)《医疗卫生机构开展研究者发起的临床研究管理办法（试行）》：2021年9月9日，国家卫生健康委员会在北京召开医疗卫生机构临床研究规范管理试点工作启动会，正式发布《医疗卫生机构开展研究者发起的临床研究管理办法（试行）》，定于2021年10月1日在北京市、上海市、广东省和海南省先行试点实施。医疗机构开展的研究者发起的临床研究是指医疗卫生机构开展的，以个体或群体（包括医疗健康信息）为研究对象，不以药品医疗器械（含体外诊断试剂）等产品注册为目的，研究疾病的诊断、治疗、康复、预后、病因、预防及健康维护等的活动。以上临床研究可参考GCP规范设计与实施，并遵循《涉及人的生物医学研究伦理审查办法》的伦理原则。

(5) 真实世界研究相关法规：2020年1月，国家药品监督管理局药品审评中心发布《真实世界证据支持药物研发与审评的指导原则（试行）》，明确真实世界研究所产生的真实世界证据既可用于支持药物研发与监管决策，也可用于其他科学目的（如不以注册为目的临床决策等）。主要用于支持药物监管决策、以临床人群为研究对象的真实世界研究，个别情形下也会涉及更广泛的自然人群，如疫苗等健康人群的预防用药。2021年4月发布《用于产生真实世界证据的真实世界数据指导原则（试行）》，作为《真实世界证据支持药物研发与审评的指导原则（试行）》的补充，从真实世界数据的定义、来源、评价、治理、标准、安全合规、质量保障、适用性等方面，对真实世界数据给出具体要求和指导性建议，以帮助申办者更好地进行数据治理，评估真实世界数据的适用性，为产生有效的真实世界证据做好充分准备。

（二）Ⅰ～Ⅲ期临床试验设计要点

1. Ⅰ期临床试验设计

(1) 健康受试者Ⅰ期临床试验设计要点：通常，健康受试者的FIH研究为随机、双盲、安慰剂对照、剂量递增设计。按给药方式可分为单次给药剂量递增（single ascending dose，SAD）研究和多次给药剂量递增（multiple ascending dose，MAD）研究。

①单次给药剂量递增研究：a. 设计要点：SAD研究旨在评价在每个剂量水平下药物的安全性和耐受性，表征药物在人体内的PK特征。通过建立初步的剂量–暴露关系；评价是否存在非线性PK，是否存在吸收地和等，还应考虑描述药物的PD效应，建立初步的PK/PD关系；为MAD研究设计提供依据。SAD研究将筛选合格的健康受试者随机化分组，确保组间基线特征均衡可比，减少选择偏倚、混杂偏倚等影响研究结果的系统误差，同时在试验过程中，通过设置盲法、安慰剂对照等措施，减小来自研究人员及受试者的偏倚，可靠地评估药物的安全性和耐受性。受试者的数量主要基于对安全性和药物预期的PK变异性的考量。可以考虑在低剂量组适当减少受试者数量，提高爬坡效率，在高剂量组适当增加，充分评估PK特征和安全性/耐受性。

b. 剂量爬坡和终止：对于安全性定性定量的规范描述和分析对爬坡或终止的决策十分重要。建议参照一些通行的国际标准或行业标准，对研究过程中出现的不良反应（adverse effect，AE）进行分类、分级和归因，如常见不良反应评价标准（the common terminology criteria for adverse events，CTCAE）。对于研究过程中出现的AE，在判定和研究药物相关的前提下，当在同一剂量组接受研究药物的受试者中累计超过一定比例时，可以考虑终止爬坡。例如，1/3或超过1/3受试者出现3级或3级以上AE。可以结合AE级别和类型，对累积比例进行适当调整，如1/2或超过1/2受试者出现2级或2级以上AE，或出现1例严重不良事件（serious adverse effect，SAE）。剂量递增幅度在开始可以较快，后期放慢，保证安全的前提下以合理的梯度快速达到最大目标剂量。通常，FIH的最大计划剂量是在最敏感种属的NOAEL水平下的预期暴露，或者该剂量的分数或倍数，具体取决于高于NOAEL的剂量下出现的毒性反应。

②多次给药剂量递增研究：a. 剂量和给药方案：一般MAD研究会评估2～4个剂量水平。MAD部分最低剂量应达到产生最小药理学效应的暴露水平。基于SAD研究的安全性和耐受性，MAD研究中的起始剂量可能高于SAD研究中的起始剂量，特别是既往已有同作用机制药物经验的试验药物，但MAD每个剂量组的给药周期内的总暴露不应高于SAD部分已确证过的暴露水

平。各剂量递增水平应基于预期的暴露和（或）PD效应充分间隔开来。可以考虑囊括预期暴露范围内的中间剂量来丰富剂量-暴露关系的研究。MAD研究的最大剂量通常与SAD研究的最大安全性和耐受性暴露和非临床数据预测的人体暴露限度相关，最大剂量的稳态暴露应能覆盖Ⅱ期临床试验中所需的暴露。理想状态下，MAD阶段的最大暴露应能达到一个安全的超治疗暴露，以涵盖未来药物间相互作用（drug-drug interaction，DDI）、特殊人群研究和全面QT研究中可能需要的超治疗暴露。一般要求受试者应给药至稳态，并在稳态下有一定时间的临床观察期。对于预计会快速抗药产生副作用而导致总体给药持续时间延长的药物，采用剂量滴定的方案可能更合适。如果预期存在时间依赖性PK（如自身诱导或时间依赖性的抑制剂类药物），则研究持续时间应足够长，以充分评估这种可能性。b. 剂量爬坡和终止规则：在开启每个剂量组之前，将持续审查已获得的所有前序受试者的安全性数据和（或）PK数据，如果该剂量组耐受性良好且安全性和稳态PK数据已充分评估，则将进展至下一剂量。如果已达到预期的暴露或安全性不耐受等，则将停止剂量爬坡。应在研究方案中明确说明支持剂量递增审查所需的数据要求和爬坡停止的标准等。c. SAD研究和MAD研究的整合：通常情况下，SAD研究的受试者不参加MAD研究，但在SAD研究的各个剂量组的安全性、耐受性、PK特征等得到确认之后，方案设计可以允许无缝地开启MAD研究。对于作用机制较新、消除半衰期较长、药物安全性有一定风险的药物，该设计是较合适的SAD和MAD整合的设计。d. 对于药物作用机制：明确或已有同类上市药物可参考、消除半衰期较短的小分子化合物，可以考虑部分SAD研究的受试者与MAD共用的整合设计。在SAD部分的较高剂量组完成单次给药洗脱之后，还使用相同的受试者继续接受多次给药研究。有时为了安全起见，还会等SAD下一个剂量组的安全性得到确证以后，再开启上一个剂量组的MAD部分。这样的设计方法节省了样本量和受试者重新招募的时间。但是即使经过一定的洗脱期，混杂因素的影响依然不可避免，出现问题也较难解释，选择时应结合试验药物作用机制和PK特征综合考虑。

(2) 患者Ⅰ期临床试验设计要点：与健康受试者FIH先有单次给药研究且设立空白对照再进入多次给药研究不同，考虑到患者潜在的治疗获益，FIP通常直接为多次给药研究且没有空白对照。FIP研究通常包括剂量爬坡研究和剂量扩展研究。

剂量爬坡研究：剂量爬坡研究通过合理科学的剂量递增方法，观察一定时间内发生剂量限制性毒性（dose limiting toxicity，DLT）的数量，综合PK、初步疗效等数据，确定试验药物的推荐Ⅱ期剂量（recommended phase Ⅱ dose，RP2D）。

①剂量限制性毒性：DLT是剂量爬坡的关键，DLT的定义多为与试验药物相关的3级以上的非血液学毒性及≥4级的血液性毒性，多会对中性粒细胞引起的发热进行定义，同时根据试验药物的毒性特点，对胃肠道反应、肝肾功能损伤、用药后可能产生异常生理现象、因安全性问题而剂量调整或停药的时间也有相应的要求。用于剂量爬坡决策的DLT观察期一般定义为第一个给药周期。

细胞毒性药物导致的DLT发生时间通常会在用药后不久，而新型抗肿瘤药如靶向药物、免疫肿瘤药物等存在迟发或轻度蓄积的毒性，可能不在DLT评估窗口内，在定义DLT的观察期时应综合考虑。对于DLT观察期之外发生有意义的相关毒性也应予以关注，在做剂量爬坡决策时应综合考量。

②剂量递增方法："3+3"方法是最经典的抗肿瘤药剂量爬坡方法，优点是易于理解、操作简单，不需要复杂的统计学和模型工作的支持。然而，"3+3"方法是一种比较保守的爬坡方法，尤其是起始剂量估算不准确特别是偏低时，可能导致较高比例的患者接受的是亚治疗剂量的药物，

带来一定的伦理问题。

加速滴定法（accelerated titration design，ATD）也是较常见的爬坡方法，可以认为是改良的"3+3"方法。ATD方法的优点是在起始阶段可以迅速地爬坡，减少暴露在亚治疗剂量下的患者人数，在发生毒性反应之后转为保守爬坡方式，保护患者安全，缺点是低剂量水平受试者较少，导致对PK和PD数据的收集和分析相对不足，尤其对于窄治疗窗药物应避免使用该方法。

连续重新评估法（continual reassessment method，CRM）是利用模型指导剂量爬坡，提高找到最大耐受剂量（maximal tolerated dose，MTD）的效率。先建立基础剂量-毒性模型，选定起始剂量，试验开始后，将每个患者的数据纳入模型，预测并控制发生DLT的概率。CRM相比ATD是更激进的爬坡方案，若耐受性良好时甚至可以跳过某些剂量组更快速地爬坡，由于每个患者的数据都贡献到模型优化中，下一个入组患者的风险可以得到更科学地预测和把控。但是CRM需要深度的生物统计学和定量药理学的支持，有时过度依赖模型可能会忽视患者临床指征的综合考量。

其他依靠模型指导剂量爬坡的方法也逐渐涌现，如修正的毒性概率模型（modified toxicity probability interval，mTPI）、贝叶斯逻辑回归模型（Bayesian logistic regression model，BLRM）等，已越来越多地用于指导FIP的剂量爬坡。实际运用时可以根据药物特性、已有数据、各种方法的优缺点综合选择一个较合适的爬坡方案设计。

③剂量扩展研究：在选定RP2D之后，患者FIP进入剂量扩展阶段。与剂量爬坡阶段相比，研究目的发生了改变，剂量扩展阶段更多地关注药物的安全性和初步疗效。此外，招募受试者的标准也不同，剂量扩展队列研究纳入的受试者很可能属于一个更窄、定义更明确的目标患者类别。

剂量扩展队列研究会纳入特定肿瘤类型或通过生物标志物检测筛选的目标人群，在相对扩大的人群中验证剂量爬坡阶段选择的RP2D的安全性和耐受性，进一步积累PK、PD和生物标志物等数据，用较少的患者初步验证药物概念或药物机制，利用一些替代或短期的终点指标对试验药物的有效性进行初步评价。

在定义剂量扩展队列的受试人群时，若同类药物已有明确预测性的生物标志物时，在剂量扩展试验中可以运用该生物标志物检测筛选入组目标受试者；若同类药物无明确预测性的生物标志物时，可通过剂量递增阶段探索潜在的生物标志物，用于剂量扩展队列人群的筛选。在剂量扩展阶段选择纳入研究受试者的瘤种时，建议结合疾病的标准治疗、药物临床研发整体策略、目标适应证的临床价值等综合选择。

(3) Ⅰ期临床试验中临床药理学研究的考量：当非临床数据提示试验药物存在药物-药物相互作用（drug-drug interaction，DDD）的风险，或对早期临床试验中的入选/排除标准和伴随用药有影响时，可以考虑把DDI纳入FIH研究。若抗肿瘤药物预测主要经由CYP3A代谢，评价通过CYP3A介导的DDI在FIP中尤为重要。研究设计可以参考相关的指导原则，与FIH嵌套结合。

如果预测食物对药物PK特征可能产生临床相关的影响，可以考虑在FIH研究中评估食物的影响，指导后续研发方案中诸如服药方式、生活方式的要求，合并用药的规定等。

对于生物制剂，由于动物研究无法准确预测人体免疫应答，FIH是第一个评估试验药物免疫原性的研究。免疫原性的存在与否、滴度大小、持续时间等，都可能对药物的PK、临床安全性和疗效产生影响。FDA发布的"治疗性蛋白产品的免疫原性评估"指导原则详细描述了监管对FIH中免疫原性评估的预期。

(4) Ⅰ期临床试验评价要点如下。

①研究目的和研究终点：a. 主要研究目的和主要研究终点：对于健康受试者FIH、SAD和MAD部分的主要研究目的是确认单次和多次给药的安全性和耐受性；SAD和MAD部分对应的主要研究终点包括治疗后出现的不良事件

(treatment emergent adverse event，TEAE）和试验药物相关的不良事件（treatment related adverse event，TRAE）、实验室检查异常、生命体征和心电图有临床意义的异常等。对于患者FIP，剂量爬坡部分的主要研究目的是研究在患者人群中的安全性和耐受性并寻找MTD/MAD，确认单药或联合治疗的RP2D；对应的主要研究终点为DLT观察期内的DLT发生率。剂量扩展部分的主要研究目的是在目标适应证人群中探索初步的安全性和有效性，对应的主要安全性终点包括AE的发生频率、级别等，有效性终点包括一些临床疗效终点和（或）替代终点等。b.次要研究目的和次要研究终点：健康受试者FIH研究SAD和MAD部分重要的次要研究目的包括表征单次给药以后试验药物的PK特征，对应的次要研究终点是关键的PK参数。其他次要研究目的包括，试验药物的PD特征或相关的生物标志物，对应的次要研究终点包括相关PD指标和生物标志物的表达、变化、上/下调等；对于大分子药物，还要评价药物的免疫原性，对应的次要研究终点包括抗药抗体和中和抗体的发生率、滴度、持续时间等。患者FIP剂量爬坡和剂量扩展部分的次要研究目的是表征试验药物在不同剂量水平下的PK特征，对应的次要研究终点是关键的PK参数。若涉及联合用药，试验药物和联合药物的PK特征可以帮助判断潜在DDI的风险，联合用药的安全性、初步疗效的评价可以为后续开展Ⅱ期临床试验选择患者人群、优化给药方案提供指导，也是研究时需要考虑和关注的方面。

②数据分析：基于探索性目的的Ⅰ期临床试验，样本量通常较少。应在研究方案和统计分析计划中确定每个队列研究的样本量，并阐述其合理性。数据分析通常采用描述性分析，也可采用推断性分析，分析方法可针对每一队列研究单独考虑，也可将多个队列研究合并起来进行统计分析。

受试者个体血药浓度－时间数据可以采用非房室模型、房室模型等方法进行PK分析。根据研究中获得的各受试者的血药浓度数据绘制个体受试者及各组受试者的药－时曲线，通过计算药物的主要PK参数，全面反映试验药物在人体内PK特征。可使用剂量－PK参数散点图和描述性统计分析等方法进行初步的剂量－暴露比例关系分析。

在研究数据充分的情况下，可建立受试者/患者群体PK模型，针对一个或多个可能影响PK的相关因素进行分析，如年龄、性别、种族、体重、肝/肾功能损伤、基因多态性、饮食、药物相互作用等。可以运用定量药理学的建模与模拟方法，使用不同队列研究、不同试验、不同来源（非临床数据、文献数据等）的数据合并建模，形成支持方案设计和决策的证据，为后续研究的给药方案（如首剂加倍、按体重给药、给药间隔等）提供依据。

③风险控制：受试者的安全和健康始终应该是药物临床试验的重中之重，在研究期间获得可能影响受试者参加或继续参加试验的新的决定性信息时，应及时更新知情同意书。

数据监查委员会（data monitoring committee，DMC）可以客观公正地评估试验药物的安全性和有效性。DMC的职责包括但不限于：安全性监查、有效性监查及对方案修订 提出建议等，以降低受试者的风险。DMC应负责实时审查所有SAE，以评估总体安全性信息并给出建议。

伦理委员会（ethics committee，EC）应审查并批准临床试验之后方可启动临床试验，并且在整个试验期间持续对试验的伦理性进行审查。EC应在批准时根据药物风险及临床试验时间等进行风险等级评估，明确规定持续审查频率。

Ⅰ期临床试验应制订针对性的风险控制计划及相应措施。风险控制计划中应包含（但不限于）以下信息：试验药物可预期的和不可预期的AE列表，对AE的监控、管理和处置等。

2.Ⅱ~Ⅲ期临床试验设计和实施要点　药物的临床研发完成Ⅰ期临床试验安全性评价后，就进入Ⅱ、Ⅲ期临床试验疗效和安全性评价阶段。

Ⅱ期临床试验需要完成疗效的初步探索，包括概念验证试验（proof of concept，POC）和剂量探索试验，然后是Ⅲ期确证试验。

(1) 研究设计的要素如下。

①研究对象：对于参加临床试验的患者应有明确界定。首先，必须有明确的诊断标准。一般会采用专业协会指导原则的最新诊断标准。此外，对于患者的病情、病理类型等也要有明确的规定。根据研究目标和药物的特性，研究者可以选择最能反映药物疗效的患者进行临床试验。另外，考虑到伦理、受试者的安全性、依从性及伴随疾病的干扰等问题，可以排除孕妇、儿童、有严重伴随疾病的对象。当然，临床试验必须取得受试者和（或）监护人的知情同意。以上信息一般在方案的入选标准和排除标准中体现。

②处理因素：在临床试验中，要明确处理因素，包括试验药物及对照药物的品种、剂量、疗程，尽量保证标准化和均一化。对于可能构成混杂的非处理因素，要进行控制。研究者既要考虑到试验组和对照组受试者的基线特征的差异，还要注意实施过程中的实施偏倚和检测偏倚。

对照药的选择是临床试验成败的一个重要因素。选择安慰剂做对照，要考虑伦理问题，入组时要控制病情，也要控制安慰剂效应，观察疗程要适当长一些。要设置研究药物的起效期，受试者过了起效期，因疗效不佳，则该病例是这个临床试验的有效病例，但疗效结果为无效。

选择阳性对照药进行非劣效临床试验，阳性对照药要有足够的循证医学证据证实该药治疗这个适应证是有效的，不能以某个已经上市的药作为有效性的证据。

如果临床试验中，有较大可能发生补救用药，则主要终点评价指标应尽可能选择定性指标（有效或无效，治愈或未治愈等）。一般要求尽可能不要补救用药，如果发生补救药，需要审慎考虑补救用药对效应指标的影响，通过合理的方法估计目标。

③观察指标：观察指标是指能反映临床试验中药物有效性和安全性的观察项目。观察指标必须在研究方案中有明确的定义和可靠的依据，不允许随意修改。

观察指标需要注意区分个体终点指标和汇总评价指标，个体终点指标一般要求有较好的临床意义，重复性好，测量或评价方法可靠。尽可能用客观指标。原则上要在方案中注明测量方法（常规临床检查指标可以不写），并且要明确某个时间点的这个评价指标。

对于观察指标，在研究的设计阶段，首先需要根据研究目的，严格定义与区分主要指标和次要指标，其次是根据主要指标的性质（定量或定性）和特征（一个或多个、单一指标或复合指标、临床获益或替代指标、客观/主观指标或全局评价指标等），调整研究的统计设计策略，以达到研究的预期目的。

a. 主要指标和次要指标：主要指标又称主要终点，是与试验主要研究目的有本质联系的，能确切反映药物有效性或安全性的观察指标。主要指标应根据试验目的选择易于量化、客观性强、重复性高，并在相关研究领域已有公认标准的指标。

一般情况下，主要指标仅为一个，用于评价药物的疗效或安全性。若一个主要指标不足以说明药物效应时，可采用两个或多个主要指标。方案中应详细描述所关注的主要指标的设计参数及其假设、总Ⅰ类错误率和Ⅱ类错误率的控制策略。主要指标将用于临床试验的样本量估计，多个主要指标的情况下，将制订对总Ⅰ类错误概率的控制策略并保证研究有足够的把握度。

主要指标，包括其详细定义、测量方法（若存在多种测量方法时，应该选择临床相关性强、重要性高、客观并切实可行的测量方法）、统计分析模型等，都必须在试验设计阶段充分考虑，并在试验方案中明确规定。

次要指标是与次要研究目的相关的效应指标，或与试验主要目的相关的支持性指标。在试验方案中，也需明确次要指标的定义，并对这些指标在解释试验结果时的作用及相对重要性加以说明。一个临床试验，可以设计多个次要指标，但不宜过多，足以达到试验目的即可。

b. 复合指标：当难以确定单一的主要指标时，可按预先确定的计算方法，将多个指标组合构成一个复合指标。临床上采用的量表（如神经、精神类、生活质量量表等）就是一种复合指标。将多个指标组合成单一复合指标的方法需在试验方案中详细说明。主要指标为复合指标时，需要对复合指标中有临床意义的单个指标进行单独分析。

c. 全局评价指标：全局评价指标是将客观指标和研究者对受试者疗效的总印象有机结合的综合指标，通常是等级指标，其判断等级的依据和理由应在试验方案中明确。全局评价指标可以评价某个治疗的总体有效性或安全性，带有一定的主观成分，因此，其中的客观指标常被作为重要的指标进行单独分析。

以全局评价指标为主要指标时，应该在方案中考虑该全局评价指标与主要研究目的的临床相关性、信度和效度、等级评价标准和单项缺失时的估计方法。

d. 替代指标：替代指标是指在直接评价临床获益不可行时，用于间接反映临床获益的观察指标。一个指标能否成为临床获益的替代指标，需要考察：①指标与临床获益的关联性和生物学合理性；②在流行病学研究中该指标对临床结局的预测价值；③临床试验的证据显示药物对该指标的影响程度与药物对临床结局的影响程度一致。

选择替代指标为主要指标，可以缩短临床试验期限，但也存在一定的风险，尤其是"新"替代指标。药物在替代指标上的优良表现并不一定代表药物对受试者具有长期的临床获益，药物在替代指标上的不良表现也不一定表示没有临床获益。

(2) 偏倚的控制：偏倚又称偏性，是临床试验在设计、执行、测量、分析过程中产生的，可干扰疗效和安全性评价的系统误差。在临床试验中，偏倚包括各种类型的对研究方案的违背与偏离。由于偏倚会影响疗效、安全性评价结果，甚至影响临床试验结论的正确性，因此在临床试验的全过程中均须控制偏倚的发生。随机化、分配隐藏和盲法是控制偏倚的重要措施。

①随机化：临床试验中随机化原则是指临床试验中每位受试者均有同等的机会被分配到试验组或对照组中的实施过程或措施，分组不受研究者和（或）受试者主观意愿的影响。随机化的目的是使各种影响因素（包括已知和未知的因素）在处理组间的分布趋于相似。随机化与盲法相结合，可有效避免处理分组的可预测性，控制对受试者分组的选择偏倚。临床试验的随机化的方法，一般采用区组随机化法、分层随机化法和动态随机化。

②盲法：由于对随机化分组信息的知晓，研究者可能选择性入组受试者，受试者可能受到主观因素的影响，可能产生疗效与安全性的评价偏倚或选择性确定分析人群等。盲法是控制临床试验中因"知晓随机化分组信息"而产生的偏倚的重要措施之一，目的是达到临床试验中的各方人员对随机化处理分组的不可预测性。

根据设盲程度的不同，盲法分为双盲、单盲和非盲（开放）。在双盲临床试验中，受试者、研究者（对受试者进行筛选的人员、终点评价人员及对方案依从性评价人员）、与临床有关的申办方人员对处理分组均应处于盲态；单盲临床试验中，仅受试者或研究者一方对处理分组处于盲态；开放性临床试验中，所有人员都可能知道处理分组信息。

双盲的临床试验，要求试验药和对照药（包括安慰剂）在外观（剂型、形状、颜色、气味）上的一致性；如果试验药与对照药用药方式有差异，还需要做到试验组与对照组在药物使用上的一致性。若要达到双盲的目的，可采用双模拟技术。在使用双模拟技术的临床试验中，受试者的用药次数与用药量将会增加，可能导致用药依从性降低。

(3) 试验设计的基本类型：在整个临床试验周期中，根据不同的研究目的可以采取不同的研究设计类型。在探索性早期，可以采取单臂设计、小样本对照研究等，Ⅱ期探索性后期和Ⅲ期确证性研究可以采用随机对照设计。常见的试验类型如下。

①单臂设计：在疗效探索的开始阶段，可以采用单臂设计。常见的单臂设计有 Gehan 设计、Simon 两阶段设计等。Gehan 设计的单阶段设计需要设定一个最低疗效阈值，然后根据概率计算确定样本量和试验成功的最小响应例数。两阶段设计需要设定高低两个阈值，疗效低于较小的阈值为不可接受阈，疗效高于较高的阈值为可以接受阈，处于两者之间为尚不确定。在研究中根据事先确定的样本量及出现预设事件的例数决定试验是否成功。

②平行组设计：平行组设计是最常用的临床试验设计类型，可为试验药设置一个或多个对照组，试验药也可设多个剂量组。对照组可分为阳性或阴性对照。阳性对照一般采用按所选适应证的当前公认的有效药物，阴性对照一般采用安慰剂，但必须符合伦理学要求。试验药设一个或多个剂量组取决于试验的目的。

③交叉设计：交叉设计是按事先设计好的试验次序，在各个时期对受试者逐一实施各种处理，以比较各处理间的差异。交叉设计是将自身比较和组间比较设计思路综合应用的一种设计方法，它可以较好地控制个体间的差异，以减少受试者人数。

最简单的交叉设计是 2 种药物 2 个阶段的形式，又称 2×2 交叉设计，对每个受试者安排两个试验阶段，分别接受 A、B 两种试验用药物，而第一阶段接受何种试验用药物是随机确定的，第二阶段必须接受与第一阶段不同的另一种试验用药物。因此，每个受试者接受的药物可能是先 A 后 B（AB 顺序），也可能是先 B 后 A（BA 顺序），故这种试验又简记为 AB/BA 交叉试验。两阶段交叉试验中，每个受试者需经历以下几个试验过程，即准备阶段、第一试验阶段、洗脱期和第二试验阶段。

每个试验阶段的用药对后一阶段的延滞作用称为延滞效应。前个试验阶段后需安排足够长的洗脱期或有效的洗脱手段，以消除其延滞效应。采用交叉设计时应考虑延滞效应对试验数据分析评价的影响。

④适应性设计：在探索性研究阶段，可以参考的数据非常有限，因此可能造成设计元素存在较大的偏差，从而直接影响试验的成败。由于药物研发的推动和技术方法的发展，适应性设计也得到越来越多的研究与应用。适应性设计允许根据试验期间累积的数据对试验设计进行修改，以修正初始设计的偏差，从而增加试验的成功率，提高试验的效率。

成组序贯设计是最早应用于临床试验的适应性设计，其后，适应性设计较广泛地用于样本量的重新估计，现今逐步推广和发展到多种类型的试验设计，例如，两阶段设计、平台试验设计等更为复杂的设计。适应性Ⅱ/Ⅲ期无缝设计是目前常见的一种适应性设计。这种设计具有很多优点，例如可以缩短通常由Ⅱ期临床试验结束时到Ⅲ期临床试验开始时的时间间隔、减少试验的总样本量、缩短试验的时长、减少试验的费用等。同时，因Ⅱ期入组的受试者有更长的随访时间，有时可以更早地观察到药物的长期安全性。

(4) 多中心试验：多中心试验指由一个单位的主要研究者总负责，多个单位的研究者参与，按同一个试验方案同时进行的临床试验。多中心试验可以在较短的时间内入选所需的病例数，且入选的病例范围广，临床试验的结果更具代表性。但影响因素亦随之更趋复杂。

多中心试验必须遵循同一个试验方案在统一的组织领导下完成整个试验。各中心试验组和对照组病例数的比例应与总样本的比例大致相同。多中心试验要求试验前对人员统一培训，试验过程要有良好的质控措施。当主要指标易受主观影响时，需进行统一培训并进行一致性评估。当主要指标在各中心的实验室的检验结果有较大差异或参考值范围不同时，应采取相应的措施进行校正或标准化以保证其可比性，如采用中心实验室检验等。如预期多中心间检验结果有较大差异，应在临床试验方案中预先规定可能采用的差异性的检验及校正方法。

在多中心临床试验中，可按中心分层随机；当中心数较多且每个中心的病例数较少时，可不按中心分层。

(5) 样本量：在确证性临床试验中，样本量应具有足够大的统计学检验把握度，以确保对所提出的问题给予一个可靠的回答，同时也应综合考虑监管部门对样本量的最低要求。样本量的大小通常以临床试验的主要疗效指标来确定，如果需要同时考虑主要疗效指标外的其他指标（如安全性指标或重要的次要指标），应明确说明其合理性。一般来说，在样本量的确定中应该说明以下相关因素，包括设计的类型（如优效、等效、非劣效）、主要疗效指标的明确定义、临床上认为有意义的差值、检验统计量、检验假设中的原假设和备择假设、Ⅰ类和Ⅱ类错误率及脱落和方案违背的比例等。在以事件发生时间为主要疗效指标的生存分析中，可以根据统计学检验把握度直接得到试验所需事件数。需要根据事件发生率、入组速度及随访时间推算试验所需样本量。

样本量的具体计算方法及计算过程中所需用到的主要指标的统计参数（如均值、方差、事件发生率、疗效差值等）的估计值应在临床试验方案中列出，同时需要明确这些估计值的来源依据。

3. 试验结果分析的统计学考量 在临床试验数据的统计分析中，需要明确治疗效应是否存在，并合理估计其大小，哪些受试者应当包括在内，哪些受试者不应当包括在内，这是分析试验结果时首先要考虑的"分析集"（analysis set）问题。

构建相应临床问题的"估计目标"有助于精确描述治疗效应，对于可能影响治疗效应的"伴发事件"需要深思熟虑地定义，如终止分配的治疗，使用额外或其他治疗，或终末事件（如死亡）等。并且要事先确定如何控制伴发事件对于效应值的影响，进行灵敏度分析。

(1) 分析集详述如下。

①分析集的种类：a. 意向性治疗分析集：意向性治疗（intention to treat，ITT）分析集是指对主要分析应当将所有已随机化的患者作为所分到的处理组的患者进行随访、评价和分析而不管其是否依从计划的治疗过程。这种保持初始的随机化的做法对于防止偏性是必要的，并且为统计检验提供了可靠的基础。b. 全分析集：鉴于意向性治疗原则在实践中贯彻的困难，ICH E9 统计分析指导原则中提出了全分析集（full analysis set，FAS）的概念。FAS 是指尽可能按 ITT 原则的病例集中，由所有已随机化的病例中以合理的方法尽可能少地排除病例。已经随机化的患者有时不得不从 FAS 中剔除。主要有以下情况。违反合法性（eligibility violation）：是指患者违反了主要入组标准，本不应当进行随机化。患者未曾用药：如果患者在随机化之后从未用过试验药物，则从 FAS 中剔除是合理的。一般来说，这时仍然符合 ITT 的原则。没有任何数据：如果患者在随机化之后没有进行测定，因而没有数据，也必须剔除。c. 符合方案集（per protocol set，PPS），有时也称"有效病例"（valid cse）或"可评价"（evaluble）病例。它是指 FAS 中更加符合方案的受试者的子集。这部分病例具有以下特征：完成了预先确定的治疗的最小量；主要变量可以测定；没有重大的对方案的违反。d. 安全集（safety set，SS）是指曾经应用其所在组药物至少一次者，用于安全性分析。安全集用于安全性的分析，不管患者是否包含在符合方案集中，只要患者用过至少一次药，就应当统计其不良事件和不良反应。

②分析集的比较和应用：FAS 尽量遵照 ITT 的原则，尽量保留已随机化的病例，因而较能防止偏性并为统计分析提供可靠的基础。但是，由

于应用了末次访视结转（last observation carried forward，LOCF）等方法，患者的结果有时以疗程中间的数据代替，因而可能使疗效的估计偏低，即比较保守。但这种情况所提供的疗效的估计却更接近实际情况（在实践中也会有患者退出治疗）。

符合方案集能更好地反映试验方案的科学模型，但由于排除了一部分在治疗中途退出或失落的患者，因而可能夸大了疗效。如果患者对方案的违反与处理有关（如果某组疗效不好则患者更易退出），则会有较严重的偏倚。

在优效性试验中，为了避免由于符合方案集对疗效的偏大估计，一般以FAS作为主要的分析集，因为它比较保守。而在等效或非劣效性试验中用FAS一般并不保守。

在证实性（confirmative）试验时，通常应当同时作FAS和符合方案的分析，从而可以对它们的差异进行讨论和解释。当FAS和符合方案集得出基本相同的结论时，说明试验结果可靠。

③估计目标和伴发事件：药物开发和批准的核心问题是明确治疗效应是否存在，并估计其大小：如何比较相同受试者接受不同治疗的结局（即如果受试者未接受治疗或接受不同治疗）。毫无疑问，随机化是对照临床试验的基石，分析时应最大限度地利用随机化的这一优势。然而，根据ITT原则估计治疗效应并非总是代表与监管和临床决策最相关的治疗效应。

估计目标是对治疗效应的精确描述，反映了既定临床试验目的提出的临床问题。它在群体层面上总结了同一批患者在不同治疗条件下比较的结果。估计的目标将在临床试验之前定义。一旦定义了估计的目标，即可设计试验以可靠地估计治疗效应。

在构建估计目标时需要考虑伴发事件。伴发事件是指治疗开始后发生的事件，可影响与临床问题相关的观测结果。可影响观测结果解释的伴发事件包括终止所分配的治疗和使用额外或其他治疗。使用额外或其他疗法可以有多种形式，包括改变基础治疗或合并治疗、转组治疗。

在定义临床问题时，需要根据伴发事件和治疗及结局的关系考虑不同的策略。疗法策略：伴发事件的发生与定义治疗效应无关，即无论是否发生伴发事件，均会使用相关变量的值。假想策略：设想一种没有发生伴发事件的情景。此时，体现临床问题的变量值是在所假设的情景下采用的变量值。复合变量策略：伴发事件本身可提供关于患者结局的信息，因此将其纳入变量的定义之中。防治策略：关注在伴发事件发生之前的治疗效应。主层策略：认为目标人群是会发生伴发事件的"主层"。或者，目标人群是不会发生伴发事件的主层。临床问题仅在该主层中与治疗效应相关。

基于特定估计目标的统计推断，应该对数据的局限及主估计方法统计模型中假设的偏离具有稳健性。这种稳健性应通过灵敏度分析来评价。基于缺失数据，需要考虑不同的缺失原因，理由不同的填补测量进行灵敏度分析。

(2) 比较的类型：临床试验中比较的类型，按统计学中的假设检验可分为优效性检验、等效性检验和非劣效性检验。在临床试验方案中，需要明确试验的目的和比较的类型。

优效性检验的目的是显示试验药的治疗效果优于对照药，包括试验药是否优于安慰剂；试验药是否优于阳性对照药；剂量间效应的比较。等效性检验的目的是确证两种或多种治疗的效果差别大小在临床上并无重要意义，即试验药与阳性对照药在疗效上相当。而非劣效性检验目的是确证试验药的疗效如果在临床上低于阳性对照药，其差异也在临床可接受范围内。

在显示后两种目的试验设计中，阳性对照药的选择要慎重。所选阳性对照药需是已广泛应用的、对相应适应证的疗效和用法用量已被证实，使用它可以有把握地期望在目前临床试验中表现出相似的效果；阳性对照药原有的用法用量不得任意改动。阳性药物选择时应考虑以下两个方面。

①阳性对照有效性的既有证据：阳性对照效应来源于文献报道的有良好试验设计的试验结果，这些历史试验已明确显示本次非劣效试验中采用的阳性对照或与其类似的药物优于安慰剂，且随着时间迁移，阳性对照的疗效基本维持稳定。根据这些试验结果以可靠地估计出阳性对照的效应大小。阳性对照的效应量是非劣效试验的关键设计参数（用以确定非劣效界值），效应量估计时需要非常审慎。

②阳性对照药物效应的稳定性：阳性对照效应的估计来源于历史研究，虽然考虑了历史研究间的变异，但仍受到很多因素诸如当时的受试人群、合并用药、疗效指标的定义与判定、阳性对照的剂量、耐药性及统计分析方法等的影响。因此，采用非劣效试验设计时要尽可能地确保本次临床试验在以上提及的诸多因素方面与历史研究一致。

进行等效性检验或非劣效性检验时，需预先确定一个等效界值（上限和下限）或非劣效界值（上限或下限），这个界值应不超过临床上能接受的最大差别范围，并且应当小于阳性对照药与安慰剂的优效性试验所观察到的差异。非劣效界值一般由统计专家和临床医学专家共同确定。在等效界值的确定中，可以用类似的方法确定下限和上限。从技术层面来说，等效性检验双侧置信区间（confidence interval，CI）等同于两个同时进行的单侧假设检验，而非劣效检验是单侧检验。非劣效/等效检验统计推断一般采用置信区间法。值得注意的是，两组之间的差别无统计学意义并不能得出两组等效或非劣效的结论。

（三）神经系统疾病药物研发

根据WHO统计，全球大约1/6的人口遭受着神经精神疾病的困扰，尽管这个领域的药物需求非常大，药物开发的失败率却也非常高。绝大多数的神经系统疾病病因不明，患者的异质性非常强，药物只针对"症状"，难以根治"根源"；神经系统疾病的动物模型仅模拟疾病的部分表现，临床转化差；临床开发阶段，缺乏与疾病相关的生物标记物进行临床疗效评估，导致方案设计复杂，治疗时间很长，投入很大；安慰剂效应明显，疼痛等的安慰剂效应甚至高达40%以上；血脑屏障导致的药物递送问题难以解决。这些都使神经系统的新药研发面临巨大的挑战。

传统的神经系统疾病药物多数来自临床的偶然观察。历史上最重要的一类中枢神经系统疾病药物，苯二氮䓬类药物的发现就完全是一个意外。Leo Sternbach本来想做一类他读书时熟悉的化合物，结果一个意想不到的重排反应给出了苯二氮䓬。在闲置几年后有一次实验室打扫卫生他把这个化合物送去做了一个动物实验，于是有了史上第一个重磅药物——地西泮（Valium）。

神经系统药物的现代制药建立在神经科学的发展之上。由于神经系统不具有再生能力、疾病机制复杂、药物难以到达靶部位、动物模型可靠性低、临床研究困难、患者对安全性和依从度要求高等，神经系统药物研发可谓难点颇多。

神经系统药物的研发尽管困难重重，但仍然没有阻止人们探索前进的步伐。当前神经系统疾病药物的研发热点集中于多个领域，如神经保护剂、癫痫、神经痛、神经变性病如帕金森病与阿尔茨海默病、多发性硬化、ALS与重症肌无力等。同时，设计良好且具有科学性和可操作性的临床试验也有助于更有效、更人性化地筛选药物，推进神经系统新药的成功上市应用。

本章后续部分将就神经系统药物研发较为热门的领域，如癫痫、阿尔茨海默病、失眠、糖尿病神经病的新药Ⅲ期临床研究设计要点作一介绍。

1. 抗癫痫药物研发暨临床试验设计要点

（1）抗癫痫药物的分类：癫痫是一种复杂的神经科疾病，全球有5000万癫痫患者。自20世纪90年代以来，陆续有新一代的抗癫痫药物获批上市进入临床应用。按化学结构，抗癫痫药物有以下几种分类：①巴比妥类：苯巴比妥、去氧巴比妥、甲基巴比妥等，主要通过中枢性抑制性神经递质γ-氨基丁酸受体，增加抑制性氯离子内流而发挥抗惊厥作用，同时也是钠通道阻滞药。应用于强直-阵挛发作、部分性发作、新生儿癫痫、癫痫持续状态。②乙丙酰脲类：苯妥英钠、美芬妥英、乙苯妥英等。其中苯妥英钠是代表，主要作用机制是钠通道阻滞药，阻断神经元反复放电，减少强直后电位。适用于强直-阵挛发作、部分性发作，但可以加重失神发作。静脉剂型用于癫痫持续状态。③双链脂肪酸类：丙戊酸钠、丙戊酸镁、癫痫安等。丙戊酸具有多重抗癫痫作用机制，对原发性全身发作各种类型有效，如强直-阵挛、失神、失张力、肌阵挛；对部分性发作有效，同时可以用于预防高热惊厥。静脉型可用于癫痫持续状态的救治。丙戊酸钠的优点是抗癫痫谱广、对各种类型的癫痫均有效，过敏反应少、对认知影响小、无肝酶诱导作用。缺点是女性患者使用后可能出现月经失调、多囊卵巢，致畸作用明显。④琥珀酰亚胺类：乙琥胺、甲琥胺等。主要用于失神发作，对其他类型癫痫效果较差。⑤苯二氮类：地西泮、硝西泮、氯硝西泮、氯劳拉西泮等。氯硝西泮主要用于婴儿痉挛症、肌阵挛发作、失张力发作、不典型失神发作的辅助治疗。⑥亚氨基苷类：卡马西平、奥卡西平。主要作用机制是阻断钠离子通道、抑制神经元放电、稳定细胞膜，从而发挥抗癫痫作用。适应证：用于部分性发作，包括简单部分性和复杂部分性发作；部分性发作继发强直-阵挛发作。可加重肌阵挛发作和不典型失神。常见的不良反应有皮疹（5%～15%）、白细胞减少、低钠血症。致畸性相对苯妥英钠、丙戊酸钠小。⑦磺胺类：乙酰唑胺、唑尼沙胺等。⑧新型抗癫痫药物：奥卡西平、拉莫三嗪、托吡酯、左乙拉西坦。

(2) 抗癫痫药物临床试验的设计要点：抗癫痫药物的临床试验通常采用多中心、随机、双盲、安慰剂平行对照设计，在基础1～3种抗癫痫药物治疗仍有发作的部分性发作患者添加治疗研究药物/安慰剂，研究药物可采用单剂量或多剂量组。

a. 入选标准：在试验开始之前，获得受试者自愿签署经伦理委员会核准的知情同意书，对于未成年受试者应获得受试者与其父母或法定监护人共同签署的知情同意书；年龄为16—70岁，男女不限；诊断符合1981年国际抗癫痫联盟所制订的癫痫分类中部分性发作及部分性发作继发全身性发作的标准；关于辅助检查，受试者需完成脑核磁共振（magnetic resonance imaging, MRI）与脑电图（electroencephalogram, EEG）以明确诊断；既往用药：受试者之前使用过至少2种抗癫痫药物（合并或顺序使用）无效；癫痫发作频率：基线期使用1～3种抗癫痫药仍平均28天有4次或4次以上的发作且"无癫痫发作"持续时间不长于21天；受试者必须使用稳定剂量的1～3种抗癫痫药物（anti-epileptic drug, AED）治疗，同期稳定进行的迷走神经刺激（vagus nerve stimulation, VNS）一般计为一种AED，在进入研究前应保持至少6个月妥善的VNS；同期合并用AED治疗剂量及VNS设定必须在进入基线期前至少4周期间内保持稳定；试验中基础抗癫痫药物种类和剂量保持不变。

b. 排除标准：原发性全面性癫痫发作者；非癫痫性发作（如假性发作）者；有可以治疗的病因（如代谢紊乱、中毒、感染以及占位性病变）者；在访视以前的8周内有由于聚簇发作而无法计数的癫痫发作（即每次发作持续时间<30min，且每次发作时期起点和终点无法分辨）；在访视以前12个月内，受试者有癫痫持续状态病史；有颅内进行性加重病变者；受试者曾有自杀行为（包括积极尝试、中断的尝试或尝试未遂）或在过去的6个月内有自杀想法（通过哥伦比亚自杀严重程度评定量表，C-SSRS筛查）；本人及家属不能保证按时正确服药或填写观察日记者；1年内有酒精/药物滥用史者；实验室检查与心电图检查异常值；合并应用精神类药物。

c. 评价指标：抗癫痫药物的疗效评价指标来自患者记录的癫痫发作日记。

- 主要疗效指标：维持期每 28 天癫痫部分性发作频率较基线期频率的变化；每 28 天部分性发作的频率将根据以下公式进行计算：[（特定时间间期内部分性发作次数）/（该时间期内天数）]×28。
- 次要疗效指标：维持期每 28 天癫痫部分性发作频率较基线减少≥50% 的受试者所占的比率；维持期每 28 天癫痫部分性发作的频率相对于基线期频率变化的百分比；维持期内无发作人数所占的百分率；维持期内无发作天数所占的百分率。
- 安全性指标：包括对体格检查、生命体征、血常规、尿常规、血生化、心电图等的检查结果以及所有不良事件、严重不良事件、严重不良反应的记录进行评价。

抗癫痫药物的临床试验在双盲期阶段结束后，出于伦理考虑通常会有开放延伸期治疗，可以两个方案或一个方案的两个部分进行。双盲期与开放期的交替阶段，应注意保持盲态不变。开放期受试者的基础用药与研究用药可以根据病情需要，由研究者决定进行调整，开放期仍应进行安全性检测。

人们对新一代抗癫痫药物的评价标准有：相对目前应用的抗癫痫药物用于难治性癫痫具有更好的疗效；可用于预防或延迟癫痫发作（癫痫产生）和（或）具有疾病调控作用；相对目前的抗癫痫药物，不良反应少和（或）耐受性好；应用便捷（快速滴定、线性药代动力学、无药物相互作用、每日给药 1~2 次）。

人们应进行更多的病理生理学研究，并通过更好地认识不同癫痫发作类型的分子与遗传学基础，发现新的分子靶点，从而为发现新的治疗方法带来契机。

2. 阿尔茨海默病药物的研发暨临床试验设计要点 当前阿尔茨海默病的治疗主要集中在神经递质替代。未来治疗则很可能在更接近串联反应发生的水平，以疾病的生物学基础（β 淀粉和 tau 蛋白）为靶点。

(1) 阿尔茨海默病治疗药物分类：①胆碱能制剂：乙酰胆碱酯酶抑制药是疗效肯定因而目前临床应用比较多的一类药物，有多奈哌齐（Donepezil）、卡巴拉汀（Rivastigmine）、加兰他敏（Galantamine）和石杉碱甲（Huperzine A）。②NMDA 受体拮抗药：美金刚（Memantine）是一种 NMDA 受体拮抗药，通过阻滞 N-甲基-D-天冬氨酸盐（NMDA）受体部位的结合位点，可以防止或减轻兴奋毒性损害。NMDA-介导的兴奋毒性使 tau 磷酸化增加，用于中晚期患者，控制精神和行为障碍。③脑血流和脑代谢改善药：本病患者的认知损害不仅与胆碱能功能低下有关，也涉及脑灌注的减少和代谢降低。Aβ 可累及软脑膜血管、脑实质内小动脉和微血管。三维测定发现 AD 患者较老年对照组有明显的毛细血管直径和密度改变。常用药物包括：茴拉西坦类、麦角碱类、钙拮抗药等。④其他治疗方法：包括维生素 E、司来吉兰（Selegiline）和银杏制剂（Ginkgo biloba）等。

(2) 阿尔茨海默病药物临床试验设计要点：阿尔茨海默病药物临床试验常采用多中心、随机、双盲、安慰剂平行对照的设计。研究分三个阶段，即筛选期、导入期和双盲治疗期。研究分组为试验药组和对照组（安慰剂）。研究跨度较长，常常采用 26 周或 52 周的设计。

①入选标准：哈金斯基缺血量表（HIS）总分≤4 分；汉密尔顿抑郁量表/17 项版（HAMD）总分≤10 分；记忆减退至少 1 年，并有进行性加重趋势；筛选时必须做头颅 MRI 平扫和斜冠状位海马扫描检查，脑白质损害评定量表（Fazecas cale for WM lesions）评级≤1 级（轻度脑白质病变），直径大于 2cm 的腔隙性梗死灶少于或等于 2 个；神经系统检查没有明显体征；受试者应有稳定可靠的照料者，照料者将帮助患者参与研究全过程。照料者必须陪伴受试者参加研究访视，并且必须与受试者有充分的互动与交流，以便为神经精神问卷（neuropsychiatric inventory, npi）、日常生活活动量表（alzheimer's disease cooperative study-activities of daily living inventory，adcs-adl）、临床印象变化量表（clinician's interview-based impression of change，cibic-plus）等量表评分提供有价值的信息；受试者为小学及以上文化程度，有能力完成方案规定的认知能力测定和其他测试在实施任何与方案有关的操作或者检查前，必须得到受试者及其法定监护人签署的书面知情同意书。

②排除标准：筛选时，MRI检查显示显著局灶性病变，脑白质损害评定量表（fazecas cale for WM lesions）评级≥2级（中重度脑白质病变），直径大于2cm的腔隙性梗死灶大于2个，存在关键部位如丘脑、海马、内嗅皮质、旁嗅皮质、皮质和皮质下其他灰质核团的腔梗灶；其他原因引起的痴呆：血管性痴呆、中枢神经系统感染（如艾滋病、梅毒等）、克－雅氏病、亨廷顿舞蹈症和帕金森病、路易体痴呆、脑外伤性痴呆、其他理化因素（如药物中毒、酒精中毒、一氧化碳中毒等）、重要的躯体疾病（如肝性脑病、肺性脑病等）、颅内占位性病变（如硬膜下血肿、脑肿瘤）、内分泌系统病变（如甲状腺疾病、甲状旁腺疾病）以及维生素或其他任何原因引起的痴呆；曾患神经系统疾病（包括中风、视神经脊髓炎、帕金森病、癫痫等）；精神病患者，根据DSM-IV-TR标准，包括精神分裂症或其他精神疾病，双相情感障碍，重性抑郁或谵妄；存在异常实验室指标；其他系统疾病；存在不可纠正的视听障碍不能完成神经心理测验和量表评定。

③合并用药的界定：试验观察期间禁止使用下列药物：与研究药物机制相近的药物；胆碱酯酶抑制药、肾上腺皮质激素、中枢兴奋药、中成药补剂及各种可改善记忆或认知的中、西药物；抗精神病药（除随机前就已经稳定使用4周以上的利培酮、喹硫平或奥氮平外）；抗抑郁药（除随机前就已经稳定使用4周以上的舍曲林、西酞普兰、艾司西酞普兰）；镇静催眠药（必要时可临时使用佐匹克隆、阿普唑仑、艾司唑仑）。长期服用上述精神药物者，在研究过程中剂量尽量保持稳定。

④评价指标：a.主要疗效指标：认知功能的改善：双盲治疗期阿尔茨海默病评价量表—认知部分（ADAS-cog/12项）评分与基线评分比较差值的组间差异。b.次要疗效指标如下。

- 整体评价：双盲治疗期临床医生通过面谈对变化的印象评估量表（CIBIC-plus）评分与基线评分比较差值的组间差异；
- 日常生活功能的改善：双盲治疗期日常生活功能量表（ADCS-ADL）评分与基线评分比较差值的组间差异；
- 神经精神行为的改善：双盲治疗期神经精神症状问卷（NPI）评分与基线评分比较差值的组间差异；
- 神经影像学变化：双盲治疗后 ^{18}F-FDG-PET 感兴趣区脑葡萄糖代谢率与基线代谢率比较差值的组间差异。
- 可检测脑脊液中一些生物标记物指标。

安全性评价包括临床症状、体征（血压、心率）、实验室检查（血尿常规、生化指标、心电图等）和头颅MRI。

阿尔茨海默病的治疗药物种类繁多，但目前还没有确实能逆转认知缺损的药物。针对淀粉样前体蛋白和β淀粉样蛋白的药物的开发被认为是一条新的有希望的途径。

3. 慢性失眠药物研发及临床试验设计要点　依据《中国精神科学会精神疾病分类与诊断标准》。

- 以睡眠障碍为唯一症状，其他症状均继发于失眠，包括入睡困难、睡眠不深、多梦、早醒、醒后不易再入睡、醒后不适、疲乏或白天困倦。
- 上述睡眠障碍每周至少发生3次，并持续1个月以上。
- 失眠引起显著的苦恼或精神障碍症状的一部分，活动效率下降或妨碍社会功能。
- 不是任何一种躯体疾病或精神疾病。即可诊断为慢性失眠。

(1) 慢性失眠药物的分类：慢性失眠的治疗药物有以下分类。

- 苯二氮䓬类（Benzodiazepines，BDZ）：最常用的失眠治疗药，是第二代安眠药。主要作用机制为阻断了边缘系统向脑干网状结构的冲动传导，从而减少了由网状结构经丘脑向大脑皮质传递的兴奋性冲动，导致睡眠。
- 新型非苯二氮䓬类药物：20世纪80年代，结构与苯二氮䓬类无关的新型选择性非苯二氮䓬类受体激动药的应用受到重视。常见的有：佐匹克隆（唑比酮，依匹克隆）、唑吡坦与扎来普隆。
- 抗精神病药物：顽固性失眠和夜间谵妄的患者还可以选择合并或单独应用抗精神病药物，如氯丙嗪等。
- 抗组胺药：如苯海拉明，具有镇静作用，是大多数非处方药的主要成分。
- 松果体素（Melatonin，MT）：也称褪黑素，系松果体分泌的含有色氨酸成分的激素。其主要作用与机体的觉醒/睡眠节律的调节和体温调节有关，可对中枢神经系统有较强的抑制作用，矫正人体生物钟，使深睡眠得以保证。对睡眠节律障碍性失眠有较好的效果，还有抗氧化和抗衰老作用。
- 抗抑郁药：用于治疗心理性失眠或抑郁症的失眠，如阿米替林、多塞平。小剂量开始应用，至有效为止，连用数月。

(2) 慢性失眠药物临床试验的设计要点：慢性失眠药物临床试验常采用随机、双盲、安慰剂对照、多中心的设计。分为研究药物组与安慰剂对照组。

①入选标准：年龄在18—65岁者；符合原发性慢性失眠症临床诊断标准的患者；导入期最后连续2晚的多导睡眠检测（polysomnography，PSG）结果需满足以下条件：两晚持续睡眠潜伏期（LPS）的均值≥30min，且任何一晚均需≥15min；和（或）两晚的睡眠觉醒时间（WASO）均值≥30min，且任何一晚均需≥20min；试验过程中患者同意遵循日常就寝时间介于晚上9—12点、每晚卧床时间能持续6.5~9h，且同意克制打盹；能够阅读，正确填写患者日记。

②排除标准：与神经精神疾病相关的睡眠障碍，如抑郁、焦虑、痴呆所致睡眠障碍；抑郁：HAMD抑郁量表评分≥18分或项目#3（自杀意念）评分为3分及以上；焦虑：HAMA焦虑量表评分≥14分；痴呆：MMSE量表评分小学程度≤20分，中学程度（包括中专）≤22分，大学程度（包括大专）≤23分；有严重内分泌疾病、血液病、心脑血管疾病、自身免疫性疾病、呼吸功能受损等相关疾病者；有神经系统疾病，如癫痫、精神分裂症、双向性精神障碍、神经发育迟缓、认知障碍、猝睡症、不宁腿综合征等病史；在试验开始前4周内接受任何抗精神治疗（神经松弛药、抗癫痫药、巴比妥类药、抗抑郁药、镇静药或锂盐等）；导入期依从性差者（≤80%）；任何干扰试验进程或可能干扰睡眠的生活方式：如最近2周内或试验阶段，会有跨越时区的旅行或倒班（夜班白班倒替）等；试验期间内需操作机械的特殊职业者，如职业司机，高空作业者等；研究期间使用任何其他批准的或试验性的失眠症药物治疗，包括其他食欲素受体抑制药，或特定的草药制剂、中药；实验室检查异常值；有酒精、药物滥用史；每天规律饮用过量茶、咖啡饮料者。

③评价指标：a. 主要疗效指标：PSG监测的总睡眠时间（TST）。b. 次要疗效指标：PSG监测的持续睡眠潜伏期（LPS）值、睡眠效率（SE）、睡眠觉醒时间（WASO）、睡眠觉醒次数（NAW）；PSG监测记录的睡眠结构评价；睡眠日记记录的主观总睡眠时间（sTST）、主观睡眠潜伏期（sTSO）；卡罗林斯卡嗜睡量表（Karolinska Sleepiness Scale，KSS）；失眠严重指数量表（ISI）；反弹发生比例。c. 安全性评价指标：药物残留效应评价如数字符号替换测试（DSST）、数字符号复制测试（DSCT）等认知功能评价；采

用撤药症状问卷进行撤药反跳评价；生命体征、实验室检查与辅助检查的异常；HAMD、HAMA量表评价；不良事件的记录。

4.糖尿病周围神经病药物研发暨临床试验设计要点　随着糖尿病（DM）发病率增加，慢性糖尿病性周围神经病已成为一种常见的疾病。糖尿病周围神经病的临床表现多种多样，通常根据临床病理特征分为远端对称性感觉和运动神经病变、糖尿病自主神经病变、糖尿病性多神经根病变、糖尿病性单神经病变、糖尿病多发单神经病变与糖尿病合并痛性神经病变。其中以远端对称性多发性周围神经病（DSPN）和自主神经病最为常见。

(1) 糖尿病周围神经病药物的分类：痛性糖尿病性周围神经病治疗中缓解疼痛的药物分为三大类，即抗癫痫药、影响去甲肾上腺素再摄取的抗抑郁药及非特异性镇痛药（如阿片类）。普瑞巴林与加巴喷丁是被证实有治疗效果的抗癫痫类药物，主要通过与含有 $\alpha_2\delta$ 亚单位的后角钙离子通道结合，减少神经递质释放而起效。抑制去甲肾上腺素再摄取的抗抑郁药显示一致性的疗效，可缓解 50% 的疼痛。②阿米替林、去甲替林和其他三环类抗抑郁药物具有一日一次的优势，而且价格便宜；但也有严重的副作用，包括体位性低血压、便秘、嗜睡、勃起功能障碍等。新一代 5-羟色胺去甲肾上腺素再摄取抑制药（SNRI）文拉法辛和度洛西汀治疗有效。

(2) 糖尿病周围神经病药物临床试验的设计要点：糖尿病周围神经病药物临床试验采用多中心、随机、双盲、安慰剂对照、平行分组的设计。总研究跨度在 4 个月左右，包括观察期（2 周）、治疗期和末次给药后随访期。糖尿病周围神经病药物临床试验主要针对痛性神经病变（DPNP）这一类患者。糖尿病周围神经病药物临床试验的疗效评价主要依据受试者每日记录的疼痛日记。

①入选标准：年龄≥18 周岁；筛选时患有 1 型或 2 型糖尿病；筛选前至少 6 个月诊断出痛性远端对称性多发性神经病变（详见糖尿病周围神经病变诊断和神经系统检查流程手册）；筛选时，简式麦吉尔疼痛问卷（McGill pain questionnaire short-form，SF-MPQ）的视觉模拟评分法（visual analogue scale，VAS）显示疼痛水平≥40mm；随机化时，VAS 显示疼痛水平≥40mm 的基础上，在过去 7 天内填写了至少 4 天的疼痛日志，并且 ADPS（average daily pain score，每周平均每日疼痛评分）显示为 4 以上。

②排除标准：在筛选时，VAS 上的疼痛评分≥90mm；在随机化时，VAS 上的疼痛评分≥90mm，或在观察期间内的每日疼痛评分至少 10 分；筛选时的 HbA1c>9.0%；在研究筛选前 1 个月内、筛选时或随机化时血糖控制不佳，需调整降糖治疗；存在可能对 DPNP 评估造成混淆的与 DPNP 无关的其他重度疼痛；存在可能对 DPNP 评估造成混淆的与 DPNP 无关的神经系统疾病；存在重大精神疾病。

③补救药物：对乙酰氨基酚允许用作"补救性药物"，仅按需使用，不可超过包装说明书规定的最大剂量。如果受试者服用对乙酰氨基酚，应在日记中记录服用时间与剂量。

④评价指标：a. 主要疗效指标：基于患者疼痛日志中的记录，评估治疗结束时，每周 ADPS 的相对基线变化，7 天时间内每日疼痛评分的平均值；b. 次要疗效指标：治疗结束时 ADPS 应答率（每周 ADPS 相对基线下降≥30% 和≥50% 的患者比例）；治疗结束时使用 SF-MPQ 评估的 VAS 相对基线的变化；治疗结束时 PGIC；治疗结束时每周 ADPS 的相对基线变化；治疗结束时每周 MOS 睡眠量表的相对基线变化；治疗结束时 EQ-5D-5L 的相对基线变化。c. 安全性指标：AE、实验室检查结果、生命体征、体重、12 导联心电图、体格检查结果、神经系统检查结果、C-SSRS、HADS 和水肿评估。

综上所述，神经系统药物的Ⅲ期临床试验具有以安慰剂为对照，研究跨度相对较长、评价指标具有一定主观性等特点。更多、更好的药物仍有赖于神经科学的发展,各种疾病发病机制研究的突破,同时需要设计精良的Ⅰ～Ⅲ期临床试验来进一步推动这些新药的成功上市,最终应用于更大更广的患者群,提高患者的生活质量。

（虞培敏　罗语思　伍国锋）

参考文献

[1] 贺佳. 医学科研设计与统计分析 [M]. 第 1 版. 上海：第二军医大学出版社, 2010.

[2] 王仁安. 医学实验设计与统计分析 [M]. 第 1 版. 北京：北京医科大学出版社, 2000.

[3] 何晓群. 多元统计分析 [M]. 第 1 版. 北京：中国人民大学出版社, 2019.

[4] 孙振球, 徐勇勇. 医学统计学 [M]. 第 4 版. 北京：人民卫生出版社, 2015.

[5] None. 什么样的临床研究需要注册？[J]. 中华内科杂志, 2016, 55(12): 982.

[6] ROE-PRIOR P. Introduction to Research Design [J]. J Nurses Prof Dev, 2022, 38(6): 378-379.

[7] FREEMAN SL. Study design synopsis: Evidence syntheses-What are they and why do we need them? [J]. Equine Vet J, 2022, 54(6): 1011-1012.

[8] E GARCIA-BERTHOU, C ALCARAZ. Incongruence between test statistics and P values in medical papers [J]. BMC MedRes Methodol, 2004, 428: 13.

[9] JIN Z, YU D, ZHANG L, et al. A retrospective survey of research design and statistical analyses in selectedChinese medical journals in 1998 and 2008 [J]. PLoS ONE, 2010, 5(5): e10822.

[10] S M MCGUIGAN. The use of statistics in the British Journal of Psychiatry [J]. British Journal of Psychiatry, 1995, 167(5): 683-688.

[11] G E WELCH Ⅱ, S G GABBE. Review of statistics usage in the American Journal of Obstetrics andGyecology [J]. American Journal of Obstetrics and Gynecology, 1996, 175(5): 1138-1141.

[12] RACHEL E SHERMAN, STEVEN A ANDERSON, GERALD J DAL PAN, et al. Real-world evidence-what is it and whatcan it tell us? [J]. N Engl J Med, 2016, 375(23): 2293-2297.

[13] Academy of Medical Sciences and Association of the British Pharmaceutical Industry. Real world evidence[EB/OL].(2016)[2017-03-21].http://www.acmedsci.ac.uk/policy/policy-projects/real-world-data/.

[14] 万霞, 刘建平. 临床研究中的样本量估算 :(2) 观察性研究 [J]. 2007, 48(7): 599-601.

[15] 徐磊, 张流圳. 可靠性样本测试的样本量估计 [J]. 2018, 36: 41-43.

[16] 冯国双. 诊断试验评价的样本量估算 [J]. 慢性病学杂志, 2022, 23(11): 1657-1660.

[17] 胡良平, 鲍晓蕾, 周诗国, 等. 样本量估计与检验效能分析（一）（英文）[J]. 中西医结合学报, 2011, 9(10): 1070-1074.

[18] 冯国双. 诊断试验中的统计分析 [J]. 中华全科医师杂志, 2017, 16(12): 984-986.

[19] 陈平雁. 临床试验中样本量确定的统计学考虑 [J]. 中国卫生统计, 2015, 32(04): 727-731, 733.

[20] HAJIAN-TILAKI K. Sample size estimation in diagnostic test studies of biomedical informatics [J]. J Biomed Inform, 2014, 48: 193-204.

[21] SENN S. Review of Fleiss, statistical methods for rates and proportions [J]. Res Synth Methods, 2011, 2(3): 221-222.

[22] NEWCOMBE R G. Two-sided confidence intervals for the single proportion: comparison of seven methods [J]. Stat Med. 1998, 17(8): 857-872.

[23] MARIA PUOPOLO, MAURIZIO POCCHIARI. Need to improve clinical trials in rare neurodegenerative disorders [J]. Ann Ist Super Sanita, 2011, 47(1):55-9.

[24] PERUCCA E. Antiepileptic drugs: evolution of our knowledge and changes in drug trials [J]. Epileptic Disord, 2019, 21(4): 319-329.

[25] WANG S J, HUNG H M, O'NEILL R. Adaptive design clinical trials and trial logistics models in CNS drug development [J]. Eur Neuropsychopharmacol, 2011, 21(2):159-66.

[26] BABA M, MATSUI N, KUROHA M, et al. Mirogabalin for the treatment of diabetic peripheral neuropathic pain: A randomized, double-blind, placebo-controlled phaseⅢ study in Asian patients [J]. Diabetes Investig, 2019, 10(5):1299-1306.

[27] MANGIALASCHE F, SOLOMON A, WINBLAD B, et al. Alzheimer's disease: clinical trials and drug development [J]. Lancet Neurol, 2010, 9(7):702-16.

[28] VEITCH DP, WEINER MW, AISEN PS, et al. Understanding disease progression and improving Alzheimer's disease clinical trials: Recent highlights from the Alzheimer's Disease Neuroimaging Initiative [J]. Alzheimers Dement, 2019, 15(1):106-152.

[29] HUANG L K, CHAO S P, HU C J. Clinical trials of new drugs for Alzheimer disease [J]. J Biomed Sci, 2020, 27(1):18.

[30] SATEIA MJ, BUYSSE DJ, KRYSTAL AD, et al. Clinical Practice Guideline for the Pharmacologic Treatment of Chronic Insomnia in Adults: An American Academy of Sleep Medicine Clinical Practice Guideline [J]. J Clin Sleep Med, 2017, 13(2):307-349.

[31] KÄRPPÄ M, YARDLEY J, PINNER K, et al. Long-term efficacy and tolerability of lemborexant compared with placebo in adults with insomnia disorder: results from the phase 3 randomized clinical trial SUNRISE 2 [J]. Sleep. 2020, 43(9):zsaa123.

第5章 临床医学科研项目申报书撰写

一、临床医学科研项目概述

临床医学科研项目是医学科研工作的重要载体，申请课题、争取医学科研项目是进行医学科研工作的重要部分。科研项目在国家科技资源配置中占据了较大份额，项目的研究过程及最终结果将直接或间接推动科学技术的进步和社会的发展，因此科研项目受到了政府和公众的高度关注。近年来，我国的医学科学事业高速发展，科研项目的申请量也逐年增加。

（一）根据研究内容分类

按照研究内容的不同，科研项目分为基础研究、临床研究和医工交叉研究科研项目。基础医学是研究人的生命和疾病现象本质及其规律的自然科学，是临床医学乃至整个现代医学发展的基石，其主要任务是用现代科学技术阐释正常人体和疾病状态的结构与功能，研究治疗、康复、预后、疾病的本质及防治的基础理论。临床研究指以个体或群体为研究对象，研究疾病的诊断、治疗、预防及健康维护等的活动，其目的是探索医学科学规律、积累医学知识，也是临床医生日常工作的重要内容之一。医工交叉研究，是将生命科学、临床医学、自然科学与工程科学等学科交叉融合，协同开展科学研究与应用的一门新兴学科分支领域。医工交叉秉承"倡导破除学科壁垒，围绕生命医学实际需求开展协同创新，争取1+1＞2的科研成效"的发展理念，涵盖生命医学与大健康领域的各个学科分支和理工科各学科范畴，既强化医工学科交融，也促进产学融合。开展医工交叉研究是现代生命医学发展的重要方式，也是构建医工多学科协同发展的新形态。

（二）根据项目来源分类

按照科研项目来源的不同，临床医学科研项目分为纵向科研项目、横向科研项目、研究者发起的临床研究（investigator initiated trial，IIT）。纵向科研项目，指上级科技主管部门或机构批准立项的各类计划（规划）、基金项目。横向科研项目，指通过技术合作获得研发经费的课题，包括企事业单位、兄弟单位委托的各类科技开发、科技服务、科学研究等方面的项目，以及政府部门非常规申报渠道下达的项目。IIT研究是国内外医药界广泛存在的一种研究形式，作为上市后临床研究的类型之一，指由研究者（主要指临床医生）申请发起的对已上市的药品、医疗器械或诊断试剂等开展的临床研究。IIT研究更多不是以盈利或上市注册为目的，而是扩展和优化现有疗法，如已上市药物新适应证发现，多种临床治疗手段的优劣比较以及罕见病的治疗等，与企业发起的临床试验互为补充，获得更多的研究数据，更好地推进临床研究，为循证医学提供依据。

二、临床医学科研项目来源

（一）纵向科研项目

纵向科研项目指由上级科技主管部门或机构批准立项的各类计划（规划）、基金项目，是从国家、部委和省市纳入财政计划的科研拨款中直接获得经费的项目，具体如下。

1. **国家级科研项目** 一般指由国家科学技术部、国家发展和改革委员会、国家财政部、国家自然科学基金委员会、国家社会科学基金委员会下达的科研项目。

2014年，党中央、国务院启动了中央财政科技计划管理改革，研究形成了《关于深化中央财政科技计划（专项、基金等）管理改革的方案》（国发〔2014〕64号），文件明确提出，构建新的科技计划体系框架和布局，根据国家战略需求、政府科技管理职能和科技创新规律，将中央各部门管理的科技计划（专项、基金等）整合形成五类科技计划（专项、基金等）：国家自然科学基金、国家科技重大专项、国家重点研发计划、技术创新引导专项（基金）、基地和人才专项。

(1) 国家自然科学基金：资助基础研究和科学前沿探索，支持人才和团队建设，增强源头创新能力。

(2) 国家科技重大专项：聚焦国家重大战略产品和重大产业化目标，发挥举国体制的优势，在设定时限内进行集成式协同攻关。

(3) 国家重点研发计划：针对事关国计民生的农业、能源资源、生态环境、健康等领域中需要长期演进的重大社会公益性研究，以及事关产业核心竞争力、整体自主创新能力和国家安全的战略性、基础性、前瞻性重大科学问题、重大共性关键技术和产品、重大国际科技合作，按照重点专项组织实施，加强跨部门、跨行业、跨区域研发布局和协同创新，为国民经济和社会发展主要领域提供持续性的支撑和引领。

(4) 技术创新引导专项（基金）：通过风险补偿、后补助、创投引导等方式发挥财政资金的杠杆作用，运用市场机制引导和支持技术创新活动，促进科技成果转移转化和资本化、产业化。

(5) 基地和人才专项：优化布局，支持科技创新基地建设和能力提升，促进科技资源开放共享，支持创新人才和优秀团队的科研工作，提高我国科技创新的条件保障能力。

整合形成的新五类科技计划（专项、基金等）既有各自的支持重点和各具特色的管理方式，又彼此互为补充，通过统一的国家科技管理平台，建立跨计划协调机制和评估监管机制，确保五类科技计划（专项、基金等）形成整体，既聚焦重点，又避免交叉重复。

2. **省部级科研项目** 一般指由省科技厅、省发展和改革委员会、省财政厅、省自然科学基金委员会下达的科研项目，以及除国家科学技术部、国家发展和改革委员会、国家财政部以外的国家其他部委下达的部级科研项目。

3. **市级和省厅局级科研项目** 一般指除省科技厅、省发展和改革委员会、省财政厅以外的其他厅级（局）单位以及市科技局下达的科研项目。

由于纵向项目是由政府部门（或受政府部门委托）下达的，带有一定的指导性，且竞争难度大，因此，纵向项目往往成为衡量一个单位（如高等院校、科研机构）科研水平的重要指标，在科研评价体系中，具有比横向项目更高的权重价值，虽然后者的经费常成倍地大于前者。

纵向科研项目具有层次性、正规性、权威性、基础性和全面性等特征。纵向项目由于经费来源以及招标范围的特定性，纵向科研项目具有明显的层次性。国家级项目由国家财政拨款，一般面向全国发布、征集，项目评审和成果评定也通过全国的专家进行；省级项目一般由省财政拨款，发布范围一般也在省内，常由省内专家评定，部分省份的专家库也涵盖了省外专家；市级项目也是如此。因此，纵向项目可以很容易地划分出层次，因而具有层次鲜明的特点。纵向项目具有正规性。由于纵向项目的获得路径较为规范、评审相对公正、结题要求严格，尤其是采用专家库进行盲审、函评等方式，经过层层把关，纵向项目的严肃性和权威性逐步得到社会的认可。纵向项目的不同层次项目，选题都涵盖本层次范围内科技、经济、社会的关键性的问题，因而纵向项目一般具有基础性支持和覆盖面宽的特点。

（二）横向科研项目

横向科研项目指通过技术合作获得研发经费

的项目，包括企事业单位、兄弟单位委托的各类科技开发、科技服务、科学研究等方面的项目，以及政府部门非常规申报渠道下达的项目。另外，申请文件的承担单位中没有本单位署名的纵向项目，由承担单位转拨本单位的子项目或者外协经费，一般也按横向项目对待。

横向科研项目一般是具体部门或企业为了解决工作中的难题和技术难关而设置的项目，通过提供项目经费与研发酬劳而实现的项目委托方与受托方的直接合作。由于横向项目主要不是由政府部门（或者受政府部门委托）下达的，其来源很广，较容易获得，因此，虽然其研究内容可能更贴近社会需要，研究经费也更多，但在科研评价体系中，横向项目的权重价值往往明显低于纵向项目。

横向科研项目的特征有横向性、应用性、时效性、专业性、间断性。第一，横向项目的横向性是指研究人员直接与委托单位或部门签订立项合同，由委托方直接支付项目经费，被委托方直接按照委托方的要求进行科学研究的一种项目方式。因此横向项目不经过中间组织环节，因而具有横向性。第二，一般横向项目都是委托方在现实工作中遇到的急需解决、自己又无法完成的项目，因此横向项目往往具有应用性强的特点，一般项目的成果可以直接解决委托方遇到的问题。第三，因为横向项目是因为委托方遇到问题或者需要而设立，这就意味着横向项目一般时间要求比较高，具有时效性的特征。如果在短时间内没有得到解决，研究成果出来时可能也时过境迁，没有应用价值了。第四，横向项目由于以解决具体问题为目的，因而往往项目专业性比较强；第五，横向项目的不确定性。由于没有组织者专门从事组织工作，而是委托方遇到问题。遇到需要时与受托方签订"项目"合同的一种方法，因而，它不具备规律性，因而签订时间和次数不确定。

从纵向项目和横向项目的比较来说，一般说来，纵向项目可分为两类。一类是应用研究，主要是解决国民经济发展中急需解决的一些重大项目，如国家攻关项目、行业科技计划等。另一类是基础理论研究，主要是为科技发展进行技术储备，如国家自然科学基金等。纵向项目是为国家重点建设的需要而列入国家科研计划的项目，它们大多列入国家经济发展的战略安排，因而技术难度要大一些。横向项目则主要是面向社会，面向经济，通过技术市场沟通与生产的渠道，使科学技术直接转化为生产力，解决工农业生产中急需解决的问题。大部分纵向项目是"提高"或"上水平"，大多数横向项目是"普及"或"应用"，但两者之间没有明确的界线划分，没有高水平的科技成果，就无法承担"面向经济"的任务，没有横向开发，沟通与生产的关系，就不能使科研成果迅速转化为生产力，满足生产实际的需要，也不能促进纵向项目的开展。另外，由于国家科研经费有限，纵向项目的经费有限，横向项目的经费也可以予以补充。因此，两者之间有机结合，就形成了纵向与横向，提高与普及，以纵促横，以横养纵，纵横交叉互相补充的一个完整科研体系。

（三）研究者发起的研究

根据发起者的不同，临床研究又可分为研究者发起的研究（investigator initiated trial，IIT）和制药企业申办的研究（industry sponsored trial，IST）。IIT研究是指由研究者发起的一个或一系列临床研究，其与IST研究最大区别在于研究者作为临床研究的发起者，还需要承担IST中申办方需要承担的所有职责，如方案设计、经费管理、统计分析、项目总结等。在实际工作中，由研究者发起的IIT研究大多更贴近于临床应用的需求，主要是对于疾病的诊疗方式的创新、优化和总结，对于指导临床工作是非常有益的。这类临床研究主要针对真实世界中遇到的临床问题，也正是因为与实际问题相结合，有望解决临床问题，所以受到了大批临床医生的关注。IIT研究具有许多IST项目不具备的特点：①开展数量多、中心多；②研究类别多样：包含回顾性研究、前瞻性研究、干预性研究以及观察性研究等多种形式；③资助形式多样：包括无资助、纵向资金（课题、基金）、横向资金（药企、协会、大学、医疗机构等）等多种资助来源。研究者及团队在临床研究中起重要作用，大到临床研究方案的设计，小到受试者随访的数据，每一个步骤都离不开一个合格的研究者团队。

随着药物研发全球化趋势的加剧和我国药物创新能力的不断增强，近年来我国的临床研究数量呈递增趋势，其中由研究者发起的各类研究已开始占有越来越重要的地位。研究者发起的临床研究是医学研究的重要组成部分，有助于新药或新治疗策略的检验和发展，与制药企业发起的临床试验并行，互为补充。IIT 与 IST 并行，才能更好地推进药物研究的深度和广度，更多地获得研究数据，为循证医学提供依据。

2021 年 9 月 9 日上午，国家卫生健康委在北京召开医疗卫生机构临床研究规范管理试点工作启动会，正式发布《医疗卫生机构开展研究者发起的临床研究管理办法（试行）》（以下简称《管理办法》），定于 2021 年 10 月 1 日在北京市、上海市、广东省和海南省先行试点实施。《管理办法》旨在进一步规范临床研究管理，提高临床研究质量，促进临床研究健康发展，提升医疗卫生机构诊断治疗、预防控制疾病的能力。《管理办法》为医疗卫生机构开展的研究者发起的临床研究给出了明确的"定义"，即是指医疗卫生机构开展的，以个体或群体（包括医疗健康信息）为研究对象，不以药品医疗器械（含体外诊断试剂）等产品注册为目的，研究疾病的诊断、治疗、康复、预后、病因、预防及健康维护等活动。《管理办法》在临床研究的基本分类及原则性要求、组织管理、立项管理、财务管理、实施管理、监督管理等方面做出了明确说明和要求，《管理办法》的出台既为临床研究制订了规矩，使得今后开展临床研究有规可循有法可依，避免了临床研究的盲目性，也为临床医生依法依规开展临床研究起到了非常好的保驾护航作用。《管理办法》在先行试点区域的逐步推开，将助力临床研究工作，并为提升医疗卫生机构诊断治疗、预防控制疾病的能力做出巨大贡献。

三、临床医学科研项目申报书

科研项目能否获得资助，除了与选题和研究设计有密切关系外，申报书的撰写也至关重要。在立项申请中，我们不能忽略任何一个环节。项目申报书就是申请者的"敲门砖"，一份好的项目申报书应是简明易懂、具体翔实且图文并茂，能让评审专家在最短的时间内了解申请者的意图和思路，从而给出合理的评审意见。因而，我们应高度重视项目申报书的撰写，认真填写每一项内容，突出创新，充分展示申请者的科研能力和学术水平。

要撰写一份优秀的科研项目申报书，首先应仔细阅读拟申报科研项目的官方《项目指南》及填写须知、申报要求申报书全文等相关说明。由于立项目的及途径的不同，各级科研项目申请书格式和要求都不一样，但所含内容基本相同，一份完整的申报书通常包括三大部分：封面；正文，即立项依据、研究内容、技术路线、研究目标、创新点、预期成果及成果形式、项目组成员简介、经费预算等；意见，即单位意见、合作单位意见（合作协议）、主管部门审查意见等。此外，科学研究活动是连续的、长期的，不能一蹴而就，但科研项目的申报工作往往需在限定的时间内完成，因此，科研申报的准备更多的是依靠平时的积累。在日常的工作学习中，勤搜集、多思考、多总结，打好基本功，才能保证科研申报的总体质量，提高申报中标率。

（一）国家自然科学基金项目申报书的撰写

国家自然科学基金委员会根据科技发展趋势和国家战略需求设立相应的项目类型，经过不断优化调整，形成了结构合理、功能完备的资助体系，包括面上项目、重点项目、重大项目、重大研究计划项目、国际（地区）合作研究项目、青年科学基金项目、优秀青年科学基金项目、国家杰出青年科学基金项目、创新研究群体项目、地区科学基金项目、联合基金项目、国家重大科研仪器研制项目、基础科学中心项目、专项项目、数学天元基金、外国学者研究基金项目、国际（地区）合作交流项目共十七种项目类型。这里以国家自然科学基金青年科学基金项目和面上项目为例进行项目申报书撰写的说明。青年科学基金项目支持青年科学技术人员在国家自然科学基金资助范围内自主选题，开展基础研究工作，特别注重培养青年科学技术人员独立主持科研项目、进行创新研究的能力，激励青年科学技术人员的创新思维，培育基础研究后继人才。面上项目支持从事基础研究的科学技术人员在科学基金资助范围内自主选题，开展创新性的科学研究，促进各学科均衡、协调和可持续发展。

1. 四类科学问题属性 习近平总书记深刻指出："基础研究是整个科学体系的源头，是所有技术问题的总机关""科学领域是最需要不断改革的领域"。在深化科学基金改革中，自然科学基金委明确提出新时期资助导向——"鼓励探索、突出原创；聚焦前沿、独辟蹊径；需求牵引、突破瓶颈；共性导向、交叉融通"。强调基础研究就是提出和解决科学问题的研究活动，明确资助导向就是，要把四类科学问题属性体现在项目申请、资助评审、绩效评价的全过程，引导申请人根据要解决科学问题的属性，更好地凝练科学问题，进一步提升项目申请质量；鼓励评审专家根据申请项目的属性，按照与之相应评审要点更加精准地遴选资助项目，进一步提高资助项目质量。

国家自然科学基金委员会明确提出对四类科学问题属性的分类的要求：申请人在填写申报书时，应当根据要解决的关键科学问题和研究内容，选择科学问题属性，并阐明选择该科学问题属性的理由。申报项目具有多重科学问题属性的，申请人应当选择最相符、最侧重、最能体现申请项目特点的一类科学问题属性。登陆国家自然科学基金申请网站，在申请界面可以看到官方案例说明"四类科学问题属性案例说明"，各科学问题属性的具体内涵如下。

(1)"鼓励探索、突出原创"：是指科学问题源于科研人员的灵感和新思想，且具有鲜明的首创性特征，旨在通过自由探索产出从无到有的原创性成果。可以理解为原始创新，一定是很重要的原创，基本上是从0到1、从无到有。因此就要着重说明课题的原创性，国内外均无人做过或实现过，重点落在从无到有的表述上。

(2)"聚焦前沿、独辟蹊径"：是指科学问题源于世界科技前沿的热点、难点和新兴领域，且具有鲜明的引领性或开创性特征，旨在通过独辟蹊径取得开拓性成果，引领或拓展科学前沿。可以理解为二次创新，这一类是历年医学科研项目申请的主要方向，要求说明当下前沿研究有哪些欠缺或者需要优化的地方，申请人的想法比已有的研究有哪些突破和拓展。

(3)"需求牵引、突破瓶颈"：是指问题源于国家重大需求和经济主战场，且具有鲜明的需求导向、问题导向和目标导向特征，旨在通过解决技术瓶颈背后的核心科学问题，促使基础研究成果走向应用。这类科学问题属性主要针对卡脖子技术，或者能对国计民生产生重要影响的技术。选择这个分类，就要着重说明研究内容符合实际国家需求且具有具体产业化前景，但目前的效能并未得到解决，而申请人的研究成果可能会有效地促进相关产业发展、技术迭代等。

(4)"共性导向、交叉融通"：是指科学问题源于多学科领域交叉的共性难题，具有鲜明的学科交叉特征，旨在通过交叉研究产出重大科学突破，促进分科知识融通发展为知识体系。即学科交叉，表述上要着重阐明自己的研究是在相关学科内的理念、技术下通过一定程度的交叉，解决共同的需求导向问题，且相应的融合会促进知识体系的发展与延伸。

2. 正文撰写的关键

(1) 项目的立项依据（研究意义、国内外研究现状及发展动态分析，需结合科学研究发展趋势来论述科学意义；或结合国民经济和社会发展中迫切需要解决的关键科技问题来论述其应用前景。附主要参考文献目录）。

①立项依据总体思路：第一步，指明研究对象尚不清楚的方面及其研究的重要性。比如说，某种疾病发病率高、病死率高，但主要是病因不明、目前尚未探明的机制或无有针对的治疗措施，因此，深入探讨该病的病因、发病机制或防治途径具有重要意义。第二步，分析科学问题。综合分析该问题在国内外的研究现状，在肯定他人和自己的研究成果的基础上，指出现有研究的不足，提出本研究的切入点，即本研究的、目前尚未解决的、关键的"科学问题"。第三步，论证科学假说。针对关键的科学问题，引述文献中蛛丝马迹的证据和申请者前期工作基础的提示，进而提出解决这个问题的新思路，或新的方法和技术，即本课题的"研究假说"。第四步，针对"研究假说"简要叙述总体的研究线路框架。最后，点明拟开展的研究工作的科学意义或应用前景。

②立项依据撰写的注意事项：立项依据是项目申请书最关键的部分，是本项目的科学依据与理论基础，是科学问题和研究假说的立论依据，立项依据充分是立项依据最核心的质量要求。这部分内容的书写不仅要使自己明白要点所在，重要的是要让评审专家看后觉得立题依据充分、真实、可信，评审者一看便知该课题的选题理由和创新点，以及该课题的研究目标及其重要性。由此可知，在撰写立项依据时要保证立项目的要明确，申请理由要充分，要达到这一要求，在撰写立项依据时，要注意以下事项。

a. 充分而准确地分析研究动态：有针对性地综合分析国内外研究现状，而不是简单地堆砌和罗列文献。既要介绍国外的动态，又要介绍国内研究的情况，更要将自己的研究基础融入其中。综合国内外同行已有研究成果的同时提出存在的科学问题与自己的思考。避免只强调国外现状而忽视国内，尊重他人，对别人的研究工作要客观评价，不要过分褒贬，应客观评述别人的工作，要钻研和理解透彻别人的工作，真正理解他人的工作实质究竟是什么，不要不求甚解；自己的观点也不要绝对化。

b. 论证过程要围绕科学问题展开并贯穿始终：以科学问题为主线，通过对研究动态翔实有力的分析，论证清楚自己关注的科学问题和研究假说及其新颖之处，唯此才能使论证令人信服和有说服力。

c. 立项依据就像讲故事，最好能引人入胜：不能简单地进行文献综述，也不能将基础知识与理论长篇大论（同行评议专家基本上是小同行，不需要去给他们普及基础性科学知识）。立项依据写得既不要太专业，但又要把关键问题交代清楚，使管理者和评审专家对研究内容感兴趣。对国内外学术现状、存在的鲜为人知的学术问题，要有一定的科普知识介绍，以便评审专家对此课题有所了解，从而做出客观、准确的判断。

d. 避免"三段体"式的论证：申请者避免将申报书写成"研究工作很有意义→国际上的大致研究状况→没人报道或研究→所以要研究它"形式，这样的项目缺少深度。

e. 研究意义阐述要恰当：避免笼统地谈研究意义和价值，要注意从广阔的学术视野和较高的视角去描述该研究工作的科学意义，应着重指出工作中显著的、富有创新性或独特性的科学意义。但不能为了自己的主观需要刻意夸大科学意义，也不要谈与研究主体不相关的问题。切忌重要意义论述不够，要具体指出在某方面的科学意义，项目的研究价值应该是申请者自己提出的另辟蹊径的研究假说，是一个重大科学问题的关键环节，或是某个前沿的突破点，也可以是为该研究方向的科学进步积累的重要的资料和数据。

f. 引用新的重要的参考文献：恰当地引用参考文献，国内外关键性的研究工作都应有所体现，要注意选择最新的、本领域重要的、权威的文献。国内外文献的比例应适当，国内主要课题组的工作需提及，要有一定量的自己的文献。不必列举一大堆的文献，也不宜过少，文献总量控制在20~30篇，要符合撰写科技论文的格式要求。

g. 恰到好处地应用小标题或其他重点提示标记：撰写立项依据时，最好将它分割成几个相对独立而又相互依存的几个部分，每部分分别用一个小标题，以起到提示和理顺内在的逻辑关系的作用，同时可以减轻评审者的视觉疲惫，使之相对快速地理解申请人的意图。

但要避免"为写标题而写标题"。写小标题的主要意图就是要让评审者在不仔细阅读全文的基础上也能较准确地把握申请人的思想，通过小标题把评审者的思维牵引到思维脉络中，而不应当让他的思维发散甚至引入相反的一面。有时为了让评审者迅速知道申请人认为重要的部分，还可以用各种重点提示标记，但切忌满篇都是重点提示标记，这样会适得其反。

(2) 项目的研究内容、研究目标，以及拟解决的关键科学问题（此部分为重点阐述内容）。

研究内容：紧紧围绕研究假说而组织设计的具体、细化的研究框架。研究内容要层次分明，研究方法应用恰当，注意层次性和逻辑性。

研究目标：与研究内容相呼应，每一点一句话，有限的目标，研究目标是比较具体的，不能笼统地讲，必须清楚地写出来。通常应用这样的句式：探索……问题，明确……关系，揭示……规律，阐明……原理（机制），建立……方法等。

拟解决的关键科学问题，需要高度凝练，找出最核心的关键科学问题，也是申请书的创新和特色所在。

(3) 拟采取的研究方案及可行性分析（包括研究方法、技术路线、试验手段、关键技术等说明）：研究方案部分，可将研究内容的小标题作为研究方案的标题，然后根据研究内容列出的每一项逐个展开；研究方案的写作范式是具体"如何"展开研究和试验，相比研究内容，研究方案更为细化，需要较详细的试验方法描述和试验步骤。然而，细化的程度需要适当，切忌把大段的试验步骤粘贴上去，常规的实验如细胞培养、PCR、Western blot 可不细化步骤，但关键的实验技术必须着重指出，并列出关键步骤。这部分是将研究内容中"如何做"逻辑性地描述出来，尤其比较多地描述研究策略、研究系统、研究分组及可能的结果和备用方案，并附上相应的参考文献。最好展示试验分组的框架，便于专家理解。需要展示研究方案的技术路线图，技术路线需逻辑性强、美观。

(4) 研究基础：指与本项目有关的研究工作积累和已取得的研究工作成绩，应该是申请人及其合作者的，而不是所在单位或者导师的工作，研究基础部分应充分展示自己的科研能力和水平、表明自己有能力承担并完成科研项目。研究基础可主要包括两个方面，即已经开展并已取得成果的研究基础、本研究直接相关的预试验结果。

①既往工作积累：既往工作积累主要指已经开展并且已经取得成果，包括已经立项的课题，已经发表的文章、专利、学术报告等，充分体现申报者研究工作的系统性、延续性和某一个问题研究的深度。研究成果可从3个方面评价，即量、质、申请项目的一致性。量和质指发表文章的数量和质量，申请国自然前期研究成果的文章类型应当是临床基础研究的文章，优于 Meta 分析、综述类文章。与申请项目的一致性，国自然优先支持连续深入研究的申请，已发表的临床基础研究文章要与申请项目的研究方向相一致、较好的相关性。

②预试验结果：预试验数据是必须条件，且与本次申请的项目密切相关，项目的科学假说不能凭空提出，也不能仅仅是分析文献得出，而需要有预试验数据的支撑。关于国自然预试验应当放多少的数据量，通常认为如果按照研究方案的总体设计的完成比例来讲，预实验占到30%左右为宜，太多太少都不合适，应当包括科学假说中

关键点的预试验结果。

3. 申报书修改和形式审查

找专家论证、修改标书是提升申报书质量非常重要的过程，并且要多次反复推敲修改。申报书的修改可以寻找的专家途径有，一方面，依托单位学校或医院常常会组织大专家指导申报书的写作及一对一的修改，这些专家可能不是申请人本专业的，但专家论证可以帮我们从大方面理顺逻辑思路、是否缺少关键环节，也让我们从专家的角度知道项目的评审思路，了解自己的不足；另一方面，也可以邀请合适的小同行、师兄师姐指导申报书的修改，他们具有相似的研究背景、更好的研究高度和深度，往往能够提出更具有针对的、更加细致的修改意见。

形式审查非常重要，切不可掉以轻心。依托单位科研处每年都会出台相应的形式审查标准，并组织开展形式审查，但作为申请人，更应把好自己这一关，逐一核对需要检查每一条项目，避免因形式审查不通过而失去进入国自然评审的资格。形式审查常见问题包括，申请人与参与人的基本信息部分，依托单位名称填写错误，是否超项，研究成果署名是否正确、包括署名顺序、第一和通讯作者的标注；正文部分，文字排版美观一致，文字通顺，无错别字；附件上传正确。

（二）国家重点研发计划项目申报书的撰写

国家重点研发计划项目从官方发布指南到最后立项需要经历项目预申报、预申报形式审查、项目预评审、项目正式申报、正式申报形式审查、视频答辩评审、项目预算评估、确定项目及立项公示、签订任务书、拨付项目经费、项目过程管理几个步骤。这里展示国家重点研发计划项目（2021）预申报书和申报书的模板和要求。

1. 国家重点研发计划项目预申报书

(1) 基本情况。

(2) 拟解决的关键科学问题、关键技术和研究目标（500字）：围绕指南方向提出的研究内容和考核指标，凝练拟解决的重大科学问题或关键技术，提出预期目标，科学目标和技术指标应细化、明确、可考核。

(3) 主要研究内容（1000字）：围绕科学问题的内涵和关键技术的难点，阐述项目研究重点、研究思路、研究方案和课题设置方案。

(4) 创新点（500字）。

(5) 研究工作基础（500字）。

(6) 项目负责人研究背景（500字）：包括工作简历、近5年主要研究成果。

(7) 附件：包括申报单位与所有参与单位的联合申报协议、论文代表作等。

(8) 国家科技计划项目申报诚信承诺书（申请人部分、申报单位部分）。

2. 国家重点研发计划项目申报书

项目申报书分为"国内外现状及趋势分析""研究目标及内容""申报单位及参与单位研究基础""进度安排""项目组织实施、保障措施及风险分析""研究团队""经费预算""指南所要求的附件"八个部分。申报项目简介要求从研究背景、研究目标、研究内容（包括拟解决的重大科学问题或关键技术问题）、技术路线、研究基础和团队、预期成果和效益等方面简要描述（限1500字以内）。

(1) 第一部分　国内外现状及趋势分析：包括本项目相关国内外总体研究情况和水平、最新进展和发展前景。限2000字以内，并分别简要列出国内、外各代表性的5家从事相关研究的主要机构及典型成果、代表性文献及相关专利、标准，并列出项目在相关方面的5项代表性成果、专利及标准。

(2) 第二部分　研究目标及内容如下。

①项目目标及考核指标：a. 申报项目与所属指南方向的关联关系：包括项目与所属指南方向的匹配性，对指南方向目标的支撑作用。限1500字以内。b. 项目目标及考核指标、考核方式/方法：限2000字以内（不包括表格），并填写项目目标、预期成果与考核指标表。c. 项目预期成果

的呈现形式及描述，限1000字以内。

②项目研究内容、研究方法及技术路线：a.项目的主要研究内容：拟解决的关键科学问题、关键技术问题，针对这些问题拟开展的主要研究内容，限3000字以内。b.项目拟采取的研究方法：针对项目研究拟解决的问题，拟采用的方法、原理、机制、算法、模型等，限2000字以内。项目研究方法（技术路线）的可行性、先进性分析，限2000字以内。

③课题分解方案：a.课题分解情况：围绕项目目标，根据需要可对项目目标进行任务分解，并简要说明各课题在项目中的具体作用，相互之间的逻辑关系，建议用图表描述。限2000字以内。b.课题内容：逐项分段说明各课题的研究目标、主要研究内容、拟解决的重大科学问题或关键技术、考核指标及评测手段/方法等。每个课题限3000字以内。示例如下。

课题1：xxxxx
研究目标：
主要研究内容：
拟解决的重大科学问题或关键技术问题：
考核指标及评测手段/方法：
参加单位任务分工
……
课题2：xxxxx（提纲同上）

④主要创新点：围绕基础前沿、共性关键技术或应用示范等层面，简述项目的主要创新点。每项创新点的描述限500字以内。

创新点1：xxxxx
创新点2：xxxxx

⑤预期经济社会效益：项目的科学、技术、产业预期指标及科学价值、社会、经济、生态效益。限1500字以内。

(3) 第三部分　申报单位及参与单位研究基础：①申报单位的已有工作基础、研究成果、研究队伍等。a.项目、课题牵头单位在该研究方向的前期任务承担及综合绩效评价（验收）情况、相关研究成果，限1000字以内；b.项目及课题负责人的科研水平及主要成果，限2000字以内；c.项目、课题牵头单位相关科研条件支撑状况：包括国家（重点）实验室、国家工程（技术）中心、国家重大科研基础设施（含大型仪器设备）等情况，限1000字以内；d.项目牵头企业运行状况（项目牵头单位不是企业的，不需填写）。②参与单位、团队的选择原因及其优势，限1000字以内。③相关的国际合作与交流：说明申报团队现有的国际科技合作交流基础和渠道、主要合作对象、合作领域、合作方式和合作成果等内容，限1000字以内。

(4) 第四部分　进度安排：包括项目主要研究任务的研发进度、年度及重点节点（"里程碑"）安排、中期目标等。鼓励重大共性关键技术和应用示范研究类项目，采用甘特图等图表细化描述，限2000字以内。

(5) 第五部分　项目组织实施、保障措施及风险分析：①项目组织实施机制：包括项目及课题的内部组织管理方式、协调机制等，限1000字以内。②保障措施：项目实施的政策、组织和资源支撑条件，限1000字以内。③知识产权对策、成果管理及合作权益分配，限1000字以内。④风险分析及对策：从技术风险、市场风险、政策风险等几个方面分析项目实施可能面临的风险并提出对策。

(6) 第六部分　研究团队项目参加人员基本情况表。

(7) 第七部分　指南所要求的附件：仅附上申报指南所要求的相关材料（如联合申报协议等，协议中应有所有参与单位签章，项目及所有课题负责人签字，以及签署时间）。国家科技计划项目申报诚信承诺书（申请人部分及申请单位部分）。项目牵头申报单位若为企业，须提供该单位供近2年经会计师事务所审计的财务报告（包括资产负债表、损益表、现金流量表）。

(8) 填写国家重点研发计划项目预申报书。

（张　瑞　王丽琨　王甲莉）

参考文献

[1] 景和平, 王国美. 浅谈高校纵向、横向科研课题之间的关系 [J]. 安庆师院社会科学学报, 1992(01): 123-125.

[2] 高仲飞. 纵向课题与横向课题比较研究 [J]. 经济研究导刊, 2013(15): 264-265.

[3] 甄红, 许锋. IIT 研究中研究者的责任探究 [J]. 中国医学伦理学, 2021, 34(5): 546-550.

[4] 杨志敏, 耿莹, 高晨燕. 对研究者发起的临床研究的认识和思考 [J]. 中国新药杂志, 2014, 23(4): 387-390.

[5] 戴维, 武文博, 万绍平, 等. 开展研究者发起的临床研究的"四个基石" [J]. 中国临床研究, 2020, 33(12): 1702-1704.

[6] 孙喆, 谢丽, 胡婷婷, 等. 研究者发起的临床研究管理模式国内外比较与分析 [J]. 中国新药与临床杂志, 2020, 39(2): 83-87.

[7] 黄柳. 临床科研提升: 护航医院高质发展 [J]. 中国医院院长, 2021, 17(24): 36-37.

[8] 刘芳, 饶线明, 詹忆君. 医学科研项目申请书填写有章可循 [J]. 医院管理论坛, 2008, 25(12): 56-58.

第6章 医学科技成果申请

一、医学科技成果概述

近年来，在国家政策导向好、国产化替代迫切、医院成果储备相当和转化主体热情高涨的时代背景下，国内医疗机构和医药企业积极加强医药领域创新合作，共同促进医学科技成果转化和产业化，为促进医疗领域科技成果转化为现实生产力提供了支持。

（一）政策背景

1. 国家战略需求 在党的二十大报告中，明确提出"深化科技体制改革，深化科技评价改革，加大多元化科技投入，加强知识产权法治保障，形成支持全面创新的基础制度""加强企业主导的产学研深度融合，强化目标导向，提高科技成果转化和产业化水平"，为促进科技成果转化提出了要求。

近年来，国家相继出台了《中共中央国务院关于深化体制机制改革加快实施创新驱动发展战略的若干意见》《关于推动创新创业高质量发展打造"双创"升级版的意见》《国务院办公厅关于推广第二批支持创新相关改革举措的通知》等系列指导意见，从知识产权保护、科技成果转化激励、科技金融创新、深化体制机制创新等方面，为开展科技成果转化工作指明了方向。

2019年1月，国务院办公厅印发了《关于加强三级公立医院绩效考核工作的意见》，在绩效考核指标中增加了"每百名卫生技术人员科研成果转化金额"，释放出鼓励卫生与健康行业开展科技成果转化的强烈信号。

2. 法律法规保障 2015年，国家修订了《中华人民共和国促进科技成果转化法》，为科技成果使用、处置和收益权等完善法规保障。2016年，国务院印发《实施〈中华人民共和国促进科技成果转化法〉若干规定》，明确细化了相关制度和具体落实措施，进一步打通科技与经济结合的通道。同年，国务院办公厅印发《促进科技成果转移转化行动方案》，详细部署了以企业技术创新需求为导向、以市场化交易平台为载体、以专业化服务机构为支撑的科技成果转移转化新格局。

3. 行业指导推进 为促进医疗领域科技成果转化、依法规范成果转化活动，国家卫生健康委相继出台《关于全面推进卫生与健康科技创新的指导意见》《关于加强卫生与健康科技成果转移转化工作的指导意见》等指导意见，提出加快建设协同高效的卫生与健康科技创新体系，激发各类创新主体的活力，实施卫生与健康科技成果转移转化行动，加强科技成果转移转化机构和队伍建设，完善科技成果转移转化激励制度，积极推动科技成果转移转化和推广应用，加快形成满足需求、协同高效的卫生与健康科技创新与成果转化体系。

4. 地方政策支持 在国家政策支持和产业需求引导下，各地积极出台支持措施，为医疗领域研发单位、医疗机构、医务人员、科研工作者和相关企业等主体开展科技创新和成果转化提供保障支持。其中，北京市出台《加快推进科研机构科技成果转化和产业化的若干意见（试行）》《北京市促进科技成果转移转化行动方案》等政策措施，建立市场主导的技术转移转化体系，促进科技成果的资本化、产业化，切实打通科技成果向现实生产力转化的通道。在《北京市促进科技成果转化条例》中，明确指出该条例中对有关研发机构、高等院校的规定，同样适用于政府设立的医疗卫生机构，正式明确了医疗机构作为成果转化参与方的身份，充分肯定并调动了科技成果完成人参与成果转化的热情。

（二）定义概述

1. **科技成果** 依据《中华人民共和国促进科技成果转化法》，科技成果是指通过科学研究与技术开发所产生的具有实用价值的成果。科技成果包括科学理论研究成果，应用技术研究成果，科技管理成果，标准、计量和科技情报等方面的成果。

2. **医学科技成果** 医学科技成果，是指在认识人类的生命现象、生存环境、疾病的预防及发生发展过程中，或为探索防病治病、增进健康、优生优育新途径的过程中，所取得的有价值、符合规律的创造性或创新性科学技术劳动成果。

3. **医学科技成果评价** 科技成果的基本要求如下。

- 通过实验研制、发明、考察、观测等一系列综合研究而取得的研究成果。
- 在研究过程中其研究内容必须具有创新性、先进性、实用性。
- 通过鉴定、评审或验收等方式使得成果能得到同行专家及社会的公认。因此，医学科技成果评价，作为医学科技成果创新性、科学性的重要依据，必须遵照科技成果的基本要求，通过客观公正的评审，对已取得的有效医学成果进行鉴定和评价[1-2]。

二、医学科技成果分类

（一）按照成果形态分类

按照成果形态进行分类，医学科技成果可分为有形成果和无形成果[3]。

1. **有形成果** 包括新药品、新制剂、新医疗器械、新材料等。

2. **无形成果** 包括科技论文、专著、试验研究报告、调查报告、设计方案、新试验方法、新工艺流程、新卫生标准等。

（二）成果研究性质分类

按照成果研究性质进行分类，医学科技成果可分为基础理论成果、应用技术成果、软科学成果等[4]。

1. **基础理论成果** 探索人体及疾病本质、特点和规律所取得的成果，主要形式是科学论文、科学著作、原理模型或发明专利。

2. **应用技术成果** 医学科技工作者紧密结合实际，在医学实践中取得的、具有先进性的新技术、新技能或新产品，具有推广应用价值，经转化推广能产生较大的经济社会效益，成果形式表现为新药品、新制剂、新器械、新材料等。

3. **软科学成果** 在医学科技政策、科技管理和科技活动中获得的理论、方法和观点，对促进卫生科技事业的发展，提高医药管理决策水平具有重要作用，主要成果形式为研究报告。

（三）成果评价水平分类

按照成果评价水平进行分类，医学科技成果可分为国际领先、国际先进、国内领先、国内先进。

三、医学科技成果申报

（一）科技成果评价

1. **定义概述** 科技成果评价，即原科技成果鉴定，是指对科研成果的工作质量、学术水平、实际应用和成熟程度等予以客观的、具体的、恰当的评价。科技成果评价作为科技成果转移转化的重要环节，是同行专家对科技成果的科学性、创造性、先进性、可行性和应用前景等方面做出的客观评价结论，是申报各类科技奖励的重要前提，是成果转化应用的有力证明，是获得国家及行业资质的重要证明资料[5-6]。

2021年，国务院办公厅印发实施《关于完善科技成果评价机制的指导意见》，强调科技成果评价是引导和识别高质量成果的重要手段，实行"谁委托科研任务谁评价""谁使用科研成果谁评价"，加快推动科技成果转化为现实生产力。

2. 成果评价对象 由组织或个人完成的各类科学技术项目所产生的具有一定学术价值或应用价值，具备科学性、创造性、先进性等属性的新发现、新理论、新方法、新技术、新产品、新品种和新工艺等。

3. 成果评价实施主体 2016年，根据《国务院办公厅关于做好行政法规部门规章和文件清理工作有关事项的通知》精神，科技部决定对《科学技术成果鉴定办法》《科技成果评价试点暂行办法》等规章予以废止，取消科技成果鉴定，科技成果评价工作由委托方委托专业评价机构执行。科技成果评价是一项较为复杂的评议活动，要对科技成果的科学、技术、经济、社会、文化等维度进行价值评价，通常涉及知识产权、技术开发、法律财务、企业管理、商务市场等要素，对参与科技成果评价的专业机构和人员的多样性提出高要求高标准。

4. 成果分类评价体系 针对科技成果具有多元价值的特点，国家支持开展多层次差别化的分类评价，以全面准确反映成果创新水平、转化应用绩效和对经济社会发展的实际贡献。在开展成果评价时，针对不同需求和成果形式，需采用相应的评价体系和可以相互比较的方法[7]。

(1) 基础研究成果：以同行评议为主，鼓励国际"小同行"评议，推行代表作制度，实行定量评价与定性评价相结合。

(2) 应用研究成果：以行业用户和社会评价为主，注重高质量知识产权产出，把新技术、新材料、新工艺、新产品、新设备样机性能等作为主要评价指标。

(3) 技术开发和产业化成果：以用户评价、市场检验和第三方评价为主，把技术交易合同金额、市场估值、市场占有率、重大工程或重点企业应用情况等作为主要评价指标。

5. 成果评价的作用 医学科技成果评价是申报地方、行业、国家科技进步奖的基础，是评估成果科学意义和应用价值的重要手段，更是科技成果能否转化为现实生产力的重要前提[8]。

(1) 佐证材料：客观的科技成果评价报告是获得政府及申报政府专项资金的重要佐证材料。

(2) 行业认可：经评价专家组严格质询、认真审查得出的专业评价结论，公信力强、认可度高，科技成果价值显著提升，是获得行业认可的"通行证"，从而促进成果的市场化应用和推广。

(3) 技术改进：客观全面的定量分析与专家定性分析，可诊断出评价对象存在的风险和不足，为产品和技术的改进提升提供解决方案。

(4) 技术交易：技术成果评价容易获得投资方和合作方的认可，是获取投资、许可、转让、合作中对成果价值的重要评判依据，通过对技术研发全过程和创新成果的严格评测及全面评价，将科技语言翻译成市场语言，减少交易双方的信息不对称及沟通和谈判成本，提高交易效率。

(5) 项目融资：全面、科学的技术评价报告，有利于项目融资、合作开发、成果推广转化及产业化。

(6) 专家对接：业内专家全程参与科技评价，通过评价搭建了直接交流与合作的平台。

(7) 集聚资源：通过科技成果的积累、评价专家和企业的互动，集聚形成务实可用的科技成果库和专家资源库。

(8) 结题验收：由权威专业机构出具的评价报告，是科学判断成果创新价值和应用价值的重要依据，是成果是否通过验收、确定整改方向的重要依据。

6. 成果评价申请材料 根据第三方专业评价机构的要求，提供相应的成果评价申请材料，一般包括：①科技成果评价申请表。②计划任务书或合同书。③研究（推广）总结报告，包括立项背景、目的及意义，研究方法、试验数据、试验结果及结果分析等，与国内外同类技术、方法比较情况，采用技术路线有何突破性进展和创新，技术成熟程度，推广应用的范围、措施，取得的经济和社会效益，推广应用的条件和前景，存在的问题等内容。④查新报告，国家科技部、国务院有关部门或省科技厅认定的检索机构出具的检索资料和查新结论报告；成果达国际水平的，需同时进行国内外查新。⑤应用证明，用由直接使用（或受益）的单位或个人提供。⑥发表的论文及论著或其他技术资料。⑦其他需要提供的材料。

7. 成果评价程序 第三方专业评价机构依照相应的程序和标准，坚持客观公正、科学规范的原则，对被评价科技成果进行分析与辨别，组织专家对成果的科学性、创新性、先进性、成熟度、应用价值等进行综合评价、做出结论，最终由评价机构出具评价报告。

（二）科技成果登记

科技成果通过鉴定评价后，要按其完成单位的行政隶属关系向上级主管部门申请登记。开展科技成果登记，可以全面了解掌握科技成果情况，能够有效利用科技成果信息资源，加速科技成果技术转移和产业化[9]。

1. 科技成果登记范围 由省级科技管理部门主持或受上级科技管理部门委托组织验收或结题的科技项目产生的科技成果（包括基础理论成果、应用技术成果和软科学成果等）必须登记，鼓励非财政投入产生的科技成果进行登记[10]。

(1) 各级各类政府计划项目形成的成果，验收、结题和评价时间原则上不超过3年（以验收、结题或评价证书时间为准）。

(2) 自选课题和项目形成的成果，结题、验收或评价时间原则上不超过2年（以验收、结题或评价证书时间为准）。

2. 科技成果登记实施主体 科技成果登记按照属地管理或行业管理，由各省科技厅负责全省范围的科技成果登记、统计、报送工作，设区市科技局、省直有关部门负责本市、本行业范围的科技成果登记、统计分析、汇总报送等工作。

3. 科技成果登记流程

(1) 成果登记申报单位登录国家科技成果信息网（http://www.tech110.net/）下载安装"国家科技成果登记系统（V11.0）"，填写完整后导出电子版文件。

(2) 成果登记申报单位按要求在本单位公示（不少于7个工作日），并出具公示函。

(3) 成果登记申报单位携带本单位公示函、电子版系统导出文件等报送至主管部门（市科技局、省直有关部门等）。

(4) 主管部门将申报材料集中公示（不少于7个工作日）后，将电子登记系统整理导出的电子版压缩包、盖章公示函扫描件、项目汇总表以及登记主管部门盖章后的评价报告发送至省级科技主管部门。

(5) 省级科技主管部门在登记材料审核完成后，将成果登记号反馈给主管部门，由主管部门负责向成果登记申报单位发放登记号。

四、医学科学技术奖申报

（一）奖励类别

科技奖励是对科技成果的行业认可，是对科研工作者劳动的褒奖，对调动广大科技工作者的积极性、创造性具有重要意义，成为推动我国科技进步和经济社会发展的重要杠杆。近年来，各级各类科技奖励制度的不断完善与发展，基本可分为国家科学技术奖、省部级科学技术奖和社会力量科技奖项等，构成了我国多层次、多种类、多类别的医学科技成果奖励体系[11-12]。现选取部分代表性医学科学技术奖励进行简要介绍。

1. 国家科学技术奖 国家科学技术奖是国务院为奖励在科技进步活动中做出突出贡献的公民、组织而设立的五项奖项，包括国家最高科学技术奖、国家自然科学奖、国家技术发明奖、国家科学技术进步奖和中华人民共和国国际科学技术合作奖。《国家科学技术奖励条例》历经2003年、2013年、2020年和2024年4次修订[13]。

2. 全国创新争先奖 全国创新争先奖由中国科学技术协会、科学技术部、人力资源和社会保障部、国务院国资委共同主办，表彰在基础研究和前沿探索、重大装备和工程攻关、成果转化和创新创业、社会服务等方面做出突出贡献的集体和个人，评选周期为3年。第一届（2017年）、第二届（2020年）全国创新争先奖中，医学领域获奖者/团队分别为35项、62项。

3. 光华工程科技奖 光华工程科技奖是经国家科技奖励办公室批准，由光华工程科技奖励基金会管理的中国工程界最高奖项，用以表彰在工程科学技术及工程管理领域做出重要贡献、取得杰出成就的华人工程科技专家，每两年评选一次。2022年颁布的第十四届光华工程科技奖，40位获奖者中有6位来自医疗领域。

4. 中华医学科技奖 中华医学科技奖是面向全国医药卫生行业的科技奖项，下设奖种包括医学科学技术奖、医学科学技术普及奖、卫生管理奖、国际科学技术合作奖、卫生政策奖和青年科技奖，每年评审和授奖1次，旨在奖励在医药卫生领域科学技术进步活动中做出突出贡献的组织和个人。

5. 中华预防医学会科学技术奖 中华预防医学会科学技术奖是经国家科学技术奖励工作办公室批准的公共卫生与预防医学行业奖项，是我国首个公共卫生和预防医学领域的科技奖项。该奖项分设基础研究类、技术发明类、应用研究类和国际科学技术合作类，每2年评审一次。

6. 中国医院协会医院科技创新奖 中国医院协会医院科技创新奖由中国医院协会设立，主旨是贯彻以人民健康为中心、注重高质量发展的理念，激励广大会员单位在医药科技研发及管理领域的探索与创新，推动医院医、教、研、防和管理水平的提升，促进卫生健康科技成果向临床应用转化，为提高医疗服务质量和水平提供有力的科技支撑。奖励范围包括医药卫生科技研发创新和医院管理创新两个方面，每2年评选表彰一次。

7. 华夏医疗保健国际交流促进科技奖 华夏医疗保健国际交流促进科技奖（简称"华夏医学科技奖"）是经科技部、国家科学技术奖励工作办公室批准的，由中国医疗保健国际交流促进会（简称"中国医促会"）设立的全国性医学奖项，奖励在医学科技领域中推动自主创新、科技研究、成果产业化等方面做出突出贡献的个人和单位。

8. 吴阶平医学奖、吴阶平医药创新奖 吴阶平医学奖是在国家卫生健康委支持下，科技部批准的我国医药卫生领域的高级别奖项，授予促进中国医学科学技术进步、为我国医疗卫生事业发展做出突出贡献的个人。每年颁发一次，每次2人。在吴阶平医学奖下设立吴阶平医药创新奖，奖励年龄在59周岁以下，在医学、药学研究和应用领域取得重要创新性成就的优秀中青年医药工作者。每年评选1次，每次4~6位获奖者。

9. 吴阶平-保罗·杨森医学药学奖 吴阶平-保罗·杨森医学药学奖（简称"吴杨奖"）由国家卫生健康委国际交流与合作中心利用社会资源与强生公司所属的西安杨森制药有限公司共同设立，奖励在医药卫生领域努力钻研并独立做出突出贡献、被社会及同行广泛认可的60岁及以下优秀医药卫生工作者。

10. 何梁何利基金奖 何梁何利基金奖是由何梁何利基金设立的奖项，奖励取得杰出成就和重大创新的科学技术工作者，设有何梁何利基金科学与技术成就奖、何梁何利基金科学与技术进步奖、何梁何利基金科学与技术创新奖，每年评选1次。

（二）奖励申报

科技成果奖励是衡量科技成果水平和层次的一个重要标志，对调动科研人员的积极性、创造性，加速人才培养和科技创新，促进单位科研能力提升都具有较强的引导作用[14]。科技奖励申报具有一定的周期性，需有计划、有组织、有针对性地对科技成果进行系统梳理和有机整合，充分展现科技成果的科学、技术、经济、社会、文化"五元"价值。

1. 充分认识申报的重要性 科技成果奖励的获得与科研人员的个人发展密切相关，是对医学科技人员创新劳动成果的肯定与认可，也是对科研人员创新能力、研究水平的一种客观评价。科技奖励是一次成果梳理和凝练的过程，获奖成果都有详尽的支撑材料，包括应用单位、应用证明、经济效益证明等，项目的先进性及应用导向一目了然，更有利于向相关行业推广[15-17]。

2. **准确定位申报奖励类别及级别** 在申报奖励前，要充分分析成果的自身特点，选准最适合的奖励类别及级别。

(1) 准确定位申报类别：若成果偏重理论创新，即对自然现象、特征和规律有新的发现和阐明，或在科学理论、学说上有创见，形成了新的理论体系，则更倾向于申报自然科学类奖励。若成果偏重于技术创新，如运用科学技术知识做出产品、工艺、材料及其系统等重大技术发明，且发明专利是成果的核心，则适合申报技术发明类奖励。若成果掌握核心技术并进行集成创新的程度高，促进了产业结构的调整、优化、升级及产品的更新换代，产生了很大的经济效益或者社会效益，则更适合申报科技进步类奖励。

(2) 准备定位申报级别：从成果的科学发现程度、主要学术思想和观点被他人认可情况、主要论文和专业著作的影响、推动学科发展的作用、技术难度及水平、技术先进性和成熟度、转化应用情况及发展前景等多方面进行综合评估，合理准确选择申报的奖励级别。于科学上取得突破性、综合性进展，在学术上属于国际领先水平或技术上属于国内外首创，为学术界公认和广泛引用，推动了本学科或关联学科的发展，或已产生显著的经济效益或社会效益的医学科技成果，可考虑申报一等奖；于科学上取得重要进展，学术上属于国际先进水平或技术上有较大创新，推动了本学科的发展，或已产生明显的经济效益或社会效益的医学科技成果，可考虑申报二等奖。

3. **合理选择申报时机和渠道** 在申报奖励时要综合权衡，选择合适的报奖时机，既要考虑成果的新颖性和时效性，又要确保成果的成熟度，使得成果的应用价值、成效能够充分体现。同时，要掌握申报技巧，优选奖励申报的推荐渠道。对于依托国家及地方科技计划项目的成果，因计划下达部门对项目的意义及实施前景具有深刻了解，可优先选择申报相应部门设置的科技奖励；对地方经济发展和科技创新能力提升有重大推动价值的成果，可通过地方推荐申报；对提升行业及产业科技水平有重大成效的成果，可通过行业学会、协会进行推荐。

4. **高度重视申报材料撰写** 在奖励申报中，评审专家都是通过申报者提交的文字或视频材料对项目水平进行评定，精心打造的高质量申报材料对于评奖至关重要，因此一定充分掌握撰写要求、要点与技巧[18]。

(1) 注意申报材料的规范性：科技奖励对申报材料的格式、内容及附件都有明确的要求，申报材料的规范性是形式审查的重点，因此必须仔细阅读并严格遵守申报材料的填报要求及形式审查要点。申报材料的表达要精练流畅，易于阅读理解，不宜用宣传式、自我评价式的描述，可用"经鉴定""经验收"等客观的第三方描述，技术内容要严谨，数据要真实准确。

(2) 注意申报材料的系统性：撰写申报材料时，要善于总结提炼成果的深度内涵，做到内容系统完整、重点突出、逻辑清晰、层次递进，避免出现成果拼凑痕迹明显、无法整合突出成果优势和创新点等问题。

(3) 注意申报材料的创新性：在描述成果创新性时，要善于发掘，不能只一味强调研究结果的重要性，也要突出在方法和技术手段方面的先进性与创新性，真实全面地反映成果的技术水平。同时，创新内容不可面面俱到，在众多突出核心问题中找准本成果所解决的关键科学问题，舍弃关联度不大的内容，做到创新点鲜明。

5. **申报材料撰写技巧**

(1) 项目简介：以不泄露项目核心技术为前提，扼要介绍项目所属科学技术领域、任务来源、背景及意义、主要技术内容（技术创新点）、促进行业科技进步作用及应用推广情况等。

示例：项目组提出的"基于杭州标准的肝癌肝移植分子分层体系"在国内多个肝移植中心得

到推广应用，该体系能够高效预警移植术后肿瘤的复发，指导了肝癌肝移植受者选择和术后预防性治疗；无激素免疫抑制方案使受者术后累积生存率和无瘤生存率均显著提高，具有显著的社会效益；代谢病等并发症防诊治体系大幅提高了肝移植术后并发症的筛查和早期检出率，使得移植受者术后糖尿病等并发症发生率显著下降，生活质量和生存率明显提高。相关研究成果被纳入《中国肝移植受者代谢病管理专家共识（2015版）》《中国肝移植受者肾损伤管理专家共识（2017版）》等多项临床诊治指南和专家共识，对该领域的发展起到了推进和引领作用（摘自"肝移植疗效提升的技术创新与临床应用"项目，该项目荣获2020年中华医学科技奖医学科学技术奖二等奖[19]）。

(2) 主要技术创新：该部分是申报材料的核心内容，相当于一份浓缩的技术报告，是评价项目的重要依据。应以支持申报项目科技创新内容成立的证明材料为依据（如专利、论文等），准确、客观地阐述项目的立项背景、原创性发现、具有创造性的关键技术内容，对比国内外同类技术的主要参数等。创新点要按照逻辑顺序、重要程度进行排序，形成环环相扣或者递进式的逻辑关系，即上游创新点是实现下游创新点的基础和支撑，下游创新点是实现上游创新点的进一步升华。同时，在创新点后应注明相应证明材料、国内外对比参数等，必要时可用图表等形式展现，使创新点更有说服力。

示例：创新点一：多层面、多角度筛选并确定行之有效的妇科肿瘤关键靶点。①筛选出宫颈癌遗传易感位点和HPV高频整合位点；②开发联合靶向治疗，扩大卵巢癌聚二磷酸腺苷核糖聚合酶（poly adenosine diphosphate ribose polymerase，PARP）抑制药的临床精准获益人群；③从微生物菌种库、表观遗传调控、细胞"生与死"的功能基因和肿瘤微环境等多角度筛选肿瘤关键分子靶点。创新点二：多环节、多途径开辟分子靶向精准治疗的创新应用新策略。①在国际上率先设计针对HPV致癌基因的系列分子剪辑技术，开辟无创分子治疗新概念；②发明卵巢癌分子靶向治疗的创新应用途径（一种全新的溶瘤腺病毒载体构建体系）。创新点三：妇科恶性肿瘤精准治疗新策略的临床应用。①开辟了妇科恶性肿瘤的精准预警和精准筛查新领域，有望成为我国新一代宫颈癌较为精准的筛查方法；②开创了宫颈癌前病变的无创分子治疗新概念，实现了妇科恶性肿瘤靶向精准治疗的临床转化和应用（摘自"妇科恶性肿瘤的精准治疗新策略研究"项目，该项目荣获2020年中华医学科技奖医学科学技术奖一等奖[20]）。

(3) 第三方评价：主要摘录项目完成单位、完成人和具有直接利益相关者之外的第三方，对项目技术内容做出的具有法律效力或公信力的评价文件中的内容。可来自权威机构开具的检测报告，可来自项目验收、科技成果评价中形成的专家意见，也可以是客观的宣传报道。

(4) 推广应用情况、经济效益和社会效益：由项目整体技术应用单位出具的应用报告，建议选取行业内有代表性或者有显著特色的应用单位，以3家左右为宜，点明项目技术应用的场景、效果、合作意向、市场占有等多方面情况。其中，对于经济效益，要做到证据充分，最好有明确的测算依据和方法。

五、医学科学技术奖答辩

对于高等级的医学科技奖励，答辩是成果申报过程中非常重要的环节，答辩效果将直接影响成果的评审结果。因此，要高度重视奖励申报答辩工作，在答辩环节中取得更好的成绩。

（一）答辩人员

提名单位（专家）是奖励答辩的责任主体，负责组织项目完成人员参加会议初评答辩。一般来说，答辩人员应至少包括提名单位（者）1人和项目前三完成人。

1. **提名者** 提名单位（专家）应有1人，或书面委托1名项目前三完成人所在单位熟悉项目情况的相关人员参加答辩。

2. 项目完成人员 自然科学奖、技术发明奖和科学技术进步奖前三完成人均应参加答辩，不同奖励、奖种对参与答辩总人数亦会做出要求，需注意答辩通知要求。如山东省科学技术奖初评答辩通知中明确提出"自然科学奖、技术发明奖、科学技术进步奖前三完成人均应参加答辩，第一完成人无故不参加答辩的，将对项目扣分"。

3. 答辩流程 以国家科学技术奖答辩为例，除最高奖采取现场答辩评审方式，其他类别采取视频评审方式进行。常见答辩流程介绍如下。

(1) 播放多媒体介绍材料：由工作人员在评审现场播放项目多媒体介绍材料。播放结束后，评审现场与答辩人连通网络视频。

(2) 评审专家与答辩人进行问答：关于专业科学技术内容和应用（引用）情况等方面的问题，由项目完成方回答；如涉及提名书中"客观评价"内容的问题，由提名者回答。在回答过程中，如需引述多媒体介绍材料，答辩人可自行远程播放。

（二）答辩材料

一般来说，奖励答辩前需按照要求制作、报送多媒体介绍材料，内容要客观、真实、准确，并重点突出成果的创新质量和实际贡献，同时避免夸大成果水平和应用情况。

1. 介绍内容 不同奖种的多媒体介绍材料介绍内容各有侧重，具体介绍如下。

(1) 申报自然科学奖的成果：重点介绍研究背景或思路，科学发现及其在科学理论、学说或研究方法手段上的创新，论文被国内外他人引用情况等。

(2) 申报技术发明奖的成果：重点介绍发明背景或思路，发明特点及相关技术内容，包括主要技术参数、经济指标和国内外同类技术先进性对比，创造的以及未来可期的应用和经济社会效益情况等。

(3) 申报科技进步奖的成果：主要介绍技术背景或思路，创新点及相关技术内容（包括主要技术参数以及和国内外同类技术先进性对比），重点介绍科技成果的转化应用情况和对经济社会实际贡献，包括技术（产品）已整体应用推广形成的收入和利税情况、在国内外市场份额、行业排名等经济社会效益指标。

2. 材料版本 以国家及省级科学技术奖答辩要求为例，需提交自动版和手动版两个版本的多媒体介绍材料，且两个版本内容须一致。

(1) 自动版：一般要求制作为视频 wmv 或 mp4 格式，需包含配音且能自动播放，录制时长须严格遵守相关规定要求。

(2) 手动版：一般要求制作为 PPTX 或 PPT 格式，不包含配音，不需要自动播放。以规定报告时间为 10min 的 PPT 为例，建议以 30~40 页 PPT 较为合理，避免翻页太快或展示不充分。

3. 注意事项

(1) 版面制作要精细：PPT 整体页面配色统一，建议不超过三种颜色；页面排版整齐，文字不要过多，讲究图文结合，并选择规范统一的字体，主要文字字号为 18~20 号，标题或重点文字应该在 24 号以上；页面切换动画选择较为稳重的切换效果；确保整体材料无错别字和内容错误，并注意单位符号的上、下标。

(2) 内容制作要准确：注意介绍内容的客观真实准确，不夸大，技术问题交代清楚，数据要有试验验证，方法科学有说服力，能够突出技术先进性、社会效益及发展前景等重点内容。

（三）答辩技巧

1. 准备充分 答辩前，充分预设各种问题，在正式答辩前，可组织本单位专家对申报项目进行模拟预答辩；答辩时，找准专家问题的本质，切忌长篇大论或答非所问。

2. 引起共鸣 在语言表述上充分均衡专业化和通俗性，在有限的时间内，向评审专家展示最有用的信息，让同行看出技术难度和水平，让外行看出重要性和应用效果。

3. 难点凸显 受限于时长，不宜过多渲染背景来源，需高度凝练凸显聚焦的行业瓶颈和解决的"卡脖子"问题。

4. **创新点凝练** 创新点要简明扼要，背后有关键技术支撑，力求真实地表现出一环扣一环、一步一个深入，形成重大突破——同行认同——社会效益显著的链条。

5. **支撑紧凑** 任何语言要有依据，可紧凑罗列旁证、佐证，形成证据闭环，在实事求是的基础上展现自身项目的技术领先度，避免被抓住逻辑漏洞和错误。

六、医学科技成果推广应用

科学技术是第一生产力。医学科技成果只有通过转移转化和推广应用，才能真正转化为生产力，实现其价值，达到服务于人民群众生命健康、促进经济建设和社会发展的目的。实现医学科技成果的转移转化和应用，推广是首要环节，只有让更多的人知道、了解并懂得研究成果，才会有更多的研发机构和科技工作者从事转化应用。

本节主要针对临床应用性医学成果（如应用于诊断治疗的新技术、新方法、新路径等）的推广展开探讨，不对商业开发性医学成果（如研制的新诊断试剂盒、新药等产品或商品）的推广应用展开介绍。

（一）成果推广的步骤

成果推广工作从项目启动阶段到后续反馈评价，涉及组织者、推广者、应用者等多方参与，涵盖推广项目的选择、涉及面的循进、信息与效果的评价、所需认识和解决的问题等多方面工作[21]。基本步骤介绍如下。

1. **明确需求** 组织者、推广者与应用者从成果拥有、实际需求两方面进行摸底调查，以明确什么成果需要推广、应该推广什么成果。

2. **选择目标** 将需求具体化，根据推广者与应用者的需求，去选择适宜性成果或应用层面。

3. **设计方案** 将适宜性成果在相应应用层面的推广实施，作为一个完整的科研过程或已有研究的继续深化，拟定出相应的推广实施方案。

4. **组织实施** 依照推广方案逐步实施，按照最优化要求，对实施方案的参数和变量进行监督或有效性调整。

5. **反馈评价** 对方案的每一实施阶段进行反馈评价，突出对推广成果的适宜性、暴露的不足或最新的发现、产生的经济效益与社会效益、社会满意度等方面的评价。

（二）成果推广的途径

医学科技成果具有其自身的特点，可分为理论、技术、模式等非实物化状态，且掌握在少数人，即研究团队或科研工作者手里。据其特点，决定了成果推广具有自身的规律和途径方式[23]。

1. **学术交流** 包括发表学术论文、学术报告，以及在各类学术会议上作大会报告等形式，在学术交流与碰撞中达到推广应用的目的，还能在一定程度上起到进一步完善成果、获得切实应用前景的效果。优点在于灵活性较高、可及性较好、影响面广，在适宜的范围内传播；缺点在于比较适合于理论性成果而不适用于操作性成果，具有一定的局限性。

2. **举办培训班** 通过统一授课培训的方式，将新技术、新方法类成果传递给学员。缺点是推广面和效果受到培训规模和培训周期的限制，难以在短时间内进行大规模推广。

3. **数字化媒介** 略。

4. **借助网络载体** 如线上继续教育项目、手术录像转播等，可以减少对时间和场地的依赖，使推广和培训更加灵活，缺点是较难了解和评估推广效果。

示例：2021年度上海医学科技奖成果推广奖——"复杂主动脉夹层腔内治疗方案的应用与推广"项目。

该项目构建了独特的推广模式，增强项目推广的可行性及持续性：①创立并承办全国血管外科最大规模学术会议"中国血管论坛（CEC）"，受众参会人员累计达28000余人，依托会议平台引领效应，推广项目至各省市自治区三甲医院和医疗中心；②通过各种小型化、多批次手术直播学习班40余次，学员30 000余人；以及专家"临床面对面"的方式传播项目技术，吸引国内20余省市、自治区医院知名专家来院进修学习共75人次；③除传统媒体外，加强新媒体应用，扩大项目受众面。经过项目组多年的推广与优化，项目方案已成为复杂主动脉夹层腔内治疗的首选，推广至国内20余家省级三甲医院、40余家地级三甲医院，诊治患者累计超4000例，取得了良好的社会效益。

（三）存在问题

如今，医疗机构及从业人员对科技成果推广与转化的重视程度正在逐步增加，医学科技成果推广工作也日趋成熟，但仍存在一些问题，限制了科研与生产的对接，影响了科技成果的推广与转化[23]。

1. 尚未建立有效的运行机制 医学科技成果的推广缺乏专业化的管理运行机制，推广应用工作缺少专人管理，从业人员多为兼职，缺少懂科技、懂市场经营、又懂法规的复合型人才，导致推广工作难以有效展开。另外，科技成果推广应用方面的政策尚不完善，缺乏必要的激励措施和经费投入，难以充分调动科研人员推广成果的积极性，导致一些科技成果未能真正实现推广应用。

2. 推广意识相对薄弱 部分科研人员和医生局限于学术倾向，不重视医学科技成果的推广应用，认为研究性工作更能体现其价值，而推广工作缺乏创造性，形成了"重研究、轻应用，重水平、轻效益，重成果、轻推广"的观念，阻碍了科技成果的推广。

3. 推广配套设施不完备 先进技术的推广常常需要配套的新型医疗装备，如果被推广单位没有这些设备就无法开展成果推广，使得一些先进技术只能局限于部分大型医院，不能得到广泛应用，比如达芬奇机器人手术等。

（四）解决措施

医学成果对保障人民群众生命健康具有重要意义，而医学科技成果的推广是实现这一目标的必然途径。虽然，医学科技成果推广受到多种因素的制约，需要政府、卫生主管部门、医疗机构、科研人员及科管人员的共同努力改善。

1. 更新观念，充分认识科技成果推广的重要性 要从思想上转变，克服重科研、轻推广的思想，真正意识到医学科技成果只有通过转化推广，才能真正发挥其应有的作用和效益。从科研立项开始，乃至整个科研过程，都应将成果推广应用摆在重要的位置，切实加强成果推广应用的投入和力度，使成果能够更好地转化为生产力。同时，科研管理部门要多组织政策宣讲与学习，加强宣传引导，逐步增强科研人员的成果推广应用意识。

2. 强化引导，加大成果推广转化对科研人员的激励作用 适时出台配套的成果推广流程规范和激励制度，探索将成果推广与转化作为绩效考核的重要内容之一，引导鼓励科研人员开展医学科技成果转化推广；对于相对成熟的成果，在推广转化方面给予服务支持。

3. 综合施策，提高成果推广效率效果 建立更多的推广机制，充分利用各种渠道、调动各种资源，为科技成果推广转化做好服务，提高推广效率；加大专业化成果推广转化人才队伍建设，使其成为科技成果推广的桥梁纽，规范推广过程中的各项工作；注重规范化培训与继续教育相结合、三甲医院与基层医院相结合，使得先进技术成果能够向基层医院推广，扩大成果推广的受众，达到更好的推广效果。

（五）省级科技进步奖一等奖申报书分析

题目：颅内出血立体定向微创精准治疗体系及病灶周围继性脑损伤机制。

该项目在盲评阶段，从全国各地抽签的专家均以满分进入省级科技进步一等奖终审答辩，现场答辩时高票通过，最终获得某省科技进步一等奖。从申报书撰写到答辩幻灯的制作以及答辩现场时的演讲都有很多值得借鉴的地方，现就其核心内容逐层分析如下。

1. 课题来源及研究背景（不超过2000字） 自发性脑出血死亡率、致残率居高不下，是脑卒中患者中死亡率最高的类型，对个人和社会造成严重的经济负担。本项目在国家级（6项）及省部级（1项）基金资助下由六家单位共同完成。项目组围绕"颅内出血立体定向微创精准治疗体系暨病灶周围继发性脑损伤机制"这个临床医生迫切需要解决的重大课题，从自发性脑出血立体定向微创精准治疗体系的建立、脑出血后血肿早期扩大的影像学预测指标体系、立体定向微创精准治疗技术治疗脑出血的理论基础等多个环节进行了多维度、多层次的临床应用及基础理论研究。

该申报书对研究背景高度浓缩，首先从发病率、死亡率、对个人暨家庭、经济社会的影响等方面强调了研究的重要性暨必要性，然后清楚地点明是在多项国家级课题的资助下完成并阐明了研究的具体内容，寥寥数语把重要性、项目级别、研究内容表述得非常清楚。

2. 创造性及先进性 本项目与国内同行相比有以下创新点。

(1) 技术体系创新：项目组紧密结合临床需要，研发了多功能体部立体固定定位系统、ASA-610V手术导航系统及YL-1型血肿粉碎穿刺针，在脑出血后继发性脑损伤基础理论指导下建立了颅内出血立体定向微创精准治疗体系，该治疗体系由影像精准定位系统、手术计划系统、固定导向系统、微创穿刺引流系统及微创治疗新理念构成，项目单位在临床上采用该治疗体系治疗脑出血患者万余人，重症脑出血患者死亡率明显降低（从48.1%下降到18.2%），存活者重度致残率从14.9%降低到2.8%。

(2) 指标体系创新：该项目建立了脑出血后血肿早期扩大的CT预测指标，报道了入院时基线CT上出现"岛征（island sign）""混合征（blend sign）""黑洞征（black hole sign）"分别与早期血肿扩大和功能预后有关，首次提出"岛征""混合征""黑洞征"是独立预测颅内出血患者早期血肿扩大的可靠CT影像学标志，并在国际上提出了首个由中国人名字命名的预测脑出血后血肿扩大的影像学标志"李琦岛征"（Li Qi island sign）。

(3) 理论体系创新：①采用磁共振弥散张量成像（DTI）技术观察立体定向微创技术清除颅内血肿对家犬脑出血模型皮层脊髓束的影响，证明了脑出血发病后6~12h是实施立体定向微创手术治疗的最佳病理生理学时间窗；②本项目组发现Toll样受体TLR 4/MyD 88信号通路通过抑制脑微血管内皮细胞的胞内铁外排从而加重了脑组织的氧化损伤，发现脑出血后血肿降解产物血红蛋白（Hb）介导了TLR2/TLR4异二聚体的组装从而引起炎症性损伤。这些研究成果为立体定向微创技术治疗脑出血奠定了理论基础。

项目实施期间，举办培训班68期，培训医生12 000余名，项目成果在3200余家医院得到应用，治疗患者140余万人，大幅度降低了颅内出血患者的死亡率及致残率，很多患者重返生活、重返工作岗位，取得了良好的社会效益及经济效益，众多的脑出血患者从中获益；在Circulation、Progress in Neurobiology等专业期刊发表高质量（北图核心暨SCI）论文80篇；主编及参编专著5部，参编共识、规范或指南4部，举办全国性会议14次，在国际会议交流项目成果10余次；培养了硕、博士毕业生及进修生100余人，培养了省管专家、政府津贴专家、杰出青年基金获得者、博士生导师、二级教授等高层次人才；研究成果被写入中国、美国、韩国脑出血诊治指南，获得包括哈佛大学、海德堡大学教授在内的多国知名学者的认可和引用，认为"李琦岛征""混合征""黑洞征"能有效预测脑出血血肿扩大和不良预后。该项目引领了我国自发性颅内出血治疗水平的跨越式发展，查新机构鉴定该项目提供的查新点在国内外未见类似研究。

此段堪称画龙点睛之笔，总结得非常到位，创造性总结为三个体系的创新而不是三个点的创新，从技术体系、指标体系、理论体系都进行了很好的凝练，三者相辅相成，理论指导实践，指标体现结果。先进性方面从论文的数量暨档次、学术专著的编写、共识暨指南的制订、举办学术大会暨发表学术演讲、培养人才的层次以及研究成果在国内外的应用情况都进行了阐述，既全面系统又高度概括，信息丰富、数据翔实、表述恰当。

3. **主要科技创新（不超过5000字，实际包含空格在内4856字符）** 自发性脑出血（intracerebral hemorrhage，ICH）是脑卒中患者中死亡率最高的类型，对个人和社会造成严重的经济负担及精神负担。由于脑出血来势凶猛，病情变化迅速，短时间内便可威胁患者生命或产生继发性脑损伤导致严重神经功能残疾，存活者生存质量降低，且农村发病率高于城市，很多患者来不及到达大型医院便已经失去治疗机会，因此如何建立简便、快捷、微创、精准且能推广到基层医院的脑出血治疗体系、如何迅速预测和识别血肿扩大或再出血风险高的患者人群、如何减轻病灶周围的继发性脑损伤等是长期困扰临床医生的重大课题，也是困扰学术界的重大科学问题。国际上开展的多项关于脑出血治疗的随机对照研究［Lancet，2005（STICH-Ⅰ）；Lancet，2013（STICH-Ⅱ）］证实常规开颅血肿清除术治疗脑出血的疗效并不优于药物治疗，而且准备时间长、手术时间长、医源性损伤大、再出血率高、医疗费用高，且很多基层医院无条件开展开颅血肿清除术，从而使得地市级医院的脑出血患者得不到有效及时的救治，因此，迫切需要研发并建立高效、微创、精准、简便从而能够推向基层医院的脑出血治疗体系。

(1) 研制了脑立体定向设备及手术计划系统以及微创颅内血肿穿刺引流装置，建立了脑出血立体定向微创精准治疗体系：①项目单位联合研制了头颅表面标记平面定位立体定向仪及定位方法，研制了微创血肿穿刺引流装置，建立了脑出血立体定向微创精准治疗体系并在临床推广应用。②确立了微创技术治疗自发性幕上脑出血疗效评价的循证医学证据。

本项目纳入12项高质量RCT研究的1955例患者为研究对象，Meta分析发现患者从微创技术治疗中获益较大（Stroke 2012，IF:6.239）。该成果被写入2015年美国脑出血治疗指南 *Guidelines for Manage of Spontaneous Intracerebral Hemorrhage*、中国《脑出血诊治指南（2014）》及韩国脑出血指南 *Clinical Practice Guidelines for the Medical and Surgical Management of Primary Intracerebral Hemorrhage in Korea*，为选择脑出血最佳治疗方式提供了重要的循证医学依据。

(2) 建立了脑出血后血肿早期扩大的影像学预测指标并用于识别立体定向微创颅内血肿清除术后容易发生再出血的患者群体：①在国际上首次定义了脑出血后可预测血肿早期扩大的CT平扫特征性影像学标志："李琦岛征""混合征""黑洞征"，这些影像标志可以独立预测血肿扩大。②应用"混合征""黑洞征"预测立体定向微创技术治疗脑出血后的再出血患者，从而指导精准微创治疗。③联合应用CT"李琦岛征""混合征""黑洞征"预测血肿扩大及判断治疗预后。

研究表明，联合应用"李琦岛征""混合征""黑洞征"可提高对脑出血后早期血肿扩大和脑出血后3个月mRS预后评分的预测水平，形态规则、密度均匀的小血肿发生血肿扩大风险较低。

(3) 阐明了立体定向微创颅内血肿清除技术治疗脑出血的理论基础。①脑出血后血红素导致过度炎症反应，激活TLR-4/88（MyD88）通路，抑制脑微血管内皮细胞内的铁外流，脑组织铁沉积增加，加重氧化损伤，快速微创精准清除颅内血肿则将大幅度减少渗透到病灶周围的血红素从而减轻炎症反应。②血红蛋白（HB）诱导的新型TLR2/TLR4异二聚体可引起ICH炎症性损伤，干扰TLR2/TLR4异二聚体的形成可能是治疗ICH的潜在靶点。快速微创精准清除颅内血肿将有助于减少炎症物质的产生，从而减轻继发性脑损伤。③本课题组首次采用家犬脑出血模型，应用DTI技术观察立体定向微创颅内血肿清除术治疗脑出血的时间窗，提出脑出血发病后6～12h是实施手术治疗的最佳时间窗，早期微创精准清除血肿将减轻皮质脊髓束的损害。④立体定向微创技术清除颅内血肿后病灶区灌注联合罗格列酮（RSG）治疗可以明显降低MMP-9水平和继发性脑损伤。

(4) 阐明了立体定向微创技术清除颅内血肿结合相关药物治疗脑出血的机制：①立体定向微创技术清除血肿后病灶区灌注罗格列酮有助于降低脑出血病灶周围谷氨酸含量并降低血脑屏障通透性。我们报道了微创技术清除血肿后病灶区灌注罗格列酮（RSG）激活PPARγ对家兔脑出血模型病灶周围谷氨酸含量及BBB通透性的影响，结果表明：RSG明显减少脑出血病灶周围谷氨酸含量，并降低血脑屏障通透性。②立体定向微创技术清除血肿后病灶区灌注罗格列酮增加血肿周围Occludin及ZO-1的表达并降低BBB通透性。项目组报道了罗格列酮激活PPARγ对家兔脑出血模型BBB通透性的影响，结果表明在病灶区灌注RSG后血肿周围脑组织Occludin及ZO-1的表达增高，BBB通透性降低。

综上所述，本项目创立的脑出血立体定向微创精准治疗体系从理论研究、器械改良、理念创新、方法学优化等方面，多维度、多层次地对脑出血的治疗进行了优化，先进且极具临床推广性。目前已在临床广泛应用，极大地降低了脑出血的死亡率和致残率，改善了患者预后，缩短了住院时间，减轻了医保基金的压力；本项目组建立的脑出血早期血肿扩大的CT预测指标体系指导临床医生筛选高危人群，提前干预预防血肿扩大，李琦岛征是该领域首个用中国人命名的影像标志；本项目进行的理论研究成果如采用磁共振弥散张量成像（DTI）技术证明了立体定向微创技术治疗脑出血时间窗、发现Toll样受体TLR4/MyD 88信号通路通过抑制脑微血管内皮细胞的胞内铁外排从而加重了脑组织的氧化损伤等，这些研究成果为立体定向微创技术治疗脑出血奠定了理论基础。

这段科技创新写得非常到位，在研究背景段一句话把需要研究的必要性暨性能特点提炼得非常精准（迫切需要研发并建立高效、微创、精准、简便从而能够推向基层医院的脑出血治疗体系），让评阅人一目了然迅速抓住要点。随后的内容都是围绕这句话来展开，首先是建立了立体定向微创精准治疗体系，这个体系包括定向手术器械、手术计划系统、血肿定位设备以及血肿穿刺引流装置，否则就不成体系；紧接着叙述了判断颅内出血预后的影像指标体系并用于指导临床实践，继而回答了为什么要早期微创清除血肿的理论问题（理论体系的创新），处处紧扣为何要微创清除血肿这个基本问题，不清除血肿有害，不是微创清除也有害，只有微创清除颅内血肿才会减轻继发性脑损伤而不带来医源性副作用，否则清除颅内血肿的益处被医源性损伤抵消，这从可行性、逻辑性方面环环相扣。最后还阐明了病灶区灌注药物治疗继发性脑损伤的机制，因为是微创技术清除颅内血肿，可以保留引流通道便于注射药物，这又开辟了新的颅内用药途径，不用考虑药物是否通过血脑屏障的问题。

总之，该项目能获得全国各地专家的好评且满分入选，不光是研究内容创新而丰富，申报书的写作水平、写作技巧也达到很高的程度。

（刘文雯　王丽琨　王甲莉）

参考文献

[1] 吴晓雯, 方娟, 叶山东. 临床科研成果鉴定资料的撰写和整理 [J]. 中国临床保健杂志, 2005, 8(4): 380-381.

[2] 贺德方. 对科技成果及科技成果转化若干基本概念的辨析与思考 [J]. 中国软科学, 2011(11): 1-7.

[3] 何浩, 钱旭潮. 科技成果及其分类探讨 [J]. 科技与经济, 2007, 20(6): 14-17.

[4] 詹启敏, 赵仲堂. 医学科学研究导论. 北京: 人民卫生出版社, 2010:291.

[5] 解媛, 王静, 耿露, 等. 科技成果评价现状探析 [J]. 中小企业管理与科技, 2022(5): 145-147.

[6] 陈晓芳. 科技成果评价体系分析 [J]. 中国高校科技, 2012(1): 31-32.

[7] 韩卫芳. 科技成果评价的若干问题 [J]. 中华医学科研管理杂志, 2005, 18(03): 161-163.

[8] 黄毓文, 黄小珍, 吴少林, 等. 医学科技成果评价指标体系研究 [J]. 科技管理研究, 2004, 24(2): 63-65.

[9] 吴梦雪, 席敏. 关于我国科技成果登记工作的若干思考 [J]. 中国科技成果, 2021, 22(22): 7-8.

[10] 关于印发《科技成果登记办法》的通知 [J]. 中华人民共和国国务院公报, 2001, (29): 19-20.

[11] 陈姝玲. 科技成果申报工作的实践与思考 [J]. 船舶设计通讯, 2021(1): 107-110.

[12] 周海英. 加强科技成果奖励申报工作的思考 [J]. 科技成果管理与研究, 2012(9): 27-28,38.

[13] 中华人民共和国国务院. 国家科学技术奖励条例 [EB/OL]. http://www.gov.cn/gongbao/content/2020/content_5560289.htm,2020-10-07.

[14] 刘玲, 张俊丽, 唐红琴. 科技成果奖励组织管理工作的思考与实践 [J]. 科技成果管理与研究, 2019, 14(11): 16-19.

[15] 李静, 张雪静, 李志光, 等. 加强医院科技成果奖励申报探索科学管理新方法 [J]. 江苏卫生事业管理, 2020, 31(2): 259-261.

[16] 杨冬梅, 乔瑾, 李惠宇, 等. 科技奖励申报组织与管理 [J]. 科技成果管理与研究, 2014(4): 23-25.

[17] 刘玲, 张俊丽, 唐红琴. 科技成果奖励组织管理工作的思考与实践 [J]. 科技成果管理与研究, 2019, 14(11): 16-19.

[18] 马翰培. 浅谈科技奖励组织申报过程中的问题——以苏州大学为例 [J]. 科学与财富, 2020(21): 259.

[19] 左舒颖. 2020年中华医学科技奖医学科学技术奖二等奖项目(一) [J]. 中华医学信息导报, 2021, 36(17): 8-9.

[20] 妇科恶性肿瘤的精准治疗新策略研究 [J]. 中国科技成果, 2021, 22(9): 24-25.

[21] 李水根. 医学科技成果推广工作十要素浅谈 [J]. 医学情报工作, 1998, 19(2): 4-7.

[22] 孙文莺歌, 李艺影. 医学科研院所科技成果转化工作的对策 [J]. 解放军医院管理杂志, 2021, 28(3): 279-281,289.

[23] 曹先平, 王今民, 史晓峰. 医学科技成果推广中存在的问题及对策 [J]. 医学信息(上旬刊), 2010, 23(9): 3082-3083.

第7章 临床医学研究案例集锦

一、药物临床试验研究案例

药物治疗（drug therapy）是指用一切有治疗或预防作用的物质用于机体疾病，使疾病好转或痊愈，如今药物治疗已经是临床内科治疗的一种常见手段，药物治疗常用于各大系统疾病，特别是慢性病的控制与防治，更需要药物的参与来维持。

因此，此章引用了数项具有代表性的药物临床研究项目，从不同药物所针对的不同疾病来描述药物临床试验的研究案例，希望起到一定的启发作用。

（一）氯吡格雷联合阿司匹林治疗急性轻微缺血性脑卒中

1. 研究背景简介及思路分析　随着现代生活方式的不断改变，缺血性脑卒中（ischemic stroke，IS）在国内的发病率正逐年增高，在中国，男性发生缺血性脑卒中的风险在全世界已经排在了首位。因此，近年来对于缺血性脑卒中的预防与治疗一直是一大研究热点。而缺血性脑卒中在短暂性脑缺血发作（transient ischemic attack，TIA）和轻微缺血性脑卒中之后更常发生，缺血性脑卒中最常在安静和睡眠中起病，一旦发病，患者往往会因为梗死部位脑组织缺血，从而导致脑细胞缺血缺氧引发神经细胞发生不可逆的损伤。所以对于急性轻微缺血性脑卒中和短暂性脑缺血发作的治疗和后续二级预防显得极为重要。而既往研究显示，氯吡格雷和阿司匹林用于治疗急性轻微缺血性脑卒中和短暂性脑缺血发作能起到较好的治疗作用，但将两者联合使用，是否具有更好的抗血小板效果抑或是发生严重的出血风险，向来是一个具有争议的问题，而2013年发表在 New England Journal of Medicine 上的一篇临床研究，利用一项随机对照试验，向我们展示了氯吡格雷联合阿司匹林用于急性轻微缺血性脑卒中和短暂性脑缺血发作的治疗效果。

研究者采用的是一项多中心的随机、双盲、安慰剂对照研究，该研究主要是由首都医科大学附属北京天坛医院卒中临床试验与临床研究中心所负责，并且该研究拥有独立的临床数据库，可以帮助作者更好地进行数据收集与数据分析等处理，这种数据库式管理方式可以促进多中心患者的数据分享，以带来相对稳定的临床试验统计数据。

该研究属于典型的随机对照试验，是一种对医疗卫生服务中的某种疗法或药物的效果进行检测的常见手段，其基本方法是将研究对象随机分组，对不同组实施不同的干预，以对照效果的不同。具有能够最大限度地避免临床试验设计、实施中可能出现的各种偏倚，平衡混杂因素，提高统计学检验的有效性等诸多优点，被公认为是评价干预措施的金标准。随机对照试验遵循随机、对照和重复的三原则，利用统计学知识，通过设定一系列的研究程序和管理措施，消除医生和患者对药物疗效的主观影响，而随机对照试验的试验设计又要遵循另外三个基本原则，即设置对照组（control），研究对象的随机化分组（randomization）和盲法试验（blind）。盲法试验主要包括单盲试验（single-blinded）、双盲（double blinded）试验等。本研究就属于一项双盲试验，双盲试验是研究者和患者都不知道每个患者分在哪一组，也不知道何组接受了试验治疗，此法的优点是可以避免来自受试者与研究者的偏倚，本研究作者将研究对象随机分组，并对不同组别进行不同的干预措施，最后对比不同分组的治疗效果，此外作者还利用COX回归模型来探索各组间脑卒中发生率的差异，这使得该研究统计分析部分更具可信度。

2.研究内容及方法分析 该研究主要探究了单独使用阿司匹林与氯吡格雷和阿司匹林联合使用对于急性轻微缺血性脑卒中和短暂性脑缺血发作的疗效。该研究能发表在医学权威杂志 New England Journal of Medicine 说明还有很多值得我们学习借鉴的亮点（表7-1）。

首先，该研究团队建立了自己的研究数据库，利用独立数据库的优势纳入了大量患者数据，总共5170例发病后24h内轻微缺血性脑卒中或高风险TIA的研究对象，其中，2586例患者接受安慰剂阿司匹林治疗，2584例患者接收氯吡格雷联合阿司匹林治疗，利用集合多中心研究的优势，样本收集量大，随访时间长，创新性地开展了双抗药物的联合使用，降低了急性轻微缺血性脑卒中和短暂性脑缺血发作后缺血性脑卒中的风险。

其次，该研究设计与分组极为复杂严谨，是一项看似简单分为两组的随机对照研究，但其研究细节值得我们细细探索品味。该研究将所有患者分为两组，双抗（氯吡格雷-阿司匹林）组和单抗（安慰剂-阿司匹林）组，双抗组患者和单抗组患者第一天根据病情严重程度服用75～300mg的阿司匹林，而双抗组第1天需要额外服用300mg氯吡格雷，单抗组第一天服用安慰剂；在双抗组中，患者需要从第2天继续服用75mg阿司匹林和75mg氯吡格雷至第21天，在21天后停用阿司匹林改为服用阿司匹林安慰剂加75mg氯吡格雷至90天试验结束；在单抗组中，患者需要从第2天服用氯吡格雷安慰剂加阿司匹林75mg至第90天至试验结束。目的是使用不同药物和不同药物配比来评估两种治疗方案对急性轻微缺血性脑卒中和高风险TIA后90天内卒中发生率的影响。该试验精确把控了安慰剂与药物的分配使用，使得两组研究能够充分说明患者加服氯吡格雷之后对于急性轻微缺血性脑卒中和高风险TIA具有更好的预防作用。

最后，该研究与其他很多氯吡格雷和阿司匹林联合治疗的试验不同，大多数研究主要针对双抗联合运用治疗患者各类脑缺血疾病，而该研究针对治疗的是轻微脑卒中或高风险TIA复发脑卒中风险较高，出血风险低的患者。所以这一创新点就已经和许多研究大为不同。并且作者对于该研究的分组设计也十分缜密，作者几乎做到了控制两组患者之间除用药不同以外，其他影响因素几乎基本相同，包括入组患者的年龄、性别、血压、BMI、吸烟史及既往病史，就包括入组时间在<12h和≥12h都做到了组间与组内一致，可以说最大程度上去除了试验的混杂因素，真正做到了对照这一原则。这也是该研究为什么值得学习的一大亮点之一。

3.研究整体总结分析 该研究具有的优点在研究特色中也已提到许多，这里进行一个总结：①做到了不同于当时的类似研究；②拥有独立的

表7-1 双、单抗组试验分组及药物用量

分组	使用药物	天数	剂量	天数	剂量	天数	剂量
双抗组	氯吡格雷	第1天	300mg	第2～21天	75mg	第22～90天	75mg
	阿司匹林	第1天	75～300mg	第2～21天	75mg	第22～90天	安慰剂
单抗组	氯吡格雷	第1天	安慰剂	第2～21天	安慰剂	第22～90天	安慰剂
	阿司匹林	第1天	75～300mg	第2～21天	75mg	第22～90天	75mg

数据库进行数据分析与共享；③严谨地设计分组精确把控了患者药物的用量；④进行了极为一致的组间和组内分配；⑤数据分析精确，统计方法运用得当。

但接近完美的研究仍然具有一些局限性：首先，提供整个试验数据的多中心均来自中国，所以研究数据主要用于反映黄种人的治疗情况，缺失了对于不同人种例如黑种人和白种人的个性化研究，研究结果可能对于世界范围内没有更好的适用性；其次，中国的脑卒中亚型分布与国外一些国家不同，在中国大动脉的动脉粥样硬化发病率更高，影响氯吡格雷代谢的遗传多态性也更高，这就带来了不同患者对于氯吡格雷的代谢及灵敏度有了差异，可能会造成最后统计数据的偏倚；最后，该研究纳入的 TIA 患者仅限于 ABCD^2 评分（A：年龄；B：血压；C：临床特征；D1：症状持续时间；D2：糖尿病）较高（≥4 分）的患者，目的是确保纳入的是后续缺血性脑卒中高风险的患者，所以这一研究结果也有可能不适用于其他脑缺血疾病的患者。

综上所述，利用好独立数据库资源，设计好一个创新严谨的随机对照试验并非一件简单的事，我们既要学会抓住临床中的创新闪光点，也要学会最大化利用好身边的资源。

（二）ARB 类药物治疗高血压患者

1. 研究背景简介及思路分析　此处选择一项来自 *Hypertension* 上阐述血管紧张素受体阻滞药阿齐沙坦酯与奥美沙坦和缬沙坦对 1 期和 2 期高血压患者动态和临床血压影响的一项临床研究来进行分析。

心血管系统疾病（cardiovascular disease，CVD）是目前人类死亡或过早死亡的主要原因之一。在中国，心血管系统疾病死亡人数占据中国疾病死亡人数的 40%，是一项极大的经济负担和社会负担，而高血压（hypertension）与许多心血管系统疾病具有相当密切的关系，是心血管系统疾病的危险因素之一，有着间接或者直接导致心血管疾病的风险。高血压常常通过药物进行治疗，高血压治疗的主要目标是血压达标，降压治疗的最终目的是最大限度地减少高血压患者心、脑血管病的发生率和死亡率。高血压可以选用的药物有很多，最常见的则是：①利尿药，如噻嗪类利尿药、袢利尿药；②钙离子拮抗药，如二氢吡啶类、非二氢吡啶类；③β 受体拮抗药，如美托洛尔、比索洛尔；④血管紧张素转化酶抑制药，如卡托普利、贝那普利；⑤血管紧张素 Ⅱ 受体拮抗药，如厄贝沙坦、氯沙坦。这些药物根据患者不同情况使用都可以达到控制患者血压维持在正常范围内的作用，但多数患者在临床实际使用时需要联合使用两种或两种以上的降压药来进行联合治疗。然而随着制药学的不断发展，每个类型的降压药都在不断地更新，在降压效果越发显著的同时，不良反应也逐渐减少。所以，此研究目的是分析血管紧张素受体阻滞药阿齐沙坦酯与奥美沙坦和缬沙坦对 1 期和 2 期高血压患者动态和临床血压的影响。

该研究属于一项随机、双盲、安慰剂的随机对照试验，主要目的是研究两种剂量的阿齐沙坦及不同剂量缬沙坦和奥美沙坦对于高血压患者的降压效果及对药物安全性进行评估，疗效判定的终点治疗 6 周后 24h 内临床动态血压监测下平均收缩压较基线收缩压的变化，其次是非劣效性测试比较阿齐沙坦与其他 ARB 的优劣性。

2. 研究内容及方法分析　首先，该研究包含了总共 141 个医学中心，是一项全球范围的多中心研究，主要纳入了 >18 岁且收缩压在 150～180mmHg 及 24h 平均收缩压在 130～170mmHg 的患者。作为原发性高血压的治疗药物，该研究排除了一切疑似或确诊为继发性高血压的患者，并排除了严重的舒张期高血压及严重肝肾疾病的患者，如果患者患有 1 型糖尿病或控制不良的 2 型糖尿病也被排除在这项研究以外。因此，该研究的混杂因素较少，具有较强的说服力。

其次，该研究分组循序渐进，十分严谨。作者将所有召集的 3560 名患者进行筛选，选出

2661名患者进入3~4周的抗高血压治疗与2周的单盲安慰剂治疗，目的是确定所有患者的高血压对药物治疗有效，并使用2周单盲安慰剂使所招募患者血压回归用药前水平，经过前期的5~6周药物磨合期过后，选出了1291名合格的患者进行随机分配，再进行使用不同药物的分组。作者将所有经过前期药物磨合的患者分为五个组，分别为安慰剂组（154名患者）、40mg阿齐沙坦组（280名患者）、80mg阿齐沙坦组（285名患者）、320mg缬沙坦组（282名患者）和40mg奥美沙坦组（290名患者），分组完成后分别让患者每天服用药物1次，持续服用2周，在服用2周过后，安慰剂组照常服用安慰剂，20mg阿齐沙坦组增量至40mg，40mg阿齐沙坦组增量至80mg，160mg缬沙坦组增量至320mg，20mg奥美沙坦组增量至40mg，并分别让患者继续每天服用药物1次，持续服用4周，以达到总共6周的试验时间（图7-1）。该试验分组设计的优点提前使用抗高血压药物确定有效性，单盲使用安慰剂使入组患者血压恢复到治疗前水平，精确把控了使用药物所造成的误差，并且整个循序渐进的药物剂量使用在保证患者使用药物安全性的情况下体现了药物安全性的试验过程。最终在入选的1291名随机患者中有1175名患者完成了此研究。

再次，该研究也在试验设计中提到了非劣效性试验，非劣效性试验是指通过与阳性对照的比较，推断试验药物的临床疗效"不差于"已知阳性药物的疗效，从而评价试验药物的优效性和安全性。虽然可能试验药物比阳性对照药物疗效差，但其差值不大，在临床可接受的范围内。但如果非劣效性检验成立，试验药物虽然比阳性对照药物在疗效上没有明显优势，但如果有其他方面的优势比如给药方便、价格更加便宜、不良反应少等，那么新药也是值得投入的。这里还需要说明的是，当作者以阳性药物作为对照时，实际上是默认了阳性对照的疗效是客观存在的而且是稳定的，但值得注意的是阳性对照的药物不能是安慰剂组，所以作者选用的对照药也是临床常用的ARB药物缬沙坦。由于此试验涉及的是新药物阿齐沙坦的使用，所以要使用非劣效性试验来进行药物试验的对比。从整个试验结果对照来看，阿齐沙坦无疑是成功的，在同一平均基线收缩压内，40mg阿齐沙坦的降压作用已经优于320mg缬沙坦的作用，其拥有更强的降压优势，并且在患者服药24h后血压波动更小，稳定性更好，更适合患者使用。在安全性方面，阿齐沙坦也没有随着强大的降压作用而带来更多的不良事件，患者的肾功能和体液钾离子平衡也没有发生有害的变化。

最后，该研究在统计学方法中提到了协方差分析（ANCOVA），协方差分析的过程是在两个或更多因子变量之间比较一个连续因变量的平均值，并确定协变量的效应以及协变量与因子间的交互，因子变量将总体划分成组，可以用来检验关于其他变量对单个因变量各个分

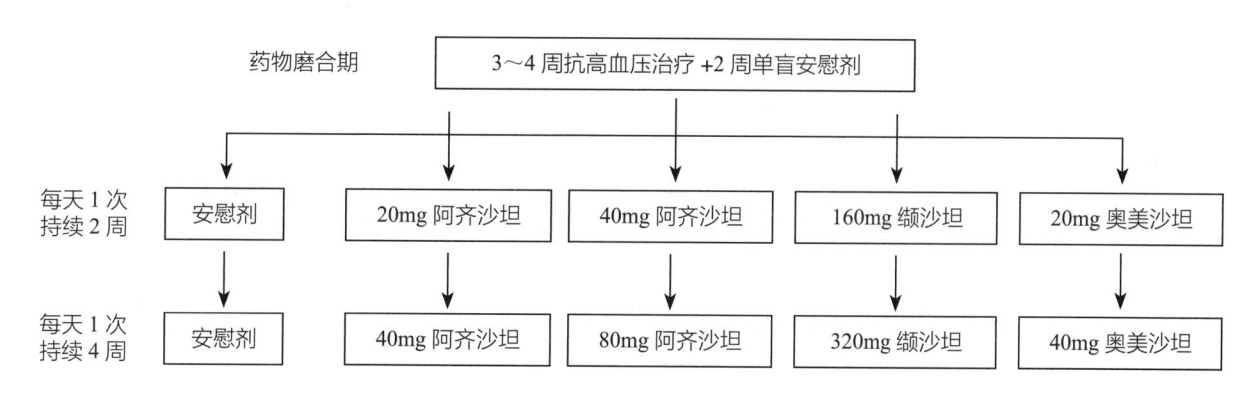

▲ 图7-1 抗高血压药物试验分组设计

组平均值效应的原假设,也可以用来调查因子之间的交互以及个别因子的效应。在该研究中,作者主要分析比较了抗高血压药物治疗对疗效终点的影响,将治疗作为固定效应,基线24h平均收缩压为协变量,主要比较了阿齐沙坦、缬沙坦、奥美沙坦和安慰剂之间的降压作用。通过协方差分析的方法有效提高了试验的精确度和统计检验的灵敏度。

3. **研究整体总结分析** 该研究主要分析了阿齐沙坦这种新的血管紧张素Ⅱ受体抑制药,并且发现了其良好的降压效果。在过去20年里,降血压的药物有了很大的改善,但仍有一半以上的高血压人群发生心血管意外。尽管抗高血压药物治疗的有效性和耐受性并不是影响高血压控制率的唯一因素,但它们可能是最能控制也是最重要的因素之一。因此,疗效更好、耐受性更好的新药可以有效改善高血压人群的血压控制。并且,对于新型药物的临床试验以及使用,这篇研究所采取的非劣效性试验很值得我们深入学习,近10年来,非劣效性试验已经在临床研究中得到了广泛应用,但如果要熟练使用非劣效试验,仍需系统研究学习,力求研究设计科学合理,充分发挥这个研究方法在对新药、疗法、新术式探索中的优势和作用。

总的来说,一种新药物从研发走向临床应用,需要经历中间大量的临床研究,需要付出大量科研人员与临床医生的时间与精力,这项2011年新型抗高血压药物阿齐沙坦的临床研究,直到2021年才在中国上市使用,中间经历了大量的临床前研究与临床试验,由此可见,一种药物从试验研发走向成熟应用,需要经历多少的风雨与坎坷。

(三)新型冠状病毒(SARS-CoV-2)疫苗的临床试验

1. **研究背景简介及思路分析** 此处选择一项来自 The Lancet 上的一项临床研究来阐述单剂重组新型冠状病毒疫苗(腺病毒5型载体)在18岁及以上成人中的最终疗效分析、中期安全性分析和免疫原性的临床试验。

新型冠状病毒病(COVID-19)是由2019年以来爆发的一场由冠状病毒感染所引起的肺炎,根据现有文献报道,大多数COVID-19患者的潜伏期为3~7天。发热、咳嗽和疲劳是新型冠状病毒感染者最常见的症状,而鼻塞、流鼻涕和腹泻仅在一小部分患者中出现。而严重病例可能迅速发展为急性呼吸窘迫综合征(ARDS)、感染性休克和难以治疗的代谢性酸中毒以及出血和凝血功能障碍。值得注意的是,部分COVID-19患者最初只有轻微的非典型症状,即使是重症和危重病例也是如此,但从目前的疾病收治诊断来看,多数患者预后良好,只有少数患者病情危重。从影像学来说,COVID-19的危重患者的胸部计算机断层扫描(CT)扫描的特点是磨玻璃影和双侧斑片状阴影,因此危重患者大多会出现呼吸窘迫的症状。而如今,并没有一款很好针对COVID-19的特效药,常规抗病毒药物对其作用较为微弱。因此,有效防止COVID-19传播和感染的重要途径就是进行疫苗注射,建立群体免疫,所以,此研究目的就是为了研发测试一种更为方便有效的新型冠状病毒疫苗,并进行耐受性、免疫原性和安全性分析。

该研究属于一项随机、双盲、国际、安慰剂对照的3期临床随机对照试验,主要目的是研究Ad5-nCoV疫苗(5型腺病毒载体)3期临床试验最终疗效和中期安全性分析结果,5型腺病毒疫苗是一种单剂量疫苗,它相较于新型冠状病毒灭活疫苗和重组亚单位新型冠状病毒疫苗来说,更为方便,不用重复注射,减轻了接种者的负担。因此作者希望通过此临床试验来证明Ad5-nCoV疫苗的有效性和安全性。

2. **研究具体内容及方法分析** 第一,此研究是3期临床试验,1、2期临床试验作者已经在前期完成,而3期临床试验已经是这系列研究偏后的过程了。所以,此研究更多的是进一步验证疫苗对目标适应证患者的治疗作用和安全性,评价利益与风险关系。为了使该研究更具说服力,减少人种所带来的试验误差,该研究招募了欧洲、亚洲与美洲共 66 个地点进行临床试验,以评估健康成人中一剂 5×10^{10} vp/mL Ad5-nCoV 疫苗的功效、安全性和免疫原性。

第二,此试验整个过程采用了交互式网络响应系统,有效平衡了入组 Ad5-nCoV 疫苗和安慰剂对照组的人数,并且可以在注册国家之间按比例平衡人数,以确保入组人数的分配。该研究的纳入人群与分组也十分讲究,研究根据所入选国家 COVID-19 的感染率,计算出需要 30 000~54 000 名入组患者才能达到 150 例 COVID-19 确诊病例的疗效驱动终点。所以,研究设计确定了四个队列,所有入组患者都参加了主要研究队列,即疗效安全队列,该队列主要评估 Ad5-nCoV 疫苗的功效以及严重不良事件和医疗不良事件的发生率。其中,有大约 3000 名入组患者的一个子集,按比例分布在所有入选的注册国家中,子集又包括 3 个子队列:①扩展安全队列,收集免疫接种后的详细不良事件;②免疫原性队列,扩展安全队列的一个子集(约 600 名入组患者),负责测量疫苗接种前和接种后的抗体反应;③扩展免疫原性队列,免疫原性队列的一个子集(约 200 名入组患者),用于评估疫苗接种前和接种后的细胞免疫。

第三,该研究综合运用了许多统计方法,例如,Cox 比例风险模型及 Fisher's 精确检验,用来比较安全性和具有支撑作用客观数据计算的所有比例,以评估疫苗组和对照组之间的差异。Cox 比例风险模型又称 Cox 回归模型,该模型以生存结局和生存时间为因变量,可同时分析众多因素对生存期的影响,能分析带有截尾生存时间的资料,且不要求估计资料的生存分布类型,通俗来说就是 Cox 回归模型主要探讨什么样的患者死亡的更快,什么因素影响了患者死亡的速度。作者主要基于时间事件分析,通过 Cox 回归分析用于统计分析患者的主要和次要疗效。而 Fisher's 精确检验则是用来检验一次随机试验的结果是否支持对于某个随机试验的假设,具体来说,就是当随机事件发生的概率小于 0.05 则认定该事件为小概率事件。一般原则认为在某个假设前提下,一次随机试验的结果不会出现小概率事件。若一次随机试验的结果出现了小概率事件则认定该假设不被支持,作者则利用 Fisher's 精确检验比较从安全性和客观数据支持性计算的所有比例,以评估疫苗组和对照组之间的差异。作者通过运用适用于该研究的不同统计方法,尽可能地排除了其他无关因素所带来的干扰,因此,熟练、恰当地运用统计学方法在应对相匹配的研究时,能让研究数据更具有说服力。

第四,作者在此研究中通过两个不同时间点来评估疗效和安全性,作者设定主要安全目标是评估疫苗接种后严重不良事件和医学上不良事件的发生率。而主要疗效目标是预防接种后 28 天发生有症状、实时 PCR 证实的 COVID-19 感染。次要疗效目标则是评估在预防接种 Ad5-nCoV 后 14 天开始有症状、实时 PCR 证实 COVID-19 感染,并于接种后 14 天和 28 天开始评价 Ad5-NCoV 在预防严重 COVID-19 中的有效性。作者通过这些设定目标有效检测对比了疫苗接种后 14 天与 28 天 Ad5-nCoV 疫苗对于 COVID-19 的预防与疗效,更加清晰地阐述了该疫苗的效力。

3. 研究整体总结分析 该研究是一项国际化的双盲随机对照试验,作为 3 期临床试验,试验主要还是以进一步验证疫苗对目标适应证患者的治疗作用和安全性为目的,相比于其他临床试验缺少了一些治疗相关的指标,但此临床研究仍然是一篇非常优质、值得我们深入学习的案例,但该研究仍然具有它的不足之处。

首先,这项研究虽然在全球多个国家进行,包括欧洲、南亚和南美,其分别代表低收入、中等收入和高收入经济体,通过每周联系积极发现病例,提高了入组患者的保留率,但所入组患者的体征和症状仍然是以自我报告的形式上传(尽管通过面对面的研究访问得到确认),此处存在一些缺陷。其次,该研究人群只具有相对代表性，虽然有稳定慢性疾病的人有资格参加。但是，由于该临床试验的特殊性，免疫功能受损的患者、孕妇和儿童被排除在此项试验之外，且试验入组≥60岁的人数较少，所以导致了妇女儿童和老年人的结果没有代表性。最后，由于最终疗效分析是在累积150例实验室确诊的COVID-19病例完成的，所以导致了入组患者的中位随访时间为38天，22.4%的入组患者随访时间为8周，最长的入组患者随访时间不到4个月，虽然后续分析仍在继续，但在试验过程中的随访时间还是较短。总而言之，以上这些不足之处都有可能对最后的试验数据分析结果带来一定程度的偏倚。

随着COVID-19的流行，新型冠状病毒疫苗的相关研究在近几年来呈不断增加的趋势，更加优质的疫苗在不断进入临床研究，此类临床研究在未来几年是相对热门的点，学会掌握这类的研究方法也有助于我们临床研究的设计。

（四）HIV单克隆抗体给药提供持续病毒抑制的临床研究

1. 研究背景简介及思路分析 此处选择一项发表于Nature的研究，该临床研究主要分析了在对HIV感染者使用广义中和单克隆抗体联合治疗后，这些HIV患者在没有抗逆转录病毒治疗的情况下体内是否能达到长期的病毒抑制。

HIV又称人类免疫缺陷病毒，该病毒是一种能够造成人类免疫系统缺陷的逆转录病毒。这个病毒主要攻击破坏人类的免疫系统，尤其对T淋巴细胞具有强大的亲和力，可以通过逆转录系统使病毒自身mRNA转录为双链DNA并寄生于宿主基因组DNA上，使得被感染的宿主在感染其他疾病时不受自身免疫系统的保护，继而死于多重感染或继发的恶性肿瘤。由于该病毒整合在宿主细胞的DNA中，因此该病毒一般存在于患者的体液当中，主要包括在血液、精液和阴道分泌液中，所以任何引起体液交换的行为都有可能导致HIV的传播。患者感染HIV到发病一般拥有一个完整的过程，临床上一般将这个过程分为四期，即急性感染期、潜伏期、艾滋病前期、典型艾滋病期。但不是每个感染者都会表现出完整四个分期。前两个分期患者可以表现为没有任何临床症状，这段时间患者体内拥有足够的T细胞用来抵抗病毒，当T细胞减少到一定程度时，才会有其他疾病症状的表现，而这个时间段大多能长达十年甚至几十年。因此，针对HIV逆转录的疗法可以大大增加HIV在患者体内复制的时间，对于抑制HIV十分有效，从而达到延缓AIDS患者的生存时间。但到目前为止，想要根除AIDS患者体内的病毒还仍然是一件不可能的事情，鉴于HIV的抑制需要终身的抗逆转录病毒治疗，需要每天都服药，因此亟需开发临床上有效的长效抗病毒替代品，使用长效抗病毒药物来抑制病毒复制。

研究者为了能达到长期抗病毒的目的，进行了一项由两部分组成的临床试验，第一部分是一项随机、双盲、安慰剂对照的临床试验，招募了在HIV感染急性/早期阶段开始抗逆转录病毒治疗的患者。第二部分是一个开放标签的单臂试验，招募了没有接受抗逆转录病毒治疗的患者。目的是评估两组HIV患者在使用单克隆抗体之后是否能达到长期抗病毒的效果。

2. 研究内容及方法分析 首先，该临床研究是一项在2018年9月至2021年1月进行的1期临床试验，目的是评估单克隆抗体3BNC117和10-1074组合在HIV感染者中的安全性、耐受性和有效性。试验包括了两个部分：①第一个部分是一项随机、双盲、安慰剂对照研究，包含了14名患者，这些患者在感染的急性/早期阶段开始接受抗逆转录病毒疗法，随后在接受第一次输注单克隆抗体或安慰剂后不久进行分析性的治疗中断，来判断单克隆抗体的输注是否能带来长期的抗病毒疗效；②第二个部分则是一项开放标签研究，包含了5名患者，这些患者并没有进行过抗逆转录病毒疗法，基线血浆病毒含量在200～5000copies/ml，同样对这些患者使用单克隆抗体来判断其长期疗效结果。这些所有参与该临床研究的患者都接受了高达 8 次的单克隆抗体或安慰剂注射，在首次注射单克隆抗体时的第 3 天停用抗逆转录病毒药物，单克隆抗体给药频率为研究开始的第 1 个月注射 2 次，之后每 1 个月接受注射 1 次，总共持续注射 6 个月。并且在研究期间每 2 周进行 1 次 HIV 水平和 CD4$^+$T 细胞计数，利用 PCR 与 RT-PCR 分别来量化 AIDS 患者中 HIV 滴度的变化和 CD4$^+$T 细胞的存活效果。以此结果来判断单克隆抗体是否具有长期抗 HIV 的功效。

其次，该研究统计学方面相对简单，因为没有大量的病例入组，导致了该研究的统计学方面并没有出现较为复杂的方法。该研究使用了精确对数秩检验来确定了第 1 组病毒学终点的 P 值。使用了灵敏度分析来处理 2 例特殊的患者，因为这 2 位患者在他们达到重新启动抗逆转录病毒疗法的标准时启用了它，进行了独立于该研究的治疗。接着，该研究分别用 Wilcoxon 秩和检验和 Mann-Whitney U 检验计算了配对和非配对比较的 P 值。对于 TCR 的基本分析则是采用了 R 语言软件包 ggpubr 通过 Wilcoxon 秩和检验（配对）和 Mann-Whitney U 检验（非配对）来确定的。

最后，该研究对于第 1 组，研究方案预设的病毒学终点是单克隆抗体组和安慰剂组之间出现血浆病毒计数反弹，以及在研究第 28 周之前重新达到开始抗逆转录病毒疗法标准的患者数量差异。在该研究的结果中显示，安慰剂组的 7 名患者中有 6 名患者出现了血浆病毒计数反弹，并在研究第 28 周之前达到重新开始抗逆转录病毒疗法的标准，但治疗组的 7 名参与者中没有人达到这一标准。第 1 组单克隆抗体组和安慰剂组患者脱离抗逆转录病毒疗法的中位时间分别为 39.6 周（9.9～49.6 周）和 9.4 周（5.3～26 周）。数据证明，第 1 组单克隆抗体组的患者良好地保持了血浆病毒计数的稳定，且没有达到需要复服抗逆转录病毒药物的程度，说明单克隆抗体有效抑制了 HIV 在患者体内的克隆。但安慰剂组的患者几乎全部都重新接受抗逆转录病毒疗法。而在第 2 组中，具有基线感染性的 AIDS 且对两种抗体都敏感的 5 名患者中，其中也有 2 人平均保持了 41.7 周的血浆病毒血症完全抑制。但该研究值得注意的一点是，两组都有患者在进入分析性治疗中断的过程中的前 8 周发生了血浆病毒计数的反弹，这些患者经过分析得知，他们在基线水平时，其体内的 CD4$^+$T 细胞中携带的是具有单克隆抗体抗性、病毒复制能力强的 HIV。研究者也提到了重要的一点，如果这些患者在接受单克隆抗体注射之前对其中 1 种或 2 种抗体具有耐药性，那么这种单克隆抗体组合的药物对于抑制 HIV 扩增来说是没有效果的。总而言之，这两组结果都通通表明，只要患者在基线水平不存在单克隆抗体耐药性的病毒，3BNC117 和 10-1074 的联合治疗在对有或没有抗逆转录病毒疗法的情况下长期抑制 HIV 都是非常有效且安全的。

3. 研究整体总结分析 该研究虽然有着极为重要的临床意义，但作为研究方面，仍然有几点不足。首先，该研究的样本量过小，得出的研究结果还需要更大的样本量来充分证明其有效性。其次，6 个月的患者随访时间相对来说较短，研究者还需要延长这些患者的随访时间来观察长期使用单克隆抗体对患者的效果，长期的输注是否会对患者产生负面影响，这是值得我们思考的问题。最后，该研究在利用单克隆抗体治疗并停药时，HIV 在患者体内发生了病毒量的反弹，因此，未来再进行更大规模的临床试验时，可能需要在最后一次输注单克隆抗体时，提前为患者预备提供抗逆转录病毒药物，以保证能够控制病毒量不发生反弹。

尽管 HIV 药物进行了几十年的研究，但想要根除患者体内的 HIV 前景依然非常渺茫。但相比较于每天要按时进行抗逆转录病毒疗法，一种更为简便有效的方法值得我们去探索研究，例如，该研究所进行的通过免疫疗法，向患者注射单克隆抗体，以达到最大限度的患者体内病毒抑制，这种方法也不用每天按时进行抗逆转录病毒疗法，也不需要完全消除患者体内残留的HIV。可以说这是迄今为止为数不多的可以有效控制AIDS患者体内HIV病毒含量的长期疗法，这2种单克隆抗体对患者体内的HIV起到明显的抑制作用，加上使用抗体前抗逆转录病毒疗法的使用，使得患者基线HIV水平较低的时候被单克隆抗体有效阻止抑制。尽管该研究是一项1期临床试验，但这2种单克隆抗体组合的有效程度通过该研究也清晰地展现在了我们面前。遗憾的是，单克隆抗体是否能在没有进行抗逆转录病毒疗法的情况下中和HIV在患者体内的含量，最终起到抑制病毒扩增的作用，还有待继续研究。但相信在未来的某一天，终会有一种持续抑制患者体内HIV或完全清除患者体内HIV的药物出现。

二、医用材料临床研究案例

（一）3D打印在临床实践中的相关应用案例

3D打印（three dimension print）是快速成型技术的一种，又名增材制造，是一种以计算机数字模型文件为基础，运用金属或塑料等物品通过逐层打印的方式来构造物体的一种技术。3D打印的过程常常要由特定的打印机来进行，不同材料的3D打印机结构与功能原理也不同。例如，平常我们最常见的3D打印技术就是熔融沉积式3D打印技术（FDM），其原理是利用高温将特定热塑性塑料熔化由计算机控制将材料一层层地堆叠打印出来。其他类型的3D打印技术还包括：直接金属激光烧结技术（DMLS）、选择性激光烧结技术（SLS）和数字光处理技术（DLP）。而3D打印不仅仅是对工业方面具有使用价值，在医学领域，3D打印依然有着其广泛的用途。而根据3D打印的难度与深度，3D打印技术在医疗上的运用可分四个层面，即术前规划和术前演练、手术导板和康复支架、治疗匹配和人体植入及活体器官打印。但目前活体器官打印在全球范围内仍处于初步探索阶段，但前三个层面在我国乃至全球范围内来说都已经有了不同程度的应用。本章具体通过前三个层面的一些内容来具体讲述3D打印在临床研究中的使用案例。

1. 关于用于定位肺小结节3D打印导板准确性的临床研究

（1）研究背景简介及思路分析：此处选择一篇2019年发表于 JAMA Surgery 的研究，该临床研究分析评估了使用3D打印技术创建导板用于辅助经皮定位肺小结节的安全性和有效性。

肺小结节是一种局灶性、类圆形、影像学表现密度增高的阴影，可单发或多发，通常会带来肺不张、肺门肿大和胸腔积液等并发症。而孤立性肺结节一般无典型症状，常为单个、边界清楚、密度增高、直径≤3cm且周围被含气肺组织包绕的软组织影。但当局部病灶直径≥3cm时，其表现为肺癌的可能性就大幅提升了。对于肺小结节来说，低剂量胸部螺旋计算机断层扫描（CT）筛查已被证明可提高肺小结节早期肺癌的检出率并降低高危人群的死亡率，因此使用低剂量胸部CT的肺癌筛查计划已得到广泛实施。这种筛查带来的是更多患有肺小结节的患者被检测出，但一些处于肺外周的小结节与非实性结节在电视辅助胸腔镜手术中很难进行定位，而这些难以定位的肺小结节也是术中中转进行开胸手术的最常见原因。肺结节在传统诊断中是通过胸腔镜器械或外科医生在触诊下没有产生胸膜压痕或色素沉着的情况下判断的。但在术中增加肺部操作会对肺部造成更多的物理损伤，并且肺部触诊通常非常耗时，并且依赖于外科医生的经验，尤其是当目标结节是非实性或位于胸膜表面的深处时，会增加更大的风险。而目前已经开发出了几种对于术前或术中标记肺结节的方法，其中一种就是经皮肺结节定位，利用标记染料与乙碘油对目标结节进行注射标记，但整个过程都需要在CT扫描下引导穿刺，介入医生需要根据二维CT图像对肺结节深度和进针角度进行计算判断，并按照计算值手动放置定位器，这样的操作即使是经验丰富的介入医生也需要反复尝试才能实现引导器的精准定位。因此，该研究者目的是利用3D打印创建一个导航模板，用于精准定位穿刺到肺结节的部位，在精准定位的同时减少患者与医生的辐射暴露剂量。

(2) 研究内容及方法分析：首先，该临床研究是一项前瞻性、单中心、非劣效性的随机临床试验，该研究纳入了从2016年10月至2017年10月共200名在上海市肺科医院就诊的患者，患者主要的纳入标准包括了3个：①肺结节的长轴直径小于20mm；②目标结节的内边缘距离主要动脉或静脉至少2cm；③所定位的肺结节可以通过楔形切除术安全切除。排除标准主要是：①目标肺结节被肩胛骨遮挡，限制了经皮定位器的进入；②有2个或更多肺结节需要定位。研究主要是比较了3D打印引导方法与传统CT引导方法对肺小结节的定位的精准度。在筛选纳入患者后，以1:1的比例将入选患者随机分配到3D导板引导组和CT引导组。而患者最后判断的主要结果是肺小结节定位的准确性，使用定位器和目标结节中心之间的偏差进行评估，偏差则是根据结节定位时获得的最终CT扫描结果计算得出的。但是由于定位器和目标结节可能不在CT扫描的同一平面上，因此很难在二维CT图像上精确测量定位器的偏差。因此，研究者根据肺小结节定位时获得的CT图像重建患者的胸部大体模型，然后用计算机辅助设计软件精确计算偏差，且偏差被三维地表示为垂直、前后和水平偏差，最后结节定位的总偏差被计算为每个维度之和的平方根。次要结果包括了手术时间、并发症率和辐射暴露剂量，辐射量以剂量-长度乘积和有效剂量表示。整个操作过程持续时间来自CT扫描的时间，计算为初始扫描至最终扫描之间所花费的时间，而与肺部结节定位相关的并发症包括气胸、肺出血和咯血。

其次，该研究的随机化模型是采用了区组随机化来进行设定，区组大小设置为10，结果由不参与本试验的研究者放在密封信封中，在取得所有患者的知情同意之后，所参与该研究的患者根据参与顺序都会被分配到一个随机号码以确定所有患者的分组。研究所使用的统计学方法并不复杂，该研究者根据他们之前的研究经验，CT引导组和导板引导组之间定位器偏差的预期差异为3.5mm，为了使该研究获得90%的功效，研究者设定单侧α为0.05，非劣效性界限为5mm，计算出了最后所需要随机抽选140名患者（每组70人），但最后入组了200名患者，原因是为了确保部分患者在该临床研究进行因各种原因退出研究时，还能够有足够多的样本进行最后的分析。该研究利用了3种统计学方法来检测2组数据之间是否具有统计学意义，对正态分布的连续变量进行独立样本t检验，对分类变量进行卡方检验，对非正态分布的连续变量进行Mann-Whitney检验，但由于该研究存在过早随机化，所以对所有接受肺结节定位和后续手术的患者都进行了意向治疗分析。总的来说，统计检验方面整体设计较为简单，采用了我们常见的3种检验方式对研究数据进行了统计检验分析。

最后，在整个研究过程中，由于随机化时间过早，10名患者（每组5名）没有进行肺结节定位和随后的肺切除，因此被排除在意向性治疗分析之外。在这10名被排除的患者中，5人的手术时间被修改，3人最终拒绝接受肺切除，1人在随机化后被检查出了具有脑转移，1人因月经推迟手术。此外，由于从导板设计到打印的时间有限（$n=4$），运输过程中导板受损（$n=3$），以及估计定位器的偏差超过2cm（$n=1$）这些因素，8名随机进入导板引导组的患者接受了CT引导下的肺部结节定位。最终，共190名患者接受了CT或导板引导的肺结节定位和后续手术（两组患者$n=95$）。而在意向治疗分析中，模板组和CT引导组之间的垂直、前后、水平及总偏差没有在该研究中表现出显著差异。但在CT引导组中，患者定位器偏差主要表现在前后这个维度上，CT引导组的偏差在前后这个维度上对比起3D导板组的偏差也是略大，并且两组之间也存在着统计学差异。3D定位导板偏差的95%CI为-2.7~1.0mm，都没有达到预定的非劣效边缘5mm。然而，在模板引导的定位中，侧卧位接受导板定位插入的患者比仰卧位接受导板定位插入患者的偏差更大，在CT引导的定位中，定位偏差与患者位置无关。此外，每个肺部结节的位置是根据其相对于气管颈部的位置重新定义的。颈部以上的结节被认为是上部结节，而颈部以下的结节被认为是下部结节。对于上端结节和仰卧位的患者，导板引导的定位方法在定位器偏差方面更优于CT引导的方法，并且导板组患者所受的辐射量也明显更低，手术时间更短。研究者也通过了此临床研究表明，使用导板引导方法定位肺小结节的准确性不低于使用传统CT引导定位的方法。并且，导板引导的方法也简化了穿刺程序并减少了患者的辐射暴露。

(3) 研究整体总结分析：该研究为了简化经皮肺结节定位手术，减少相关的辐射剂量，甚至有可能在不需要依赖CT扫描引导的情况下进行经皮定位，研究者小组创建了一种新型的导航模板来引导经皮肺结节定位，这种由3D打印技术建立的导航模板准确地表达了CT的二维图像信息，以用于引导结节的定位。利用这个3D导板，介入医生不需要再根据CT二维图像来进行复杂计算以确定穿刺部位，也不需要进行更多次尝试来调整定位器的穿刺方向，从而也减少了重复穿刺所造成的肺实质损伤。虽然利用3D导板这项新技术用于肺结节定位是一项对患者有益且具有创新性的临床试验，但该临床研究依旧存在着一些不足。

在该研究中，研究者只对标准CT成像扫描引导下的肺结节定位与3D导板引导下定位进行了对比，但随着现在CT透视引导下实时穿刺系统在介入中的应用，其表现出了较高的定位和穿刺准确性。因此，对于3D导板引导下穿刺与CT透视引导下实时穿刺在准确性上的差异还有待评估，但可以确定的一点是，对于患者所受辐射量的比较，3D导板引导下穿刺是占有一定优势的。此外，由于使用导板引导的方法进行肺结节定位的准确性可能受到结节位置和患者卧位姿势的影响，未来研究的方向应该确定哪些亚组的患者是导板引导定位的最佳人选，并在这些患者中对比导板引导定位与目前最佳方法的功效和效率，从而凸显出导板引导定位的优势所在。

2. 关于评估低成本3D打印支气管镜模拟器的临床研究

(1) 研究背景简介及思路分析：此处选择了一篇2017年发表于 Anaesthesia 的研究，该临床研究通过比较3D打印支气管镜模拟器与市面上售卖的支气管镜模拟器的解剖学真实性来评估3D打印支气管镜模拟器的有效性与可行性。

支气管镜是一种经口或鼻置入患者下呼吸道，用于做肺叶、段及亚段支气管病变的观察、活检采样、细菌学和细胞学检查，配合电视视频系统可进行摄影、示教和动态记录的医疗器械。通过连接的活检取样附件，可以协助发现早期病变，可以开展息肉摘除等体内外科手术。它适用于支气管、肺部疾病研究以及术后检查等操作。支气管镜检查对于麻醉科医生、重症监护科医生和呼吸科医生来说是一项必备的核心操作能力。但支气管镜操作属于一项侵入性的检查，需要操作医生具有很高的熟练度，所以对于支气管镜操作的医生来说，模拟训练的过程是必不可少的。因此，对于操作支气管镜医生的教学培训是极具价值，但具有正常解剖学特性的模拟气道在市面上的价格是极高的，市面上的支气管镜模拟气道价格为1500～3000英镑（1800～3500欧元/1800～3700美元），面对价格如此高昂的模拟器，亟需找到一个可以提供仿真训练且价格合理的支气管模拟器。该研究利用了3D打印技术，基于人体胸部CT的扫描数据打印了一个具有真实解剖学特性的支气管模拟器，且价格不到市场价格的10%。

基于此，研究者进行了这项单盲、随机、对照的临床研究，研究目的是通过比较3D打印的模拟器与市面上的支气管树模拟器的解剖学真实性来评估其有效性。为此，研究参与者必须完成几项支气管镜的镜下任务，研究者选择了正确的右上叶支气管腔的解剖学识别作为主要结果，因为这是进行支气管树有效纤维镜检查的关键的第一步。

(2) 研究内容及方法分析：首先，该研究属于一项单中心的临床研究，研究在2016年总共纳入了来自伯尔尼大学医院的18名麻醉科医生和12名呼吸科医生，入选的医生每周都会定期地进行几次支气管镜的操作。该研究比较了两种不同的商用支气管树模拟器与研究者基于志愿者胸部CT扫描的3D打印模拟器，研究者为了确保该研究的盲法，将三个模拟器放在纸箱里，并将它们隐藏在手术用的无菌布下，并且将3D打印的支气管树固定在一种商用气道管理训练器的头部上。所有的参与者都被要求在每个支气管镜模拟器上进行三种不同的操作：①用支气管镜识别右上叶支气管；②在左主支气管中使用支气管阻断器；③从右下叶肺中抽出10ml自来水。所有参与者所使用的支气管镜和配套器械都是他们平常在临床上使用且熟悉的设备，进而消除了设备陌生所造成的研究误差。

其次，该研究的参与者在完成每项操作后都直接对其进行评价，在研究结束时，研究者记录了每个操作所需的时间（从将支气管镜插入气管模拟器到完成任务为止，以秒为单位），每个参与者还要对每个模拟器的总体真实性进行评分，使用了100mm视觉模拟量表（VAS）对支气管镜识别右上叶支气管腔的真实性进行评分，其中"0mm"代表"完全不现实的解剖"，"100mm"代表"与人无异"，这也是主要结果的评判标准。而次要结果则是：在左主支气管放置支气管阻断器的真实性如何；从右下叶吸出10ml自来水的真实性如何；以及与人相比，模拟器总体上的真实性如何。这些次要结果的评分标准与主要结果相同，都使用了100mm视觉模拟量表进行表示。而该研究使用的统计学方法较为简单，研究者采用了弗里德曼双向秩方差分析对三种设备进行了比较，并用Wilcoxon符号秩检验法进行操作后的配对比较，对多重比较进行了Bonferroni校正，该研究设定认为$P<0.05$具有统计学意义。

最后，该研究纳入的30名参与者均完成了此研究，参与者对3D打印模拟器的评价是，在主要结果方面，3D打印模拟器的解剖学逼真度明显高于市面上的模拟器，并且比起在左主支气管的支气管阻断器放置和右下叶支气管的液体抽吸方面，3D打印模拟器也并不逊色于商用模拟器。与两个市面上的气管模拟器相比，3D打印的气管模拟器总体上被评为明显更逼真。无论是从主要结果还是次要结果的评估来看，与其他两个商用的模拟器相比，使用3D打印的模拟器能够在提供同样训练效果的同时，还能将成本价格控制在原来的1/10，真正意义上达到一种廉价替代方案，并且更好的是，可以通过患者的特定解剖结构进行体外模拟训练，以达到随后体内更加熟练的支气管镜检查。

(3) 研究整体总结分析：该研究是第一个将3D打印支气管镜模拟器与商用支气管镜模拟器进行比较的研究，就气管解剖的真实性而言，由于3D打印的气管是从人体真实的CT扫描数据中提取出来的，所以在解剖学特性这一方面，3D打印占据了极大的优势。尽管3D打印有可能在扫描提取模型的步骤中出现像素丢失导致部分解剖结构无法还原，但其廉价、方便的优势完全填补了这一不足之处。并且3D打印的另一大优势是可以通过每一例患者的CT进行个性化定制，在遇到支气管解剖复杂的患者时，进行操作前的提前训练就显得很有必要，这可以大大地降低患者接受操作时所产生并发症的概率。但针对此项试验，仍然存在着几个不足之处。

首先，该研究无法进行双盲研究，因为研究人员必须先准备安装好模拟器，并指导参与者在哪些模拟器上进行哪些操作。其次，参与者没有直接根据人体解剖学来评价每个模拟器的解剖学真实性，而是根据他们对于平常人体解剖学的记忆进行评估。最后，该研究对于操作时间评估来说，这些结果只能用于评估商用模拟器与3D打印模拟器之间的性能，并不能与临床实际操作的时间做对比，因为临床上随时可能会有突发情况发生，并且人体的柔性结构比起模拟器的硬性结构更需要仔细的操作，以保证操作过程中对人体不造成支气管或肺部的创伤。

总而言之，研究者认为他们所开发的3D打印支气管镜模拟器比两个商用的支气管镜模拟器更好，并且成本节约了90%。3D打印模拟器也是一种廉价的支气管镜技能教学的替代方案，并且也提供了体外模拟患者真实解剖模型的可能性，大大提高了教学成本与质量。

（二）骨科新材料器械应用案例

骨科是各大医院最常见的科室之一，骨科学又称为矫形外科学，主要研究骨骼肌肉系统的解剖、生理与病理，骨科医生通常运用药物、手术及物理方法保持和发展这一系统的正常形态与功能。随着时代和社会的变更，骨科疾病谱有了明显的变化，交通事故引起的创伤明显增多，人口的老化导致的关节退行性变、老年性骨质疏松引起的骨折、骨肿瘤、类风湿性关节炎相应增多等。

骨科疾病谱的变化，要求骨科研究重点以及防治重点必须适应这一转变，这也决定了骨科未来的发展方向。未来的骨科发展离不开材料学的发展，不仅要求更加重视同基础医学的结合，而且应该重视充分利用先进的科学技术成果，例如，与材料科学相结合，研发出材料更优于当今临床使用的辅助器械。因此，此章将引用多篇临床研究，从不同的方面来分享近年来医用材料在骨科这一学科应用研究。

1. 聚醚醚酮－碳纤维复合材料在骨科内固定中应用的临床研究

(1) 研究背景简介及思路分析：此处选择一篇2019年发表于 Deutsches Ärzteblatt International 的研究，该临床研究分析了碳纤维增强聚醚醚酮与钛两种材料所制的锁定钢板进行内固定治疗肱骨近端骨折影响。

碳纤维是一种高强度、高模量纤维的新型纤维材料，其含碳量超过90%，重量轻、高强度是其最显著的特点。碳纤维的密度不到钢的20%～30%，但强度却是钢的几倍之多。碳纤维是一种柔软的纤维材料，而碳纤维的主要用途就是利用其柔软的特性作为增强材料与树脂、金属和陶瓷等复合，制造先进复合材料。并且其复合材料具有耐高低温、热膨胀系数小、吸能抗振、一定的导电性和导热性、X光透光性好、生物相容性好等优点。聚醚醚酮是一种机械强度高、耐冲击、耐酸碱、耐磨、耐疲劳、耐辐射和生物相容性好的一种热塑性高分子树脂材料，这些强大的综合性能也让聚醚醚酮成为医用高分子材料的不二人选。特别是在骨科方面，聚醚醚酮无毒、质轻、耐腐蚀，而且其弹性模量与人体皮质骨相当接近，因此可采用PEEK代替金属制造接骨板，可以大大减少接骨板对骨产生的应力遮挡作用，有利于骨折部位的恢复。由于聚醚醚酮具有如此优良的综合性能，所以在许多特殊领域可以替代金属、陶瓷等传统材料。而碳纤维作为可以与树脂复合增强树脂性能的材料，碳纤维聚醚醚酮复合材料也因此应运而生。碳纤维增强聚醚醚酮复合材料是指碳纤维以粉末、颗粒、连续纤维或织物形式增强聚醚醚酮树脂基的复合材料，其与单纯的聚醚醚酮相比具有更好的机械性能、耐热性和耐化学性，在此基础上，加入碳纤维的增强不仅可以进一步提高其聚醚醚酮的力学性能，而且也影响着其摩擦性能。

该研究属于一项随机对照研究，主要探究了利用碳纤维增强聚醚醚酮制成的接骨板与钛接骨板相比，在治疗肱骨近端骨折中患者的手臂功能和术后复位影像学结果。目的是证明碳纤维聚醚醚酮接骨板拥有比钛接骨板更优越的临床性能。

(2) 研究内容及方法分析：首先，该临床研究纳入了共76名2016—2018年在德国杜宾根医院接受肱骨近端骨折手术治疗的患者，该研究通过随机列表将所有患者随机分配到碳纤维聚醚醚酮组和钛组。在征求所有患者的同意之后，由手术医生在每次对患者进行手术前打开装有选择不同内固定方式的信封。所有患者的手术分配给了2个手术经验丰富的外科医生进行，碳纤维聚醚醚酮组分配到了37例患者，但在最后的随访功能分析中，因患者自身原因或手术原因失访了5名患者；而钛组分配到了39例患者，在最后的随访分析中，也是因为与碳纤维聚醚醚酮组同样的原因失访了8名患者。最后纳入功能分析的为剩余的63名患者，这些患者包括了外科医生1用碳纤维聚醚醚酮板治疗的15名患者，用钛板治疗的25名患者。外科医生2用碳纤维聚醚醚酮板治疗的17名患者和用钛板治疗的6名患者。这些患者都在术后6周、12周和6个月时进行了随访。随访的主要终点为术后6月时的臂，肩，手残障评分（DASH）。而随访的次要终点包含了三项：①简单肩部测试评分（SST）；②牛津肩关节评分（OSS）；③手术复位效果（肱骨颈干角）。以上研究者选用随访的量表都从不同程度上体现了肩、臂的相关症状、功能或残障水平，直接或间接地表示了肱骨近端骨折接受手术后的恢复情况与活动水平。

其次，该研究使用的统计学分析相对实用简单，该研究在数据统计分析方面，使用 t 检验、Fisher 精确检验、卡方检验和重复测量方差分析（rANOVA）进行统计分析，这里提到了一个新的统计学方法重复测量方差分析，该统计学方法指的是同一个体在不同时间点的测量，相比于单变量方差分析是对某一变量的方差进行分解，而重复测量数据则是存在多个时间点的测量结果，并不只有1个变量，而有多个变量，从而形成多个变量的方差-协方差矩阵。并且该研究用独立的两样本 t 检验分析两组之间在主要终点方面的潜在差异；使用重复测量方差分析评估术后肱骨颈干角的数值变化；使用重复测量方差分析评估术后头轴角测量值。使用独立样本 t 检验（年龄、BMI）、Fisher 精确检验（合并症）或卡方检验（性别、骨折类型、ASA 分类）计算两研究组之间潜在的术前差异。

最后，该研究在研究者的分析下也提到两试验组在年龄、BMI 和肩关节合并症方面没有显著差异表现，虽然各组的骨折程度与骨折分型方面存在着较大差异，根据肱骨近端骨折的 Neer 分型，碳纤维聚醚醚酮板治疗的患者类型主要集中在 Neer Ⅲ 型占了该组总患者的 64.9%，钛板治疗的患者主要平均在 Neer Ⅱ 型和Ⅲ型，都占了该组总患者的 38.5%。但从术后总住院时间来看碳纤维聚醚醚酮组术后住院时间为（4.8±0.4）天，钛组术后住院时间为（4.9±0.3）天，两组术后住院时间没有显著差异，术后都获得了良好的效果。期间碳纤维聚醚醚酮板与钛板两组也未出现感染、接骨板和螺钉断裂、内固定移位和不愈合等不良事件，也证明碳纤维聚醚醚酮板具有足够好的生物安全性与力学性能。在随访过程中所有患者在手术后12周骨折均得到了骨性愈合，术后6个月的功能康复结果也有所改善。但从最后的数据统计结果来看，碳纤维聚醚醚酮组和钛组之间并没有统计学上的显著差异。虽然这一结果不能判定碳纤维聚醚醚酮板和钛板之间孰优孰劣，但至少可以判断，碳纤维聚醚醚酮板在有着更多优点的同时，有着不亚于钛板的临床治疗效果。并且由于碳纤维聚醚醚酮板拥有弹性模量接近于人体皮质骨的优势，使其更适用于肱骨骨折伴骨质疏松的内固定。

(3) 研究整体总结分析：1965 年，纯钛金属首次作为内固定接骨板和螺钉应用于骨科，其具有高抗腐蚀性能、良好的生物相容性和较高的安全性，不会引起组织不良反应。钛钢板（65Gpa）的弹性模量比起不锈钢钢板（200Gpa）较低，在骨折愈合过程中能明显减小应力遮挡效应，是制作接骨板及螺钉的理想材料。随着高分子材料科学的不断进步，现已经有许多生物相容性好、力学强度大、弹性模量更接近人骨的高分子材料出现，因此，新材料接骨板也逐渐进入到了临床试验当中。该研究作为新型材料接骨板与传统钛板对比的临床研究，虽然有着不错的临床结果，但研究整体上依然具有一些小问题。

首先，该研究的随访时间相对较短，6个月的研究终点对于骨折的随访来说不能完全地了解其愈合过程的后续并发症，因为在其他研究者长达2年的随访中发现，在使用碳纤维聚醚醚酮板治疗肱骨近端骨折后继发性内翻移位的发生率低于使用钛板治疗的独立组。因此，随访时间不够很有可能带来研究结果收集不完全的可能。其次，研究纳入的人数较少，很有可能出现阴性结果，使得研究数据出现偏倚。最后，该患者的随机化导致两个研究组之间Neer骨折类型的分布不均，更加严重的骨折分型被分配在了钛板组，碳纤维聚醚醚酮板组的Neer Ⅳ型患者仅有4例（18.9%），该分布很有可能影响了术后内固定稳定状况的判断，骨折类型的分布不均也会影响术后两组间功能评分和运动能力恢复评估的判断，进而影响整体试验数据判断的精准程度。

2. 镁-羟基磷灰石-脱矿质骨基质纳米复合材料在胫骨高位截骨术中应用的临床研究

(1) 研究背景简介及思路分析：此处选择一篇2012年发表于 *Biomaterials* 上阐述在胫骨高位截骨术后应用镁-羟基磷灰石-脱矿质骨基质纳米复合材料在截骨楔形区域促骨生长与骨整合的一项临床研究来进行分析。

胫骨高位截骨术（high tibial osteotomy, HTO），是一种属于膝关节骨性关节炎第三阶梯的治疗方式，也是骨科保膝手术治疗的常用术式，胫骨高位截骨术属于膝关节周围截骨术的一种，该术式通过纠正下肢力线，改变胫骨平台负重，从而降低膝关节内侧间室的压力、减缓骨性关节炎的进展，是治疗伴有膝内翻的膝关节骨性关节炎保膝手术治疗的经典术式。随着世界人口老龄化的到来，膝关节骨性关节炎的患者也越来越多，截骨矫形手术的需求也逐渐增多起来。在开放胫骨高位截骨术中，对胫骨截骨区域进行撑开时，往往会留下一个骨缺损部位，由于截骨撑开区域缺失了骨的连接，导致力学性能不如截骨撑开之前，并且由于截骨撑开区域缺失了骨的连接，会造成撑开区域的愈合效果不佳或不愈合。在以往的手术中，手术医生常常会取用自体髂骨进行骨移植，但这种方法往往会对患者造成手术的二次损伤。因此，临床需要一个可以代替自体骨且具有促进骨愈合能力和良好骨整合能力的材料。具有"人工骨"之称的羟基磷灰石被广泛认为是能够代替自体骨进行骨缺损区域骨移植的替代生物材料，但由于羟基磷灰石属于无机化合物、生物活性较弱，对骨缺损区域只能起到微弱的骨诱导和骨刺激作用。所以，如何使羟基磷灰石具有更强的生物活性和骨诱导作用成为一项热门的研究方向。由于镁离子在骨生长中起到了非常重要的作用，该研究利用金属镁与羟基磷灰石整合，研发出了具有仿生纳米结构的镁羟基磷灰石，并组合人体脱矿质骨基质研发出了一款骨填充生物材料。

该研究是一项前瞻性的随机对照研究，主要探究了在胫骨高位截骨术中，仿生纳米结构镁羟基磷灰石和人体脱矿质骨基质构成的纳米复合材料的骨愈合能力。研究的目的主要是希望在具有骨植入的骨科手术中，寻找自体骨替代材料，能够模仿自体骨的化学成分和结构，以提高骨缺损部位的再生能力。

(2) 研究内容及方法分析：首先，该临床研究在为期12个月的招募时间内纳入了共36名患者，这些患者都被要求骨关节炎Ahlback分级在Ⅰ~Ⅲ期或因创伤导致胫骨畸形愈合需要接受开放楔形胫骨高位截骨术。纳入患者后利用随机数字表法将所有患者分配到3个组，分别是：①人体脱矿质骨基质联合纳米镁羟基磷灰石组（DBSint®）分配到了12位患者；②纳米镁羟基磷灰石组（SINTlife®）分配到了14位患者；③同种异体骨分配到了10位患者。且所有的患者都由经验丰富的两位外科医生完成他们的胫骨高位截骨术，保证了所有患者手术方式和手术质量的统一。在最后的随访过程中，第1组由于有1名患者在接受截骨后因为截骨区域的不稳定而被排除在外，此外，第1组有2名，第2、3组各有1名受试者因术后采样不充分而被排除在外。因此，该研究总共随访了31位患者的数据进行统计分析。患者分析的主要项目包括美国膝关节协会评分、美国膝关节协会功能评分、X线下骨密度评估和CT引导下的楔形移植区域的骨活检。该研究也是为数不多采取患者组织样本活检的临床研究，由于病理活检结果一直是组织学判断的金标准，所以这一操作是可以更加透彻直观地了解患者骨缺损区域移植生物材料后的生长情况与骨整合情况，充分评估各组生物材料之间的优劣性。

其次，该研究在统计学方面也进行了相对多的分析，研究者将该研究中的所有数据进行了功效分析与单因素方差分析，用于计算出检测结果参数中任何显著差异的样本量，其功效越小，差异性就小。研究发现血管肉芽、破骨细胞和纤维组织的功效较低，之后研究者还评估了只有两个研究组相比的方案，选用了第1组、第3组和第2组、第3组之间做比较，假设了该研究的功效可以得到增强。但是，经过分析得出，该研究仍然表现出功效不足。证明其血管肉芽、破骨细胞和纤维组织在3组之间并无较大的差异。接着，该研究根据膝关节协会评分应用Kruskal-Wallis检验，尽管术前由于随机数字生成的分组导致患者之间的术前评分存在一定差异，但在截骨术后并没有发现组间评分的统计学差异。而术后12个月，根据Kruskal-Wallis检验进行统计分析，发现各组之间的膝关节协会功能评分有明显差异，但各组之间的功能评分皆在正常范围之内，所以对该研究来说并没有体现出很强的各组间差异。之后研究者又利用Mann-Whitney检验来评估X线片中所植生物材料的骨整合率。研究发现，在术后6周，X线下骨整合评分的顺序为：Ⅰ组＞Ⅱ组＞Ⅲ组，但只有Ⅰ组和Ⅲ组之间有显著差异。各组之间在X线下也可以明显看到具有未被患者吸收的生物材料。在术后3个月，同种异体骨组患者仍然表现出延迟的骨吸收，X线上仍然存在未吸收的骨。但不同的是，在许多植入DBSint®的患者中，在楔形骨缺损区观察到了与患者正常骨相同的放射透亮度，证明其已经完全完成了与宿主骨的骨整合。但在SINTlife®的患者中，楔形缺损区X线放射透亮度与宿主骨仍具有一定差异。在术后6个月，所有DBSint®的患者楔形缺损区不再明显，X线下观察到有效的骨重塑和骨整合，效果明显优于了其他两组，并且相比于同种异体骨组具有统计学差异。

最后，该研究也从组织学上对患者的骨愈合程度进行了分析。在DBSint®组患者的整个楔形缺损区表现出了良好的骨愈合过程，并且观察到较多的骨髓样组织，以及新生血管和新生成熟骨。但在一些患者中，也存在着一些未被吸收生物材料颗粒，这可能与患者自身恢复情况有关。在SINTlife®组患者中，楔形缺损表现出了一个不连续的骨重塑状况，并且所使用的生物材料在组织学检查中也发现有明显未被吸收的生物材料残留物存在。而同种异体骨组患者出现了与前两组不同的情况，其组织重塑过程较差，且重塑过程几乎为纤维结缔组织包绕着不完整的同种异体骨。而这一表现更像是骨折愈合阶段中的骨痂形成期的纤维结缔组织成骨转化阶段。

(3) 研究整体总结分析：一直以来，骨科医生希望能寻找到一种能够模拟天然人体骨成分和结构的替代生物材料，以提升骨缺损部位的再生能力。虽然自体骨移植被认为是治疗骨缺损部位修复的"金标准"，但它仍然具有许多缺点，例如，需要二次手术、患者疼痛部位增加、手术出血量增多、手术时间长和骨供区的自体骨供应有限，而本研究将人脱钙骨基质与掺杂镁的纳米羟基磷灰石复合，得到了一种组织工程骨，由于该生物复合材料的构成部分尺寸达到了纳米级别，因此该复合材料具有高的骨传导、骨诱导潜能和骨整合能力，能够更快诱导和更大的新骨形成，以实现骨缺损部位早期的稳定性和生物材料的快速结合，降低部分患者骨缺损部位延迟愈合和不愈合的可能性。尽管该研究拥有许多优点，但整体来看依然存在着一些不足之处。

首先，由于该研究严格的排除标准，导致了研究的功效不足，研究者认为有可能在入组人群较多的情况下，可能会得出该研究当前没有发现统计学意义的数据中发现统计学上的显著差异。其次，该研究人群的纳入年龄范围较广，年龄对于骨愈合的影响是较大的，特别是该研究入组女性多于男性的情况下，女性由于绝经之后雌激素的减少所导致的骨质疏松很可能会影响骨愈合的过程。最后，该研究排除了术后负重这一变量，所有患者都在术后6周内统一不负重，虽然研究者排除这一变量的目的是重点关注生物材料快速诱导骨整合与骨生长的能力，但术后适当负重对于骨的愈合生长来说是具有重要意义的。

三、治疗技术临床试验案例

（一）干细胞治疗技术临床研究案例

干细胞（stem cell，SC）是一类具有自我复制能力及多向分化潜能的细胞，在一定条件下，它可以分化成多种功能细胞，干细胞被称为"万能细胞"，按其所处的发育阶段，可分为胚胎干细胞和成体干细胞。根据干细胞的发育潜能可分为全能干细胞、多能干细胞和单能干细胞。按成体干细胞的功能，可将其分为神经干细胞、造血干细胞、骨髓间质干细胞、皮肤干细胞、脂肪干细胞等。

干细胞是现代疾病治疗和研究的重要方向之一，它能够解决医学界多种束手无策的疑难杂症，例如，通过干细胞移植治疗糖尿病、运动系统疾病和心脑血管疾病等。干细胞治疗在生命科学、新药试验和疾病研究这三大领域中具有巨大研究和应用价值，现已广泛应用于医药再生细胞替代治疗和药物筛选等领域，成为世界关注和研究的焦点。

干细胞治疗一直是各国在生命科学前沿最重视的领域之一，受各国政府政策支持。此章节将从多个方面进行解析，以干细胞治疗不同疾病的临床试验，总结目前干细胞临床试验的发展特征。

1. 干细胞移植治疗缺血性心脏病临床研究

(1) 研究背景及思路分析：此处选择一项发表于 JAMA Netw Open 上的一项临床研究来分析心肌内胶原支架与人脐带间充质干细胞移植对慢性缺血性心脏病（chronic ischemic heart disease, CIHD）患者影响的研究案例。

近年来，细胞疗法作为一种新兴疗法引起了广大临床医生的兴趣。其中，缺血性心脏病的干细胞疗法也备受关注，缺血性心脏病主要是指由于供应心脏的血管发生狭窄或堵塞而造成心肌缺血所引发的一种心脏病，多指冠状动脉管壁粥样硬化病变引致血管腔狭窄，冠脉循环血流受阻，导致心肌血供不足。缺血性心脏病的干细胞疗法主要是利用干细胞多能分化及干细胞自身释放修复因子与外泌体的作用来对陈旧性缺血损伤的心肌进行修复。然而，早期干细胞是通过心肌内、冠状动脉内和逆行冠状静脉注射输送到心脏组织，这种干细胞运输的技术与效率都存在着较大的问题，这会导致干细胞在心脏组织中的植入率和存活率都很低。所幸存的干细胞也有可能无法到达损伤缺血部位进行心肌修复。

因此，针对以上问题，研究者提出了利用胶原蛋白和水凝胶两种物质。其中，水凝胶是一种亲水的三维网络结构凝胶，它可以支持输送细胞，能够保持所植入细胞在损伤区域的位置，并使其能够与受损心肌进行功能整合。而胶原蛋白则是哺乳动物细胞外基质中的主要蛋白质，它为维持组织完整性提供结构支持，并有助于维持细胞外基质微环境的特异性。研究者利用两种物质的材料特性研发了一种可注射牛胶原蛋白的多孔胶原蛋白水凝胶支架，并利用一项临床试验来评估胶原蛋白支架搭载人脐带间充质干细胞心肌内植入，用于慢性缺血性心脏病冠状动脉旁路移植术（coronary artery bypass grafting, CABG）后即刻在缺血心肌内植入的安全性和可行性。

该研究属于一项随机、对照、单中心的1期临床试验，该临床试验在南京大学医学院附属鼓楼医院进行，目的是研究确定载有人脐带间充质干细胞的胶原水凝胶对慢性缺血性心脏病患者的治疗是否安全可行。作者希望通过此临床试验来证实干细胞疗法对慢性缺血性心脏病的缺血心肌具有修复作用，能够改善慢性缺血性心脏病患者的心脏功能与生活质量。

(2) 研究内容及方法分析：首先，该研究属于1期临床研究，是一项较为初步的临床试验研究，主要是以健康志愿者为受试对象，目的是研究人体对新药的反应和耐受性，探索安全有效的剂量，提出合理的给药方案和注意事项，为2期临床试验的给药方案提供依据，并对药物在体内的吸收、分布、代谢、排泄等药物动力学进行研究，但由于此试验的特殊性，不能以健康志愿者作为受试对象，必须是以患有缺血性心脏病的患者作为研究对象。而该研究的目的也正是探究心肌内递送胶原水凝胶的安全性和可行性，为缺血性心脏病缺血心肌重塑提供更加有效的方法。

其次，该研究入选患者均是通过3D超声心动图评估后左心室射血分数（left ventricular ejection fraction，LVEF）小于等于45%的患者，并且慢性缺血性心脏病患者必须满足需要行冠状动脉旁路移植术且不适合经皮冠状动脉介入进行血运重建的条件，只有满足这些情况的患者才能接受干细胞胶原支架进行治疗。研究总共筛选了115例患者，但有65例入选者因患有严重合并症或后续不愿参与而被排除在外，55例所入组的患者被随机分为了三个组：18例分配到了胶原蛋白/细胞组、17例分配到了细胞组和15例分配到了空白组（空白组指：只行冠状动脉旁路移植术；细胞组指行冠状动脉旁路移植术加干细胞移植），但研究随机分组的结果略有欠缺，细胞组（7例）对比胶原蛋白/细胞组（3例）和对照组（2例）虽然梗死动脉和旁路血管并无差异，但细胞组有更多的前壁心肌梗死患者，这也

有可能给后期数据统计的准确性带来一定的误差。研究评估的主要终点结果是由术后12个月内严重不良事件的发生率来评估同源、异体的人脐带间充质干细胞和胶原蛋白支架的安全性，严重不良反应定义则是全因死亡、术后心肌梗死、新发肿瘤、持续室性心动过速、全身感染、脑卒中、过敏反应、心力衰竭住院、心脏穿孔、心脏压塞、缺血、过敏性休克、血流动力学不稳定或持续室性心律失常。而研究评估的次要终点结果是基于心血管磁共振成像观察治疗后3个月、6个月和12个月LVEF和缺血心肌梗死面积大小的变化，从而间接反映出人脐带间充质干细胞和胶原蛋白支架的疗效。并且，所有入组研究的患者都需要由临床医生在对研究保密的情况下，对治疗患者进行临床问卷的评估调查。研究者通过主要和多个次要终点详细评估了整个临床试验最终的结果，带来了更多可评价指标，使得该研究更具说服力。

最后，该研究运用了大量统计学方法进行数据统计分析，研究者所有的研究数值均以平均数表示。研究中在组间对比用到了重复测量方差分析、Bonferroni校正和Kruskal-Wallis单程方差分析（ANOVA）。组内对比用到了配对样本t检验和Mann-Whitney检验。当然，研究者选用的统计学方法也是基于该试验的需求，例如，Mann-Whitney检验是一种常见的统计测试，一般用于评估两个独立组之间的差异，每个组中的个体数量少，不属于正态分布，且数据是连续的，这个时候Mann-Whitney检验就显得十分有用。再例如，Kruskal-Wallis单程方差是一种用于检验2个以上样本是否来自同一个概率分布的一种非参数方法，而Kruskal-Wallis单程方差对于各个独立的试验组组间比较也正好适用。总的来说，但当我们不熟悉各种统计学方法的时候，合理规范地运用基础统计学方法也可以使我们的数据统计具有意义。

(3) 研究整体总结分析：该研究是第一个可注射支架材料结合干细胞移植治疗缺血性心脏病

的临床研究，该研究也首次证明了可注射材料联合干细胞用于心脏病治疗的临床安全性及可行性，并显示出了良好的应用前景，为后续的2期临床试验乃至3期临床试验奠定了良好的基础，但作为此类型研究的第一项，不可避免也会出现一些欠缺的点。

首先，从试验结果来看，在长达12个月的长期随访当中，入选胶原支架/干细胞组的患者陈旧性心肌梗死区域有着明显缩小，有不错的心肌修复效果，并且相较于另外两组患者，胶原支架/干细胞组的患者LVEF也有所提高。但由于该试验在单一中心进行，研究入组的患者量过少，没有大量病例做支撑，难免会使得最后得出的结果会让人质疑其修复效果的真实有效性。其次，该研究未设立单独胶原支架移植组，无法排除胶原支架/干细胞组的增强益处是来源于所移植的干细胞还是胶原蛋白支架本身的修复作用，从该研究中的数据我们无法得知。最后，这个临床研究很难做到盲法试验，因为心脏手术是由外科医生进行，在注射单独干细胞和胶原支架/干细胞水凝胶时，其注射之间阻力完全不同，这也无法让外科医生对组别的分配不知情，无法减少医生主观因素所带来的数据偏倚。

随着干细胞越来越被广泛用于临床治疗，类似的干细胞相关临床研究也会逐渐兴起，把握好该临床研究的优缺点，定能为未来的干细胞临床试验奠定扎实的基础。

2. 股骨头坏死早中期干细胞移植临床研究

(1) 研究背景简介及思路分析：此处选择一篇发表于 Stem Cell Research & Therapy 上阐述自体骨髓间充质干细胞移植联合股骨头坏死髓芯减压术对股骨头缺血坏死（osteonecrosis of the femoral head, ONFH）患者影响的一项临床研究来进行分析。

股骨头坏死是一种常见的难治性疾病，主要由创伤、过量使用皮质醇激素和大量酗酒所引起，股骨头坏死通常由股骨头血供循环受损引发，由于股骨头内压力增加而导致缺血，从而导致股骨头软骨和软骨下骨坏死。股骨头坏死是一个病理演变过程，初始发生在股骨头的负重区，应力作用下坏死骨骨小梁结构发生损伤，随后损伤骨组织又进行自我修复。这个过程中骨坏死的原因没有消除，骨组织修复不完善，反复损伤-修复的过程导致股骨头结构改变、股骨头塌陷、变形，进而引发关节炎症，功能障碍，最终导致股骨头坏死。由于股骨头坏死呈进行性发展，最终导致髋关节功能障碍与股骨头塌陷坏死，因此全髋关节置换术也成了大多数股骨头坏死患者的终末期治疗，但假体使用一般只有10～20的年限。随着股骨头坏死发病年轻化，全髋关节置换术后的年轻患者二次假体翻修带来的创伤也是毁灭性的，翻修会给患者带来大量的骨缺损，且翻修假体的费用也会成为患者的一大经济负担。

基于此，在年轻患者和股骨头坏死早中期患者中，保髋手术也成了临床医生与患者所追寻的治疗手段，股骨头坏死髓芯减压术则是一项广泛用于早中期股骨头坏死，延缓股骨头坏死病理进展的有效手术。股骨头坏死髓芯减压术可直接缓解释放股骨头内高压，清除股骨头内坏死硬化骨，为股骨头内部提供新鲜血供，并且因其微创的优势而成为最常用的保髋治疗方法。而动物研究表明，股骨头坏死髓芯减压联合骨与干细胞移植有着促进股骨头坏死区域修复的作用。因此，该研究主要内容为利用股骨头坏死髓芯减压联合骨与干细胞移植用于治疗早中期股骨头坏死。

该研究属于一项前瞻性、双盲、随机、对照的临床研究，该研究在广东省人民医院骨外科进行，是一项单中心的临床研究，并且所有患者的随访时间长达10年。目的是探究股骨头坏死髓芯减压联合植入自体骨和自体骨髓间充质干细胞是否能够治疗早中期股骨头坏死，减轻患者髋关节疼痛并推迟患者行全髋关节置换术，从而改善患者生活质量。

(2) 研究内容及方法分析：第一，该研究从2009—2010年总共招募符合纳入标准共43名

(53个髋)患者,并以髋为单位将患者随机分配到髓芯减压联合植入自体骨和自体骨髓间充质干细胞组和髓芯减压联合植入自体骨组。纳入标准为：①年龄为18—55岁；②有明显的髋部疼痛；③股骨头有轻微骨质减少或在X线平片上发现新月征；④使用类固醇治疗的患者需停止类固醇治疗至少6个月。所有患者在术后24个月、60个月和120个月都要接受随访，随访内容主要包括了髋关节前后位和蛙位X线片、视觉模拟评分法（VAS）、奎森功能演算指数（Lequesne评分）及西安大略和麦克马斯特大学骨关节炎指数（WOMAC）。利用以上指标来对术后预后因素进行分析，该临床试验的终点则是定义为股骨头坏死进展到Ficat分期Ⅳ期（股骨头坏死终末期：该期以关节软骨渐进性丢失及髋臼骨赘形成为特征；其X线表现为髋关节骨关节炎及股骨头畸形）或患者需要行全髋关节置换术。从研究方法来说，作者设定了两个临床研究终点，没有以单独的全髋关节置换术为终点指标，而是加入了股骨头坏死终末期的患者，这样所带来的好处是在一些年轻患者中，临床医生往往会建议患者在能忍耐范围能尽可能晚地接受全髋关节置换术，目的是延长假体的使用年限。所以，将股骨头坏死终末期患者纳入研究终点是相对来说较为严谨的操作。

第二，该研究所取用的自体骨均来自髓芯减压钻孔时股骨颈和部分坏死区域被切除的股骨头，而自体骨髓间充质干细胞则是术中从髂前上棘取血，并以1500rpm的离心速度将骨髓血离心10min后提取出来，主要采集了患者富集骨髓细胞离心层总共1ml骨髓浓缩液，然后将骨髓浓缩液逐滴滴加在圆柱形的自体骨上，使细胞被骨组织完全吸附。这样做的好处是减少了同种异体骨和同种异体干细胞所带来的自体免疫问题，增加了干细胞的存活率和修复作用。并在手术后保留总共10μl的骨髓浓缩物用于细胞计数，以计算骨组织中干细胞的数量。

第三，该研究也使用了较多的统计学方法，本研究对该试验的分类变量使用了卡方检验和Fisher精确检验；而两组之间的患者统计学数据和功能评估的统计学意义是通过Wilcoxon-Mann-Whitney检验来确定的；各组之间的临床存活率（试验终点）是用Kaplan-Meier生存分析曲线来进行比较的，其统计学意义是由Log-rank检验所确定；该研究最后还采用了Cox比例风险回归模型来检测影响股骨头存活的风险因素。研究者综合运用了以上各种统计学方法，使得该研究的统计部分丰富多彩，同时也保持了该研究统计数据的严谨性，提升了其最终数据可信度。而该研究所有研究数据都以中位数、最大值和最小值表示出来，以避免数据的平均数受到异常值的影响（某组效果很好或某组效果不好），可以使得数据更为准确。

第四，该研究通过了长达10年的长期随访，成功预测了骨髓间充质干细胞对于股骨头坏死治疗的可行性。研究认为骨髓间充质干细胞是治疗股骨头坏死的理想选择，因为它们具有多能分化的能力。在髓芯减压隧道中添加骨髓间充质干细胞的目的是在减压坏死骨区域提供骨祖细胞和血管内皮祖细胞，以促进骨组织再生和坏死区域血运的重建。此外，骨髓间充质干细胞还可以释放含有促成骨、促成软骨和促血管生成的细胞因子和外泌体，包括骨形态发生蛋白（bone morphogenetic protein，BMP）-2、血管内皮生长因子（vascular endothelial growth factor，VEGF）和转化生长因子-β（transforming growth factor-β，TGF-β）。因此，这种易获得且是自体来源的促修复细胞是非常值得我们深入探索利用的。

(3) 研究整体总结分析：自干细胞被发现和利用以来，其一直受到科学家和临床医生们的广泛关注，这项技术也逐渐走向成熟，自从1988年有临床医生提出利用髓芯减压术联合自体骨髓干细胞治疗股骨头坏死，这项研究就不断有学者更新换代。而如今该技术也已经较为成熟，各项试验参数都在逐渐被研究者们完善。虽然骨髓干细胞治疗股骨头坏死已经比较成熟，但此试验仍然有其不足之处。

首先，该研究纳入的患者过少，仅43名（53个髋）患者，这就造成了进行骨髓干细胞治疗股骨头坏死时，不能以股骨头坏死的各个分期进行分组，无法体现股骨头坏死各分期对于骨髓干细胞联合髓芯减压术治疗的灵敏度。且研究纳入患者过少也无法体现广泛人群的治疗效果，需要通过多中心招募大量病例来证明。其次，该研究纳入了双侧股骨头缺血坏死的患者，而这会导致同一患者双侧股骨头对干细胞的治疗效果具有不对称性。最后，该研究缺少了患者的MRI，而MRI是股骨头坏死诊断的金标准，缺乏了MRI难免会对股骨头坏死判断出现些许误差。并且该研究缺乏关于所植入干细胞生命轨迹的证据。因此，在研究中使用细胞荧光标记技术将能更好反映干细胞在股骨头内增殖修复的过程。

3. 膝关节骨性关节炎干细胞治疗的临床研究

(1) 研究背景简介及思路分析：此处选择一篇2021年发表于 Stem Cell Research & Therapy 上阐述了膝关节腔内注射同种异体脂肪间充质干细胞对患者膝骨关节炎影响的一项临床研究来进行分析。

膝关节骨性关节炎是一种以慢性退行性病理改变为基础的疾病。该疾病多患于中老年人群，尤其是女性，其症状多表现为膝盖红肿、上下楼梯痛和坐起立行时膝部酸痛不适等。还会有患者表现为膝关节肿胀、弹响和积液等，如不尽早干预膝关节骨性关节炎的治疗，则会引起膝关节畸形，残废，最后发展为需行全膝关节置换术。由于膝关节骨性关节炎是一个慢性发展的过程，因此，发现症状后行早期干预治疗往往能带来不错的效果。一般对膝关节骨性关节炎的治疗分为阶梯治疗，第一阶梯为基础治疗，主要以患者教育和运动物理治疗为主，目的是改善患者膝关节局部的血液循环，减轻炎症反应从而达到减轻关节疼痛的目的；第二阶梯则为药物治疗，主要以服用镇痛药物和关节腔内注射药物为主，目的是减缓膝关节带来的疼痛，改善关节功能并促进关节内软骨修复；第三阶梯为修复性治疗，常见的主要有关节镜下滑膜清理和下肢力线矫正手术等，主要目的是通过手术来减轻或消除患者的膝关节疼痛症状、改善膝关节功能并矫正膝关节畸形；第四阶梯也是膝关节骨性关节炎的终末期治疗，主要是以全膝关节置换术为主，其适用于严重的膝关节多间室骨性关节炎。而此研究主要是以探究第二阶梯的关节腔内注射药物展开，目的是评估关节内注射同种异体脂肪干细胞治疗膝关节骨性关节炎的安全性和有效性。

该研究属于一项单盲、随机、主动控制的对照试验，该研究属于一项多中心研究，分别在中国台湾省的林口长庚纪念医院和台北荣总医院两个地点进行。目的是分析玻璃酸钠与高、中、低含量干细胞组对于膝关节骨性关节炎的治疗作用，以达到改善患者膝关节功能、延缓患者行全膝关节置换术的时间。

(2) 研究内容及方法分析：首先，该研究属于1/2期临床试验，属于一项探究性的临床试验研究，研究主要纳入了年龄在40—80岁且根据美国风湿病学会（ACR）的膝关节骨性关节炎标准，Kellgren-Lawrence（K-L）分级为Ⅰ～Ⅲ级，WOMAC疼痛评分7～17分的患者共42名。因为该研究为1/2期临床试验，所以该研究有两个研究阶段，总计筛选后入组的57名患者的组成又分为1期临床试验患者和2期临床试验患者。由于1期临床试验主要是评价初步的临床药理学及人体安全性，所以作者主要把1期临床试验的患者分为了干细胞治疗组和玻璃酸钠注射液组来评估其安全性和有效性。而2期临床试验则是初步评价药物对目标适应证患者的治疗作用和安全性的，因此，既然是治疗作用评价，那就应该对治疗方式进行分组，探究在保持安全性下最佳治疗效果的分组，这里研究者就分为了64M组（一次注射包含 64×10^6 个干细胞）、32M组（一次注射包含 64×10^6 个干细胞）、16M组（一次注射包含 64×10^6 个干细胞）和玻璃酸钠组。并对所有患者进行了 96 周的随访，包括给药后第 2 周、第 4 周、第 12 周、第 24 周（主要研究）、第 36 周、第 48 周（扩展研究）第 72 周和第 96 周（结构研究）。对于所有受试患者来说，研究的主要终点是 WOMAC 骨关节炎指数的疼痛评分从基线到第 24 周的变化情况，而次要结果则是 WOMAC 骨关节炎指数的僵硬评分、日常活动评分和总分从基线到治疗后随访的变化情况，研究也对试验全程患者的疼痛指标进行了 VAS 和 KSCRS 评分评估。并且该研究还在第 24 周、第 36 周、第 48 周、第 72 周和第 96 周随访观察时进行了实验室检查评估，主要包括了血常规、血生化和一些免疫原性的检测。血常规和血生化一般为临床试验的常规检查项目，但免疫原性检测是生物制剂试验过程中必不可少的一步。因为具有免疫原性的生物制剂可能会诱发机体产生有害的免疫反应，能形成抗药抗体和中和抗体。前者会引起患者强烈的免疫反应，甚至危害患者生命安全，后者具有中和能力，能够抑制生物制剂的生物活性而减弱其治疗效果。以上这些功能量表评分与实验室检验主要对干细胞注射治疗膝关节骨性关节炎后，膝关节功能和疼痛度进行了评价，也对干细胞治疗膝关节骨性关节炎做出了较为全面的人体安全性评估。

其次，该研究的统计学分析是汇总了所有 1 期和 2 期临床试验的数据来进行统计分析的，并在所有进行治疗的患者中分析了疗效终点和安全性终点。研究通过使用两样本 t 检验和 Wilcoxon 秩和检验或者 Fisher 精确检验来分析人口统计和患者基线特征，以确保治疗之间的可比性。对统计表中的成对的 P 值应用双样本 t 检验，并且在正态性假设无效时，应用 Wilcoxon 秩和检验。而疗效终点、WOMAC、VAS 和 KSCRS 评分的变化通过结合使用干细胞的治疗效果和基线作为协变量的 ANCOVA 分析或者使用通过 Wilcoxon 秩和检验进行数据统计分析。虽然该研究利用的都是一些较为基础的统计学检验方法，但基础方法往往是最实用的，滥用一些看似"华丽"而利用起来十分复杂的统计学检验方法往往也会为研究数据的统计分析带来困难。

最后，研究者在结果中也提到，该临床试验的整体结果证明了这款脂肪间充质干细胞生物试剂对于人体来说是安全的。尽管纳入研究的总共 57 名患者就有 44 名在第 0~24 周发生了不同程度在治疗后出现的不良反应、25 名发生了与治疗相关的不良反应。但治疗后出现的不良反应最常见的就是肌肉骨骼和结缔组织疾病（40.4%）大多数表现为膝关节疼痛；其次则是给药部位出现的不良反应（29.8%）和局部发生感染（21.1%）。并没有发生与该研究相关的严重不良反应。而与治疗相关的不良反应大多都是患者感到注射部位疼痛或膝关节内感到肿胀和疼痛（52.6%）。而治疗相关不良反应的原因大多是因为膝关节内容量有限且注射的液体量较大（每次 4ml 或 8ml）所造成。并且患者对其也具有良好的耐受性，在与玻璃酸钠治疗比起来，该干细胞制剂治疗效果起效更早、有效持续时间更长，而且在 WOMAC、VAS 和 KSCRS 评分中，干细胞制剂的效果也是更优于玻璃酸钠治疗。所以总体评估来说该干细胞制剂是安全且适合人体使用的。

(3) 研究整体总结分析：放眼全球，干细胞治疗除了骨髓造血干细胞用于治疗白血病的技术较为成熟外，其他大多数正在进行的干细胞研究仍处于临床早期阶段（1 期和 2 期）。虽然，目前干细胞相关临床使用尚未成熟，各种局限性和潜在的安全隐患也限制了干细胞疗法的临床使用，但是作者相信，在未来会有更多的、不同来源的同种异体干细胞生物制剂走向临床，随着临床试验数量的迅速增加，未来也会迎来生物制剂成果产出的爆发期。而在干细胞研究处于早期临床试验这个大环境当中，属于较早一批的此项临床试验有着一些较为欠缺与不足的地方。

首先，该研究的 1 期临床试验所纳入患者较少，1 期仅纳入了 6 名患者，虽然数据统计上将 1 期与 2 期临床试验的数据进行汇总来进行统计分析，但纳入的患者过少往往会带来较大的研究数据偏倚。其次，该研究对于软骨结构是否有恢复只进行了MRI来评估，结果则是没有发现软骨再生或结构改变，发生该情况的原因可能是该研究样本量小，并且放射学结果对于膝关节软骨的变化不敏感，作者认为此处利用关节镜观察临床试验前后膝关节软骨的修复情况相较于利用MRI评估膝关节软骨变化来说会更具有说服力。最后，作者认为研究者应该多设立一个持续重复给细胞组来进行对比，因为以往已有研究证明，脐带来源的间充质干细胞在对膝关节重复给细胞的过程中，表现出了更好的有效性。所以，设立多个对照组才能更好反映一项临床研究的试验结果。

4. 自体骨髓来源干细胞治疗长骨干骨不连的临床研究

(1) 研究背景简介及思路分析：此处选择一篇2018年发表于 *Biomaterials* 的研究，该临床研究分析了利用市售的双相磷酸钙生物陶瓷颗粒和患者自体骨髓间充质干细胞混合在长骨干骨不连处进行骨修复的安全性与可行性。

组织工程（tissue engineering）是指利用生物材料结合自体活细胞在人体内外进行组织或器官构建，并用于人体修复的一门新兴学科。其基本原理是通过从机体中分离获取少量活体细胞（一般为各种干细胞，例如，骨髓间充质干细胞、脐带间充质干细胞、脂肪间充质干细胞等）在体外进行培养扩增，然后与具有良好生物相容性、可降解性和可吸收的生物材料（生物支架）按一定的比例混合，使细胞黏附在生物材料（生物支架）上形成细胞-材料复合物；并将该复合物植入机体组织或器官病损部位，随着生物材料在体内逐渐被降解和吸收，植入的细胞在体内不断增殖并分泌细胞外基质，最终形成相应的组织或器官，从而达到修复创伤和重建功能的目的。目前该方法在骨修复、软骨修复和皮肤修复方面应用较为广泛，而该临床研究则是一项利用该方法治疗骨不连（具有骨缺损）的典型案例。

骨不连也称骨不愈合，一般指骨折所需的愈合时间不断延迟，骨折仍然没有愈合，骨折断端仍有异常活动，X线上显示骨折断端相互分离，骨痂少，骨折两个断端萎缩光滑、髓腔封闭和骨端硬化，具有这样临床表现的患者我们就称之为骨不愈合或骨不连。造成骨不连的原因有很多，一般包括了以下几种：①患者骨折端内固定的不合理使用；②患者骨折肢体过度牵引；③患者骨折肢体过早负重；④患者骨折端术中对线对位差，没有达到复位标准；⑤多次切开患者伤口造成局部创伤及骨端骨膜剥离严重，使骨端缺乏血供；⑥骨感染。骨不连的临床表现多为骨折端的异常活动，呈现假关节样活动，并且伴有骨折端的疼痛、畸形和肌萎缩，患者还会因为假关节的存在丧失其肢体功能。而目前针对骨不连的治疗方案主要采取的是通过改善局部生物性状，包括去除感染灶、自体骨移植或者提高患者骨端机械稳定性。但对于骨不连手术来说，大多数情况下都要进行自体骨移植，但尽管如此，进行骨不连修复手术的成功率也达不到患者与临床医生的预期，且患者自体骨供区部位的缺损会给患者带来新的创伤。基于此，骨缺损区域亟需一个替代品来代替自体骨的供应。如今，已有较多的生物材料已经被用于临床当中，其中，羟基磷灰石和β-磷酸三钙组成的双相磷酸钙生物陶瓷目前已经被批准进入到临床当中，且已有动物实验证明，这种双相磷酸钙生物陶瓷联合间充质干细胞具有促进动物骨缺损愈合的能力。因此，该临床试验的研究内容主要是将双相磷酸钙生物陶瓷联合患者自体骨髓间充质干细胞用来治疗长骨干骨不连。

该研究属于一项1/2a期开放性、前瞻性、多中心和非比较性的干预性临床试验，该研究主要在欧洲4个国家的5个中心进行，目的是证明植入市售的双相磷酸钙生物陶瓷颗粒与自体骨髓间质细胞治疗患者骨不连的安全性和可行性。

(2) 研究内容及方法分析：首先，该研究纳入了2013年3月至2015年2月共30名患者参加此次临床研究。但在招募的 30 名患者中，其中有 1 位患者为乙肝病毒携带者而被排除，还有 1 位患者因为在准备手术之前发现骨不连处已经有了骨愈合迹象从而排除。最后在接受治疗的 28 名患者中，根据意向性治疗分析后，有 2 名患者决定提前退出该研究（1 名在 3 个月时由患者决定退出，另外 1 名在 6 个月时由外科医生评估后决定进行进一步治疗）。其中，28 例患者中有 2 名接受了 5ml 的双相磷酸钙生物陶瓷加 1×10^8 个细胞，其余 26 名接受了 10ml 的双相磷酸钙生物陶瓷加更高剂量的 2×10^8 个细胞。而这些患者在接受此次生物材料移植治疗前，初次骨折的平均时间为 27.9 个月（3.9～163.3 个月），以前最后一次接受过任何治疗的平均时间为 14.7 个月（2.1～36.0 个月）。患者骨不连的部位主要包括了股骨（11/28）、肱骨（4/28）和胫骨（13/28）。其中，这些患者有 17/28 例是因为闭合性骨折所造成的骨不连，11/28 例患者是因为开放性骨折所导致的骨不连。该临床研究的设计主要以安全性为终点，主要终点有两项：①随访中关于非骨结合治疗的局部并发症；②在 12 个月的随访中，有关于自体骨髓间充质干细胞与双相磷酸钙对患者局部影响及一般并发症。而该研究的二级终点是证明在多个机构中使用单一的标准化方案生产制造骨髓间充质干细胞的可行性。三级终点则是评估使用间充质干细胞和双相磷酸钙生物支架组合可能达到的临床疗效，以便为未来进一步研究提供临床证据。最后患者的临床疗效是通过比较在 3 个月、6 个月和 12 个月后各个患者骨愈合程度的比例来进行评估的。

其次，该研究在提取骨髓间充质干细胞前，会对患者进行全套的病毒血清学检查，包括了所有通过血液传播的疾病，而骨髓间充质干细胞的提取是通过从髂后上棘穿刺提取，提取后运输到无菌细胞间进行患者自体骨髓间充质干细胞的扩增，在完成一系列体外扩增实验后，于 18h 内采用适合细胞生存的方式将扩增细胞无菌运送到手术室对患者进行使用，并且在使用前还要对这些细胞进行细胞活力的验证，以确保每一位患者的扩增细胞都能到合格的标准。在手术期间手术医生利用扩增细胞注射液混合双相磷酸钙陶瓷颗粒，配比后留取少量陶瓷颗粒进行细胞学检测，细胞学活/死染色检测表明，在陶瓷颗粒上存活的细胞很多，并且细胞能附着在这些陶瓷颗粒上进行复制增殖。之后外科医生会通过骨不连处的解剖位置设计好标准的手术方法，对骨不连接处进行植入生物材料前的准备，这些准备一般包括了去除坏死的游离骨片，切除骨不连周围的纤维结缔组织，去除骨端骨皮质使骨新鲜化，再将剩余负载干细胞的陶瓷颗粒进行植入，并确保这些材料能够完全铺满骨不连的两端。在手术后，这些患者都会按照 3 个月、6 个月和 12 个月的随访时间对早期疗效进行临床和放射学评估，所有的放射学结果都由不参加该研究的放射学医生进行盲评。并且在这 3 个时间段内，患者所经历的不良事件和严重不良事件都由每个中心的临床医生进行监测，以保证所有患者的安全。

最后，该研究经过随访观察，没有发现任何与该临床试验相关的所有不良事件，特别是干细胞植入后的成瘤性，经过随访均未检测到和干细胞相关的肿瘤生长情况，通过术后的组织病理学评估和骨活检证实，在双相磷酸钙颗粒周围有大量的片状骨质组织形成，并且也证实了在手术时植入的干细胞也被运送到了骨不愈合部位产生了修复作用。切片中还发现在双相磷酸钙颗粒附近具有破骨细胞，这些细胞在骨再生中也起到了关键性的作用。在最终来自 5 个临床治疗中心的 28 名患者中，成功地进行了所有的治疗及随访，在手术的 12 个月随访中，有 26（92%）名患者的骨不连得到了修复并且骨端也得到了稳定，这也证明了该治疗方法在不同部位骨不连的治疗中具有骨修复可行性。

(3) 研究整体总结分析：这种高剂量的间充质干细胞治疗在该研究中得到了安全、稳定和成功的效果，组合双相磷酸钙陶瓷颗粒也对干细胞治疗具有支持作用，双相磷酸钙的细胞附着和骨传导特性对于干细胞修复缺损骨来说具有积极作用，并且这种颗粒状的材料拥有更大的细胞接触面积，效果相比于单纯的羟基磷灰石或β-磷酸三钙块状材料来说，双相磷酸钙颗粒拥有更好的骨修复作用。但对于骨修复来说起到最重要作用的还是干细胞的使用，尤其是给予修复部位的干细胞剂量对于治疗骨不连是否成功来说是一项关键性的变量。因此，该实验也使用了高剂量的干细胞进行实验，目的也是为了能达到标准的修复效果，但能够起到效果的最小剂量目前还尚不清楚，需要更多和更大样本的临床研究来证明能起最佳效果的干细胞剂量。由于该研究所评估的指标终点为骨愈合的影像学与病理性切片，所以该研究的统计学方面使用也是极少的，该研究也不需要进行大量的统计学计算来对最后结果的优劣进行评价。

总之，本研究也充分证明了双相磷酸钙颗粒与自体骨髓间充质干细胞复合用于治疗长骨干骨不愈合是有效且安全的，并且没有发生与干细胞相关的任何不良事件。这一研究也推进了生物材料在临床修复中的使用进展，相信在不久的将来这种干细胞复合生物材料的修复手段能够在临床中进行广泛应用，用于代替人类自体组织移植，消除这种拆东墙补西墙的手段，真正达到人体组织原位修复的美好愿景。

（二）骨科相关手术临床研究案例

现代科学的发展，既要有精细的分科，同时更强调多学科的合作，骨科的发展同样如此，未来的骨科发展，不仅要求更加重视同基础医学的结合，而且应该重视充分利用先进的科学技术成果，例如，与材料科学相结合，研发出材料更优于当今临床使用的辅助器械；与计算机科学与技术结合，利用虚拟现实技术与计算机导航辅助技术来指导更加精细的手术操作。这些跨学科的结合发展，必将会使骨科的诊治水平提高到一个新的高度。因此，此章将引用多篇临床研究，从不同的方面来分享近年来骨科这一学科的发展。

1. 骨水泥对单髁置换术后假体稳定性评估的临床研究

(1) 研究背景简介及思路分析：此处选择一篇2013年发表于 Journal of Bone and Joint Surgery 的研究，该临床研究分析比较了有骨水泥和无骨水泥的单髁膝关节置换术在术后5年内的假体固定质量和临床结果。

单髁膝关节置换术（unicompartmental knee arthroplasty，UKA）是一种相比于全膝关节置换术来说一种手术创伤更小的关节置换手术。在相对合适的适应证下，单髁膝关节置换术与全膝关节置换术相比，其并发症少、恢复快、术后患者功能恢复更好。而相对合适的适应证则包括：下肢机械轴偏移在5°～10°以内、膝关节韧带完整且膝关节屈曲挛缩不超过15°的膝关节单间室骨性关节炎患者。特别是患严重单间室骨性关节炎的这种患者相对来说比起全膝关节置换更适合单髁膝关节置换，并且与全膝关节置换相比，单间隔膝关节置换的患者膝关节具有更大的活动范围和更好的运动能力。但据统计报告显示，单室膝关节置换的翻修率高于全膝关节置换的翻修率。因此，大多数适合单髁膝关节置换术的患者也继续接受了全膝关节置换术，而单髁膝关节置换最常见的翻修原因是假体产生无菌性松动以及术后疼痛加重。在产生松动的关节置换X线中，影像学上表现为一个厚的、界限不清的透亮区，该透亮区被称为病理性透亮线。通常来说，在功能良好的骨水泥型单髁膝关节置换和全膝关节置换的骨与骨水泥界面处也存在一条细而明显的透亮线，而这是所谓的生理性透亮线，该透亮线与术后疼痛或假体松动无关，但也表明假体固定效果不佳，如果没有这条透亮线，膝关节假体固定的质量肯定会更高。目前（指该研究发表的时间），大多数单髁膝关节置换术也还在利用骨水泥植入来迅速让假体在术中保持稳定，使患者术后可以即刻负重行走，但骨水泥的错误使用很有可能导致假体的松动，增加后期翻修的概率。然而非骨水泥固定可以减少这些问题的发生率，降低假体翻修率。因此，本研究的主要内容就是评估有骨水泥和无骨水泥的单髁膝关节置换术在术后5年内的假体固定效果。

(2) 研究内容及方法分析：首先，该临床研究纳入了共62名（63个膝关节）从2003—2007年有症状的内侧间室磨损终末期骨关节炎患者，并且符合单髁膝关节置换术的标准（内侧间室软骨全层磨损，外侧间室软骨全层保留或轻微磨损，前交叉韧带和内侧副韧带完整健康）。患者纳入并进行随机化分组后，有33个膝关节纳入了使用骨水泥单髁膝关节置换术组，30个膝关节纳入了不使用骨水泥单髁膝关节置换术组。这些患者都由一位专业理疗师进行随访，随访时间包括了术前、术后6个月、术后1年、术后2年和术后5年。进行评估的理疗师和患者对所使用的固定方法都是不知道的，而评价标准包括了牛津膝关节评分（OKS）、美国膝关节协会评分（KSS）及Tegner膝关节功能评分，利用理疗师来对患者进行功能评分的好处是可以尽可能的让研究保持盲法进行，并且理疗师对于患者功能评估会有相对来说较好的把控。这些所有患者都控制了除了骨水泥使用不同以外，其他的变量都相同。而是否使用骨水泥是根据随机数字法决定的，是否使用骨水泥都被密封在了不透明信封中。在确认患者是否适合做单髁膝关节置换后，打开患者产生随机数字中的信封来选择相应是否对患者使用骨水泥。以上78%（49例）的患者的手术都是由3位在单髁膝关节置换方面有丰富经验的骨科医生之一中进行，而其余的22%（14例）由骨科资深实习生在以上3名高级骨科医生的直接或间接监督下进行。

其次，该研究在统计学方面也进行了功效计算，研究者预计接受骨水泥型单髁置换术的膝关节出现透亮线的概率为70%，而无骨水泥组的这一概率减半就被认为具有临床意义。为了获得80%的功效，研究将具有显著性水平设定为0.05，因此每组需要30名患者。研究者通过使用以前对单髁膝关节置换的大型研究中记录的功能结果值得出，在牛津膝关节评分相差5分，美国膝关节协会客观评分相差10分，美国膝关节协会功能评分相差12分，Tegner膝关节功能评分相差1分的时候，与之前相同的功效和相同的样本量下可以实现其显著性。每一项功能评分也都根据其设定时间进行了随访统计，研究者利用描述性统计评价揭示了手术持续时间、术前评分和变化评分的正态分布，但第1年和第5年的统计数据中出现了负偏态分布，因此研究者采用负对数转化将偏态数据转化为正态分布数据。并对手术时间和所有功能评分进行了独立样本t检验，利用Fisher精确检验比较两组的X线下透亮线比例。

最后，该研究在经过随访统计后得出了相应的结果。在患者的术前各评分中，研究者并未发现两组患者具有统计学差异，也证明两组患者的基线指标都大致相同。但在后续的随访过程中，骨水泥组和非骨水泥组都有2名患者死于与单髁膝关节置换术无关的原因，骨水泥组有1名患者搬离了社区无法进行随访，非骨水泥组中有1名患者因为健康原因退出了该临床研究，最后剩余了57名患者（骨水泥组30例，非骨水泥组27例）接受了全程的随访。从影像学随访结果来看，两组患者假体均未出现病理性透亮线，但骨水泥组的31个膝关节（30名患者）中有21个在5年随访时出现了生理性透亮线，而非骨水泥组27个膝关节（27名患者）只有2个膝关节在5年随访时出现了生理性透亮线，该影像学判断也在两位影像医生中得到了同样的结果，并且差异具有统计学意义。功能评分方面，两组患者与手术前相比，在5年的随访后所有的功能评分都有所改善，并且一直保持稳定的情况，非骨水泥组的功能评分与骨水泥组相比疗效相当或更好，但在5年的随访结果中，非骨水泥与骨水泥两组之间都没有出现显著性的差异。这也证明了，在进行单髁膝关节置换时，非骨水泥组可以在省去使用骨水泥并且术后5年内随访几乎不出现假体周围透亮线的情况下，还能与保持骨水泥组保持同样甚至更好的术后功能评分。

(3) 研究整体总结分析：随着世界人口老龄化的逐渐来临，膝关节骨性关节炎的发病率也随之增高，越来越多的患者正接受着骨关节炎的阶梯治疗，其中大量膝关节骨性关节炎终末期的患者需要进行关节置换手术以保证其生活质量。在临床治疗中，有一半以上的患者膝骨关节炎都主要累及单间室，一般为内侧间室退变磨损较重。因此，对于大部分全膝关节置换术患者来说，外侧胫骨平台的健康软骨也会随之"浪费"，而单髁膝关节置换术则只对患侧间室进行关节置换，有效保留了患者部分未发生严重磨损的原生关节和术后的膝关节活动范围。而本研究主要以是否使用骨水泥对单髁膝关节置换进行固定作为切入点，对此问题展开了一项临床研究，通过实际的临床指标得到了更有利于临床的结果。

但该研究仍然有其不足的地方，该研究只评估了在单髁膝关节置换中使用或不使用骨水泥所带来的长期临床效果，并没有系统得出两组的并发症与禁忌证。因为不是所有患者都可以一味地进行非骨水泥型单髁膝关节置换，在患者骨量有缺失，骨质疏松严重的情况下，是有必要使用骨水泥对假体进行固定的。因此，若要全面评估有、无骨水泥固定的并发症和禁忌证，还需要进行一项大型、前瞻性的多中心研究进行评估，只有收集足够多的病例，才能得到足够准确的结果分析与治疗方案。

2. 关节镜下半月板部分切除术治疗退行性半月板撕裂的临床研究

(1) 研究背景简介及思路分析：此处选择一篇2018年发表于 *Annals of the Rheumatic Diseases* 的研究，该临床研究分析评估了关节镜下半月板部分切除术在治疗内侧半月板退行性撕裂的患者方面是否优于假手术。

半月板是2个月牙形的纤维软骨，位于胫骨平台内侧和外侧的关节面上，其横断面呈三角形，外厚内薄，上面稍呈凹形，下面为平的，这样的结构恰好使股骨髁在胫骨平台上形成一较深的凹陷，从而使球形的股骨髁与胫骨平台的稳定性增加。而膝关节50%~70%的负荷由半月板所承受，其余的再传导给软骨。因此，半月板退行性变大多是在无症状的个体中发现。随着膝关节逐渐磨损退变，从而导致了半月板磨损增加。半月板退行性撕裂也被认为是代表关节内早期退行性改变（膝关节骨性关节炎）的一个特征表现，因此半月板退行性撕裂个体通常表现为逐渐发作的关节炎症状。虽然半月板退行性撕裂听起来像是一种严重创伤，但与急性创伤性半月板撕裂相比，其病理变化是完全不同的，退行性半月板撕裂比急性创伤性半月板撕裂表现为更加轻微的膝关节弹响、关节交锁和疼痛。但退行性半月板撕裂的疼痛仍然会对患者的日常生活造成影响，所以，半月板损伤部位的切除成了退行性半月板撕裂的治疗方法之一。关节镜下半月板部分切除术是骨科最常见的手术之一，大多数半月板部分切除术是在患有退行性膝关节疾病且膝关节有症状的中老年患者中进行的，但近年来的几项临床研究未能完全说明关节镜下半月板部分切除术在治疗半月板退行性撕裂的患者方面是否优于假手术。

研究者为了扩展探究这一问题，进行了一项多中心、随机、参与者盲法和结果评估者盲法、安慰剂手术对照疗效试验，目的是评估关节镜下半月板切除是否对退行性半月板撕裂真实有效，且有效程度如何。

(2) 研究内容及方法分析：第一，该临床研究纳入了共146名2007年12月至2014年3月期间在芬兰的5个骨科中心进行就诊的患者，这些患者都满足了年龄在35—65岁、膝关节症状超过3个月、符合退行性内侧半月板撕裂、对常规保守治疗无效，并且没有临床或影像学（Kellgren-Lawrence 等级≤1）的膝关节骨性关节炎。在确定入组患者的症状并征得患者同意加入此临床研究之后，将这些患者安排接受诊断性的膝关节镜检查，然后在手术中将每一例患者进行现场随机化分组，分组方式由专业的统计学工作者进行随机数字法分组，根据随机数字对应的信封内容对患者进行关节镜下半月板部分切除术或安慰剂手术。最后，关节镜下半月板部分切除术组分配到了70例患者，安慰剂手术组分配到了76例患者。在这些患者术后都对他们进行了为期2个月、6个月、12个月和24个月的随访问卷调查，问卷内容包括了西安大略半月板评估工具（WOMET）及Lysholm膝关节评分，并且在问卷调查过程中，所有的参与者、护理人员及问卷评估人员对患者的治疗手段都毫不知情；在第24个月的随访中，患者还将会被分配给不知道治疗手段的骨科医生进行临床半月板体格检查，包括了McMurray试验、膝关节间隙触诊和用力屈曲、内翻是否引起疼痛以及膝关节活动范围、积液、触诊疼痛位置和膝关节稳定性。研究者通过了患者主观感受及临床医生客观检查充分验证说明了该试验研究的可信性与严谨性。

第二，该研究的主要结果设置为西安大略半月板评估工具（WOMET）及Lysholm膝关节评分这两项问卷调查；次要结果为两个治疗组中症状没有得到充分缓解的患者，在患者感到治疗不满意后进行揭盲，并对患者询问调查了"目前对膝关节状况满意吗？"和"膝关节比干预前好吗？"两个问题，通过Likert量表让患者进行填写回答。此外，患者还会被问及是否能够回到以前的活动水平。最后，评估了在临床检查中半月板测试呈阳性患者的频率。

第三，该研究旨在确定关节镜下半月板部分切除术在治疗膝关节疼痛和退行性半月板撕裂患者方面是否优于安慰剂手术，所以该研究采用描述性统计方法对基线特征进行分析。在主要结果分析中，在调整了基线得分和分层随机化变量后比较了两个研究组之间从基线到24个月间的各项评分变化，重点是评估患者有无临床功能改善。而对于次要结果分析，研究者比较了两组之间评估结果的频率。对有卡压、弹响等机械症状和不稳定半月板撕裂的患者又进行了两个亚组分析，并为亚组分析计算交互作用的P值来检验结果是否显著，之后对组间的连续变量（分别为正态分布和非正态分布）的比较采用了t检验与非参数Mann-Whitney检验。

第四，该研究者通过随访评估，发现两组患者在主要结果方面均有显著改善，在24个月的随访过程中，两组之间的差异不具有统计学意义，并且3个主要结局中任何一个的临床相关效应均未在95%CI内。虽然在关节镜下半月板部分切除术组的5名患者（7.1%）和安慰剂手术组的7名患者（9.2%）因抱怨疼痛症状严重到导致揭盲，但是两组中的大多数参与者感到满意并在后续的随访中表示膝关节疼痛得到了改善，两个治疗组之间没有统计学上的显著差异。包括在患者后续恢复正常活动水平或发生卡压、弹响等机械症状的次数方面，两组间也并没有观察到差异性，临床检查时两组半月板检查结果差异也无统计学意义。

(3) 研究整体总结分析：退行性半月板损伤随着膝关节骨性关节炎发病率的逐年上升也在不断增多，许多退行性半月板损伤患者目前采取的治疗大部分都还是关节镜下半月板部分切除术，骨科临床医生普遍认为半月板Ⅱ度或Ⅱ度以上的撕裂是需要进行半月板部分切除或半月板整体切除的，但此研究创新性地认为退行性半月板撕裂不需要进行手术治疗，研究者认为保守治疗的效果和手术切除治疗的效果是相当的，所以这项临床研究的研究者们进行了此项随机对照试验来分析手术与否对于退行性半月板撕裂的治疗效果。而该研究也存在许多不足之处值得我们学习思考。

该研究有一项较为明显的问题，该研究排除了"创伤性"半月板撕裂的患者，因此该研究的结果仅适用于非创伤性半月板撕裂的患者，而这里"创伤性"利用了双引号是另有意义的。在半月板损伤的情况中，真正意义上的"退行性半月板损伤"和"创伤性半月板损伤"对于该研究来说是较为模糊的概念。因为该研究纳入了那些随意活动或膝关节轻微扭转所致半月板损伤的患者，其实从创伤性半月板损伤的定义上来说，这些患者也可以属于创伤性半月板损伤。该研究应该明确定义创伤性半月板损伤的实际指标，例如，患者从楼梯上摔倒所致的半月板撕裂或患者在进行运动时膝关节扭转所致的半月板撕裂等。利用这些明确的指标对患者纳入标准再次进行筛选，以保证入组患者是真正退行性半月板损伤。这样的细化标准才能被临床医生广泛接受并反映出更加真实有效结果。

（三）手术机器人在临床治疗中的应用案例

在 20 世纪 80 年代，机器人手术系统开始进入外科医生的视野。自此，各种各样的机器人被用于外科手术，机器人参与外科手术现如今已经随处可见，而发展至今手术机器人已有多种类型。按智能程度划分，其可分为主动型、半主动型和被动型：①主动型机器人是指可以独立自主完成手术，不需要外科医生手术过程的限制和干预；②半主动机器人是指配备触觉反馈系统，可以提高外科医生控制工具的能力，但还需医生亲自操作；③被动型机器人是指仅参与外科手术过程中的某一部分，且仍需在外科医生直接或间接控制下进行操作。而根据实施手术的部位与组织的不同，手术机器人又可分为软组织机器人与硬组织机器人，其中最具代表性的软组织机器人是现在国内已经广泛运用的达芬奇机器人，达芬奇机器人可采用远程外科手术，外科医生通过远程控制模块，进行远程手术操作。该机器人具有 3D 视觉屏幕，可提供卓越可视化效果和放大倍率。硬组织机器人比较有代表性的是史塞克公司的 MAKO 关节机器人，该机器人可以基于术前 CT 进行 3D 智能建模，为患者生成个性化的手术方案，同时还能在术中提供动态调整，最大程度将关节手术推向精准化和个性化。

在传统的临床手术中，对于病重的患者，往往手术方案难，对于参加手术的医生是一大考验，外科医生不仅需要知识，还需要灵活的双手，稍有失误就可能导致手术失败，甚至威胁到患者的生命。因此，随着科学技术的发展，手术机器人的出现，大大减轻了医生的负担，使操作更迅速、更精准，提高了手术的成功率，降低了患者的手术风险。现如今，手术机器人在临床的应用十分广泛，手术机器人已经基本实现包含从软组织到硬组织的手术，但不同机器人系统在手术中仍有其独有的特点。本章将从这两个较为常见的手术机器人入手，具体讲述手术机器人在临床研究中的案例分析。

1. 对比机器人辅助下根治性膀胱切除术与开放式根治性膀胱切除术的临床研究

（1）研究背景简介及思路分析：此处选择一篇 2022 年发表于 *JAMA* 的研究，该临床研究分析了机器人辅助根治性膀胱切除术与开放式根治性膀胱切除术对膀胱癌患者 90 天发病率和死亡率的影响。

膀胱癌泛指各种出自膀胱的恶性肿瘤，是泌尿系统最常见的恶性肿瘤，也是全身十大常见肿瘤之一。占我国泌尿生殖系统肿瘤发病率的第一位。大多数膀胱肿瘤以无痛性肉眼血尿或显微镜下血尿为首发症状，患者表现为间歇性、全程血尿，有时可伴有血块。因此，在临床上间歇性无痛肉眼血尿被认为是膀胱肿瘤的典型症状，无痛性与间歇性也正是膀胱癌血尿的两大特点。早期膀胱肿瘤也较少出现尿路刺激症状。但如果膀胱肿瘤同时伴有感染，或肿瘤发生在膀胱三角区时，则尿路刺激症状可以较早出现。当膀胱癌进展到晚期时，癌肿浸润输尿管口，将引起肾盂及输尿管扩张积水，甚至感染，引起不同程度的腰酸、腰痛、发热等症状，若两侧输尿管口都被肿瘤浸润，则可能发生急性肾衰竭的症状，而膀胱癌的主要治疗方法则是外科手术治疗，一般根据肿瘤的分期、恶性程度、病理类型、大小和部位等因素选择手术方式。针对侵袭性膀胱癌，大部分指南建议对其进行根治性膀胱切除术和盆腔淋巴结切除术，但这是一个复杂的手术，传统的开放式手术方式会对患者造成极大的手术创伤，尽管该手术可以通过腹腔镜下实施，但由于手术复杂程度高，腹腔镜下实施该手术也会给手术医生带来极大的挑战。基于此，手术机器人辅助下根治性膀胱切除术成为了侵袭性膀胱癌患者手术的新选择。

(2) 研究内容及方法分析：首先，该临床研究是一项多中心、非盲的随机临床对照试验，该研究纳入了2017年3月至2020年3月共338名患者，但由于新冠肺炎的流行，导致了该研究提前一个月结束，所有患者的最后一次随访时间在2021年9月，患者纳入的主要标准包括了患有非转移性尿路上皮癌、鳞癌、腺癌或变异性膀胱癌（淋巴结状态≤N1）；且适合行根治性膀胱切除术（美国东部肿瘤协作组1级、2级或3级）但由于患者自身因素及一些不明原因的情况，最终只有306名患者接受了最后的手术随机分组当中。所有纳入的患者都按照随机分组将其按照1:1的比例随机分配至机器人手术组或开放性手术组。这些被纳入的患者都由经验丰富的外科医生进行，并且操作机器人的外科医生需要作为唯一操作者完成至少30次根治性膀胱切除术，以避免因为手术医生的技术问题所带来的试验偏差。评估这些患者所采用的主要结果是手术后90天内活着并离开医院的天数（0～90天）。而次要结果则包含了20个关于患者手术后90天内与生活相关的质量结果，主要包括了90天内的术后并发症和不良事件、总生存率、肿瘤学结果（无复发生存率、癌症特异性生存率和无转移生存率），以及与健康相关的生活质量结果。这些主要和次要结果都由独立于该研究和手术团队的研究护士收集并提交给研究所在的试验单位。这种数据收集方法也杜绝了手术医生或治疗团队在已知患者手术方式的情况下对其进行评判所带来的主观偏倚。

其次，该研究患者根据其随机分组进行分析，所有在90天之前退出试验或拒绝接受根治性膀胱切除术的患者都被排除在该研究之外。主要结果及其组成部分的描述性统计也按治疗组计算。利用描述性统计，按治疗组并在相关时按不同随访时间点对次要结果进行了总结。对于手术并发症及其Clavien-Dindo手术并发症分级系统，报告了组间的百分比的差异及其相关未调整的95%CI。该研究也按组对癌症复发和全因死亡的比例按组报告，并描述了患者死亡的原因。此外，研究者还获得了按组划分的两种结果的Kaplan-Meier生存曲线图。对于没有主要和次要事件（死亡或癌症复发）的患者，以最后发生的为准，在最后一次随访中剔除这种患者的信息。因为这类患者在90天内已经达到了康复，并不满足研究者所评估的复发率和死亡率这两个标准。而针对年龄、表现状态和合并症、体重指数、肿瘤分期和基线运动水平（指每天的步数）进行了预先指定的亚组分析。亚组分析是通过在主要分析模型中加入亚组变量以及与干预变量的相应交互作用来进行的，然后测试交互作用项得出亚组分析的最终结果。

最后，在总共纳入的306名患者手术时，大多数患者接受了回肠导管重建（89%），以保证患者术后能拥有新的贮尿器官，可以保证患者再通过训练后通过腹压进行排尿，以满足患者正常的生理需求。此外，参与该研究的305名患者（96%）获得了主要结果，但接受机器人手术与开放手术的患者在手术后90天内的存活和出院天数及再入院时间在各组之间没有表现出明显差异。在次要结果中，手术后的患者有208名（65.6%）在12周内至少有1种并发症，包括机器人手术组的102人（63.4%）和开放手术组的106人（67.9%），且大多数并发症都是轻微的。与传统的开放式手术相比，接受机器人手术的患者在血栓栓塞并发症和伤口相关并发症方面存在着差异，表现为机器人手术中比开放手术更为少见，但其他并发症的发生率在各组之间都没有发现数据间具有显著差异。关于一般健康相关生活质量的评估，在5周时，开放手术组与机器人手术组相比，接受机器人手术的患者健康相关生活质量显著高于接受开放手术的患者。然而，对于75岁或以上的老年患者与年轻患者相比，机器人根治性膀胱切除术在减少住院天数方面比开放式根治性膀胱切除术更有效。因此，该研究的结果表明，在某些方面采用机器人辅助进行手术是优于传统开放手术的。

(3) 研究整体总结分析：在这项研究中，机器人辅助手术提供了更小的切口、高清晰度的视野和有利的外科医生工效学，从而改善了手术效果。该研究表明机器人手术所带来的优势是失血量较少，手术时间较快，但在功能恢复、与健康有关的生活质量、术中中转开腹或癌症复发方面没有区别。该研究的主要终点是住院时间和再入院时间的总和，因为这些客观地反映了患者恢复和术后主要并发症，并且可以反映手术质量。而该研究的次要终点则从不同的维度衡量了患者术后的恢复情况。但该研究存在几个不足点。

首先，该研究因为新冠肺炎疫情的大流行不得不提前结束该临床试验，若继续对患者的主要或次要终点进行评估判断可能患者的依从性并不会这么好，虽然这是无法避免的，但这仍然是该研究的一个缺陷之一。其次，这项临床试验是在手术量极大的医院进行的，其结果可能无法推广到手术量较小的医院，所以这项临床试验具有所处医院规模大小的局限性。再者，该研究的主要结果包括了非盲的临床医生控制的医疗事件，因此在非盲的情况下，由于临床医生的主观因素很可能会导致试验数据产生偏差。最后，任何肿瘤患者的结果随访时间都应该达到一定时间，只有长时间的随访才能获得肿瘤患者长期的预后状况，该研究需要更长期的随访来证明这个问题，是否在长时间的随访过程中，会产生和该研究现在所得出结论不同的结果。

2. 使用机器人辅助单髁膝关节置换以提高植入物准确性的临床研究

(1) 研究背景简介及思路分析：此处选择一篇2016年发表于 *Journal of Bone and Joint Surgery* 的研究，该临床研究评估比较了机器人辅助下单髁膝关节置换和传统单髁膝关节置换中植入物定位的准确性。

单髁膝关节置换的介绍在前文中已经详细描述，这里就不再过多赘述。单髁膝关节置换与全膝关节置换术相比，单髁膝关节置换术患者的翻修率较高，其翻修率较高大概有几大因素，其中有一大因素包括了术后关节两侧肢体错位和植入物定位不良。因此，植入物定位的准确性和可重复性对单髁膝关节置换术的使用年限具有重要意义，提高单髁膝关节置换的准确性会带来单髁膝关节置换术生存率的提高（使用年限的增加）。如今，机器人辅助手术作为一种新的外科手术技术被引入到各大外科当中，在骨科中，使用机器人辅助手术可以大大提高植入物定位的准确性。已有部分学者通过研究表明，在第一代MAKO机器人手术臂辅助手术下，与传统手术技术相比，假体冠状面和矢状面的放置准确性都有所提高。然而第二代MAKO机器人手术臂的准确性还没有研究者对其进行详细评估。MAKO手术机器人系统主要是通过术前计算机断层扫描（CT）数据对患者的膝关节进行三维模型的建立，并对其进行术前规划。因此，该研究的研究者们假设与传统手术过程相比，第二代MAKO机器人辅助手术将提高单髁膝关节置换术植入物定位的准确性。

该研究的目的是提供一个前瞻性、单盲、随机、对照试验的数据，比较机器人辅助单髁膝关节置换术和传统单髁膝关节置换术之间假体植入膝关节后的定位精度。目的是希望通过手术机器人的精准定位，来大大减少因为植入物准确性有误所造成关节翻修的患者。

(2) 研究内容及方法分析：首先，该研究纳入了2010年10月至2012年11月共139名等待单髁膝关节置换术治疗内侧室原发性骨关节炎的患者，该研究使用了随机区块分组在在线网络界面中对传统手术或机器人辅助手术进行了1∶1的随机分配。所有的手术都由单中心的3名专业单髁膝关节置换术外科医生进行，他们同时进行传统手术和机器人辅助手术，目的是大大减少因手术技术差异性所带来的误差。传统手术组的所有患者常规使用了Oxford单髁假体进行单髁置换,而接受机器人辅助单髁膝关节置换术的患者接受了手术机器人同一公司配套的MAKO RESTORIS MCK假体进行关节置换。根据该研究的排除标准(有影响髌骨外侧间室或髌骨外侧面的骨关节炎的影像学证据、前交叉韧带有缺陷或存在>10°的屈曲畸形),最后只对120名患者进行了手术并进行了后续的随访分析。其中,机器人组62名,传统手术组58名,这些患者也都在术后接受了CT的扫描,保证有数据可以用于这项研究的分析。对于机器人组的患者来说,他们都会在术前进行CT扫描以方便进行机器人的术前规划与测量计算。这些术前CT数据之后由受过训练的技术人员进行分割,用于建立患者膝关节的三维计算机辅助设计(CAD)模型,以便规划假体所在膝关节的位置。而手术医生也会在术前计划中确定单髁膝关节置换假体的大小和位置,以达到优化骨覆盖、恢复关节解剖结构、并尽量减少骨切除效果。因此,所有假体植入的计划也不仅仅是通过计算机合成计算后所确定的,这些计划也还要通过手术医生术前的商讨达到最后的定论。

其次,该研究对于患者假体的对位对线角度提出了明确的定义,提出了该研究所定义的矢状对位角度、冠状对位角度和轴向对位角度。矢状对位角度对于胫骨和股骨的测量分别是:胫骨假体或骨界面与胫骨机械轴之间的夹角和股骨机械轴线与股骨假体轴线的夹角;冠状对位角度对于胫骨和股骨的测量分别是:胫骨机械轴与胫骨假体内、外侧轴之间的夹角和股骨机械轴线与假体内、外侧轴线的夹角;而轴向对位角度由于其原文定义复杂,此处就不过多赘述。利用这些所定义的角度来对该研究进行了功效分析,推断对比该研究所纳入的120名患者,是可以对最后结果产生意义的。该研究在统计学方面,研究者主要利用了Fisher精确检验和卡方检验来比较该研究的分类数据;利用了Mann-Whitney检验来比较非正态分布的连续变量。利用这些统计学方法来对患者术后3个月的CT扫描进行评估,用于分析轴向、冠状和矢状假体定位的准确性。

最后,在对比机器人辅助手术和传统手术两种方法时,机器人辅助手术组的所有六个假体组件误差均低于传统手术组,在机器人辅助手术中,假体对线对位的角度比起传统手术组误差也明显降低。因此研究者也直接证明了在单髁膝关节置换术中,使用机器人辅助手术与使用传统手术相比,植入物定位的准确性有所提高。但值得一提的是传统手术与机器人辅助手术的两种植入物轴承类型不同,MAKO植入物使用的是固定轴承,而Oxford植入物使用的是移动轴承,活动轴承的单髁膝关节置换术比起固定轴承拥有更好的错位容错能力。但无论怎样,精准的假体对位已经被证明了是预防活动轴承承重脱位的重要因素之一。

(3) 研究整体总结分析:在该研究中,尽管使用机器人辅助手术实现了整体的准确性,但仍有少数异常患者的植入位置超出了研究者的预期。两组异常病例的术后CT测量结果都由第二位评估者核实,确保了这些异常结果不是由测量错误造成的。两位评估者的测量结果都是一致的,表明这些错误与测量方法无关。这些误差可能来自手术过程中连接在胫骨或股骨上的光学追踪器的微小移动所造成的,或者也有可能是术前CT图像初始分割和骨性标志识别中的误差导致了植入物定位的微小误差。但这些都是不可避免的情况,减少这些误差出现的方法就是在术前进行患者肢体CAD模型规划时,进行多次检查,并在临床医生的指导下进行,这样才能保证所建立的模型是符合患者解剖的。

总而言之,机器人辅助手术与传统的手术技术相比,机器人辅助的手术过程提供了更快、更准确的假体植入。虽然可能这是一个非常直观的结果,但是机器始终是需要人来进行定义的,机器产生偏差的可能性是完全存在的。因此,才需要这样类似的论证性临床试验来说明这些新式手术机器人对于临床手术结果的帮助。

（四）异种器官临床研究案例

器官移植（organ transplantation）是指通过手术将健康的器官取出，再经过一系列处理之后移植到另一个因致命性器官受损导致器官功能丧失的患者体内，使被移植患者重新恢复身体和器官功能的手术。广义的器官移植包括了细胞移植和组织移植，我们常见的骨髓干细胞移植治疗各种白血病就属于细胞移植，而心、肝、肺、肾等器官和皮肤、骨、软骨、肌腱等组织以及组织工程化组织移植和生物材料填入都属于组织移植的一种。目前，器官移植手术已经成为良性终末期疾病，例如，慢性肾盂肾炎、肝硬化和各种原因的终末期心衰等疾病的常见疗法。而对于器官移植来说，要取得成功需要把控 3 个难关。

其一，是所移植的器官一旦进入受者体内，必须立即接通血管，以保证器官的血液及营养供给。

其二，是从供者体内取出的离体缺血器官在常温下短期内就会发生细胞不可逆的死亡，导致器官不能用于移植，因此，需要低温保持器官的活性，使取出的器官细胞在低温下减少其代谢，维持细胞的存活时间。

其三，也是最难解决的一个问题，那就是所用器官来自另外一人，受者拥有着自身的免疫系统，能对植入其体内不属于自己的器官产生排异反应，导致所移植的器官被攻击，从而失去活性导致移植失败。直到后来人们发现并采用了许多强力的免疫抑制药物，例如，泼尼松、环磷酰胺和抗淋巴细胞球蛋白，才使得移植器官在受体内长期存活。

然而，每年据统计，器官移植的供体和受体比例严重失调，全世界的供体都相当短缺，这导致了能进行器官移植维持生命的终末期疾病患者少之又少。针对供体短缺的情况，异种移植和人工器官移植的概念逐渐被众多科学家提出，所谓异种移植，指的就是将一个物种的组织器官移植到另一个物种体内，而人工器官移植则是通过患者自体细胞体外培养，最终成型成为适合患者移植的器官。如今，异种移植研究最多的就是将猪的器官移植到人的体内，但由于免疫系统的存在，在同种之间进行器官移植都存在如此强烈排异反应，更不用说在异种之间进行器官移植。目前，器官移植研究方面一些前沿的科学家，通过基因工程的方式改造出了适合于猪-人异种移植的基因编辑猪。人工器官移植则是通过组织器官工程这个概念，在体外通过生物材料以及患者自体干细胞进行体外培养组装，通过人工控制细胞分化、增殖的方式让干细胞生长成患者需要的组织器官，以满足受体对器官的需求。

因此，本章将通过异种器官移植与人工器官移植两个不同的方面来展现科学家和临床医生们面对供体器官短缺的今天所做出应对方式。

1. 转基因猪-人心脏异种移植的临床研究

(1) 研究背景简介及思路分析：此处选择一篇 2022 年发表于 *New England Journal of Medicine* 的研究，该临床研究分析了一例接受异种心脏移植治疗终末期心衰的患者，目的是评估异种器官移植的可行性与安全性。

心脏（cardiac）是人体最重要的器官之一，是人体整个循环系统的动力，负责推动全身血液流动，向全身的器官和组织提供充足的血液、氧气与营养物质，并带走代谢终产物，使全身细胞维持正常代谢和功能。然而，当发生心脏病变或血压升高等疾病时，会使心脏的负荷增加，心脏功能下降。当心脏不能搏出同静脉回流及身体组织代谢所需相称的血液供应时，即证明心肌的收缩能力减弱，不能满足机体正常所需，这个时候就代表着心脏发生了心力衰竭。然而，心力衰竭常常不是一个独立的疾病，是由于各种病因致心脏病到达了严重的阶段。心力衰竭常见的诱发因素有许多，例如，感染、严重的心律失常、心脏负荷增加或使用具有心脏毒性的药物等。一般说，早期不严重的心衰可以通过基本心脏疾病的治疗及其诱发因素的预防来控制，一般治疗手段主要从减轻心脏负荷、增加心排血量、控制体内的水钠潴留等方面来进行药物控制。但一旦当心衰进展到终末期时，常规药物治疗已经无法缓解心衰的症状，这种时候，心脏移植成为终末期心衰患者最有效且唯一的选择。但由于机体免疫系统的存在，导致了这项技术在应用方面开展较晚，是一项近代才发展起来的手术。然而，心脏移植更大的问题是供体的数量过少，健康心脏的来源往往"供不应求"，有大量的终末期心衰患者都在等待合适的供体进行心脏移植。面对供体如此稀缺的情况，异种器官移植的概念被人们提出，而该研究正是一项基于猪-人异种心脏移植的临床研究个案，目的是尝试基因编辑猪心的人体移植是否具有可行性。

(2) 研究内容暨方法分析：首先，该研究是一例个案分析，主要分析了一位患有非缺血性心肌病的患者，在不适合常规同种异体移植的情况下，异种移植了10个基因经过编辑的猪的心脏。该患者是一名左心室射血分数（LVEF）只有10%的严重心衰患者，在住院期间，他接受了包括药物治疗和介入治疗等多种治疗手段，但患者仍旧多次发生室性心律失常伴心脏停搏、在接受多次心肺复苏后，患者接受了外周静脉-动脉体外膜肺氧合（ECMO）。由于患者治疗期间治疗依从性差，所以导致了该患者不符合同种异体移植和体外机械循环支持的标准，并且该患者提交移植项目审核也遭到了拒绝。鉴于此，为了能维持患者生命，该院在征得患者同意后选择了为患者进行试验性异种心脏移植。患者的异种心脏供体选择了10个基因编辑过的猪，因为这种进行基因编辑的猪更适合异种移植到人体内，该基因编辑主要包括了3处免疫显性异种抗原的敲除。为了使猪心脏在移植后不再生长扩大，其生长因子激素受体也被敲除，其余敲除的基因则是为了减少猪来源的抗原激活人的抗体。而关于患者免疫抑制方面，免疫阻断方式选择人源化抗CD40单克隆抗体，在术前对患者使用利妥昔单抗与抗胸腺细胞球蛋白用于消耗患者体内的B细胞与T细胞，最后使用大剂量甲泼尼龙进行冲击维持免疫抑制。对于人畜共患病研究者们也进行了筛查，因为这对于异种移植是否成功来说极为重要，对于供体动物进行了极为严格的处理，例如，早期断奶、使用生物安全设施及常规监测病原体（有研究表明采用这些饲养方法可以去除猪-人共患病毒），主要监测和去除的病原体为猪内源性逆转录病毒、猪巨细胞病毒和猪嗜淋巴疱疹病毒。

其次，该研究团队对患者进行了世界首例异种猪-人心脏移植。在手术结束后，对患者继续采用了体外膜肺氧合，目的是用于支持异种移植物，以免移植物突发心律失常影响其功能。术后8h后，患者突发尿量减少，原因是术中对主动脉横断钳闭所造成的残留夹层导致左肾上级动脉栓塞，之后又对患者进行了血管内支架治疗以保持患者肾血流正常。但患者依旧存在少尿型急性肾衰，并持续进行肾脏替代治疗。在患者术后第2天胸腔闭合后，拔出了患者的气管插管，术后第4天停止了体外膜肺氧合的使用。术后第6天，在小剂量尼卡地平治疗下，患者血流动力学保持稳定，左心室射血分数也保持稳定，异种移植物保持每分钟70～90次的心率，保证了左心室至少55%的射血分数，术后第34天也对患者进行了心内膜心肌活检，活检显示并无排异现象发生。总体来看，患者在接受异种移植之后表现出的结果是成功的。但在术后第12天，患者出现了不明原因的腹痛，检查后进行剖腹探查，发现了腹腔中的脓性液体，但奇怪的是，患者并未出现肠道急性缺血或穿孔等症状，于是在进行腹腔冲洗后关腹，并未采取其他措施。直到术后35天，患者腹膜炎康复，在术后第40天患者能够适应肠内营养，肠道功能恢复正常。免疫抑制方面，因为患者自始至终都在采用免疫抑制剂治疗，导致了患者体内$CD20^+B$细胞与$CD3^+T$细胞被消耗殆尽，所以，患者在术后持续采用了抗病毒、抗真菌、抗耶氏肺孢子虫等预防性治疗。在术后早中期，患者抗体水平一致保持在基线水平以下，所有情况目前看来都朝着好的方向发展。

最后，令人遗憾的是，患者身体机能在术后晚期呈直线下降。在整个住院期间，由于患者接受了长期免疫抑制治疗，并且术后突发腹膜炎，导致患者恶病质情况一直存在，患者体重也从入院的85kg降至术后最低时的62kg。在术后的第43天，患者出现了嗜睡和低血压的表现，研究者对其进行了气管插管与补液升压处理，但胸片的情况不容乐观，胸片提示双肺渗出严重，患者最终还是发生了病毒或真菌感染，且出现了低丙种球蛋白血症。最终寻找疾病源头发现，供体猪的脾脏内发现了猪巨细胞病毒阳性，这也间接证明了患者可能感染了这种病毒，造成了肺部感染。虽然在进行抗病毒治疗5天后患者气管插管拔出，且恢复良好，意识恢复，但是在术后49天，患者出现了低血压，出现了心输出量移植后的首次降低，肺动脉导管显示氧饱和度只有33%。在术后第50天时，心肌活检显示患者有毛细血管损伤伴红细胞外渗和水肿，抗体染色显示IgG和IgM在毛细血管中也有浸润，超声显示左心室腔也有所缩小，患者和医生也达成共识，继续为患者提供体外膜肺氧合维持。在术后56天时，心肌活检显示已经有40%的心肌细胞坏死，但IgG和IgM染色却呈弱阳性表现，而左心室腔仍处于进行性缩小状态，患者依旧需要体外膜肺氧合维持生命体征。最终，在术后60天，征得患者家属同意，研究者为患者撤除了生命支持系统，宣告患者死亡。在最后的尸检中发现，心脏重量由移植初的328g增加至600g，心肌坏死水肿，发生了与典型异种移植排斥反应不同的反应，但其具体病理机制尚不明确，研究者仍在探究。

(3) 研究整体总结分析：在这项异种移植的临床研究个案中，接受移植的患者延长了7周的生存时间，研究者对该患者采取了完备的免疫抑制方案，给了移植物足够的保护，但患者由于强效免疫抑制仍然出现了肺部病毒感染，加之患者的异种心脏出现了非典型异种移植物排斥反应、腹腔早期也出现了不明原因的腹膜炎，最终患者出现了严重的身体机能失调，导致患者走向死亡。

尽管异种移植目前已经做了大量的动物研究，但异种移植针对人作为受体还有许多未探索的地方等待我们去研究，该临床研究迈出了异种器官移植的第一步，也是伟大的一步，正因为有了现在的开始，才会有未来的发展。相信未来的某天，异种器官移植可以成为那些等待器官移植的终末期患者造福。

2. 转基因猪－人肾脏异种移植的临床研究

(1) 研究背景简介及思路分析：此处选择一篇发表于 *New England Journal of Medicine* 的研究，该临床研究分析了2例接受异种肾脏移植治疗的脑死亡患者，目的是评估异种肾脏移植后的肾功能及异种移植排斥反应。

肾脏（kidney）是人体清除代谢产物最重要的器官之一，其基本功能是生成尿液，通过排泄尿液来将体内的废物和毒物清除，同时重吸收保留水和其他有用物质，例如，葡萄糖、蛋白质和各种离子。并通过这个功能来达到机体电解质平衡与酸碱平衡。肾脏还是一个内分泌器官，它可以分泌生成肾素来调节人体血压、分泌促红细胞生成素来刺激机体红细胞生成，以及分泌活性维生素 D_3 来调节机体钙磷代谢等。当肾发生损伤时，会使肾功能衰减，使肾脏功能处于部分或全部丧失的状态，从而减弱肾的排废排毒作用。肾功能损伤也根据其发病缓急分为了急性和慢性两种，急性肾功能衰竭主要表现为少尿或无尿、电解质和酸碱平衡失衡以及急性发生的尿毒症，若处理及时，肾功能可恢复，但当病情复杂或处理不当时急性肾功能衰竭可能会转变为慢性肾功能衰竭或致死，主要病因为肾缺血或急性血管内溶血致肾小管堵塞等。而慢性肾功能衰竭则是由慢性肾病发展到晚期出现的一系列综合征，临床上多表现为毒物及废物潴留所引起，症状常涉及全身各个系统。当慢性肾功能衰竭到达终末期时，临床现在最常见的治疗手段是血液透析治疗，利用体外循环机器通过半透膜将血液中的废物和毒物除去，慢性肾衰患者血液透析每周就要进行2~3次，给患者带来了极大的痛苦与不便。尽管现在拥有家庭血液透析的方法，但是患者仍然要经受血液透析带来的痛苦，因此，肾移植成为这些长期血液透析患者的最佳选择，和上文说到的心脏移植一样，肾脏移植同样面临着供体短缺的问题。所以，该研究提出了猪肾人体异种移植的方法，目的是评估猪肾脏移植人体后所表现出的情况与安全性。

(2) 研究内容暨方法分析：首先，该研究也是一项个案研究，主要探讨了将转基因猪的肾脏移植给人类的可行性问题。研究纳入了2位一直通过呼吸机来维持生命的脑死亡患者，这2位患者入选进行转基因猪肾脏移植的研究。该研究在通过这2例脑死亡患者家属的同意之后进行。供体主要选用了敲除 α-1,3- 半乳糖苷转移酶基因的猪，因为这个基因位点所产生的酶会对人类造成超急性排斥反应，所以这一目的也是为了削弱受体对异种供体的免疫反应。并且这个异种肾移植所选用的不是单纯的肾脏，而是在器官取出前2个月将供体猪胸腺植入肾包膜下的特殊胸腺肾，这种特殊的移植方法经研究可以大大降低晚期移植物排异反应，并且可以促进供体器官的免疫耐受性。对于猪-人共患病的病毒，研究者们也进行了仔细的筛选，保证了主要感染人类的猪内源性逆转录病毒-C呈阴性，降低了患者被感染的风险。最为重要的免疫抑制疗法研究者主要采用了甲泼尼龙和吗替麦考酚酯进行静脉注射，注射持续到受体接受移植后54h从受体身上移除肾脏。与心脏移植不同的是，肾脏功能检测主要观察其移植过后的尿量多少来判断，因此，异种移植肾被预留在了患者体外大腿上方，与患者的股动脉和股静脉进行吻合，一方面是为了方便观察对比其原有肾尿量和移植肾尿量；另一方面则是为了方便直接观察超急性排斥反应的表现，并便于对其进行活检。活检标本的组织学分析主要由一位专业的病理医生对其染色和分析评估。肾功能

评分则是由该研究团队的临床医生利用动态肾小球滤过率公式来进行评估。

其次，在2位患者在分别进行了猪肾移植与肾脏再灌注后，供体肾脏立即出现了粉红色，并于几分钟后开始排尿。在接受了异种移植之后，2位患者的肌酐水平都有着明显的下降，患者1从170μmol/L降至了70μmol/L；患者2从100μmol/L降至50μmol/L，且两位患者的动态肾小球滤过率也有所升高。异种肾再灌注6h后，2例患者的异种移植物活检均显示未见超急性排斥反应，随后的24h和48h活检结果也与6h一致，并未发现异种肾有任何排异反应。就包括了54h切除移植肾后进行楔形切开活检，也并未发现任何免疫排斥反应。

最后，研究者为了确定针对非 α-1,3- 半乳糖苷转移酶抗原表位的人 IgM 和 IgG 的存在、滴度以及可能的生理意义，研究者们从2名患者的体内获得了血清样本并进行了检测。并利用2名患者的血清样本和已知阳性的血清样本数据进行比对。最后发现，患者1的IgM抗体强度与对照样本相似；患者2的样本显示出比对照样本更强的IgM结合反应和更高的滴度。而未稀释的血清样本中IgG结合强度几乎相同，患者1连续稀释样本的IgG结合强度低于对照样本，患者2样本的IgG结合强度与对照样本相似。这也确定了在补体依赖细胞毒性试验中，受体依然对异种供体产生了抗体。但值得高兴的是，在猪内源性逆转录病毒检测中，基线时、6h、24h、48h和53h均未发现阳性结果，确保了受体体内在移植过程中并未出现猪内源性逆转录病毒。

(3) 研究整体总结分析：在这项猪-人肾脏移植的临床案例中，2名患者均在植入异种肾脏之后得到了良好的结局，移植后立即出现排尿，动态eGFR加倍，且没有出现体内凝血异常、全身性炎症等受体不稳定的表现。以往的异体肾脏移植研究中，在没有采用基因敲除猪作为供体，而使用野生型猪肾脏作为异种供体的时候，超急性排斥反应是异种移植最大的噩梦，有研究者曾

在为患者进行异种移植15min后出现低血压和胸痛的不良反应被迫中止手术，虽然肾脏有尿液排出，但超急性排斥反应也给患者机体带来了十分严重的打击。直到今天，才拥有基因编辑猪供体为患者进行异种移植手术，效果相较于之前的研究无疑是成功的。在持续53h内患者移植肾脏仍然保持着其活性，且没有发现任何明显的排异反应，取得了良好的结果。虽然该研究相较于之前的研究有着巨大的进展，但该研究仍然有着些许不足之处。

该研究的主要不足就是随访时间太短，这项肾脏异种移植的随访时间相较于上一例心脏移植的随访时间来说，53h的随访观察时间显得有些短暂，有许多机体表现是迟发性的，并不能在53h的随访内观察到。尽管该研究的制订方案因为参与试验的是脑死亡患者有着许多限制，但可惜的是，异种肾脏移植后的长期效果该研究并没有显示出来，需要更长时间的研究或人体临床试验来说明其长期有效性。总的来说，无论是异种心脏移植，还是异种肾脏移植，最终的目的都是为了造福那些器官处于终末期的患者，想必不久的将来，异种移植可以成为人体器官移植无尽的来源。

3. 组织工程体外特异性耳软骨构建体内移植的临床研究

(1) 研究背景简介及思路分析：此处选择一篇发表于 *EBioMedicine* 的研究，该临床研究分析了通过组织工程体外构建人耳软骨用于移植小耳畸形患者体内的安全性、可行性与临床结果。

小耳畸形，是一种先天性的外耳耳廓发育畸形。该病多由胚胎时期发育异常所致，其畸形轻重程度根据发育情况可能有很大不同，最轻的畸形可以表现为拥有近似耳廓的耳软骨，形态略小于正常；最重的畸形可以表现为无耳软骨。但绝大多数的小耳畸形都呈现的是无耳廓形态的小块软骨团，并且无外耳道与鼓室，使得患者患侧听力发育不良。治疗方面主要采取的是手术修复，待患者耳廓接近成年后的耳廓外形，再进行全耳廓再造术，并根据是否需要改进听力采取综合手术方法。但全耳廓再造术是一个复杂的手术，其手术步骤不仅需要二期完成，还需要取出自体软骨（多取肋软骨）进行雕刻再造，步骤十分复杂，并且取肋软骨的伤口可能会导致患者肺部感染，并且耳廓成型效果很大程度上取决于医生本身的再造水平。因此，手术效果不一，并不能达到十分理想的效果。早在1997年，我国的曹谊林教授就曾在组织工程之父Vacanti教授的带领下成功在裸鼠背上"种植"出了一个组织工程人耳，这个著名的试验正是我们熟知的"Vacanti mouse"，直到21年后的2018年，曹谊林教授团队实现了首次将组织工程人耳体外培养再植入体内进行耳廓重建的临床应用。

该研究主要属于一项探索性的研究，报道了一项组织工程人耳形状软骨用小耳畸形人耳廓重建的临床试验，目的是评估人工器官组织工程人耳人体移植的可行性和安全性。

(2) 研究内容暨方法分析：首先，该研究总共纳入了5名6—10岁患有单侧小耳畸形的患者，纳入标准设定为患有2级或3级的小耳畸形患者，且无其他全身疾病史。排除标准主要设定为近期有激素治疗、发生感染、瘢痕体质或具有血液病和出血倾向的患者。主要是为了保证在组织工程人耳进行移植后不发生其他异常反应，保证其移植的疗效。所纳入的5位患者根据其自身状况，分别采用了3种植入组织工程耳的手术方法来针对患者的皮肤紧张程度。研究者将该研究的主要结果设定为所重建耳廓的形状、大小和颅耳角以及预计与对侧耳匹配的程度。次要结果则是设定为重建耳廓的软骨形成质量和机械性能。

其次，重建耳软骨的模型制作流程大概如下，先利用CT扫描获得对侧健康耳的数字图像数据，利用电脑3D重建软件对患者耳模型进行重建，经过镜像处理后得到患侧耳的模型，之后通过高精度3D打印生成相应的树脂模型，利用所打印的树脂模型当成一个阴模。人工耳的支架则是利用聚己内酯网作为内芯，用涂有聚乳酸的聚乙醇酸纤维布包裹聚己内酯网，并将形成的纤维网在人工耳阴模张红进行热压成型，从而形成了人工耳的组织工程支架。再利用从患者自体小耳软骨取出的软骨细胞进行体外扩增培养，期间加入生长因子促进软骨细胞生长，并将含软骨细胞的培养基均匀滴入人工耳的支架进行孵育。最后在第12周时得到了2个体外组织工程软骨支架，在对该支架进行移植之前，利用多余的1个耳软骨支架进行组织学和免疫学检查。组织学检查显示了一个良好的软骨生长过程，有大量的细胞外基质覆盖整个支架，也证明组织工程支架对于软骨细胞的亲和力很好。最后，在确定支架具有软骨生成并且无污染后，才将组织工程支架对患者使用。

最后，人工耳软骨的移植的手术方式与普通全耳廓再造术的手术方式相同，先将准备移植处的耳部进行注水，对局部紧张的皮肤进行松解，确保有足够面积的皮肤覆盖所移植的人工耳。在手术后，分别对患者1个月、2个月、3个月、6个月、9个月、12个月、18个月、24个月、30个月对重建的耳廓进行拍照记录，对其恢复情况进行了较为完整的随访。并且在第6和18个月的时候，分别对患者伤口处的皮瓣和瘢痕进行了处理，在修复的过程中取部分耳廓标本进行组织学和免疫组化检查，用于评估患者体内软骨成型的状态。也使用了核磁共振在不同时间点进行检查，一来是观察软骨再生，再者是观察组织工程支架的降解情况。而随访资料显示，在6个月的组织学活检中，已经有典型的软骨形成，并且有强烈的Ⅱ型胶原表达，已经达到了类似正常的耳软骨组织；18个月的组织学活检中，也表现出比6个月活检时更好的效果。在24个月的随访时，患者耳廓的结构大体观察已经初步成型，且表现出了较高的柔韧性，逐渐在往正常耳廓方向发展。核磁共振的资料也提示，在24个月时，组织工程支架有着明显的降解，这也正是耳廓表现得更有柔韧性的原因。

(3) 研究整体总结分析：在这项人工器官移植的临床研究中，表明了组织工程目前对于耳软骨的重建是一项具有希望的替代方案，但其真正的临床转化还尚未完成，距离商品化还有着很长的距离。但高兴的是，这些患者都得到了令人满意的治疗效果，这也归因于体外扩增的细胞来源于患者自体和生物材料对人体的亲和性，大大减轻了宿主对植入物的免疫反应。并且生物材料支架也会随着软骨细胞的生长浸润同时不断降解，最终，只留下由正常软骨细胞所构成的耳廓。而该研究也存在着1个小的不足之处，该研究预计是间歇性随访患者5年，但从该研究的最终结果来看，随访最长时间只达到了其一半左右，不足的随访时间可能会对了解患者后续耳廓成型的情况有所欠缺。

总而言之，此项临床试验能够将人耳形软骨从裸鼠移植到人体，对于组织工程器官移植来说，已经向前迈出了重要的一步，尽管该领域还在不断地发展与探索当中。但利用自体细胞培育人工器官进行移植一定是未来人们想要达到的目标，相信在未来的移植学中，自体细胞培育的人工器官能够成为替代人类病患器官的最优选择。

（五）血管内介入疗法相关应用案例

血管内介入治疗是一项1929年才正式发现利用的新兴治疗技术，这是一种微创性的治疗技术，具有恢复快和适应证广等优点，介入治疗一般利用穿刺针与特制导管与导丝通过人体外周血管进入人体心、脑等重要系统进行疾病的治疗。而介入治疗一般根据其特点主要分为以下4种：①心血管介入治疗；②脑血管介入治疗；③外周血管介入治疗；④电生理介入治疗。心血管介入治疗主要包括了我们常见的冠状动脉支架植入术和人工心脏瓣膜介入置换术等；脑血管介入治疗主要包括了颅内动脉溶栓、取栓术和颅内动脉瘤栓塞术等；外周血管介入治疗主要包括髂股动脉栓塞、再通术和锁骨下动脉支架放置术等；电生理介入治疗主要包括人工心脏起搏器植入术和射频导管消融术等。介入治疗在现在的临床治疗中已经起到了不可替代的作用。

关于缺血性脑卒中介入血栓切除时间研究的临床研究

(1) 研究背景简介及思路分析：此处选择一篇 2018 年发表于 New England Journal of Medicine 的研究，该临床研究分析缺血性脑卒中发病 6h 后进行血管内血栓切除术的效果，目的是评估 6~24h 的缺血性脑卒中患者进行介入下血栓切除加标准溶栓治疗是否效果优于单独溶栓治疗。

急性缺血性脑卒中（acute ischemic stroke, AIS）具有发病率高、致残率高和死亡率高这"三高"的特点，其发病患者人数占了全部脑卒中发病患者数的 80%，严重影响了人类健康，增加了社会经济负担。而对于急性缺血性脑卒中，我国指南推荐的首选治疗方法是使血管再通、缺血部位再灌注，使已经处于缺血半暗带的脑组织恢复血流供应，即在急性缺血性脑卒中的溶栓时间窗内静脉应用阿替普酶等血栓溶解药进行治疗。或者使用血管内介入血栓切除治疗，通过介入器械从外周动脉将造成颅内梗死部位的血栓切除吸出，从而达到血管使血管再通的目的。但以往的随机对照试验都是显示出对于 6h 内急性缺血性脑卒中采取血管内血栓切除术能够获益，并且这种获益程度随着时间的延长而减弱。但对于症状发生超过 6h 采取血栓切除术的疗效至今尚不明确，特别是缺血性脑卒中患者缺血的严重程度与梗死体积不匹配，这些患者在症状发生 6h 后，继续行血栓切除术是否能够为这部分患者带来更好的临床结果，一直是一个尚未定论的问题。

因此，研究者进行了这项多中心、前瞻性、开放标签、随机、盲法终点的临床试验，目的是对这些缺血性脑卒中发病后 6~24h 且脑梗死体积与缺血程度不匹配的患者进行了系统治疗研究，确定脑梗死 6~24h 后血栓切除是否能给患者带来更优的效果。

(2) 研究具体内容及方法分析：第一，该研究属于一项多中心临床研究，该研究纳入了总共 26 个中心进行，并要求每个中心每年至少要进行 40 例的机械取栓手术。该研究的患者纳入标准与分组显得较为复杂。纳入患者的主要标准包括了 CTA 或 MRA 发现颅内颈内动脉和（或）大脑中动脉 M_1 段闭塞，且患者存在的临床神经功能缺损严重性与脑梗死体积不匹配。其他纳入标准包括了患者年龄≥18 岁；患者最后看起来正常（未发生缺血性脑卒中）和纳入研究随机的时间间隔介于 6~24h；发生脑卒中前的改良 Rankin 评分量表在 0~1 分（从 0 到 6 分，0 分表示无残疾，得分越高表示残疾越严重）；CT 或 MRI 未发现颅内出血；且基线 CT 或 MRI 梗死范围不超过大脑中动脉血供区域的 1/3；患者因为超时间窗不符合静脉溶栓的常规标准，或尽管采取了静脉溶栓治疗但是纳入时仍然存在血管闭塞。并将患者分为了三个组：A 组，患者年龄≥80 岁，美国国立卫生院神经功能缺损评分（NIHSS）≥10 分（NIHSS：分数为 0~42，分数越高表明缺陷越严重），脑梗死体积<21ml；B 组，患者年龄<80 岁，NIHSS 评分≥10 分，脑梗死体积<31ml；C 组，年龄<80 岁，NIHSS≥20 分，脑梗死体积在 31~51ml。患者梗死体积采用 MRI DWI（磁共振弥散加权成像）或灌注 CT 进行评价，并通过电脑自动化软件进行测量。将这些患者纳入之后，并按照 1:1 的比例随机分配到介入血栓切除术加标准治疗组（血栓切除组）和标准治疗组（对照组），并根据错配标准（A 组、B 组或 C 组）、患者最后被告知身体状况及随机化的时间间隔（6~12h 或>12~24h）以及闭塞部位（颅内颈内动脉或大脑中动脉 M_1 段闭塞）进行分层对患者进行随机化。

第二，对于该研究来说，研究者设立主要、次要和安全终点。共同主要终点包括了由医护人员对患者进行的面对面随访所得到的改良 Rankin 量表分数。第 1 个主要终点定义为实用加权改良 Rankin 量表的残疾平均得分，为了确定效用加权分数，研究者根据以患者为中心和以临床为中心的研究计算出了平均值，并对修正的 Rankin 量表分数进行加权，分配给修正 Rankin 量表 0（死亡）～10分（无症状或残疾）。第2个主要终点是患者90天后的功能独立的比例（定义为改良Rankin量表的0分、1分或2分）。次要终点则包括了早期治疗反应（定义为NIHSS评分较基线下降≥10分，或在住院的第5天、6天或7天或出院时NIHSS评分为0分或1分）、90天时因任何原因导致的死亡、核心肌梗死死体积和24h内梗死体积相较于基线的变化，以及24h内CTA或MRA上显示了闭塞血管具有再通的表现。最后，主要安全终点研究者定义的包括：90天时患者因脑卒中相关的疾病发生了死亡；其他的安全性终点则包括：神经功能恶化（发生脑卒中后5天内NIHSS评分增加≥4分）和具有症状的颅内出血（随机分组后24h内颅内存在血管外血液）。以上终点的设立都起到能详细预测该研究最终的临床指标，能更好地评价干预措施（血栓切除）所带来的临床结果。

第三，该研究进行了以下几种的统计学分析。第一个主要分析评估了血栓切除术加溶栓在90天后的实用加权改良Rankin量表在平均残疾评分方面优于单独溶栓的后验概率，该分析采用贝叶斯统计模型，对基线的梗死体积进行了调整。第二个主要分析评估的是血栓切除术加溶栓在90天后功能独立比例（改良Rankin量表的0分、1分或2分）方面优于单纯溶栓的后验概率，该分析使用了相同的统计模型以嵌套分组的方式进行，并且该试验有86%的功效可以检测出两组患者在使用加权改良Rankin量表上的具有平均得分1.0的调整差异。第三对次要终点的分析没有进行额外的多重性调整。对主要分析中缺失数值的患者，采用贝叶斯多重归因法。最后在亚组分析中，对缺失数据的患者采用了末次观测值转结法来进行统计分析。

第四，研究总共纳入了206例患者，其中107例被随机分配到了血栓切除组，99例被随机分配到了对照组，两组的基线资料基本平衡，两组NIHSS的中位数都为17，血栓切除组和对照组的梗死体积中位数分别为7.6ml和8.9ml，最后看起来健康到随机分组的时间分别为12.2h和13.3h。而血栓切除组患者术中的再通率为84%，而24h再通率两组患者分别为77%与36%。在进行随访的第90天时，血栓切除组的实用加权改良Rankin量表评分优于对照组，血栓切除组的90天后功能独立比例也更优于对照组。通过最后的灵敏度分析校正了组间差异的基线特征之后，对于两个主要终点来说，血栓切除组都更加优于对照组。并且对于所有的次要终点来说，血栓切除组也是优于对照组的。

(3) 研究整体总结分析：该临床试验最后得出，在颅内颈动脉或大脑中动脉近端闭塞导致的脑卒中患者中，如果患者急性缺血性脑卒中在6～24h前发作，并且临床缺损的严重程度与梗死体积不匹配，那么患者在整体的90天，血栓切除术加标准溶栓治疗的结果要好于单独的标准溶栓治疗，这也为急性缺血性脑卒中血管内治疗时间窗的延长提供了新的证据，可能使得更多满足该适应证的患者从机械取栓术中获益。但是该临床研究也具有一定的局限性。该研究的随机化是根据研究者确定与患者群体最相关的预后变量进行分层的，这些所确定的变量在两组中是恒定的。虽然，两组之间在其他基线变量上存在着显著的差异，但是在对这些差异进行灵敏度分析调整后，血栓切除组仍然是优于对照组，没有影响其最后总体结果。

总而言之，该临床研究给我们带来的不仅仅是这一个简单的结论，给我们带来更重要的是其研究方法与研究思路，充分掌握该临床研究的整体逻辑，也许会给我们带来更多启发与灵感。

四、诊断试验临床研究案例

（一）诊断试验概述

诊断试验顾名思义就是运用临床资料、实验室检查等较为科学与准确的方法将患病者与无病者鉴别开来，利用诊断试验对患者的所患疾病进行判定辨别，并针对其状况进行及时的治疗。诊断试验存在的作用也是因为临床医生单凭经验对疾病进行诊断往往不够确切，需要一项"标准"来对患者的疾病进行确定，避免漏诊患者疾病，从而对患者造成不可弥补的损伤。因此，对于诊断试验的使用及更新，对于疾病的辅助诊断来说具有重大的意义。

在了解诊断试验的具体内容之前。首先我们要先明确其具体研究方法与要点，针对新型临床诊断试验的研究方法，最为重要的就是对其诊断方法的灵敏度或特异度进行评估，若新方法的准确率、灵敏度或特异度不优于传统标准诊断方法，那这种诊断试验将是无意义的，无法为临床提供更新的诊疗手段与更准确的方法。其次，诊断试验所采取的病例要具有完整性，即所检病例要包含临床不同严重程度的患者（轻、中、重度），病例所包含程度越完整，也可以证明其诊断试验实用价值越大。但对于一些疾病，例如，艾滋和乙肝等患者，其诊断检测往往是0或1的区别，也就是阴性或阳性，其严重程度多数和患者病程具有较大关系。所以，这类患者更需要的是精确的诊断试验。最后，对于一些容易和其他疾病混淆的疾病，在诊断试验病例的选择方面，就更应该大量选择这类容易发生混淆的患者进行试验检查，以确保新型诊断手段的准确精度。本章将从不同疾病入手，选取4种不同的新型诊断试验来阐述诊断试验的具体内容、过程及做法。

（二）HIV自测试剂盒临床试验

1. 研究背景简介及思路分析 这是一项2022年发表于 *Medical Journal of Australia* 的研究，该临床研究分析比较了唾液与血液的HIV试剂盒的可用性与可接受性（图7-2）。

随着近年来艾滋病（AIDS）感染患者的增加，艾滋病的检测与预防成为一项工作量极大的流行病学筛查工作，并且部分患者出于HIV感染后的自卑情绪，导致了艾滋病筛查检测成为一项难以开展的工作。众所周知，检测是否感染HIV是一件已经被认为污名化的行为，迫于其检测的舆论压力与患者等待的焦虑情绪，HIV检测时常会成

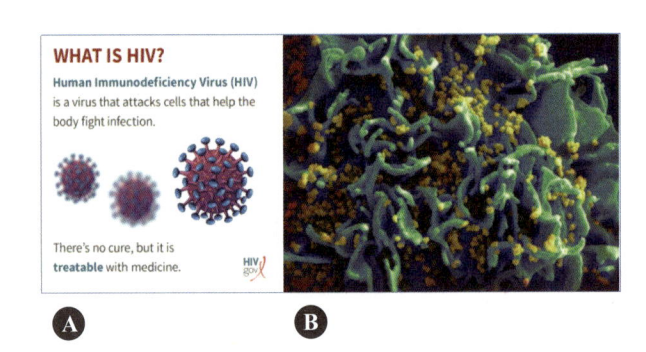

▲ 图7-2 HIV病毒介绍及电镜下微观结构

A 图引自 HIV.gov. "What Are HIV and AIDS ?" Last modified January 13, 2023. Accessed July 17, 2024
B 图引自 Verywell Healty. "HIV Microscoph in Pictures." Accessed July 17, 2024

为这些感染患者的心理障碍。部分极端患者为了不面对其感染的结果，甚至会拒绝接受病毒学的检测，这对于AIDS的预防与筛查起到了极为不利的作用。基于这些问题，有科学家对HIV自测试剂盒进行了大量研究，并希望将其运用于社会人群筛查自检当中，目的是有效诊断，让已经患有HIV的患者得知自我病情，从而减少HIV的传播，减少这种可怕疾病的传染风险，为阳性患者进行有效治疗，并对阳性患者身边的阴性人群提供暴露前预防的方法，预先口服抗逆转录病毒药物来预防HIV感染。从传播源上尽可能地抑制HIV病毒的传播。

而本研究就是一项HIV自测试剂盒的临床诊断试验，目的是比较血液HIV试剂盒与唾液HIV试剂盒的准确性、简便性与可接受程度，方便扩大HIV自我检测的范围，为所有AIDS患者提供更为简便、可接受和多选择的病毒检测方法。

2. 研究内容及方法分析 首先，该临床研究是一项非盲、随机交叉的临床诊断试验，研究者主要招募了2019年1月至12月在两家公共资助的性健康诊所就诊的参与者，患者纳入标准为18岁以上的男性，并且要在纳入该研究之前曾与男性发生过性行为，但是如果纳入的患者被报告与HIV患者同时居住并发生性行为的话，则会被排除在此研究外。另外，有部分入选患者若不懂英语，无法提供知情同意时，由研究护士向其解释

研究具体步骤与研究程序，再向这些同意患者提供书面知情同意，以保证所有纳入的患者都满足研究要求与伦理要求。该研究由一名独立的生物统计学家使用计算机生成的序列，将同等数量的参与者随机分配到两个研究组。在第一阶段，一个研究组的参与者首先接受基于唾液的HIV自我检测，另一个研究组的参与者接受基于血液的HIV自我检测，在接受检测后，进入第二阶段，两组的每个参与者使用另一种试剂盒进行自我检测。将每个参与者的测试顺序都记录在有顺序编号的密封信封中，每个信封都由研究护士按顺序选择，以保持预先生成的随机顺序，并在参与者登记后由研究护士打开，以保持研究的随机性。上述研究为所有入选者所提供的自我检测试剂盒包括了两种，基于唾液的检测方法由制造商报告其灵敏度为99.3%，特异度为99.8%；而基于血液的检测方法由制造商报告其灵敏度为99.6%，特异度为99.6%。从数据上可以看出，两种检测方法无论是从灵敏度还是特异度上来看，都平分秋色，虽然唾液检测是完全无创的检测，但该研究中58%的参与者更倾向基于血液检测的试剂盒，尽管其是有创检查，但入选者人群认为血液检查的标准是更为准确的（图7-3）。

其次，有关入选研究人群的数据采集，研究者在参与者在测试前和使用每个试剂盒后完成了一份大部分的在线调查问卷，研究前的问卷内容（问卷第一部分）包括了参与者的社会人口学特征、HIV和其他性传播感染测试史以及性行为情况；而使用每个试剂盒后，所有参与者都进行了每个测试步骤易用性的评估，包括了唾液试剂盒测试与血液试剂盒测试（采用李克特量表进行评估），并通过最后产生的累积总分来对检测易用性进行总体评价（评价结果分为：非常困难、有点困难、稍微困难、稍微容易、有点容易、非常容易），并要求参与者提供他们喜欢且认为实用的检测手段。该研究最后评价指标的主要结果设定为：进行HIV自我检测的难易程度，统计稍微容易、容易、非常容易（合并为"易于使用"）的参与者比例；次要结果则设定为：测试偏好（喜欢某种特定HIV自我测试的参与者的比例）

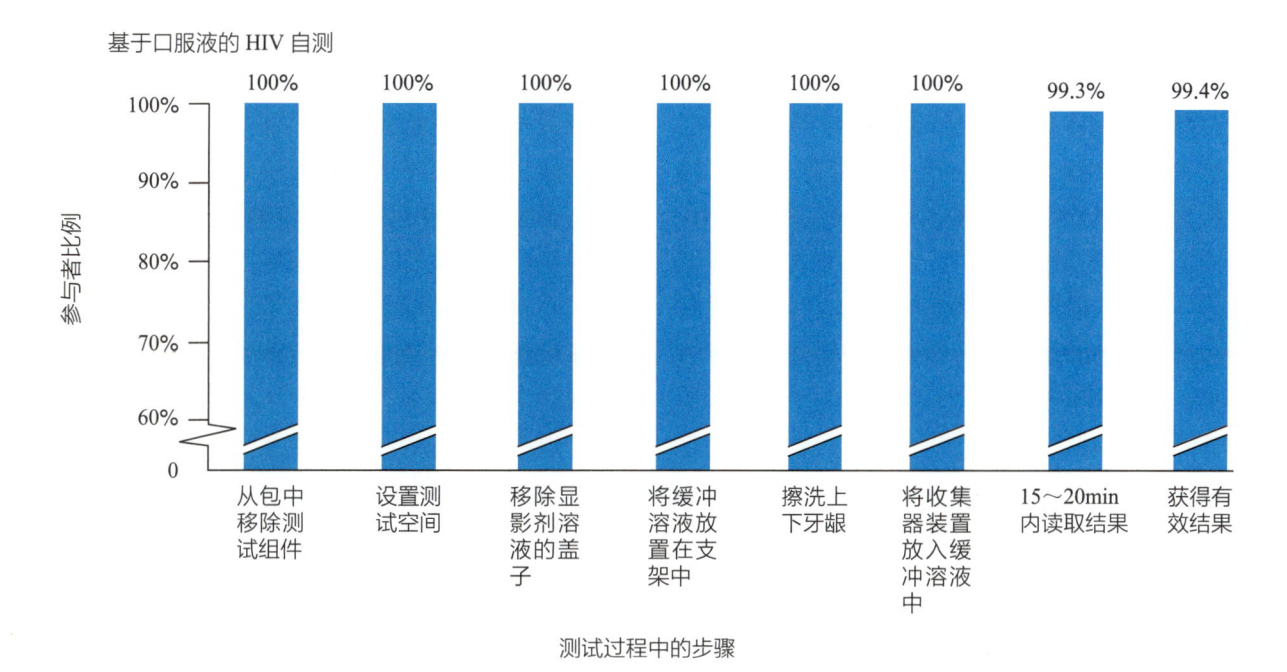

▲ 图7-3 唾液HIV试剂盒检测步骤与步骤完成人数

引自 Lee DY, Ong JJ, Smith K, et al. The acceptability and usability of two HIV self-test kits among men who have sex with men: a randomised crossover trial. Med J Aust, 2022, 217(3): 149-154

和自我测试的困难程度（按测试步骤，护士记录困难的参与者的比例）。最后通过所得的评判结果来判断哪种试剂盒更为简单高效。

再次，研究者在统计学方面也做了较多分析，所有最初分配到此研究的参与者都包含在研究者的分析中，总共纳入的170名参与者，有169名参与者回答了此次诊断试验的检测问题。对于主要结果，研究者通过评估具有95%CI广义混合模型中的概率，来评估感到自测试剂盒操作容易参与者与使用困难参与者之间的比例差异。并且研究者对入组人群中所谓的高危男性（在过去6个月中没有使用安全套进行肛交，并且没有HIV暴露前预防）和一般风险的男性，以及经常检测HIV的男性（至少每3个月1次）和不经常检测的男性（基于问卷回答的群体）分别进行了分析。对于次要结果的分析，研究者估计了偏好一种检测盒或其他HIV自我检测的男性比例，其中95%CI使用精确方法（二项分布）进行计算，并将研究护士对具体步骤困难的观察总结为描述性统计。

最后，该研究的总体结果中，有170名符合条件的参与者，他们的中位年龄是34岁，有144名（85%）被认定为同性恋，并且有125名（74%）参与者在研究前3个月接受过HIV病毒学检测，但总参与者中仍然有2位参与者从未接受过HIV病毒学检测。在169名中有167名参与者报告发现唾液HIV自我检测试剂盒易于使用；145名认为基于血液的HIV自我检测试剂盒易于使用。在这项具有二项式链接函数的广义混合模型中，唾液HIV自我检测试剂盒被认为比血液的HIV自我检测试剂盒更优，更易于使用，特别是在低风险与定期检查HIV病毒的参与者中，比起血液学检测，他们更加倾向于使用唾液检测来进行筛查测试。但是这一效应在高风险或不经常检测的参与者中并不适用，可能是因为高风险或不经常检测的参与者更加相信血液学的检测指标。针对难易程度来说，唾液检测中169名有158名需要使用说明书进行使用；血液检测中169名有159名需要使用说明书进行使用。对于首选测试方式，170名参与者中有98名（58%）首选了唾液HIV检测，有69名（41%）首选了血液HIV检测，3名参与者则表示无特殊偏好。对于选择唾液检测的人群，他们更看重的是其易于使用、不会造成痛感与不需要血液样本的优点；而选择血液检测的人群更加看重的是其更高的准确性、测试盒与测试过程的方便程度及更便于理解的使用说明。在研究护士监测的参与者自我检测中，研究护士发现大部分唾液HIV检测的参与者，整个操作过程中较为困难就是将检测缓冲液放入特定支架、擦拭上下牙龈及没有在规定时间（20~40min）内进行结果读取；而血液HIV检测的参与者，他们出现的困难点则是没有让血液标本填充满检测设备、没有用力挤压手指及使用前充分的手指按摩产生足够的血液标本，并且和唾液检测一样，血液检测也有参与者没有在规定时间（15~20min）内进行结果读取。

3. **研究整体总结分析** 在这项研究中，研究者发现两种HIV诊断检测盒都是易于使用且能够让大众接受的，这种方法很好地保护了HIV感染者的隐私。根据此研究得出的结论来说，唾液测试盒更能让大部分患者接受，针对唾液测试盒的可行性方面，该研究也证实没有参与者在基于唾液检测中收到无效结果，然而却有1%的患者在基于血液的检测中收到了无效结果，这也从侧面证实了唾液检测是一种安全有效且无创的检测方式。但在该研究所进行的国家（澳大利亚）只有基于血液HIV自测试剂盒得到了批准使用，市面上还没有基于唾液的HIV自测试剂盒，这也造成了通过血液检测过程中，含病毒血液所造成的污染，也可能会造成潜在的传播风险。而该研究也存在一定的缺陷与不足，首先，该研究的参与者都是从性健康中心招募的具有较高健康水平和积极性的男男性行为者，这很显然不能代表大部分男男性行为人群，因为在广泛的人群中，大多数患者的健康教育水平是不足的，没有定期检查或进行筛查测试的想法。其次，所有的HIV试剂盒都只提供了英文说明，这对英文非母语的参与者来说是不利于他们使用与操作的。最后，在由研究护士在场监测的自我测试时段，会导致参与者更加小心地去按照测试标准操作，有可能会带来操作准确性的测量偏差，影响最终每个步骤测试的准确性。

（三）粪便免疫化学测试在预测大肠癌症状患者中的诊断试验

1. 研究背景简介及思路分析 这是一项2021年发表于 GUT 的研究，该临床研究分析评估了粪便免疫化学测试是否可以用于紧急筛查疑似具有大肠（结肠、直肠）癌症状的患者（图7-4和图7-5）。

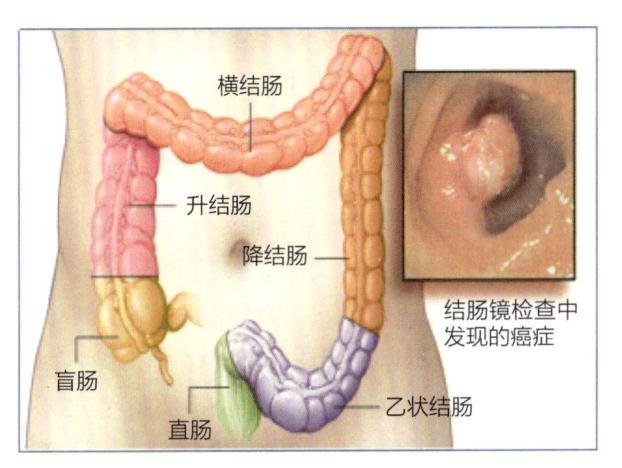

▲ 图 7-4 结肠示意与结肠癌结肠纤维镜下图
引自 Mayo Clinic. Colon cancer–Symptoms and causes. Last modified November 14, 2023. Accessed July 17, 2024

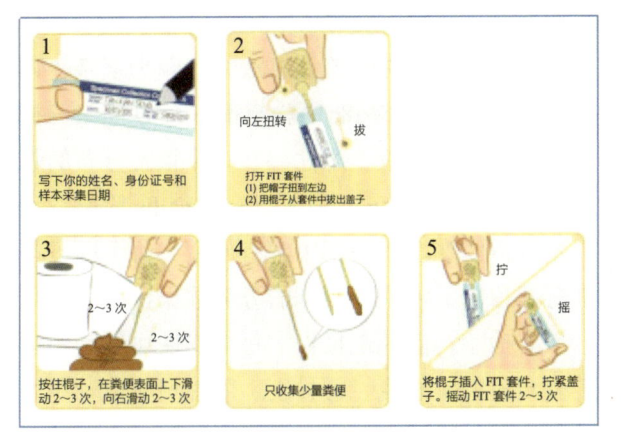

▲ 图 7-5 粪便免疫化学测试流程示意
引自 Oxford Biodynamics. Screening for Bowel Cancer, Accessed July 17, 2024

结直肠癌是最常见的消化道恶性肿瘤之一，发病率占胃肠道肿瘤的第二位，好发于直肠及直肠与乙状结肠交界处，以腺癌为主，少部分为鳞状上皮癌及黏液癌。该病最常见的转移途径为血行转移，其次为淋巴转移和直接浸润等方式播散到其他组织和脏器。临床上，这类患者以血便为主要症状，这也是直肠癌最先出现和最常见的症状，其出血量一般与癌肿生长的不同位置有关。部分患者还会出现局限性的腹痛与腹部包块，又根据其包块生长的不同大小可以出现腹泻、便秘或腹泻与便秘交替的症状。当疾病进展较慢时，癌肿所造成的持续慢性失血可引起全身营养不良和贫血等症状，导致患者出现恶病质的情况；当疾病进展较快时，癌肿快速生长，容易出现肠腔堵塞的情况，从而造成全身情况的急剧变化。而该疾病最好的预防手段就是做到早期诊断，在出现近期排便习惯改变或出现血便时及时行直肠指诊、X线钡剂灌肠或纤维结肠镜直接观察，通过早期诊断从而达到早期干预癌肿生长的目的，为患者提供更佳的生活质量。但在面对大量患者需要进行结直肠镜筛查是否患有癌肿的情况时，利用结直肠镜检查无疑给医生带来了巨大的工作量，亟需一个高灵敏度且高特异度的检查来对大量患者进行筛查。在2017年，英国国家健康护理研究所就推荐了一种筛查结直肠癌的粪便免疫化学诊断试验，该方法拥有高灵敏度和高特异度的优点，且操作方便，适合大量患者的筛查诊断。

在英国（该研究的进行地点），根据肠道症状进行紧急转诊从而排查癌症是极为不精确的，在2周等待紧急转诊的患者当中，平均每100名患者中仅仅有4名患有结直肠癌，这为上级医疗机构带来了大量的工作量，并且在过去5年中，紧急转诊的人数急剧上升，亟需一项精确的诊断指标对结直肠癌进行初次筛查。而该研究就是基于粪便免疫化学测试这种方法来分析2周等待途径中紧急转诊的患者，评估粪便免疫化学测试对2周等待紧急转诊患者的灵敏度，以及相关变量对其诊断准确性的影响。

2. 研究内容及方法分析 首先，该研究设计在 2017 年 10 月至 2019 年 12 月进行，是一项涉及英国 50 家医疗机构的多中心、双盲诊断准确性研究。所纳入的患者都因疑似患有结直肠癌或具有结直肠癌症状而被转诊至二级医疗机构，并且这些患者都符合英国国家卫生服务中心所制订的等待转诊标准，这些患者都被分流进行结肠镜检查和粪便免疫化学测试，以用于进行粪便免疫化学测试定量和粪便免疫化学测试对于结直肠癌的灵敏度检测。该研究在全英国的 50 家国家卫生服务进行招募，并在研究期间依次开放各研究中心。该研究的主要结果衡量标准是确定一个合适的粪便血红蛋白浓度截断值，以便能够最大限度地提高粪便免疫化学测试对结直肠癌的灵敏度。而次要结果是确定在不同的粪便血红蛋白浓度临界值下，粪便免疫化学测试对结直肠癌和其他严重肠道疾病的诊断准确性，并调查其他变量的影响（其他变量包括性别、年龄和种族等）。所参与研究的患者一旦被预约进行结肠镜检查后，就会被研究者电话联系邀请参与此研究，在得到患者的同意与确定后，就会在进行结肠镜之前给予患者一个粪便免疫化学测试的采集设备用来采集粪便标本。所有采集的标本都由一个实验室集中收集进行测试，并且测试人员对患者的所有临床信息完全不知情，研究者根据以往的指南所推荐的粪便血红蛋白浓度截断值设定了更高的灵敏度指标和特异度指标。在另外一边，由于结肠镜被公认是结直肠疾病检查的金标准，因此结肠镜也被选为了该研究的参考标准，进行结肠镜检查的医生也对粪便免疫化学测试毫不知情，通过这种方法来最大限度减少诊断医生的主观性。

其次，为了确定该研究的总体样本量，计算基于 5% 的显著性水平、80% 的功效和 2 周内紧急转诊所患有症状人群中结直肠癌的患病率预估为 3.5%，根据所提供的网络数据计算，为了证明粪便免疫化学测试在结直肠癌中灵敏度为 98%，计算估计得到了需要 5379 名患者的总样本量进行试验，由于类似临床诊断试验报告有 50% 的未完成率。因此，研究者预估需要至少 10 000 名的患者参与此研究，才能足够说明该研究的科学问题。所以，2017 年 10 月至 2019 年 12 月，研究者向 21 126 名患者发送了邀请，最后只得到了 9822 名患者的完整粪便免疫化学测试与结肠镜检查结果，这些得到结果的所有患者都被纳入了该研究分析当中。所纳入研究的患者根据结肠镜检查报告结果显示，根据结肠镜检查，最为普遍的情况是未检测到任何疾病（31.3%），但仍然有不少患者检查出了严重的肠道疾病［包括结直肠癌（3.3%）、高危腺瘤（4.3%）、炎症性肠病（4.3%）］。根据粪便免疫化学测试在 2μg/g、10μg/g 和 150μg/g 时粪便血红蛋白浓度所设定的截断值发现，截断值越低，所体现的粪便免疫化学测试灵敏度就越高，截断值越高，所体现的粪便免疫化学测试特异度就越高。根据所设定粪便血红蛋白浓度截断值可以充分判断，患者是否患有结直肠癌或者说患者患有结直肠癌的概率。该研究的初筛灵敏度可以达到在粪便血红蛋白浓度截断值<2μg/g 时，结直肠癌的阳性预测值为 0.2%，也就意味着在检测 617 名患者中，才能检测到 1 个结直肠癌。这一结果也充分体现了其作为结直肠癌初筛检查的灵敏度，可以达到高效完成筛查的同时，同时对粪便血红蛋白浓度＞150μg/g 的患者提供更有特异度的结果。

最后，该研究的统计方法使用较为复杂，该研究通过 Shapiro-Wilk 检验与正态 Q-Q 图来分析评估数据是否具有正态性，并对非正态分布的数据采用 Mann-Whitney 和 Kruskal-Wallis 检验。而方差分析则在多个组别中都有使用，每个因素都具有其独立的模型。所有的分类数据比较都采用了卡方检验。研究也报告了每个粪便血红蛋白浓度截断值的灵敏度、特异度、阳性预测值和阴性预测值以及它们 95%CI 的值。

3. 研究整体总结分析 该研究是第一个证明粪便免疫化学测试可应用于 2 周等待途径中紧急

转诊患者的多中心、双盲诊断准确性研究。研究得出了一个具有说服力的结论，在粪便血红蛋白浓度检测不到或值较低时，粪便免疫化学测试可以用于排除结直肠癌，当使用较低的粪便血红蛋白作为截断值时，结肠癌的诊断灵敏度明显更高，该研究2μg/g的粪便血红蛋白截断值与指南中推荐的10μg/g相比，粪便免疫化学测试根据年龄、性别、种族等特征进行的亚组分析之间，没有存在灵敏度的显著差异，这也间接证明了粪便免疫化学测试可以用于所有符合2周等待途径中紧急转诊的有症状患者。若采用更高的粪便血红蛋白截断值，带来的结果是能够检查出更多结直肠癌患者与更高的阳性预测率，但是，所带来的代价是检测到更少的结直肠癌患者，通过舍弃其检测灵敏度提高了检测的特异度。显然，这种方法更适合于高度怀疑患有结直肠癌的患者。对于当前新冠肺炎大流行的情况，采用更低粪便血红蛋白截断值作为指标更适用于当前结直肠癌筛查的情况。尽管粪便免疫化学测试作为结直肠癌的初级筛查能够达到极高的灵敏度已经相当不错，但结直肠镜检查目前仍然是诊断或排除结直肠癌的金标准，任何化学检查都无法代替镜下的直观表现与活检组织的病理学特征，所以粪便免疫化学测试也只能作为初步筛查的指标，至于是否真正患有结直肠癌，还需要根据筛查结果进行进一步的检查来进行确定。

最后，该研究推荐将粪便免疫化学测试纳入初级医疗系统中对有症状患者进行筛查，以减少不必要的转诊检查，并且，粪便免疫化学测试也可以作为指标之一，来帮助判断二级医疗系统中具有结直肠癌高风险的人群，优先对其进行诊疗，来实现结肠镜检查资源的最大化利用。

（四）复发性同侧深静脉血栓形成的磁共振成像诊断试验案例

1. 研究背景简介及思路分析 这是一项2020年发表于 *Blood* 的研究，该临床研究分析评估了磁共振直接血栓成像在不需要静脉注射钆造影剂的情况下用于评估通过磁共振直接血栓成像阴性的下肢深静脉血栓排除急性复发性同侧深静脉的安全性（图7-6）。

下肢深静脉血栓形成是临床当中的常见病与多发病，该疾病主要由三大因素造成，分别是：静脉血流滞缓、静脉壁损伤和血液高凝状态。然而这三种因素都是临床住院患者常见的身体状况，患者可能会因为长期卧床接受治疗或手术麻醉后全身肌肉麻痹，失去收缩功能，而导致全身静脉回流缓慢；患者的疾病所造成的身体应激反应与炎症反应或者是患者所受到的外伤和机体感染，也可以导致静脉壁内皮的损伤，从而引发血小板的聚集引起血栓；再者患者在接受手术、机体发生严重疾病或者一些特殊疾病释放物质入血也可以使血液处于高凝状态。综上所述的这些静脉血栓形成的病因，都是患者在住院期间容易发生的一些情况，因此，下肢深静脉血栓在临床当中也十分常见。而静脉血栓一般又可以分为三种类型：①红血栓或凝固血栓，主要成分为红细胞；②白血栓，主要成分为血小板与白细胞；③混合血栓，也是最常见的一种血栓，主要成分包含了白血栓组成的头部，红血栓和白血栓构成的体部和红血栓构成的尾部。下肢深静脉血栓所带来的病理生理改变主要是静脉回流受阻所发生的各种影响，往往会因为毛细血管渗透压的改变导致血管内瘀血渗出造成肢体肿胀，若渗出包含

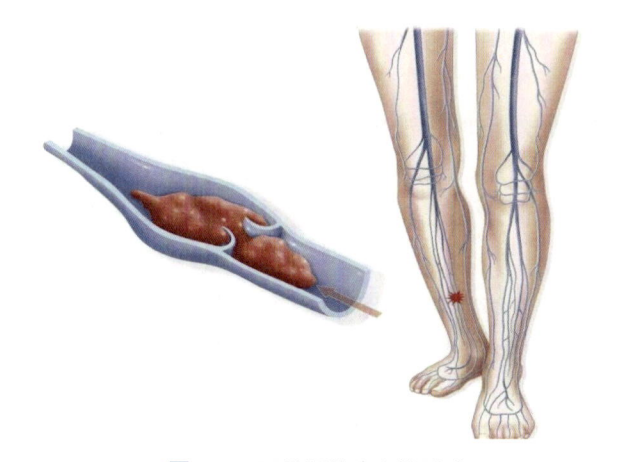

▲ 图7-6 下肢深静脉血栓形成

引自 Huynh K. Risk of recurrence lower with rivaroxaban than aspirin. Nat Rev Cardiol, 2017, 14(5): 254–255

红细胞的话，还会造成含铁血黄素的沉积从而导致皮肤色素沉着。一般来说，血栓的蔓延都是沿静脉回流的方向进行，向近心端延伸，若血栓在静脉上附着不稳定或猛然的肌肉收缩导致血栓碎块脱落跟随静脉回流至右心，则可能会造成肺动脉的血栓栓塞，即肺栓塞，其严重程度可能会危及患者生命。所以，患者住院期间的下肢血栓管理就显得尤为重要，为了保证患者不受血栓栓塞所造成的生命危险，一般来说在患者住院期间都会对长期卧床、患有严重疾病或手术后的患者进行检查。尽管B型超声对于下肢深静脉血栓的诊断已经趋近于金标准，但是其对于诊断复发性下肢静脉血栓发作后1年内残留的血管异常显得较为吃力。因此，该研究针对其痛点采用了磁共振直接血栓成像，这是一种基于血栓内高铁血红蛋白形成后，在T_1加权成像上将血栓显示为高信号的检查，该检查可以准确诊断首次下肢深静脉血栓并将急性复发性下肢深静脉血栓与慢性残留血栓形成异常区分开来，其特异度与灵敏度高达了至少95%。但目前尚未有正式的结果研究来证明磁共振直接血栓成像用作诊断或排除复发性同侧下肢深静脉血栓的单一测试，所以该研究进行了一项前瞻性管理研究，以评估通过磁共振直接血栓成像阴性的下肢深静脉血栓排除急性复发性同侧深静脉的安全性。

2. 研究内容及方法分析　首先，该研究是一项前瞻性、国际性、多中心、诊断管理研究，研究在5个国家（荷兰、瑞典、挪威、加拿大、以色列）的5个学术和7个非学术教学医院教学。纳入了2015年3月至2019年3月≥18岁临床怀疑腿部急性复发性同侧下肢深静脉血栓的患者，在2015年8月前这些患者都要在评估前48h停用全剂量的抗凝治疗，但怀疑具有复发性下肢深静脉血栓且48h内接受抗凝治疗的患者也被纳入了研究，原因是在筛查的时候发现，这类患者的占比是很高的（30%），若排除会极大影响数据量的收集。该研究对所有纳入怀疑具有复发性同侧下肢深静脉血栓的患者进行了磁共振直接血栓成像，检查阴性的患者将不会接受治疗，但如果他们已经接受了抗凝药治疗来适应之前的疾病，则治疗继续，不调整其用药方案，并且这些患者要在磁共振直接血栓成像后的48h内进行标准化的加压超声进行再次检查。检查阳性的患者，接受国际和当地指南开始进行规范化的抗凝治疗，如果这些患者已经接受了抗凝治疗，则对他们的治疗方案进行规范化的调整。在这些检查与药物调整完成之后，进行为期3个月的随访，对所有患者进行了症状性下肢深静脉血栓复发、抗凝所造成的相关大出血并发症和全因死亡的随访，若患者出现了复发性下肢深静脉血栓的栓塞症状，则告知患者及时前往医院就诊。该研究的主要结果设定为了磁共振直接血栓成像为阴性下肢深静脉血栓患者3个月内症状性下肢深静脉血栓复发的发生率，而随访期间的复发性下肢深静脉血栓诊断定义为：新的静脉段不可压缩，或者在行加压超声时，以前不可压缩的静脉段静脉直径增加了2~4mm。主要的次要结果设定为了磁共振直接血栓成像结果在日常临床实践中与临床研究观察者评估结果的一致性，通过对患者临床表现的评估来进行该研究安全性的比较。

其次，该研究纳入了444名临床怀疑急性复发性同侧腿部深静脉血栓的患者，最终根据设定的纳排标准，有139名患者（31%）因各种原因被排除在外，该研究最后总结分析了305名患者的基线特征，在这305（69%）名患者中，有189名患者（62%）的下肢深静脉血栓磁共振成像为阴性，在这189名患者中，又有122名患者（65%）的下肢深静脉血栓和血栓性脉管炎磁共振成像均为阴性，并且纳入时未接受抗凝治疗，后续也没有进行抗凝治疗。14名患者（7.4%）的磁共振直接血栓成像对下肢深静脉血栓呈阴性表现，但对血栓性脉管炎呈阳性表现，其中12名患者接受了短程半剂量的抗凝治疗，1名接受了短程全剂量治疗，1名正在接受抗凝治疗，但修改了治疗方案。其余的53名患者

（28%）在入组时已经开始规范化服用抗凝药物，因此对他们的治疗方案没有进行修改调整。最后有 111 名患者（36%）的下肢静脉血栓磁共振成像呈阳性，其中 99 名患者（89%）在纳入研究时未接受抗凝治疗并开始接受抗凝治疗。12 名患者（11%）在纳入研究时正在接受抗凝治疗，但研究者根据他们后续的诊断对治疗方案进行了修改（图 7-7）。

最后，总共有 5 名患者达到了主要结果，包括了 122 名阴性患者中的 2 名患者发生了下肢深静脉血栓，3 名患者随访期间出现了血栓性脉管炎。次要结果也表示了初始读数与磁共振直接血栓成像图像之后中心读数之间的一致性非常好。所有 189 名下肢静脉血栓磁共振直接血栓成像阴性的患者在做出治疗决定后均接受了加压超声的参考检查，其中有 88 名患者（47%）显示出静脉具有不可压缩性，而 57 名患者（30%）存在无法排除的复发性下肢静脉血栓。但这些磁共振直接血栓成像阴性的患者中仅 90 名（48%）具有之前的加压超声检查用于比较参考。而这 90 份报告中，也有 24 名患者（27%）存在无法排除的复发性下肢静脉血栓。研究最后也得出了结论，磁共振直接血栓成像检查阴性后，下肢深静脉血栓的复发发生率很低，基线磁共振直接血栓成像为阴性并且未进行抗凝治疗的患者最终血栓发生率为 1.7%，95%CI 的上限远低于了预定的 6.5% 的安全阈值，证明该检查是一项可行性高并且可重复的无创诊断试验。

3. 研究整体总结分析　磁共振直接血栓成像是一种无创安全的诊断技术，能够可视化的反映下肢静脉内的血栓情况，并且磁共振直接血栓成像技术在怀疑复发性同侧下肢静脉血栓的情况下，主要优势是明确区分了急性和慢性血栓的形成，并且能够评估加压超声无法排除的复发性下肢静脉血栓。但考虑到磁共振的可用性以及相关费用较为高昂，目前还不建议对所有疑似复发性下肢静脉血栓的患者进行磁共振直接血栓成像，但没有不可压缩的静脉段出现时，加压超声就已经足够诊断是否具有血栓了，但对于难以诊断的复发性静脉血栓和一些隐蔽的内脏静脉血栓，磁共振直接血栓成像的应用与价值就可以得到体现。而该研究也存在着一定的局限性，其中主要的局限是没有设置对照组，尽管这不是一项随机研究，但对照组的设立对于临床研究来说是很有必要的。此外就是在研究的预估当中，需要 246 名阴性患者来证明研究问题，但由于复发性下肢静脉血栓的基线患病率高于预期，并且纳入了之前接受过抗凝治疗的患者，因此没有收集到这么多患者。而样本量没有调整是因为在研究方案中没有预料到，并且在研究开始后再进行调整是显

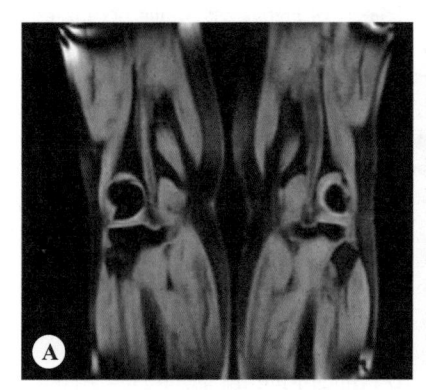

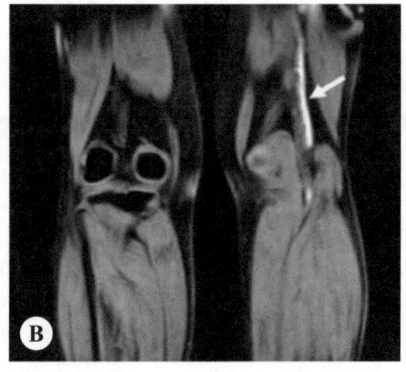

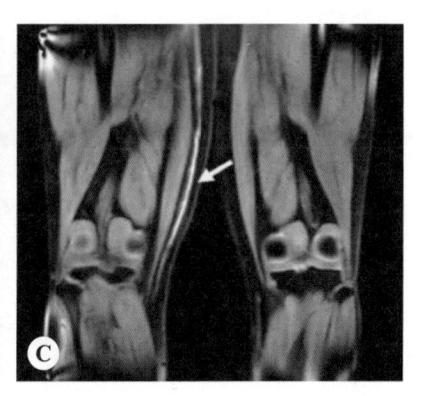

▲ 图 7-7　下肢静脉血栓核磁表现

A. 下肢静脉血栓的磁共振直接血栓成像阴性，双侧腘静脉呈对称性低强度信号；B. 左腿复发性下肢静脉血栓的左侧腘静脉呈高强度信号；C. 右腿大隐静脉下肢深静脉血栓的高强度信号

引自 van Dam LF, Dronkers CEA, Gautam G, et al. Magnetic resonance imaging for diagnosis of recurrent ipsilateral deep vein thrombosis. Blood, 2020, 135(16): 1377-1385

然不可行的。

总而言之，磁共振直接血栓成像被证明了是一种简单、可行且可重复的诊断测试。而研究者建议，对于疑似复发性同侧下肢静脉血栓且加压超声结果不确定的患者，应该将该方法纳入诊断的方案当中，并且磁共振直接血栓成像也在疑似急性静脉血栓形成和其他血栓疾病中创造了新的诊断方法。

（吴展羽　邹梓豪　任思颖　叶　川）

参考文献

[1] GBD 2016 LIFETIME RISK OF STROKE COLLABORATORS, FEIGIN VL, NGUYEN G, et al. Global, Regional, and Country-Specific Lifetime Risks of Stroke, 1990 and 2016[J]. N Engl J Med. 2018, 379(25): 2429-2437.

[2] WANG Y, WANG Y, ZHAO X, et al. Clopidogrel with aspirin in acute minor stroke or transient ischemic attack[J]. N Engl J Med, 2013, 369(1): 11-19.

[3] 王瑞平, 肇晖, 李斌. 随机对照临床试验设计要点和规范[J]. 上海：上海医药, 2022, 43(07): 72-77.

[4] WONG L K. Global burden of intracranial atherosclerosis[J]. Int J Stroke, 2006; 1(3): 158-159.

[5] ROSEMARY J, ADITHAN C. The pharmacogenetics of CYP2C9 and CYP2C19: ethnic variation and clinical significance[J]. Curr Clin Pharmacol. 2007, 2(1): 93-109.

[6] WHITE WB, WEBER MA, SICA D, et al. Effects of the angiotensin receptor blocker azilsartan medoxomil versus olmesartan and valsartan on ambulatory and clinic blood pressure in patients with stages 1 and 2 hypertension[J]. Hypertension. 2011, 57(3): 413-420.

[7] ZHAO D, LIU J, WANG M, et al. Epidemiology of cardiovascular disease in China: current features and implications[J]. Nat Rev Cardiol, 2019, 16(4): 203-212.

[8] 黄钦, 赵明. 对临床试验统计学假设检验中非劣效、等效和优效性设计的认识[J]. 中国临床药理学杂志, 2007(01):63-67. DOI:10.13699/j.cnki. 1001-6821. 2007. 01. 018.

[9] HALPERIN S A, YE L, MACKINNON-CAMERON D, et al. Final efficacy analysis, interim safety analysis, and immunogenicity of a single dose of recombinant novel coronavirus vaccine（adenovirus type 5 vector）in adults 18 years and older: an international, multicentre, randomised, double-blinded, placebo-controlled phase 3 trial[J]. Lancet, 2022, 399(10321): 236-248.

[10] ZHAO J, YUAN Q, WANG H, et al. Antibody Responses to SARS-CoV-2 in Patients With Novel Coronavirus Disease 2019[J]. Clin Infect Dis, 2020, 71(16): 2027-2034.

[11] 绕绍奇, 徐天和. 中华医学统计百科全书 遗传统计分册[M]. 北京：中国统计出版社, 2013.05

[12] SNELLER MC, BLAZKOVA J, JUSTEMENT JS, et al. Combination anti-HIV antibodies provide sustained virological suppression[J]. Nature, 2022, 606(7913): 375-381.

[13] DEEKS SG, LEWIN SR, HAVLIR DV. The end of AIDS: HIV infection as a chronic disease[J]. Lancet. 2013, 382(9903): 1525-1533.

[14] SCHEID JF, HORWITZ JA, BAR-ON Y, et al. HIV-1 antibody 3BNC117 suppresses viral rebound in humans during treatment interruption[J]. Nature, 2016, 535(7613): 556-560.

[15] MENDOZA P, GRUELL H, NOGUEIRA L, et al. Combination therapy with anti-HIV-1 antibodies maintains viral suppression[J]. Nature, 2018, 561(7724):479-484.

[16] LEWIN SR, RASMUSSEN TA. Kick and kill for HIV latency[J]. Lancet, 2020, 395(10227): 844-846.

[17] ZHANG L, WANG L, KADEER X, et al. Accuracy of a 3-Dimensionally Printed Navigational Template for Localizing Small Pulmonary Nodules: A Noninferiority Randomized Clinical Trial[J]. JAMA Surg, 2019, 154(4): 295-303.

[18] NATIONAL LUNG SCREENING TRIAL RESEARCH TEAM, CHURCH TR, BLACK WC, et al. Results of initial low-dose computed tomographic screening for lung cancer[J]. N Engl J Med, 2013, 368(21):1980-1991.

[19] ZHANG L, LI M, LI Z, et al. Three-dimensional printing of navigational template in localization of pulmonary nodule: A pilot study[J]. J Thorac Cardiovasc Surg, 2017, 154(6): 2113-2119.e7.

[20] PARK CH, HAN K, HUR J, et al. Comparative Effectiveness and Safety of Preoperative Lung Localization for Pulmonary Nodules: A Systematic Review and Meta-analysis[J]. Chest, 2017, 151(2): 316-328.

[21] PEDERSEN TH, GYSIN J, WEGMANN A, et al. A randomised, controlled trial evaluating a low cost, 3D-printed bronchoscopy simulator[J]. Anaesthesia, 2017, 72(8): 1005-1009.

[22] CHAO I, YOUNG J, COLES-BLACK J, et al. The application of three-dimensional printing technology in anaesthesia: a systematic review[J]. Anaesthesia, 2017, 72(5): 641-650.

[23] AL-RAMAHI J, LUO H, FANG R, et al. Development of an Innovative 3D Printed Rigid Bronchoscopy Training Model[J]. Ann Otol Rhinol Laryngol, 2016, 125(12): 965-969.

[24] OST D, DEROSIERS A, BRITT E J, et al. Assessment of a bronchoscopy simulator[J]. Am J Respir Crit Care Med, 2001, 164(12): 2248-2255.

[25] ZIEGLER P, MAIER S, STÖCKLE U, et al. The Treatment of Proximal Humerus Fracture Using Internal Fixation with Fixed-angle Plates[J]. Dtsch Arztebl Int, 2019, 116(45): 757-763.

[26] 朱策, 丰干钧, 刘立岷, 等. 骨修复聚醚醚酮材料改性的研究进展 [J/OL]. 华西医学, 2022(10): 1441-1449[2022-10-28].

[27] SCHLIEMANN B, HARTENSUER R, KOCH T, et al. Treatment of proximal humerus fractures with a CFR-PEEK plate: 2-year results of a prospective study and comparison to fixation with a conventional locking plate[J]. J Shoulder Elbow Surg, 2015, 24(8): 1282-1288.

[28] THEIVENDRAN K, ARSHAD F, HANIF UK, et al. Carbon fibre reinforced PEEK versus traditional metallic implants for orthopaedic trauma surgery: A systematic review[J]. J Clin Orthop Trauma, 2021, 23:101674. Published 2021 Oct 28.

[29] DALLARI D, SAVARINO L, ALBISINNI U, et al. A prospective, randomised, controlled trial using a Mg-hydroxyapatite - demineralized bone matrix nanocomposite in tibial osteotomy[J]. Biomaterials, 2012, 33(1): 72-79.

[30] BROUWER R W, HUIZINGA M R, DUIVENVOORDEN T, et al. Osteotomy for treating knee osteoarthritis[J]. Cochrane Database Syst Rev, 2014, 2014(12): CD004019. Published 2014 Dec 13.

[31] ITO K, YAMADA Y, NAGASAKA T, et al. Osteogenic potential of injectable tissue-engineered bone: a comparison among autogenous bone, bone substitute (Bio-oss), platelet-rich plasma, and tissue-engineered bone with respect to their mechanical properties and histological findings[J]. J Biomed Mater Res A, 2005, 73(1): 63-72.

[32] BERTINETTI L, DROUET C, COMBES C, et al. Surface characteristics of nanocrystalline apatites: effect of mg surface enrichment on morphology, surface hydration species, and cationic environments[J]. Langmuir, 2009, 25(10): 5647-5654.

[33] HE X, WANG Q, ZHAO Y, et al. Effect of Intramyocardial Grafting Collagen Scaffold With Mesenchymal Stromal Cells in Patients With Chronic Ischemic Heart Disease: A Randomized Clinical Trial[J]. JAMA Netw Open, 2020, 3(9): e2016236. Published 2020 Sep 1.

[34] 裴雪涛. 干细胞生物学 [M]. 北京: 科学出版社, 2003: 4-15.

[35] ESCHENHAGEN T, BOLLI R, BRAUN T, et al. Cardiomyocyte Regeneration: A Consensus Statement. Circulation, 2017, 136(7): 680-686.

[36] 蒲虎. Kruskal-Wallis 检验原理介绍及其应用 [J]. 兴义民族师范学院学报, 2019(04): 108-111.

[37] 陈永刚, 丁丽霞, 葛宏立, 等. 基于 Mann-Whitney 非参数检验和 SVM 的竹类高光谱识别 [J]. 光谱学与光谱分析, 2011, 31(11): 3010-3013.

[38] LI M, MA Y, FU G, et al. 10-year follow-up results of the prospective, double-blinded, randomized, controlled study on autologous bone marrow buffy coat grafting combined with core decompression in patients with avascular necrosis of the femoral head[J]. Stem Cell Res Ther, 2020, 11(1): 287. Published 2020 Jul 16.

[39] WU ZY, SUN Q, LIU M, et al. Correlation between the efficacy of stem cell therapy for osteonecrosis of the femoral head and cell viability[J]. BMC Musculoskelet Disord, 2020, 21(1): 55. Published 2020 Jan 29.

[40] HERNIGOU P, DUBORY A, HOMMA Y, et al. Cell therapy versus simultaneous contralateral decompression in symptomatic corticosteroid osteonecrosis: a thirty year follow-up prospective randomized study of one hundred and twenty five adult patients[J]. Int Orthop, 2018, 42(7): 1639-1649.

[41] 朱斌, 王曙炎, 赵国龙. Log rank 检验的功效 [J]. 数理医药学杂志, 2006(03): 225-229.

[42] CHEN CF, HU CC, WU CT, et al. Treatment of knee osteoarthritis with intra-articular injection of allogeneic adipose-derived stem cells（ADSCs）ELIXCYTE®: a phase I/II, randomized, active-control, single-blind, multiple-center clinical trial[J]. Stem Cell Res Ther, 2021, 12(1): 562. Published 2021 Oct 30.

[43] 雷光华, 王坤正. 骨关节炎诊疗指南（2018 年版）解读 [J]. 中华骨科杂志, 2018,38(12):716-717.

[44] JO CH, LEE YG, SHIN WH, et al. Intra-articular injection of mesenchymal stem cells for the treatment of osteoarthritis of the knee: a proof-of-concept clinical trial[J]. Stem Cells, 2017, 35(6): 1651-1652; 2014, 32(5): 1254-1266.

[45] MATAS J, ORREGO M, AMENABAR D, et al. Umbilical Cord-Derived Mesenchymal Stromal Cells（MSCs）for Knee Osteoarthritis: Repeated MSC Dosing Is Superior to a Single MSC Dose and to Hyaluronic Acid in a Controlled Randomized Phase Ⅰ/Ⅱ Trial[J]. Stem Cells Transl Med, 2019, 8(3): 215-224.

[46] GÓMEZ-BARRENA E, ROSSET P, GEBHARD F, et al. Feasibility and safety of treating non-unions in tibia, femur and humerus with autologous, expanded, bone marrow-derived mesenchymal stromal cells associated with biphasic calcium phosphate biomaterials in a multicentric, non-comparative trial[J]. Biomaterials, 2019, 196:100-108.

[47] YE C, HU P, MA MX,et al. PHB/PHBHHx scaffolds and human adipose-derived stem cells for cartilage tissue engineering[J]. Biomaterials, 2009, 30(26): 4401-4406.

[48] GÓMEZ-BARRENA E, ROSSET P, LOZANO D, et al. Bone fracture healing: cell therapy in delayed unions and nonunions[J]. Bone, 2015, 70: 93-101.

[49] GAMBLIN AL, BRENNAN MA, RENAUD A, et al. Bone tissue formation with human mesenchymal stem cells and biphasic calcium phosphate ceramics: the local implication of osteoclasts and macrophages[J]. Biomaterials, 2014, 35(36): 9660-9667.

[50] SENSEBÉ L, FLEURY-CAPPELLESSO S. Biodistribution of mesenchymal stem/stromal cells in a preclinical setting[J]. Stem Cells Int, 2013, 2013: 678063.

[51] PANDIT H, LIDDLE A D, KENDRICK B J, et al. Improved fixation in cementless unicompartmental knee replacement: five-year results of a randomized controlled trial [J]. J Bone Joint Surg Am, 2013, 95(15): 1365-1372.

[52] HERNBORG J S, NILSSON B E. The natural course of

untreated osteoarthritis of the knee[J]. Clin Orthop Relat Res, 1977(123):130-137.
[53] 冯重阳, 姬振伟, 吴鹏, 等. 膝关节单髁置换术的研究进展[J]. 实用骨科杂志, 2022, 28(06): 528-532.
[54] MUKHERJEE K, PANDIT H, DODD CA, et al. The Oxford unicompartmental knee arthroplasty: a radiological perspective[J]. Clin Radiol, 2008, 63(10): 1169-1176.
[55] ECKER ML, LOTKE PA, WINDSOR RE, et al. Long-term results after total condylar knee arthroplasty. Significance of radiolucent lines[J]. Clin Orthop Relat Res, 1987(216): 151-158.
[56] SIHVONEN R, PAAVOLA M, MALMIVAARA A, et al. Arthroscopic partial meniscectomy versus placebo surgery for a degenerative meniscus tear: a 2-year follow-up of the randomised controlled trial[J]. Ann Rheum Dis, 2018, 77(2): 188-195.
[57] FOX AJ, WANIVENHAUS F, BURGE AJ, et al. The human meniscus: a review of anatomy, function, injury, and advances in treatment[J]. Clin Anat, 2015, 28(2): 269-287.
[58] KIRKLEY A, GRIFFIN S, WHELAN D. The development and validation of a quality of life-measurement tool for patients with meniscal pathology: the Western Ontario Meniscal Evaluation Tool （WOMET）[J]. Clin J Sport Med, 2007, 17(5): 349-356.
[59] SIHVONEN R, PAAVOLA M, MALMIVAARA A, et al. Arthroscopic partial meniscectomy versus sham surgery for a degenerative meniscal tear[J]. N Engl J Med, 2013, 369(26): 2515-2524.
[60] CATTO JWF, KHETRAPAL P, RICCIARDI F, et al. Effect of Robot-Assisted Radical Cystectomy With Intracorporeal Urinary Diversion vs Open Radical Cystectomy on 90-Day Morbidity and Mortality Among Patients With Bladder Cancer: A Randomized Clinical Trial[J]. JAMA, 2022, 327(21): 2092-2103.
[61] WITJES JA, BRUINS HM, CATHOMAS R, et al. European Association of Urology Guidelines on Muscle-invasive and Metastatic Bladder Cancer: Summary of the 2020 Guidelines[J]. Eur Urol, 2021, 79(1): 82-104.
[62] FUNT SA, ROSENBERG JE. Systemic, perioperative management of muscle-invasive bladder cancer and future horizons[J]. Nat Rev Clin Oncol, 2017, 14(4): 221-234.
[63] KAMAT A M, HAHN N M, EFSTATHIOU J A, et al. Bladder cancer. Lancet, 2016, 388(10061): 2742, 2796-2810.
[64] BELL S W, ANTHONY I, JONES B, et al. Improved Accuracy of Component Positioning with Robotic-Assisted Unicompartmental Knee Arthroplasty: Data from a Prospective, Randomized Controlled Study. J Bone Joint Surg Am, 2016, 98(8): 627-635.
[65] LYONS M C, MACDONALD S J, SOMERVILLE L E, et al. Unicompartmental versus total knee arthroplasty database analysis: is there a winner?. Clin Orthop Relat Res, 2012, 470(1): 84-90.
[66] MOON YW, HA CW, DO KH, et al. Comparison of robot-assisted and conventional total knee arthroplasty: a controlled cadaver study using multiparameter quantitative three-dimensional CT assessment of alignment. Comput Aided Surg, 2012, 17(2): 86-95.
[67] GRIFFITH BP, GOERLICH CE, SINGH AK, et al. Genetically Modified Porcine-to-Human Cardiac Xenotransplantation. N Engl J Med, 2022, 387(1): 35-44.
[68] NIU D, MA X, YUAN T, et al. Porcine genome engineering for xenotransplantation. Adv Drug Deliv Rev, 2021,168: 229-245.
[69] EGERER S, FIEBIG U, KESSLER B, et al. Early weaning completely eliminates porcine cytomegalovirus from a newly established pig donor facility for xenotransplantation. Xenotransplantation, 2018, 25(4): e12449.
[70] David K C Cooper, Guerard Byrne. Clinical Xenotransplantation: Pathways and Progress in the Transplantation of Organs and Tissues Between Species[M]. Springer Nature, 2020.
[71] BERRY G J, BURKE M M, ANDERSEN C, et al. The 2013 International Society for Heart and Lung Transplantation Working Formulation for the standardization of nomenclature in the pathologic diagnosis of antibody-mediated rejection in heart transplantation[J]. J Heart Lung Transplant, 2013,32(12): 1147-1162.
[72] MONTGOMERY R A, STERN J M, LONZE B E, et al. Results of Two Cases of Pig-to-Human Kidney Xenotransplantation[J]. N Engl J Med, 2022, 386(20): 1889-1898.
[73] HRYHOROWICZ M, ZEYLAND J, SŁOMSKI R, et al. Genetically Modified Pigs as Organ Donors for Xenotransplantation[J]. Mol Biotechnol, 2017, 59(9-10): 435-444.
[74] GRIESEMER A, YAMADA K, SYKES M. Xenotransplantation: immunological hurdles and progress toward tolerance[J]. Immunol Rev, 2014, 258(1): 241-258.
[75] BREIMER ME, BJÖRCK S, SVALANDER CT, et al. Extracorporeal （"ex vivo"）connection of pig kidneys to humans. I. Clinical data and studies of platelet destruction[J]. Xenotransplantation. 1996, 3(4): 328-339.
[76] ZHOU G, JIANG H, YIN Z, et al. In Vitro Regeneration of Patient-specific Ear-shaped Cartilage and Its First Clinical Application for Auricular Reconstruction. EBioMedicine, 2018, 28: 287-302.
[77] CAO Y, VACANTI J P, PAIGE K T, et al. Transplantation of chondrocytes utilizing a polymer-cell construct to produce tissue-engineered cartilage in the shape of a human ear[J]. Plast Reconstr Surg, 1997, 100(2): 297-304.
[78] BLY R A, BHRANY A D, MURAKAMI C S, et al. Microtia Reconstruction[J]. Facial Plast Surg Clin North Am, 2016, 24(4): 577-591.
[79] NAKAO H, JACQUET RD, SHASTI M, et al. Long-Term Comparison between Human Normal Conchal and Microtia Chondrocytes Regenerated by Tissue Engineering on Nanofiber Polyglycolic Acid Scaffolds[J]. Plast Reconstr Surg, 2017, 139(4): 911e-921e.
[80] STERODIMAS A, DE FARIA J, CORREA WE, et al. Tissue engineering and auricular reconstruction: a review[J]. J Plast Reconstr Aesthet Surg, 2009, 62(4): 447-452.

[81] NOGUEIRA R G, JADHAV A P, HAUSSEN D C, et al. Thrombectomy 6 to 24 Hours after Stroke with a Mismatch between Deficit and Infarct[J]. N Engl J Med, 2018, 378(1): 11-21.

[82] DÁVALOS A, BLANCO M, PEDRAZA S, et al. The clinical-DWI mismatch: a new diagnostic approach to the brain tissue at risk of infarction[J]. Neurology, 2004, 62(12): 2187-2192.

[83] JOVIN T G, SAVER J L, RIBO M, et al. Diffusion-weighted imaging or computerized tomography perfusion assessment with clinical mismatch in the triage of wake up and late presenting strokes undergoing neurointervention with Trevo（DAWN）trial methods[J]. Int J Stroke, 2017, 12(6): 641-652.

[84] GOYAL M, MENON B K, VAN ZWAM W H, et al. Endovascular thrombectomy after large-vessel ischaemic stroke: a meta-analysis of individual patient data from five randomised trials[J]. Lancet, 2016, 387(10029): 1723-1731.

[85] LEE D Y, ONG J J, SMITH K, et al. The acceptability and usability of two HIV self-test kits among men who have sex with men: a randomised crossover trial[J]. Med J Aust, 2022, 217(3): 149-154.

[86] Consolidated Guidelines on HIV Testing Services: 5Cs: Consent, Confidentiality, Counselling, Correct Results and Connection 2015. Geneva: World Health Organization, 2015.

[87] JAMIL M S, PRESTAGE G, FAIRLEY C K, et al. Effect of availability of HIV self-testing on HIV testing frequency in gay and bisexual men at high risk of infection（FORTH）: a waiting-list randomised controlled trial[J]. Lancet HIV, 2017, 4(6): e241-e250.

[88] ONG J J, DE ABREU LOURENCO R, STREET D, et al. The Preferred Qualities of Human Immunodeficiency Virus Testing and Self-Testing Among Men Who Have Sex With Men: A Discrete Choice Experiment[J]. Value Health, 2020, 23(7): 870-879.

[89] D'Souza N, Georgiou Delisle T, Chen M, et al. Faecal immunochemical test is superior to symptoms in predicting pathology in patients with suspected colorectal cancer symptoms referred on a 2WW pathway: a diagnostic accuracy study. Gut. 2021, 70(6): 1130-1138.

[90] FRASER C G, BENTON S C. Detection capability of quantitative faecal immunochemical tests for haemoglobin (FIT) and reporting of low faecal haemoglobin concentrations[J]. Clin Chem Lab Med, 2019, 57(5): 611-616.

[91] PIN VIEITO N, ZARRAQUIÑOS S, CUBIELLA J. High-risk symptoms and quantitative faecal immunochemical test accuracy: Systematic review and meta-analysis[J]. World J Gastroenterol, 2019, 25(19): 2383-2401.

[92] MOWAT C, DIGBY J, STRACHAN JA, et al. Impact of introducing a faecal immunochemical test (FIT) for haemoglobin into primary care on the outcome of patients with new bowel symptoms: a prospective cohort study [J]. BMJ Open Gastroenterol, 2019, 6(1): e000293.

[93] VAN DAM L F, DRONKERS C E A, GAUTAM G, et al. Magnetic resonance imaging for diagnosis of recurrent ipsilateral deep vein thrombosis[J]. Blood, 2020, 135(16): 1377-1385.

[94] DRONKERS CE, KLOK FA, HUISMAN MV. Current and future perspectives in imaging of venous thromboembolism[J]. J Thromb Haemost, 2016, 14(9): 1696-1710.

[95] VAN LANGEVELDE K, TAN M, SRÁMEK A, et al. Magnetic resonance imaging and computed tomography developments in imaging of venous thromboembolism[J]. J Magn Reson Imaging, 2010, 32(6): 1302-1312.

[96] VAN DAM LF, VAN DEN HOUT W B, GAUTAM G, et al. Cost-effectiveness of magnetic resonance imaging for diagnosing recurrent ipsilateral deep vein thrombosis[J]. Blood Adv, 2021, 5(5): 1369-1378.

第8章 医-工（药）结合转化研究

一、医-工（药）结合研究概述

现代医学研究面临几个主要问题，导致巨大的生物医学领域投入换来的却只是文章、专利等爆发式增长，但重大疾病的诊疗水平、患者生存率并未突破性提高，疾病负担也与日俱增，成为很多发展中国家或者欠发达国家的主要社会问题。究其原因，①是基础医学与临床医学脱节，基础科学家和临床科学家分别局限在自己的研究领域，未形成合力。②是疾病谱的差异和增多，疾病谱已从急性病、传染病转向以慢性病为主。随着各国经济水平的整体提高，人类寿命的延长，造成医疗负担越来越沉重。在此背景之下，世界各国急需一种能够打破基础研究与临床医学之间的天然壁垒的医学研究创新模式，以节约研究资源，提高解决临床实际问题的效率，降低医疗费用，所以转化医学、学科交叉、医-工结合等新医学研究模式和概念应运而生。

转化研究最早是在20世纪90年代提出的，后来逐渐演变成为转化医学。一般认为，转化医学是指一类能够将基础研究理论与解决实际问题结合起来的医学研究，将基础研究的成果"转化"为实际患者的疾病预防、诊断和治疗及预后评估。同时通过临床的观察与分析帮助实验室更好地认识人体与疾病、进行更优化的试验设计来促进基础研究，从而最终实现整体医疗水平的提高、帮助患者解决健康问题。转化医学针对临床提出的问题，深入开展基础研究，研究成果得到快速应用，实现从"实验室到病床边"的转化，又从临床应用中提出新的问题回到实验室，为实验室研究提出新的研究思路。转化医学概念一经提出，就引起基础医学、临床医学、预防医学和生物制药界，以及医学科技规划与管理等领域的极大关注。目前的新药研发、医疗器械、医疗APP、分子诊断等都属于转化医学的范畴。转化医学不是简单地将基础研究成果放到临床来，它还意味着整个医学模式的转变。这种新的医学模式是将预测、预防、早期干预和个体化治疗作为将来临床医学发展的方向。

而医学转化研究面临的最大挑战就是多学科交叉的问题。人体是一个最为复杂、最为精密、最为智能的系统，它集合了化学反应、物理反应、生物反应、信息技术等功能，从宏观的功能结构到微观的细胞分子，单从某一个反应、某一个机制去解决医学研究问题，已经不能满足现代医学的需求。现代医学要求内科外科化、外科微创化、微创机械信息化、专科精细化，归根结底就是要求多学科交叉化。医学研究的发展需要多学科的帮衬，单打独斗已经不适应时代的变化和需要。纵观诺贝尔奖的百年评选历程，有41%的成果属于交叉学科，尤其是21世纪以来，跨学科成果占半数以上。钱学森认为，"交叉学科是一个非常有前途、非常广阔而又重要的科学领域，开始时可能不被人所理解，或者有人不赞成，但终究会兴旺起来"。美国著名教育家Burton R.Clark也对交叉学科的前景给予了肯定，"如果许多在操作层次上相互分离的群体富有意义地结合起来，形成更大的团体，那么在操作上他们就能实现更大的具有跨学科性质的目的"。学科交叉融合的重要性已毋庸置疑，对于学科交叉融合的本质、存在的问题及实现策略，学者们也展开了系列研究。诺贝尔物理学奖获得者李政道认为，科学、技术与人文、艺术都是不可分离的，他们所追求的目标都是真理的普遍性，其共同基础是人类的创造力，或者说是人的创造力的本能。针对我国高校学科交叉融合的现状，付景川等提出，学科专业壁垒森严、学科交叉优势尚未发挥，是制约跨学科人才培养的突出问题。中国工程院院士李言荣也多次以"无限风光在交叉"为题做主题报告。医学的进步往往是依赖新材料、新产品、新机制的产生：比如全世界耳熟能详的，拯救万千生命的青霉素的发现，其发现者Fleming是英国细菌学家；CT这一医疗诊断过程中最为重要的手段，其发明者Hounsfield，是英国电子工程师；磁共振的发明是一批物理学家多年的积累与发现，才催生了现代核磁共振成像仪；内镜的进步也是伴随着光学成像技术的进步等，所以现代医学的要想飞跃发展，多学科交叉的模式将是大势所趋，特别是医-工和医-药的交叉融合。

发达国家对于医-工（药）结合学科交叉培养的理念由来已久，哈佛大学、麻省理工学院、斯坦福大学、牛津大学、东京大学等世界一流大学近年来都成立了协同医学、生物学、计算机、物理、材料、药学、化学等多个学科的学科具有独特特色的医工交叉学科科研中心。世界一流大学较早意识到医工结合的重要性，并将其作为大学可持续发展的重要环节，纷纷通过制订学科交叉政策、设立学科交叉机构以促进医学与其他学科的交叉融合，并已经取得了一定的交叉成果及科研产出。2002年美国国立卫生研究院（NIH）建立了多个学科交叉研究中心，并设立了"多学科交叉研究人员培训基金"，举办了"生命科学与物质科学交界的机构联席会"，以促进不同学科背景的科研人员相互交流和沟通。2015年1月，美国总统奥巴马发起"精准医学倡议"，提出未来疾病治疗和个性化健康的宏大远景和具体目标，拉开工程学与医学交叉融合直至边界消失的新时代。正如20世纪分子生物学的兴起所创造的医学革命一样，以"大数据、云计算、智能机器人、数字影像"等前沿工程技术为代表的医疗相关产业，正以前所未有的力量推动医学技术的进步。同发达国家相比，我国综合性大学对交叉学科的建立意识相对滞后，2000年后才得到重视并快速发展。2001年国家自然科学基金委员会（以下简称"基金委"）围绕国家重大战略需求和重大科学前沿，开始实施"重大研究计划"，通过加强顶层设计，凝聚优势力量，设立具有相对统一目标或方向的项目集群，以促进学科交叉与融合、培养创新人才和团队、提升我国基础研究的原始创新能力；2011年，为提高我国科学仪器设备的自主创新能力和自我装备水平，支撑科技创新，服务经济和社会发展，国家科技部首次启动"国家重大科学仪器设备开发专项"，鼓励企业、高校和科研院所研发具有核心自主知识产权的重大仪器。次年，国家自然科学基金委为了满足科研仪器在前沿科学和国家的需求，负责组织实施与管理国家重大科研仪器设备研制专项，资助对促进科学发展、探索自然规律和开拓科研领域具有重要作用的原创性科学仪器与核心部件的研制。同时，"十二五"期间国家也在医学领域布局五个国家级转化医学国家科技基础设施，分别依托上海交通大学（瑞金医院）、北京协和医院、中国人民解放军总医院、空军军医大学和四川大学（华西医院）进行建设，其目的就是推动医-药结合与医-工结合的转化快速落地。"十四五"期间国家首批布局八个综合类国家医学中心，其核心要求就是各研究型医院围绕临床关键"卡脖子"问题进行医工、医药等多学科联合攻关，力争涌现一批创新药物、设备、器械、材料等；2020年11月，正式设立自然基金交叉科学部，交叉科学部作为基金委成立的第九个科学部，被赋予了破除学科藩篱，推进原创性、颠覆性创新的特殊使命。

虽然随着国家的支持和各高校、医院、科研院所的重视，但医-工结合和医-药结合仍面临几个重要问题：①生产关系与成果分配不明；

②人才和团队短缺；③项目组织支撑体系尚不完善；④应用转化能力不足。具体表现如下。

- 医学和工科、药学等属不同学科，学科都有发展的诉求，要想推动医-工、医-药结合，首先必须厘清学科之间的生产关系，即"从哪出发，走到哪去"的问题，而回答这一问题的关键核心就是"提出问题比解决问题更重要"。医工结合、医药结合一定是围绕临床医学提出的问题进行联合攻关，医-工（药）结合重点是看医学需要什么，而不是工科、药学做出了什么。成果分配方面，一定需要一套创新的评价体系，破除"第一作者""第一单位""注册单位"等成果认定的壁垒，激励好的团队做出好的交叉成果。

- 当前学科划分促使每个学科主要向纵深发展，学科之间存在天然屏障，如何让医生的诉求充分表达以及被其他学科理解，也是医-工（药）结合的关键环节。以目前医-工（药）结合的成功例子来看，主要有三种形式，即各自发力型、复合交叉型、团队组织型。a.自由探索型：即工科、药学在医学所涉及的关键技术上持续发力与改进，再由临床医生通过临床试验进行验证，共同推动医学进步；b.复合交叉型：即项目负责人为复合型人才，既有工科（药学）背景，又有医学背景，能够充分了解医学问题和工科（药学）关键技术，引领核心攻关方向，搭建学科交叉的桥梁；c.顶层设计型：即项目负责人为组织型人才，其为临床医生，有能力、有资源组织并引导工科、药学等多学科团队联合攻关，推动医-工（药）融合落地。如何有效地培养医-工（药）结合的领军科学家以及团队，激发多学科人员研究热情，是医-工（药）结合成功与否的核心要素。

- 医-工（药）结合的落地推动始终是需要基于一个研究项目进行；医-工（药）结合人才的培养，除了理论学习，更需要通过一个研究项目实践才能更好、更快速地培养。而实施一个项目过程中，研究者往往缺乏支撑，包括创新机制的支撑、经费的支撑、平台的支撑、医学伦理的支撑等等。而目前阶段医-工（药）结合的组织支撑体系尚不健全和完善。

- 医-工（药）结合的最终目的不仅仅是做出产品，而是该产品是否能否满足市场应用。如果医-工（药）结合没有形成完整的产业链、没有打通生产与销售上下游，因原材料、工艺、产能、价格等因素而导致不可获得，不可推广，那么医-工（药）结合就没有达到根本目的。所以医-工（药）结合还需要"政企校研医"五力联合，打造医-工（药）结合全链条孵化体系，才能真正地推动落地。

二、医-工（药）结合体系建设（以四川大学华西医院为例）

虽然国内已经掀起了轰轰烈烈的医-工（药）结合的活动，各大高校、研究机构、医疗机构都参与其中。但以成果来讲，目前医-工（药）结合尚未成功破题。不过值得期待的是国内部分高校以及其附属医院逐渐构建了现代化的医-工（药）结合支撑体系，围绕临床实际问题，有组织地开展科学研究，打破学科之间壁垒，建立了一系列的创新机制，整合各方资源，为医-工（药）结合创造良好的气候和土壤。下面将以四川大学华西医院为例，介绍国内医疗机构医-工（药）结合支撑体系。

（一）确定学科生产关系，打破学科之间壁垒，鼓励构建多学科交叉团队

四川大学原校长李言荣教授确立"提出问题比解决问题更重要"的思想；四川大学华西医院原院长李为民教授也确立了"大力开展以解决临床实际问题的科学研究"的思想，明确了学校和医院牵头开展的医-工（药）结合均是由医学问题和临床医生主导：所有的平台是"医学+"平

台，学术交流是"Med+"讲座，基金是"医学 +"基金并由临床医生牵头申报。因为只有临床经验丰富的医生才知道临床工作中面临的实际问题，才知道患者诊疗过程中的实际需求。并且只有当临床医生把临床问题凝练成为科学问题和工程问题，才能组建团队进行医-工（药）结合研发以及后续的临床试验。

另外，虽然医-工（药）结合以医学为主导，但是对参与医-工（药）结合的其他学科成员，大学层面仍给予业绩认定，包括职称评定以及年终绩效考核等。同时常态化开展学术沙龙，每周开展"Med+"主题沙龙，碰撞思想，激发灵感，为医-工（药）结合团队搭建提供保障。通过明确学科之间生产关系，才能更好地打破学科天然壁垒，搭建多学科交叉团队，促进医工结合落地，最终真正地解决临床实际问题，推动产业落地。

（二）建立医-工（药）结合多学科交叉平台和全链条支撑平台

学校牵头建立"三中心一平台"：医学+制造中心，主要瞄准个性化/小型化/远程化/移动化/智能化诊疗设备；医学+信息中心，主要瞄准新型互联网医疗/远程移动医疗/智慧医疗等医疗服务模式创新；医学+材料中心，主要瞄准生物相容性/生物安全性组织诱导性/组织工程化仿生设计材料等；5G医学转化应用服务平台，主要瞄准与企业深度融合发挥其创新主体作用，推动医工融合项目转化应用。

同时医院也已逐步形成了一条专业从事医-工（药）成果转化的华西转化医学研究链。医院依托国家重点实验室、各开放实验室、公共技术平台、国家新药安评中心、国家新药临床试验机构、国家灵长类试验动物基地等平台，构建了从原始研发到临床前研究再到临床研究，最后到生产流通以及应用推广的医-工（药）结合的创新产业服务链。

（三）设立医-工（药）结合基金以及其他奖励

学校设立医学+交叉学科建设开放项目，遴选医工交叉项目进行资助，遴选出的项目均由临床医生牵头。医院也设立医-工（药）结合的交叉项目、临床研究项目、成果转化项目等，在医-工（药）结果的不同阶段给予经费支持。同时，对于医-工（药）结合成绩突出的团队，还会颁发"成果转化奖"和"医工结合十大进展"等奖项并给予奖励。

（四）创新成果转化激励机制

学校和医院高度重视医-工（药）结合成果转化工作，通过组建专业机构和专职团队，出台"华西九条"激励政策和"华西三十六条"实施方案等系列政策，大力提升对转化项目成果完成人的奖励比例（转化净收入或作价投资获得的股份/出资比例的80%～90%用于奖励），全流程支持、鼓励真正有价值的成果产出、转化。同时医院也获批成为国家科技部"国家技术转移示范机构"，整合"政产学研用"转化医学资源优势，搭建了面向全国、开放的技术转移服务平台，加速医药科技成果转化。

（五）现代化临床研究支撑体系与伦理保障机制

医-工（药）结合的破题考验的不仅仅是学科和研究的结合，也是考验单位服务支撑措施和创新管理机制的保障，尤其是医-工（药）结合中最重要的环节——临床研究以及伦理保障，亟需现代化规范管理和支撑。在推动医-工（药）结合的过程中，医院直面医-工（药）结合的痛点、难点以及学科之间的壁垒，创新地建立了医-工（药）结合临床研究项目推动的现代化保障体系，规范并有效地促进创新性医-工（药）项目在医院落地开展，具体举措如下。

1. **顶层设计优化临床研究管理体系以及平台建设** 医院成立了专门的临床研究管理部，下设临床研究办公室、伦理办公室、CTC中心（临床试验中心）、临床研究方案设计与统计办公室，同时由临床研究管理部牵头，组建"临床研究管理委员会"，负责全院临床研究发展的顶层设计、机制构建、建章立制、重大决策等；由临床研究管理部、信息中心、大数据中心联合建立"数据与生物样本管理委员会"，负责全院数据与生物样本管理与使用评审。

2. 健全管理制度　根据《中华人民共和国生物安全法》《中华人民共和国数据安全法（草案）》《中华人民共和国刑法修正案》《中华人民共和国人类遗传资源管理条例》《研究者发起的临床研究管理办法（征求意见稿）》等，先后制订系列管理办法，构建"华西品牌"的制度体系。

(1) 首次制订并发布《四川大学华西医院研究者发起的临床研究管理办法》，明确对研究者资质、研究助理登记与培训、数据与资料保密、社会捐赠、受试者保险以及叫停机制等做出相应要求。

(2) 首次制订并发布《四川大学华西医院人类遗传资源管理办法》，明确了临床研究管理部是我院人类遗传资源主管部门，我院研究者开展人类遗传相关活动必须取得国家科技部行政许可后方可实施。

(3) 首次制订并发布《四川大学华西医院以科研为目的的样本外送管理办法》，明确了以科学研究为目的的样本外送，研究者必须实现对样本与信息的全程管理，包括样本采集/运输/检测/处置/销毁等。

(4) 首次制订并发布《四川大学华西医院临床研究协调员管理办法》，明确要求在我院开展工作的CRC的职业行为，包括资质、专业素养、保密、培训以及考核等。

(5) 首次制订《四川大学华西医院数据及生物样本管理办法（征求意见稿）》，明确我院数据、生物样本申请、使用、移交等相关流程，保障我院数据与生物样本安全、规范的开放使用。

(6) 将人类遗传资源违规行为以及违背伦理原则开展研究纳入《四川大学华西医院科研缺陷管理办法》进行处罚。

3. 创新学术与伦理审查立项机制，着力"华西首创"临床研究　在国内率先实践独立的分层学术审查以及分级的伦理审查机制；建立电子化ctms系统，将临床研究项目（包括IIT以及GCP）备案、伦理审查、项目进展跟踪全部整合为一体。

(1) 学术审查：成立科级学术审查小组以及院级学术审查委员会，按照研究综合风险，包括研究者资历、研究基础、研究干预手段、研究方法，以及合作者资质等多因素考量，实施从科室到院级的分层学术审查，把控研究风险的同时，提高审查效率。

(2) 伦理审查：国内率先实践伦理分级评审，按照研究风险，采用快审通过以及会议审查两种方式，保护受试者的同时，为临床研究提质增效。

4. 现代化医学伦理保障体系　医-工（药）结合需要把伦理保障的思想贯穿整个活动中。伦理是医学研究中最为重要，也是最为基本的要求。如果连基本的医学伦理都无法保障，更谈不上解决临床问题。目前，医疗机构伦理审查面临两大困难，一是审查过度或者审查不足；二是审查效率偏低。医院通过分层学术审查与分级伦理审查来构建了一套现代化的伦理保障体系，为医-工（药）结合保驾护航：学术审查充分把关研究科学性，优化研究方案；伦理审查把关研究风险，分级审查，提高项目综合审查效率。学术审查的定位主要是科学性把关，组建固定人员委员会势必无法涵盖所有专业方向，所以建立了院-科分层审查机制。伦理审查的定位是受试者保护和研究风险把控，医院依据研究不同的风险，将研究项目划分成高、中、低风险，不同风险等级的项目提交的材料和审查流程需不相同，真正让创新高风险项目"走得通"，低风险项目"走得快"，真正的为医-工（药）结合项目临床研究阶段的审查立项提供全新路径。

5. 多渠道全面提升临床研究质量

(1) 研究者、研究助理以及学生临床研究能力提升：2019年开始，医院组织开展了每周一次的分层分类的临床研究培训课程，培训对象覆盖了全院研究者、研究助理、CRC、规培医生、研究生、本科生等；培训内容包括临床研究方法学、临床研究实践、GCP培训以及临床医学数据库培训等四类培训，全年参与人员超8000人次。同时，根据研究者需求，开设了精品小班培训，包括 NATURE 大师课堂以及 JAMA 论文培训。另外，为了解决临床医生参加培训时间、空间受限的问题，所有临床研究培训课程全程录像，实时在华西云课堂网络平台播放，可进行回看；并向我院医联体单位开放，带动区域临床研究能力整体提升。

(2) 临床研究方案设计与统计服务：医院建立了一支专业的临床研究方案设计与统计队伍，并在医院微信企业号开设"科研门诊"模块。该团队协同18名副高以上的兼职专家共同"坐诊"，为研究者提供24h的预约服务，简单便捷，所有服务均免费；同时也为全院重大临床研究项目提供研究方案设计与统计的全过程的专业服务，与科研门诊互相补充，进一步提升研究的规范性与科学性。

(3) 高质量建设临床研究样本与数据资源库：建立优质的临床数据资源库，搭建220个专病数据库，打通全院信息孤岛，将HIS、LIS、PACS等业务平台信息全部整合至统一的数据库，可通过拖、拉、拽的方式，实现病种数据和项目数据共享；2019年首次试运行了结构化病历，在胃肠外科开展试点；医院正在搭建多中心数据平台，统筹管理全院以及医联体的临床数据资源。

(4) 建立国际标准的生物样本资源库：2009年建成生物样本库（人类遗传资源保藏中心），遵照国家管控要求和国际先进管理实践，制订相关管理文件和操作流程，实时改进和调整；目前，共保藏新鲜肿瘤组织25万余份、配套肿瘤血液样本5万份、体检血液100万份，发放样本量10万余份，支撑全院科研项目210余项；同时，生物样本库制订了标准化操作流程和质控方案，为临床研究提供高质量的样本、数据挖掘和智能分析。

6. 持续的临床研究基金支持，强化科研保障　医院设立学科卓越发展"一三五"工程计划，"一"代表力争全国排名第一，创建国际一流，"三"和"五"就是力争实现全国排名前三和前五，其中很大一部分就是医院出资资助院内IIT项目：针对不同的人群，不同的目标，设立了学科交叉项目，临床研究孵化基金（孵化国内多中心项目）、专职博士后研发基金（孵化国家自然科学基金）、院-企临床研究创新项目（孵化成果转化）、成果转化基金等，全面资助各类人才开展医-工（药）结合的相关研究。

7. 临床研究助理人才的支撑　医院搭建了一支专业的临床研究助理人才团队，针对不同的对象进行临床研究专业的支撑服务，包括临床科室、高端临床研究人才等。通过对这个团队的持续培训、实践，参与到临床研究的各个环节中，真正地提升其能力和水平，最终能够协助研究者规范、安全地完成临床研究项目，保障项目质量。

8. "医联体+"临床研究创新模式，提升区域临床研究水平，推动高质量多中心临床研究项目开展　我院设立了系列的临床研究课程，这些课程均可在线观看，并向医联体单位以及区域学科联盟开放；同时由华西医院牵头，联合区域多家中心共同建立西部人群队列，所有数据均向各自单位开放共享。通过培训、实践与共享，带动区域整体临床研究水平提升，为开展多中心临床研究奠定基础。

9. 创新临床研究评价体系　作为国家卫健委批复的科技体制创新改革单位，我院改革目标就是建立创新的临床研究评价体系，激励好的临床医生做好的临床研究。医院通过不断摸索与实践，从临床研究质量以及影响力出发，逐步建立一套创新的临床研究评价体系。

(1) 以临床研究贡献度对临床研究的各类人才进行评价：医院现已建立了临床研究系列/技术系列/管理助理系列的分级定岗制度。

(2) 以临床研究价值与行业贡献为导向对临

床研究成果进行评价；将牵头多中心临床研究、文章被指南引用纳入了科室年终绩效考核；横向课题参考纵向课题纳入个人职称评定。

（3）"华西九条"等成果转化政策打造了国家成果转化政策落地的最后一公里，通过对研究者进行股权激励，有效激发了临床研究者的内生动力，促进了医院临床研究工作的蓬勃发展。

三、新药新技术转化研究

（一）医药技术的起源和发展

从古至今，医药技术都是医学领域中不可或缺的部分。自从有了医学，医药技术即应运而生。医药技术相辅相成，共同促进人类健康事业发展。

药物是用以预防、治疗及诊断疾病的物质。在理论上，凡能影响机体器官生理功能及细胞代谢活动的化学物质都属于药物的范畴。药物主要包括中药、化学药和生物药物等三大类。

医疗技术指的是除药物以外，医务人员以诊断和治疗疾病为目的，对疾病作出判断和消除疾病、缓解病情、减轻痛苦、改善功能、延长生命、帮助患者恢复健康而采取的诊断、治疗措施。

1. **医药技术的起源**　自从有了医疗活动，便有了医药技术。人类最早认识的药物是植物，在采摘食物过程中，人类逐渐了解到多种植物具有催吐、泻下和止痛作用。随着狩猎及畜牧业的发展，人们开始食用肉类产品，期间发现某些动物成分如一些动物内脏、血液和骨髓等可以用于某些疾病的治疗，继而动物也被逐渐用于医药。随着矿物的开采和金属冶炼医疗技术的发展，人类又发现了一些矿物质的治疗作用。再后来，人类在处理外伤的过程中发现了草药敷贴、烧灼等治疗外伤的方法以及基本的创伤止血、脱臼处理等，这便是医疗技术的诞生。

2. **医药技术的发展**

（1）古代医药技术：无论是在中国还是其他地区，古代医药技术的发展都被基础科学发展所限制，虽然众多医药技术在临床上得到了确切的效果，但人类无法明确了解某种药物或者医疗技术产生治疗效果的原因，这一时期可以称为经验性发展时期。

中国古代的《神农百草经》和针灸就是此时期发生发展，并流传至今的瑰宝。

《淮南子》记载神农氏"尝百草之滋味，水泉之甘苦，令民所避就。当此之时，一日而遇七十毒。"《神农本草经》全书共三卷，收载药物包括动物药65种，植物药251种，矿物药41种，按药的效用分为上、中、下三品，上品能补养、无毒、可久服；中品能治疗补虚、无毒或有小毒，应斟酌病情使用；下品多为活性强的专科治疗用药、毒性大、不可多服、久服。每药项下载有性味、功能与主治，另有序例简要地记述了用药的基本理论，如有毒无毒、四气五味、配伍法度、服药方法及丸、散、膏、酒等剂型，可说是汉以前中国药物知识的总结，并为以后的药学发展奠定了基础。

针灸这种早期的医疗技术则见于战国时代问世的《黄帝内经》。远古时期，人们偶然被一些尖硬物体，如石头、荆棘等碰撞了身体表面的某个部位，会出现意想不到的疼痛被减轻的现象。自此，人们开始有意识地用一些尖利的石块来刺身体的某些部位或人为地刺破身体使之出血，以减轻疼痛，这便是针法的起源。灸法则产生于火的使用之后：在用火的过程中，人们发现身体某些部位的病痛经火的烧灼、烘烤而得以缓解或解除，继而学会用兽皮或树皮包裹烧热的石块、砂土进行局部热熨，逐步发展以点燃树枝或干草烘烤来治疗疾病。经过长期的摸索，人们选择了易燃而具有温通经脉作用的艾叶作为灸治的主要材料，于体表局部进行温热刺激，从而使灸法和针刺一样，成为防病治病的重要方法。由于艾叶具有易于燃烧、气味芳香、资源丰富、易于加工贮藏等特点，因而后来成了最主要的灸治原料。"砭而刺之"渐发展为针法，"热而熨之"渐发展为灸法，这就是针灸疗法的前身。

在古代其他地区，医学也开始萌芽，随之而来的是医药技术的发展。例如，由于"四体液学说"的盛行，其衍生的放血疗法、发汗疗法、催吐疗法、排泄疗法等也广为流传。

(2) 近代医药技术：来到近代，随着欧洲文艺复兴运动的兴起，医药技术的发展逐渐有了相应的科学基础，在这一时期，医药技术的发展往往在以欧美为主的西方进行，而这些发展伴随着诸多故事和波折，这一时期可称为发现性发展时期。

以首类吸入性麻醉药氧化亚氮（N_2O）为例，早在1772年，英国化学家Joseph Priestley就从各种金属与硝酸的反应中首次发现N_2O。随后，英国化学家Humphrey Davy在导师Thomas Beddoes的指导下，进行了大量有关N_2O吸入的人体和动物实验研究，并发表了题为 *Researches, Chemical and Philosophical-Chiefly Concerning Nitrous Oxide and Respiration* 的文章，详细叙述了N_2O气体的获取方法及在人体的应用效果，包括欣快的酒醉样作用和缓解疼痛的中枢作用，并根据其兴奋性而称之为"笑气"。Davy已开始意识到这种气体的实用可能性，并于1799年提出可将其用于外科手术的想法。但没有从事过外科工作的Davy并未实现这一想法，其建议也未能引起反响和重视，倒是他提到的副作用，即吸入N_2O气体后能引起无比欣快的感觉，着实吸引了很多人并广为流传。1824年，英国医生Henry Hill Hickman出于对手术室工作的恐惧心理，想寻找一种减轻手术疼痛的药物和方法，对Davy的工作进行了进一步的深入研究。他将动物置于罐子里并通入N_2O和氧气的混合气体，发现可使动物长时间保持意识消失，并足以达到实施截肢等手术的要求。Hickman将这一个重要发现进行了报道，并阐述了将N_2O气体用于人体手术的设想，但遭到了普遍的怀疑或反对（图8-1和图8-2）。

直到19世纪中叶，N_2O才正式开始应用于临床。1844年，美国化学爱好者Gardner Colton

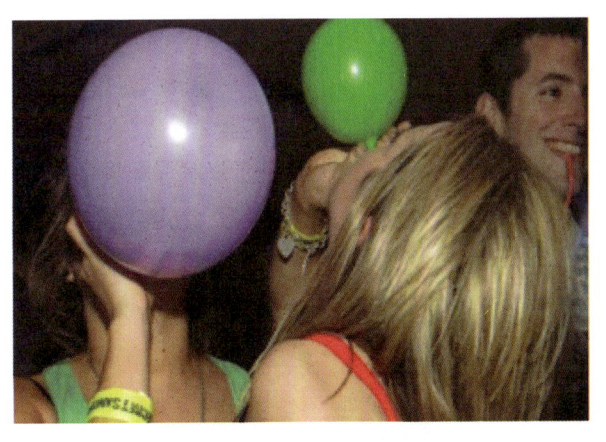

▲ 图 8-1 笑气在欧美泛滥

引自 Drug Addiction Now. "Nitrous oxide, also known as laughing gas, is gaining popularity among young people as a recreational drug." Last modified February 14, 2023. Accessed August 1, 2024

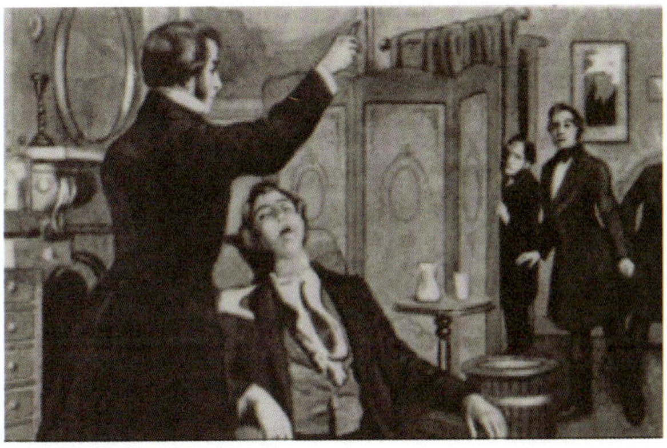

▲ 图 8-2 Wells 在氧化亚氮（N_2O）麻醉下拔牙

引自 British Dental Association. "The discovery of general anesthesia by Dr. William Morton in 1846 revolutionized surgery." Last modified May 17, 2024. Accessed August 1, 2024

打出一幅广告，准备免费向志愿者提供N_2O，供他们开心大笑一场。美国牙科医生Horace Wells参与了这次活动。活动开始，Colton先是讲述了N_2O的发现史和化学性状，然后就进入关键的体验环节。与Wells同行的两个朋友抢先上了台，成了第一批体验者。两人吸入N_2O之后，举止、性情大变。其中一人下台后，Wells发现他膝盖上有血，血液都浸透了裤子。原来，他吸入N_2O后非常亢奋，一阵狂奔后膝盖撞到了沙发腿上。但那个朋友完全没意识到自己受伤了，直到Wells问起，才惊觉膝盖有点疼。Wells意识到了N_2O镇痛的潜力，便首次应用N_2O麻醉，拔掉了自己的一颗智齿。从那以后，Wells 将 N_2O 应用到临床麻醉中，并开启了现代麻醉的先河。

(3) 现代医药技术：时间来到现代，随着各种医疗巨头的崛起，现代医药技术的研发逐渐具有目的性，这就导致各个团队需要笼络包括临床医学、生物、化学、物理、药学等多种复合型技术人才，并在统一领导下完成医药技术的研发，这种研究模式保证了新药新技术产生的速度和收益，并为失败买上了"保险"，这一时期可以称为目的性发展时期。

20 世纪中叶，以硫喷妥钠为代表的临床常用静脉镇痛药被证明会导致一系列副作用，包括呼吸抑制、心律失常、嗜睡、头痛、恶心和意识恢复缓慢，临床上迫切需要一种能快速起效且更加安全的静脉麻醉药。

为满足这一需求，以英国 John Baird Glen 为首的团队研发出了丙泊酚。而丙泊酚的研发，则更加体现了现代科学研究体系对医学的推进作用。

Glen 最初是格拉斯哥大学的学者兼试验动物兽医，掌握了各种动物的麻醉技术，1972 年，Glen 加入了英国帝国化学工业公司，成为麻醉药研究团队的一员。该团队旨在寻找一种与硫喷妥钠的麻醉诱导速度相当，但能够快速代谢的药物。这样便能通过重复注射或输注这种药物来维持麻醉，且不延长恢复时间。

尽管帝国化学工业公司的化学家正在生产和已知麻醉药结构类似的新型化合物，但 Glen 认为应该重新审视现有的化合物——之前研究的一些化合物由于水溶性差（静脉注射必备条件）而被中途摒弃。这是一个临床应用的矛盾点，如果需要让静脉全麻药物进入大脑，那就需要脂溶性分子（血脑屏障更倾向于脂溶性、小分子量的物质通过）；而另外，如果化合物是脂溶性的，就不易溶于血液中，因为血液是亲水性的。解决这一问题的一种方法是制备弱酸/碱的水溶性盐，它能够在血中解离成游离酸或碱，而其非离子形式又可能具有相对亲脂性。

巧合的是，Glen 在格拉斯哥大学攻读博士学位期间研究的甾体麻醉药，正是用一种名为"聚氧乙烯蓖麻油"的表面活性剂配置而成的，而聚氧乙烯蓖麻油能够将脂溶性分子溶于水溶液。之后，在寻找静脉麻醉药的进程中，Glen 又筛选出了 2,6- 二乙基苯酚。这种化合物具有麻醉活性，但是无论其麻醉效力，还是麻醉诱导速度都不足以与硫喷妥钠抗衡。但这一发现将他们的注意力转向了一系列类似的化合物。在这种思路的指导下，他们进行了大量测试。在测试的前 3 个化合物中，就有 2,6- 二异丙基苯酚，也就是丙泊酚。这项寻找化合物的化学研究一直持续到 1976 年。研究人员对 3000 多种候选化合物进行了麻醉活性测试，包括 300 种酚类化合物，但是没有发现一种化合物的效果优于丙泊酚——丙泊酚能够在保证药效的同时，平衡对机体呼吸循环的影响。丙泊酚和硫喷妥钠的治疗指数相似，但比硫喷妥钠更有优势：与硫喷妥钠相比，丙泊酚可以重复注射给药而不延长恢复时间，没有硫喷妥钠产生的"宿醉"效应。此外，丙泊酚作用更强，术后恶心的风险更低；并且由于丙泊酚代谢迅速，在重复给药期间，恢复潜伏期也更短。

Glen 根据其兽医背景优化了一系列动物实验，观察到丙泊酚具有独特的"平衡麻醉"，对呼吸和心率的影响最小。它可以重复给药、恢复时间快，在小鼠体内没有累积的"宿醉"效应，故可被机体迅速代谢。随后在动物和人体中进行的药代动力学和代谢研究表明，丙泊酚起效迅速，超过 99% 被肝脏代谢，约 50% 的药物会转化为水溶的葡萄糖醛酸结合物，其余部分被肝脏 P_{450} 酶氧化，硫酸化为无活性的水溶性代谢物，经肾脏排泄。

丙泊酚虽安全有效，但其熔点低，在室温下呈油状，几乎不溶于水，苯酚的 pKa 约为 11，这意味着在生理 pH 下电离的比例低于 0.1%，难以通过成盐改善水溶性，为制剂领域出了一个难题。20 世纪 70 年代使用聚氧乙烯基蓖麻油对丙泊酚进行制剂，虽然保持了其快速起效和消除的药代动力学特性，但 Glen 及其同事在猪和早期人体试验中观察到了过敏反应。面对这些困境，帝国化学工业公司管理层希望终止该项目。然而，Glen 认为过敏反应仅是由聚氧乙烯基蓖麻油引起的，他始终在坚持寻找更安全、更有效的载体。直到 1980 年代初，乳化剂的发展打破了丙泊酚的配方障碍，高速剪切的微乳，液滴粒径小到足以通过过滤器并去除微生物。1981 年，Glen 尝试了一种含有蛋黄卵磷脂和大豆油作为增溶剂的载体，该配方对猪有效，且没有出现过敏性副作用。

随后，研究人员对含有 1% 丙泊酚、0.005% EDTA、大豆油（100mg/ml）、蛋黄卵磷脂（12.5mg/ml）和甘油（22.5mg/ml）的水包油乳剂（商品名：Diprivan）开展了临床试验。大豆油作为溶剂，甘油作为等渗调节剂，蛋黄卵磷脂作为乳化剂稳定丙泊酚 – 大豆油液滴。静脉注射后，丙泊酚从油滴中快速扩散到血液中，然后进入细胞膜，在不到 1min 的时间内与脑内神经元快速平衡。

丙泊酚于 1987 年在英国获得批准，1989 年在美国和其他 90 多个国家获得批准，已成为主导和标准的麻醉诱导药，为手术带来了真正的巨变。在过去的 30 多年里，全球 90 个国家每年平均有 3000 万到 5000 万名患者使用丙泊酚。

回顾丙泊酚的发明过程，兽医学、动物学、药学、化学等多学科在此过程中交叉反应，最终开出了一朵医学的瑰宝。由于对于丙泊酚发明的贡献，2018 年，Glen 荣获了被称为诺贝尔奖风向标的拉斯克奖。

(4) 医药新技术规范的出现：随着各种新药新技术的蓬勃发展，相关机构意识到需要有相应的规范对新药新技术的研发乃至临床使用进行一定的规范化处理。包括药品上市前的Ⅰ、Ⅱ、Ⅲ期临床试验和上市后Ⅳ期临床试验和新医疗技术应用前规范等。

（二）转化医学诞生

讽刺的是，虽然进入目的性发展时期后，全球每年投入大量资金进入新药新技术的研发，并且在基础研究中得到了很大的发展，积累了众多知识，发表了众多高水平论文，但是人类的健康问题并没有得到显著改善。这一切的原因是基础研究与临床研究严重脱节。为此，美国国立卫生研究院于 2003 年正式提出转化医学，旨在让基础知识向临床治疗转化，促进健康水平的提升。

1. **转化医学的概念** 转化医学（translational medicine）是指为了打破基础医学与临床医学之间固有的屏障，弥补基础实验研发与临床应用间的鸿沟，为开发新药及研究新的治疗方法开辟出一条新途径，从而把基础研究获得的知识、成果快速转化为临床治疗的新方法，是"bench to bedside"的一种连续过程。其核心旨在将医学生物学基础研究成果迅速有效地转化为可在临床实际应用的理论、技术、方法和药物，在从事基础科学研究的科研人员与直接面对病患的医生之间建立起有效的联系，从而架起一条实验室与病床之间的快速通道。

2. **转化医学的特点** 回顾上文中丙泊酚的发明过程，我们可以注意到，当时的新药新技术的发明，主要取决于医药技术研发机构，临床医学领域的专业人员较少参与，这直接导致了部分研究并不以临床需求为导向，可能导致所研发出的新药新技术在临床的实用价值不高，这也是美国国立卫生研究院提出转化医学的主要原因。另外，大多数新药新技术并没有进行临床前的安全评估，正如上文所述，丙泊酚在猪和早期人体试验中，才观察到了过敏的不良反应，而这险些导致丙泊酚项目夭折，从而导致研发失败和大量的资源浪费。

相对于传统的目的性新药新技术的发明，以及既往的基础科学研究，转化医学试图在基础研究与临床医疗之间建立更直接的联系。转化医学的主要目的就是要打破基础医学与药物研发、临床及公共卫生之间的固有屏障，在其间建立起直接关联，把基础研究获得的知识成果快速转化为临床和公共卫生方面的防治新方法。转化医学致力于弥补基础实验研发与临床和公共卫生应用之间的鸿沟，为开发新药品、研究新的治疗方法开辟出了一条具有革命性意义的新途径。

（三）医药新技术转化研究

作为一项新兴学科，转化医学有着属于自己的医学模式，就目前来说，转化医学主要涉及基础研究、临床前研究、临床研究、临床实践和公共卫生5个方面。这5个要素之间的转化不是线性的、有向的，而是互相交叉、互相启发、互相借鉴。对于这5个要素来说，患者参与是重要的核心（图8-3和图8-4）。

1. 研究背景 研究背景是医学研究中最重要的部分，直接决定了研究的价值，和既往的基础研究不同的是，转化医学的研究背景不再是解决基础问题，而是尽力解决临床上所提出的问题，也就是常说的以临床需求为导向。

虽然在美国国立卫生研究院提出的转化研究全谱段模型中，研究背景并没有占到一席之地，但患者参与作为转化医学模式的核心，却证明了研究背景暨临床需求为导向在转化研究中的重要地位。

一般来说，转化研究需要先提出临床上所面临的问题，主要是医药技术的缺失，并尝试进一步从基础研究层面讨论应该从何种角度去解决该问题。

▲ 图8-4 转化医学的步骤

2. 基础研究 基础研究主要是探索生物体、疾病和行为的基本机制。基础研究是医药新技术经验性发展时期和发现性及目的性发展时期的最大区别。近年来，基础研究蓬勃发展，但是相关成果应用到临床上的并不多，这直接导致了转化医学的诞生。

基础研究是转化医学的基础，转化研究每个过程都建立在基础研究的基础上，同时又反馈于基础研究。

研究背景提出后，除了在已有的基础研究中寻找结果，还可以基于临床问题再进行基础研究假设，并进一步进行基础研究验证。

3. 临床前研究 临床前研究是基础研究和临床医学的纽带。科学家基于在实验室和临床上做出的成果发现，来进一步研究疾病或症状的原因，并寻找治疗的途径。通过细胞模型、动物模型、人体或动物组织的样本对科学假说进行验证，在生命系统内对药物、器械和诊断方法进行计算机模拟。

临床前研究主要包括医药新技术的安全性和有效性。如前文所言，临床前研究对于传统医药技术研发的最大的冲击是：在传统研发过程中，往往是在药物或医疗技术投入使用后，才开始检

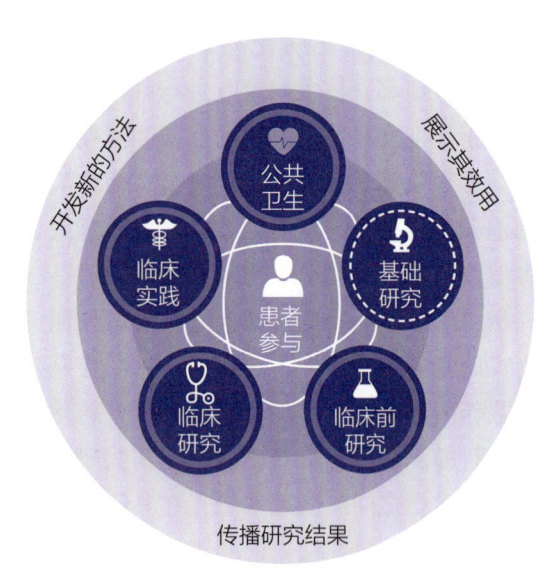

▲ 图8-3 转化研究全谱段模型

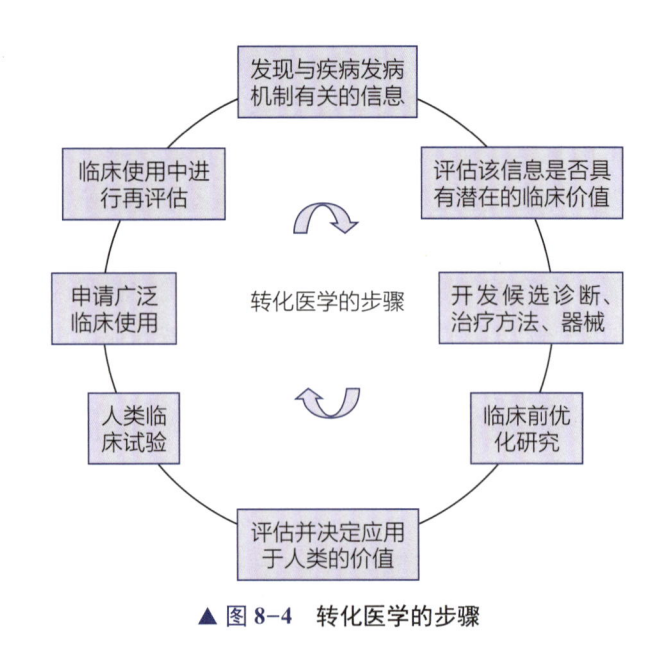

验其有效性和安全性等相关特点。而临床前研究将这个时间节点往前大大推进，有效避免了资源的浪费。

4. 临床研究 临床研究指医药新技术在临床上应用后，针对人进行的有关干预措施安全性和有效性的临床试验，以及行为研究或观察研究、卫生服务研究、对新技术的验证和优化研究。这类研究即我们常说的Ⅰ、Ⅱ、Ⅲ、Ⅳ期临床试验，很多临床试验的目的是验证产品是否已达到被政府监管部门批准上市的水平。

一般来说，进入临床研究的医药新技术已经在临床前研究中进行了相关有效性和安全性检测，这使得相当一部分进入这一步骤的医药新技术可能得到阳性结果（至少是相对于安慰剂而言），可以节约大量研究资源，并得到有益于临床的结果。

5. 临床实践 临床实践指的是干预措施在日常诊疗过程中的采纳和使用，也包括评价药物或器械临床试验的结果，找出新的临床问题和治疗需求。

与临床研究不同的是，进入临床实践的药物往往是已经经过临床研究验证，具有一定安全性和有效性的药物。在临床研究的证据之上，临床实践使得更广泛的患者受益；同时，临床实践也可以在一定情况下再次转化为临床研究。

6. 公共卫生 公共卫生指在人群中研究疾病带来的影响，以及预防、诊断和治疗疾病的健康结局，帮助科学家改进干预措施，或开发新的有效的干预措施。

与临床实践相比，公共卫生领域所涉及的范围更大，维度更广，在社会层面（包括健康人群和患者群体）对人群健康情况进行调研。同时，作为公共卫生领域的重要内容，"三级预防"（病因预防、临床前期预防和临床预防）也在医药新技术在公共卫生领域的表现方面起着重要的评价作用。一般来说，只有已经接受广泛认可的医药新技术可以走到公共卫生这一阶段，而能改变公共卫生现状的医药新技术更是寥寥无几。

（四）医药新技术转化研究实例

转化医学使得医药新技术的发展更加蓬勃，而且由于其所帮助研发的医药新技术的有效性和安全性更强，所需时间更短，因此，转化医学已成为医药新技术研发过程中最重要的学科之一。

就上文所提丙泊酚，其从研发至普遍应用于临床，耗时十余年，因为其中需经过药物研发、安全性测试、有效性测试等多个线性阶段。而转化医学由于其各个阶段呈交叉性，所以大幅缩短了药物从研发到临床使用的时间，并同时保证了药物的有效性和安全性，钠葡萄糖协同转运蛋白2抑制药（Sodium glucose co-transporter 2 inhibitors，SGLT2i）的研发就是一个很好的例子。

1. 研究背景 在SGLT2i问世之前，尽管降糖药物的种类不断增多，且针对多种组织器官，包括胰腺、肝脏、肌肉细胞、脂肪组织、肠道和摄食中枢等，但在很大比例的患者中血糖仍然控制欠佳。为了控制血糖，延缓并发症，通常需要增加降糖药物剂量、种类以及最终使用胰岛素。虽然肾脏在葡萄糖稳态中发挥了重要作用，但既往尚无作用于肾脏的降糖药物。

2. 基础研究 关于肾小管重吸收尿糖的基础研究发现，正常生理条件下，人体每天有160～180g葡萄糖流经肾脏，几乎全部被近端小管重吸收。随着血浆葡萄糖浓度增加，其滤过量以及重吸收量也随之增加。当健康成年人血糖浓度超过11mmol/L，葡萄糖肾脏滤过量超过重吸收最大阈值时，就会出现糖尿现象。钠葡萄糖协同转运蛋白（sodium glucose co-transporter，SGLT）在葡萄糖的主动重吸收中起主要作用，其包含SGLT1和SGLT2两种。SGLT2在肾脏近端小管大量表达，负责约90%葡萄糖的再吸收；抑制SGLT2可以阻止葡萄糖在肾脏的重吸收，对降糖有显著作用。SGLT1在肾小管仅有少量表达，负责吸收10%未被SGLT2重吸收的葡萄糖；其还在肠道中大量表达，在葡萄糖、半乳糖吸收中具有关键作用。因此，会同时阻止葡萄糖、半乳糖在肠道的吸收，这可能会导致腹泻。抑制SGLT2

受体，降低肾脏葡萄糖再吸收，增加尿液葡萄糖排出量，从而降低血糖浓度，这成为治疗 2 型糖尿病的一种新型疗法。

3. **临床前研究**　为此，研究人员开始研发和筛选抑制尿糖重吸收的药物，并最终确定了葡糖苷类似物（SGLT2i），包括早期的 O-葡萄糖苷和现在的 C-葡萄糖苷，在临床上的作用。在同期进行的药物遴选中，多种药物由于非选择性抑制 SGLT1、生物利用度低等原因被早期终止研究，有效地减少了资源的浪费。

目前世界各大药品研发公司均有药品上市或者进入临床，主要代表药物有达格列净、坎格列净、恩格列净、伊格列净脯氨酸片、埃格列净、鲁格列净等。经过Ⅰ、Ⅱ、Ⅲ期临床试验，验证有效性、安全性等指标后，陆续有多种 SGLT2i 获批上市。

4. **临床研究**　随后的一系列临床试验表明，SGLT2i 单独或结合其他降糖药物使用，具有良好的降糖作用，且患者耐受良好。除了降糖作用以外，SGLT2i 还具有轻度减重、降血压作用、降低心血管事件发生率等其他作用。

5. **临床实践**　自此，由于其在临床上的优异表现，SGLT2i 成为优先选择的药物之一，广泛地参与到了糖尿病治疗过程中。

回顾 SGLT2i 从临床需求-研发-筛选-临床前研究-临床研究-临床实践的过程，我们可以注意到，将转化研究，尤其是以临床需求为导向，及在医药技术筛选过程中，穿插临床前研究，确定相关医药技术在临床中的有效性及安全性，可有效规避医药新技术进入临床后出现"水土不服"，包括临床有效性不佳或临床安全性不高的可能，降低资源的浪费，并最终促进人类健康的发展。

（五）医药新技术转化研究的展望

作为医学科学最重要的内容之一，医药新技术的发展代表着医学科学的发展。经验性发展、发现性发展和目的性发展已经逐渐淹没在科学的发展长河中。转化研究逐渐以其特有的临床需求为导向及临床前研究成为医药新技术研发的主要研究模式。在未来相当长一段时间，转化研究将会大力促成医药新技术的研发，以及其在临床应用的过程。

与之相伴的，是转化医学自身的发展，作为一门新兴学科，转化研究虽然发展速度极快，但其仍有待进一步发展，如进一步完善研究模式等。如上文所言，现有的基础研究-临床前研究-临床研究-临床实践-公共卫生可能并不适用于大多数医药技术发展。此外，临床需求或研究背景可能应适时明确进入转化医学模式，以帮助更多人理解和接受转化医学。

总之，转化医学在医药新技术研究过程中，相对于传统医药新技术研发具有显著优势。现代医学生应掌握转化医学的理念，以临床研究者身份参与到医药新技术的研发中去，力争为医学科学发展做出自己的贡献。

四、医疗器械联合研发

（一）医疗器械的起源与发展

医疗器械是指直接或者间接用于人体的仪器、设备、器具、体外诊断试剂及校准物、材料以及其他类似或者相关的物品，包括医疗设备和医用耗材。医疗器械与药物不同，医疗器械产生的效用主要通过物理等方式获得，而不是通过药理学、免疫学或者代谢的方式获得，或者虽然有这些方式参与但是只起辅助作用。

按照医疗器械的定义，小到一片柳叶刀，大到一个核磁共振仪器，都可以归于医疗器械。由于涉及各种门类，医疗器械在医疗机构的应用目的也极为广泛，主要包括疾病的诊断、预防、监护、治疗或者缓解；损伤的诊断、监护、治疗、缓解或者功能补偿；生理结构或者生理过程的检验、替代、调节或者支持；生命的支持或者维持；妊娠控制；通过对来自人体的样本进行检查，为医疗或者诊断目的提供信息等。

1. **医疗器械的起源**　医疗器械的起源很早，早在新石器时期，人们已掌握了挖制、磨制技术，能够制作出一些比较精致的医用石器，考古学家相继发现了用于热敷、按摩、叩击和放血的医用石器，其中刺入人体组织的石器叫"砭石"，这是一种锐利的石块，可能是我国针灸术所用针具的雏形。

2. 医疗器械的发展 作为医疗活动的重要组成部分，医疗器械往往随着医学，尤其是医学理论进步导致的医学需求增加而发展。因此，医疗器械的发展总是以临床需求为导向的。由于研发人员的区别，医疗器械的发展时期可分为医务人员研发时期、专业技术人员研发时期和联合研发时期。

(1) 医务人员研发时期：在中国古代，中医并不需要太多的医疗器械，我们的话题仍无法脱离针灸所用的针具。远古时期，人们偶然被一些尖硬物体，如石头、荆棘等碰撞了身体表面的某个部位，会出现意想不到的疼痛被减轻的现象。自此，人们开始有意识地用一些尖利的石块来刺某些身体部位或人为地刺破身体使之出血，以减轻疼痛，这便是针灸的起源。随着中医文化的诞生和崛起，针刺被认为可以"调和阴阳，疏通经络，扶正祛邪"，《黄帝内经》的出现表明中医针灸理论的基本确立，与之相伴的，是针灸所用针具的进步，彼时，由于传统"石针"在临床上的实用价值有限，中医学者们先后研发出了用于应对各种临床需求的"九针"，包括用于浅刺皮肤出血、治疗头身热症的镵（chán）针；用以按摩体表、治疗筋肉方面病痛的圆针；用于按摩经脉，治疗虚证、疼痛证的鍉（chí）针；用于浅刺出血，治疗热病、痈肿及经络痼痹等疾患的锋针；主治痈疽脓疡，可以切开排脓放血的铍（pī）针；适于刺痈肿痹症的圆利针；用于治疗邪客经络所致痛痹等疾患的毫针；用于主治邪气深着，日久不愈的痹症的长针；用于关节水肿的大针。

在其他地区，各种医学理论也蓬勃发展，古希腊希波克拉底提出了"四体液学说"，认为人体中有四种性质不同的来自不同器官的液体。脑有黏液，有冷的性质；肝脏有黄胆汁，有热的性质；胃有黑胆汁，有渐温的性质；心脏有血液，性质干燥。这四种体液不同比例的结合构成人的不同体质，而人生了病，就是因为这四种体液失衡了，治疗方法自然是利用各种手段去除多余的体液，其中就包括放血。随着放血需求的产生，各种专业工具也被研发了出来，包括放血刀、放血针的等血管切开器械，以及用于吸出血液的、类似火罐的罐子。

在这一时期，大多数医疗器械研发都来源于医务人员在医疗活动中的临床需求增加，在这一时期，科学的发展有限，大多数医疗器械缺少同质化标准，质量控制较差。

(2) 专业技术人员研发时期：在近代，由于欧洲文艺复兴运动，解剖学和以其为基础的外科学蓬勃发展，并进一步催生了相关手术器械的发生发展。同时，由于进入工业革命以后，各学科分工逐渐变细，医务人员不再能有效参与到医疗器械的研发、制作当中，从而出现医务人员开始给专业技术人员提供需求，由专业技术人员团队去完成医疗器械的研发，并在研发成功后将产品投放于市场，由医务人员进行下一步的安全性和有效性分析的新模式。早期的医疗器械研发主要集中在以欧美为主导的西方世界，直到新中国成立乃至改革开放后，国内的医疗器械研发才逐渐开始在国际上崭露头角。

在这一时期，由于专业技术人员的加入，大量专业性极强、对临床诊治有极大帮助的医疗器械被研发出来。相对于前一时期，医疗器械所应用的原理涉及物理、材料、机械等多个高精尖领域，这也导致了大多数医务人员，由于不具有相关专业知识，难以进入医疗器械的研发过程。

不同于上一时期的医疗器械主要是治疗类医疗器械，在这一时期，由于包括显微镜、X线仪等检验检查仪器的出现，医疗器械的定义也随之极大地丰富了。目前的医疗器械主要分为治疗类医疗器械、检查或检验类医疗器械和其他医疗器械。

①治疗器械：治疗器械可以分为手术器械和

其他治疗器械。手术器械可根据手术类型分类，如眼科手术器械、神经外科手术器械等，这类器械随着手术需求的发展逐渐进步。比如说近年来出现的深部脑刺激手术，使得深部脑刺激电极逐渐得到了发展；近年发展极快的介入手术，也使得血管支架得到了蓬勃发展。而其他治疗器械的种类繁多，例如，早期的针具就可以归为治疗器械，而近年来诞生的一些治疗器械，如体外循环器械、康复器械等，也随着时间的推移逐渐成为主流医疗器械。

这一时期的治疗类医疗器械有个显著特点就是同质化，这也是专业技术人员主导医疗器械研发后，医疗器械生产发生的最主要的改变，手术刀的标准化就符合这一发展逻辑。

虽然早在石器时代，燧石、翡翠、黑曜石等石材就因为材质坚硬、边缘锋利被用来制作刀具用于切割，其中包括一些简单的排脓手术等。随后，铜制、青铜制和铁制的手术刀也被发明了出来，并由于多种需求对其包括形状、材质等进行微调，但是由于形状的不规则及材料的易腐蚀性、易磨损等各种原因，手术刀仍需进一步进行升级。

刀片的规范化最早，1901 年，美国安全型剃须刀公司的创始人 King C. Gillette 发明了刀架和一次性使用刀片组合的剃须刀。随后，美国外科医生 John Murphy 将一次性使用刀片应用在外科手术中，并完善了专用手柄。这种刀具的特点就是可以更换，但麻烦的是需要额外的工具来完成更换，过程非常繁琐。

直到 1914 年，年仅 22 岁的工程师 Morgan Parker 在他的医生叔叔的影响下，发现结合刀片和手柄的理想方法，使该组合在技术上变得高效。随后，他和医疗供应商 C.R. Bard 成立了现在著名的手术刀生产商 Bard-Parker 公司，一个外科标志性品牌。

如今，手术刀是一种高度标准化的医疗器械。手柄可以重复使用，但是刀片只能使用一次。现代手术中有数十种不同的标准刀片，各种不同的刀片具有标准形状和特定用途。虽然电、超声、激光等都已经成为日常手术中的应用的工具。但是金属刀片仍然有其用武之地，手术刀的使用技巧仍然是外科医生必须。

②检查或检验器械：作为诊断和评估患者病情最主要的医疗器械之一，检查或检验器械几乎都是由专业技术人员研发的。

检查器械主要指的是影像检查器械。医学影像学是指通过各种成像检查技术获得有关机体内部组织和器官的活体形态结构、生理功能和病理状态的图像，然后根据图像所显示的特点进行疾病诊断以及在影像监视下直接对某些疾病进行治疗的一门医学科学。

1895 年，德国物理学家 Wilhelm Conrad Röntgen（图 8-5）在研究阴极射线管中气体放电现象时，用一只嵌有两个金属电极（一个叫做阳极，一个叫做阴极）的密封玻璃管，在电极两端加上几万伏的高压电，用抽气机从玻璃管内抽出空气。为了遮住高压放电时的光线（一种弧光）外泄，Röntgen 在玻璃管外面套上一层黑色纸板。

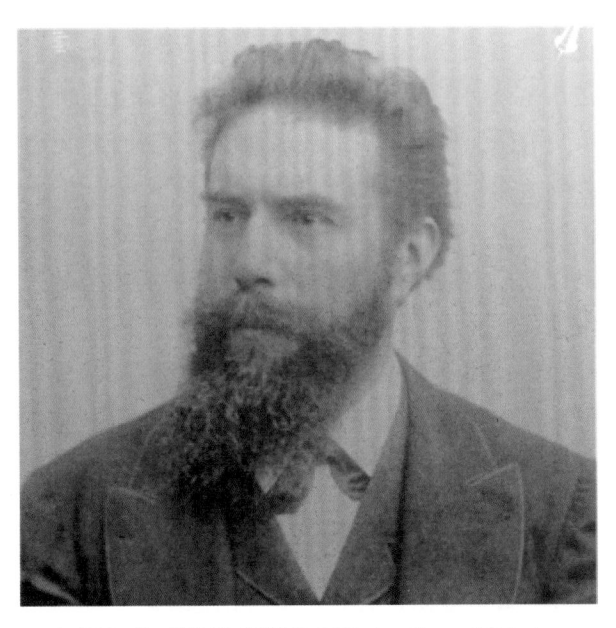

▲ 图 8-5　德国物理学家 Wilhelm Conrad Röntgen
引自 Wikipedia. "Wilhelm Röntgen, the German physicist who discovered X-rays, greatly advanced medical imaging." Last modified March 27, 2024. Accessed August 1, 2024

他在暗室中进行这项试验时，偶然发现距离玻璃管1m远的地方，一块用铂氰化钡溶液浸洗过的纸板发出明亮的荧光。再进一步试验，用纸板、木板、衣服及厚约两千页的书，都遮挡不住这种荧光。更令人惊奇的是，当用手去拿这块发荧光的纸板时，竟在纸板上看到了手骨的影像。当时Röntgen认定，这是一种人眼看不见、但能穿透物体的射线。因无法解释它的原理，不明它的性质，故借用了数学中代表未知数的"X"作为代号，称为X线。这就是X线的发现与名称的由来，而他当时所用仪器，就是世界上第一台X线仪。到20世纪初，X线诊断便成为临床医学的重要手段。70年代后，电子X线计算机断层成像（CT）以及磁共振成像（MRI）技术应用后，微小的病灶都能被及时发现，使得肿瘤和病变得以早期发现和识别，同时开辟了无创诊断的新途径。

影像学给临床提供的价值不止如此，在影像诊断基础上发展起来的介入放射诊断、介入放射治疗把治疗技术推向新的高度，成为继药物治疗、手术治疗之后的第三大治疗技术。

而上述影像学检查，都需要相关医疗器械的技术水平支持，一家医疗机构的影像学检查水平，在较大程度上影响着这家机构疾病的诊断水平。另外，检验器械也是临床不可或缺的工具之一（图8-6）。

显微镜可以说是形态检验学，甚至是检验学中第一个医疗器械。早在16世纪末期，荷兰眼镜商Zaccharias Janssen和他的儿子，就通过把两个凸透镜放到一个镜筒中制造出了显微镜。此后，Anthony Von Leeuwenhoek制造了放大倍数更高的显微镜，他的显微镜放大倍数达300倍。Leeuwenhoek用自制的显微镜发现了细菌、酵母，以及野生水滴中的多彩小生物，并且将他的研究成果写成了100多篇论文，公之于众。

由于显微镜需耗费大量人力，其在及时指导临床诊断及治疗的价值有限，这种情况直到1953年，世界上第一台血细胞自动计数仪由Wallace

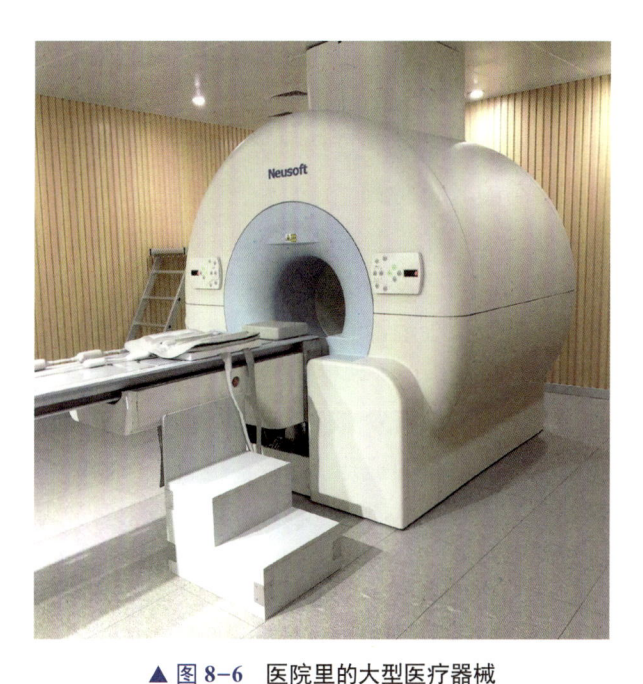

▲ 图8-6 医院里的大型医疗器械

引自Wikipedia. "Wilhelm Röntgen, the German physicist who discovered X-rays, greatly advanced medical imaging." Last modified March 27, 2024. Accessed August 1, 2024

H. Kurt和他的弟弟Joseph R. Kurt发明出来才出现改观。

相对于显微镜的原理，血细胞自动计数仪的原理更加复杂。

Kurt兄弟最开始想用光电法对血细胞进行区分：在显微镜下，让含有细胞的悬浮液流过一根毛细管，并用一条光束像统计列队行进的人数一样计数，但没有获得好的脉冲感测信号。随后，Kurt兄弟想到了血细胞是电的不良导体，将血细胞置于电解液中，由于细胞很小，一般不会影响电解液的导通程度。但是如果构成电路的某一小段电解液截面很小，其尺度可与细胞直径相比拟，那么当有细胞浮游到此时，将明显增大整段电解液的等效电阻。如果该电解液外接恒流源（不论负载阻值如何改变，均提供恒定不变的电流），则此时电解液中两极间的电压是增大的，产生的电压脉冲信号与血细胞的电阻率成正比。如果控制订量溶有血细胞的电解溶液，使其从小截面通过，则可得到一连串脉冲，对这些脉冲计数，就可求得血细胞数量。由于各种血细胞直径不同，所以其电阻率也不同，所测得的脉冲幅度也不同，根据这一特点就可以对各种血细胞进行分类计数，且信号强度约是光电法的 10 倍！这就是著名的 Kurt 原理。

③其他：除了上述诊治仪器，其他的在医院长期使用的一些设备也可归为医疗器械，比如说紫外线灯等用于消毒的器械，以及计算机及相应程序等均可视为医疗器械。

④医疗器械研发流程：随着医疗器械研发数量的增加及质量的提升、医疗器械行业巨头的相互并购，医疗器械研发流程逐渐统一，主要分为以下 8 个步骤。

- 医疗器械设计与开发输入，这一阶段主要是明确要设计开发的产品以及产品开发流程。主要内容包括产品综述、产品设计与开发策划/计划、风险分析、适用的法律法规/标准等。
- 医疗器械设计与开发输出，这一阶段主要是设计与开发的实施。主要内容包括产品图纸、技术要求、试验和验证记录、方案、报告、说明书、标签、工艺文件、检验文件、采购文件等。
- 医疗器械设计与开发评审：这一阶段主要是对设计输入和设计输出的评审。主要内容包括符合性、充分性、必要性等。
- 医疗器械设计与开发验证：这一阶段主要是完成对产品的验证。主要内容包括计算、文件评审、试验、检验等。
- 医疗器械设计与开发确认：这一阶段主要是进行临床评价。主要内容包括非临床研究以及临床试验两部分。
- 医疗器械的设计与开发转换：这一阶段是通过小样、试产的过程把产品转换成批量生产的过程。
- 医疗器械设计与开发更改：这一阶段主要包括研发过程中的更改和研发后的更改。
- 注册：设计确认完成后才是注册工作的开始，这个时候我们需要整理注册资料，由主管部门办理手续，便于管理及服务。

⑤医疗器械研发规范的产生：随着医疗器械研发领域的发展，相关的规范文件也随之出台。根据 2020 年 12 月 21 日国务院第 119 次常务会议修订通过并于 2021 年 6 月 1 日起施行的《医疗器械监督管理条例》，医疗器械按照风险程度实行分类管理。第一类是风险程度低，实行常规管理可以保证其安全、有效的医疗器械。第二类是具有中度风险，需要严格控制管理以保证其安全、有效的医疗器械。第三类是具有较高风险，需要采取特别措施严格控制管理以保证其安全、有效的医疗器械。医疗器械监督管理条例。根据此分类，在医疗器械临床试验、变更、生产、注册与备案等方面都有着不同要求，其中对第三类医疗器械的要求最高。

（二）医疗器械联合研发

虽然专业技术人员研发模式大大促进了医疗器械研发的速度，提高了医疗器械生产的质量，但随着时间的推移，医疗器械研发逐渐面临了新的挑战，主要体现在三个方面：①临床需求的持续更新，使得医疗器械更新换代的需求加快。随着科学研究的发展，临床需求也不断在更新。这种临床需求的持续更新，很可能导致医疗器械更新速度的相对减缓，甚至是医疗器械研发出来之后，已经无法跟上新的科学理论和临床需求，从而造成大量资源浪费。②医疗器械的安全性和有效性检测周期过长。类似于药物的Ⅰ、Ⅱ、Ⅲ、Ⅳ期临床试验，医疗器械也需要经历这一时期，传统的医疗器械研发模式，是在进入临床试验后，才正式开启安全性和有效性检测，这导致医疗器械的研发周期极长，从研发到大规模普及需要多年。③医疗器械的安全性和有效性评价失败率过高。每一项医疗器械研发成功后，都有在临床应用失败的风险。就传统的研发模式而言，医疗器械在临床前进行安全性或有效性评价较少，尤其是缺少医务人员评价，导致医疗器械在临床安全性或有效性评价中出现失败，或者临床使用中因为各种原因，如检测时间长、检测费用高等，出现临床"水土不服"的情况。由此，联合医务人员和其他专业技术人员，共同研发医疗器械的联合研发模式逐渐进入了人们的视野。

1. 医疗器械联合研发的概念 目前医疗器械联合研发尚未有明确的概念，但是依据既往医疗器械联合研发精神和案例，医疗器械联合研发可以理解成：为解决临床需求，联合多家机构（包括但不限于医疗器械厂家、医院、研究所）共同筹集资金、出力，合作完成医疗器械研发和验证过程，并共同享有研发成果（专利）的一种新型研发方式。

2. 医疗器械联合研发的特点 联合研发的特点几乎都是相对于传统研发模式而言的。①由于医疗器械联合研发往往由医学专家主导或主要参与，医疗需求持续更新保证了医疗器械的更新换代速度；并在医疗需求改变时，帮助及时改变研发终点。②医务人员可以在医疗器械的临床前研究（以细胞模型、动物模型、人体或动物组织的样本等为研究对象）和临床研究的安全性和有效性评价中起到关键作用。③医务人员可以参与到医疗器械在临床使用过程中的实用性评价中去，这可以有效避免医疗器械进入临床后出现"水土不服"的情况。

3. 医疗器械联合研发的价值——以支架为例 1977年，Andreas Gruentzig实施了首例经皮冠状动脉介入治疗（percutaneous coronary intervention，PCI），早期PCI主要通过球囊血管成形术完成。球囊血管成形术通过机械导管引入气球至血管狭窄处，通过机械方式扩张，一次性打开闭塞血管。手术本身效果良好，大多数患者在术后血液灌流明显加快。由于PCI术中机械打开的压力造成了进行手术的狭窄区血管的血管壁内、中膜组织受损以及动脉粥样斑块的断裂，发展成血管壁张力减退。人体自发的受损修复反应使得狭窄区血管内膜纤维细胞增生，最终造成血管再狭窄，相关研究显示，此时的血管再狭窄率高达30%～50%。

由于单纯球囊血管成形术的缺陷，1986年，瑞士心脏病专家Urish Sigwart提出了支架的构想，支架最初概念来源于Sigwart对隧道的理解（图8-7），隧道中波纹钢铸成的拱形结构作为支撑使隧道不至于塌陷，那么在球囊扩张过的地方放置这样的一个装置，应该也可以解决血管再狭窄的问题。随后，经人介绍，Sigwart认识了一个工程师团队，他们讨论了金属支架的想法，这次讨论诞生了第一个自膨胀式的支架：由直径为60μm的16根导丝组成一个自膨胀的编织网，然后通过可回撤的塑料膜固定在输送导管里。通过支架的物理支撑维持术后血管扩张状态，同时减少损伤修复影响，可以在较长的时间内防止血管收窄。支架一般采用特殊的合金，制成不同结构的圆筒形，经导管植入于血管狭窄病变处，通过球囊扩张，保持血流通畅，增大灌流。最早的支架的结构基础是金属裸支架。金属（早期以不锈钢为主）的延展性和支撑性构成了维持支架物理性扩张的基础（图8-8）。然而，相关术后恢复问题依旧突出，血管再狭窄率仍高达20%～30%。基础研究显示：血管平滑肌细胞的生长和迁移导致血管损伤后新生内膜增生，是支架内再狭窄的关键机制，这种情况主要是由金属裸支架本身的组织不相容性导致的。为解决这一问题，两种方案被相继提出，即药物洗脱支架和可降解支架。

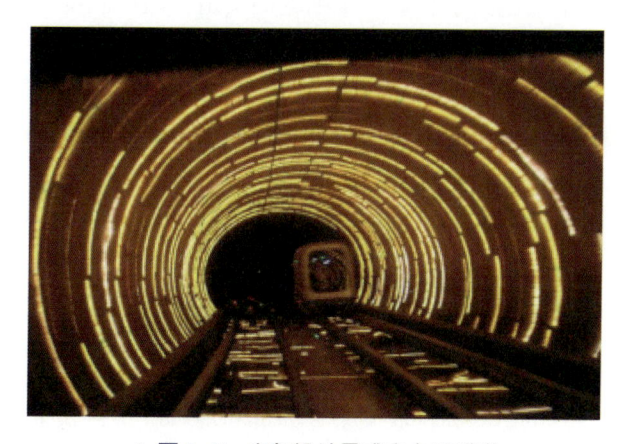

▲ 图8-7 支架设计灵感来自于隧道
引自 Travel China Guide. "The Bund Sightseeing Tunnel in Shanghai is a popular tourist attraction, featuring a light show during the ride." Last modified April 10, 2023. Accessed August 1, 2024

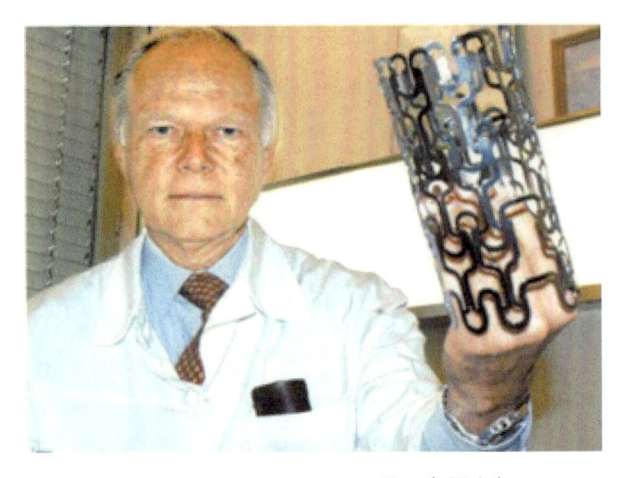

▲ 图 8-8　Urish Sigwart 展示金属支架

引自 The Cardiovascular Institute. "The development of the first successful stent by Dr. Cesare Gianturco significantly improved the treatment of cardiovascular diseases." Last modified June 22, 2023. Accessed August 1, 2024

为了避免炎症反应刺激内皮细胞，导致细胞增殖，并进一步导致血管再狭窄，研究人员想到了免疫抑制剂，其中心脏病学专家 Marie-claude Morice 的团队专注于西罗莫司，这种药物可抑制由抗原和细胞因子（IL-2、IL-4 和 IL-15）激发的 T 淋巴细胞的活化和增殖；此外，西罗莫司可抑制抗体的产生。在细胞中，西罗莫司与免疫嗜素 FK 结合蛋白 -12 结合，生成免疫抑制复合物，此复合物与西罗莫司靶分子（mTOR，一种关键的调节激酶）结合，并抑制其活性。此种抑制阻遏了细胞因子驱动的 T 细胞的增殖，即抑制细胞周期中 G1 期向 S 期的发展。随后，研究人员以金属裸支架作为结构基础，在其外表面放置西罗莫司涂层，减少对血管壁刺激的同时抑制内膜纤维细胞增生。2001 年，Morice 团队完成了首个药物涂层支架的随机对照研究，支架正式进入新时代。随后，多种药物，包括紫杉醇、三氧化二砷等由于良好的免疫抑制功能进入人们的视野，并逐渐发展出了相应的药物涂层支架。

虽然药物洗脱支架较为成功地解决了再狭窄问题，但金属支架长期存在于血管之中，本身对于血管壁内皮重构仍有负面作用，对于血管的正常收缩舒张亦有一定影响。特别是当支架原位的血管再狭窄发生时，原有的金属支架内部难以展开新的支架，为二次治疗增添了障碍。针对支架长期存在的问题，一个解决方案是使固体支架在完成使命后逐渐消失。

生物可吸收支架的研发历史可追溯到 1988 年，生物医学工程学家 Stack R S 率先研制出生物可吸收支架，这种支架由聚乳酸制成，这种材料可以在支架植入后的半年至 2 年内逐渐降解为乳酸。随后的动物实验显示，将支架植入到股动脉中，血管造影术和组织病理学特征显示，血管通畅率良好，没有炎症反应和严重的血栓形成，这拉开了生物可降解支架的研发序幕。1998 年，日本心血管病专家 Tohru Yamawaki 领衔的团队研发出了第一个真正意义上的可完全降解吸收的聚乳酸支架——Igaki-Tamai 支架，并将其应用于临床。随后，由于机械强度、代谢产物等问题，追求内皮化的支架、以镁离子金属为基础的可吸收支架等各种支架也逐渐进入人们的视野。

此外，更为稳定的药物释放工艺、血管壁侧金属支架纳米处理等研发路径也在快速发展。

对于支架的研发，除了专业技术人员，医务人员几乎全程参与。联合研发模式的价值可以从支架的更新换代的速度得到证明：1986 年，首个支架诞生；1988 年，首个生物可吸收支架诞生；1998 年，首个可完全降解支架诞生；2001 年，首个药物涂层支架的随机对照研究完成……

（三）医疗器械联合研发的展望

接触过药物研发转化医学的专家可能已经注意到，医疗器械联合研发类似于药物研发转化医学——在药物研发当中，也是从临床需求出发，医务人员与基础研究人员通力合作，将基础医学知识应用于临床。而医疗器械联合研发是医务人员和专业技术人员（包括基础研究人员）合作，将多学科知识整合，满足临床需求。但是相对于基础研究知识，大多数医疗器械知识，包括物理、化学、机械等知识对于医务人员来说更加晦涩，也就是说，在组合在一起的专业团队中，存在一个认知的鸿沟。

美国医学教育模式（包括北京协和医学院近年来施行的"4+4"学制模式）对医疗器械联合研发具有一定的推进作用：医学生的本科专业是物理、化学、生物等学科，对于联合研发所需的专业知识易于理解和掌握。而在国内大多数医学院所，生物医学工程专业对医疗器械联合研发模式可能会有很大的帮助，尤其是在促进临床医生及其他专业技术人员的交流当中。在大部分联合研发中，生物医学工程专业人员可能应该承担主导者的身份。

医疗器械联合研发发展空间巨大。从临床需求看，现在每年全球投入大量资金，更新了大量医学知识，必然导致对医疗器械研发的需求增加；随着医疗器械研发的增加，又必然需要大量医务人员帮助完成临床前研究及临床研究中的验证，以及临床实用性的评价。

作为近年来才被提出、并逐渐规范的一个医疗器械研发模式，医疗器械联合研发虽未能像转化医学一样快速成为一门学科，但是相对于转化医学需要以基础研究为基础，且需要大量患者去验证相关研发成果的安全性和有效性，医疗器械联合研发的门槛相对较低，适合于部分没有基础研究条件的医疗机构。相信在不久的将来，医疗器械联合研发会充分发挥其独有的优点，为医疗领域添砖加瓦。作为一名医学研究人员，根据临床需求，寻找合适的医疗器械专业技术人员合作，并进一步帮助解决临床问题，是一条可行的助力医学发展的途径。

五、专利申请简述

专利是医工结合的基本成果之一，主要包括以下几类：①发明专利，是指对产品、方法或者其改进所提出的新的技术方案；②实用新型，是指对产品的形状、构造或者其结合所提出的适于实用的新的技术方案；③外观设计，是指对产品的整体或者局部的形状、图案或者其结合以及色彩与形状、图案的结合所作出的富有美感并适于工业应用的新设计。专利是由国务院专利行政部门负责管理全国的专利工作；统一受理和审查专利申请，依法授予专利权。现行的法律法规为《中华人民共和国专利法》（下称《专利法》）。

（一）授予专利的基本条件

《专利法》第二十二条明确授予专利的条件："授予专利权的发明和实用新型，应当具备新颖性、创造性和实用性。新颖性，是指该发明或者实用新型不属于现有技术；也没有任何单位或者个人就同样的发明或者实用新型在申请日以前向国务院专利行政部门提出过申请，并记载在申请日以后公布的专利申请文件或者公告的专利文件中。创造性，是指与现有技术相比，该发明具有突出的实质性特点和显著的进步，该实用新型具有实质性特点和进步。实用性，是指该发明或者实用新型能够制造或者使用，并且能够产生积极效果。"

《专利法》第二十五条明确不授予专利的范围：①科学发现；②智力活动的规则和方法；③疾病的诊断和治疗方法；④动物和植物品种；⑤用原子核变换方法获得的物质；⑥对平面印刷品的图案、色彩或者两者的结合做出的主要起标识作用的设计。

（二）专利的申请

《专利法》第二十六条明确专利的申请材料："申请发明或者实用新型专利的，应当提交请求书、说明书及其摘要和权利要求书等文件。请求书应当写明发明或者实用新型的名称，发明人的姓名，申请人姓名或者名称、地址，以及其他事项。说明书应当对发明或者实用新型做出清楚、完整的说明，以所属技术领域的技术人员能够实现为准；必要的时候，应当有附图。摘要应当简要说明发明或者实用新型的技术要点。权利要求书应当以说明书为依据，清楚、简要地限定要求专利保护的范围。依赖遗传资源完成的发明创造，申请人应当在专利申请文件中说明该遗传资源的直接来源和原始来源；申请人无法说明原始来源的，应当陈述理由。"

申请时需要注意以下几个方面：①写明要求保护的技术方案所属的技术领域；②写明对发明或者实用新型的理解、检索、审查有用的背景技术；有可能的，并引证反映背景技术的文件；③写明发明或者实用新型所要解决的技术问题以及解决其技术问题采取的技术方案，并对照现有的技术写明发明或者实用新型的有益效果；④实用新型申请应当有附图说明；⑤详细写明申请人认为实现发明或者实用新型的优选方式；必要时，举例说明；有附图的，对照附图。

发明或者实用新型专利申请人应当按照上述规定的方式和顺序撰写说明书，并在说明书每一部分前面写明标题，除非其发明或者实用新型的性质用其他方式或者顺序撰写能节约说明书的篇幅并使他人能够准确理解其发明或者实用新型。

依据专利法，发明专利申请的审批程序分为受理、初审、公布、实质审查和授权五个阶段。

1. 受理阶段　专利局收到专利申请后进行审查，如果符合受理条件，专利局将确定申请日，给予申请号，并且核实过文件清单后，发出受理通知书，通知申请人。如果申请文件未打字、印刷或字迹不清、有涂改的；或者附图及图片未用绘图工具和黑色墨水绘制、照片模糊不清有涂改的；或者申请文件不齐备的；或者请求书中缺申请人姓名或名称及地址不详的；或专利申请类别不明确或无法确定的，以及外国单位和个人未经涉外专利代理机构直接寄来的专利申请不予受理。

2. 初步审查阶段　经受理后的专利申请按照规定缴纳申请费的，自动进入初审阶段。初审前发明专利申请首先要进行保密审查，需要保密的，按保密程序处理。在初审时要对申请是否存在明显缺陷进行审查，主要包括审查内容是否属于《专利法》中不授予专利权的范围，是否明显缺乏技术内容不能构成技术方案，是否缺乏单一性，申请文件是否齐备及格式是否符合要求。若是外国申请人还要进行资格审查及申请手续审查。不合格的，专利局将通知申请人在规定的期限内补正或陈述意见，逾期不答复的，申请将被视为撤回。经答复仍未消除缺陷的，予以驳回。发明专利申请初审合格的，将发给初审合格通知书。对实用新型和外观设计专利申请，除进行上述审查外，还要审查是否明显与已有专利相同，不是一个新的技术方案或者新的设计，经初审未发现驳回理由的。将直接进入授权秩序。

3. 公布阶段　发明专利申请从发出初审合格通知书起进入公布阶段，如果申请人没有提出提前公开的请求，要等到申请日起满18个月才进入公开准备程序。如果申请人请求提前公开的，则申请立即进入公开准备程序。经过格式复核、编辑校对、计算机处理、排版印刷，约3个月后在专利公报上公布其说明书摘要并出版说明书单行本。申请公布以后，申请人就获得了临时保护的权利。

4. 实质审查阶段　发明专利申请公布以后，如果申请人已经提出实质审查请求并已生效的，申请人进入实审程序。如果申请人从申请日起满3年还未提出实审请求，或者实审请求未生效的，申请即被视为撤回。在实审期间将对专利申请是否具有新颖性、创造性、实用性以及专利法规定的其他实质性条件进行全面审查。经审查认为不符合授权条件的或者存在各种缺陷的，将通知申请人在规定的时间内陈述意见或进行修改，逾期不答复的，申请被视为撤回，经多次答复申请仍不符合要求的，予以驳回。实审周期较长，若从申请日起两年内尚未授权，从第3年应当每年缴纳申请维持费，逾期不缴的，申请将被视为撤回。实质审查中未发现驳回理由的，将按规定进入授权程序。

5. 授权阶段　实用新型和外观设计专利申请经初步审查以及发明专利申请经实质审查未发现驳回理由的，由审查员做出授权通知，申请进入授权登记准备，经对授权文本的法律效力和完整性进行复核，对专利申请的著录项目进行校对、修改后，专利局发出授权通知书和办理登记手续通知书，申请人接到通知书后应当在2个月之内按照通知的要求办理登记手续并缴纳规定的费用，按期办理登记手续的，专利局将授予专利权，颁发专利证书，在专利登记簿上记录，并在2个月后于专利公报上公告，未按规定办理登记手续的，视为放弃取得专利权的权利。

六、医－工（药）结合转化研究案例

通过明确医－工（药）结合过程中生产关系、搭建系列的医－工（药）结合平台、建立医－工（药）结合过程中现代化临床研究支撑和伦理保障体系、构建创新的医－工（药）结合激励机制，学校和医院已经在医－工（药）结合方面迈出了坚实的步伐，取得了创新的突破，下面将以创新药转化、现代分子诊断试剂盒以及创新中药研发为例，从关键性临床问题、交叉团队和平台构建以及拟解决的问题出发，介绍四川大学华西医院的部分医－工（药）结合的相关思路和案例。

（一）新药转化研究

1. 关键性临床问题 麻醉是外科手术的基础，2020年我国实施麻醉约9000万例，包括手术室内麻醉、手术室外麻醉、无痛分娩、腔镜检查、介入治疗、医学美容、牙科操作、ICU镇静、睡眠障碍治疗、镇痛管理以及创伤性小操作等。麻醉用药作为重要的临床基础药物，临床应用广泛，市场需求巨大，涵盖全身麻醉药、局部麻醉药、镇静药、镇痛药、肌肉松弛药、肌松拮抗药及麻醉辅助药物等多方面。麻醉相关用药中国市场规模每年超过400亿元，但目前市场上95%的麻醉药物为进口药和仿制药，缺少具有完全自主知识产权的原研麻醉新药。世界卫生组织（WHO）明确提出，一个国家麻醉药物的使用量是代表该国卫生医疗水平和高低的重要标准。

麻醉药物作为临床支撑性用药，并不针对某一特定的疾病或某一类患者，这一特征也决定了麻醉药物的研发必须以临床需求为导向。临床麻醉需要在确保患者生命体征稳定的前提下，实现意识消失、镇痛完全、肌肉松弛以及自主神经反射抑制。由于外科手术的复杂性和特殊性，通常需要多种药物的协同应用才能完成上述目的。但现有麻醉新药的研发各自为政，以单一品种的成药性研究为主，缺乏对临床联合用药复杂场景的综合考虑。加之麻醉药物作用机制不清，药代动力学性质不佳，导致大多数麻醉药物存在代谢可控性差、体内蓄积严重、联合用药安全性不足等诸多缺点，严重威胁人民健康和国家安全。因此，研发可控性好、安全性高、具有自主知识产权的麻醉新药具有重要的社会意义和临床价值。与发达国家相比，我国麻醉用药的发展也存在较大差距，主要体现在：①创新能力弱，现有产品几乎全部源自仿制，缺乏原始创新的麻醉新药；②品种数量少，部分针对特定适应证的、国外已在临床上应用的产品在国内仍属空白；③产品更新换代慢，一些副作用明显、安全性差、在发达国家已基本被淘汰的产品却仍在临床使用；④麻醉用药水平远低于全球平均水平，主要原因是受到医患观念和政策束缚，麻醉用药在医院麻醉领域外使用少，但这也意味着在麻醉药物存在巨大的发展机遇和潜力。

2. 多学科研究团队组建 团队学科带头人为教授、博士生导师，国家地方联合工程研究中心主任、所在医院麻醉手术中心主任、麻醉与危重症医学教研室主任。所领导的学科在复旦大学最佳专科排行榜中连续11年排名全国第一。曾担任中华医学会麻醉学分会第11届主任委员、中国医师协会麻醉学医师分会首任会长。国家杰出青年基金获得者、"长江学者特聘教授"。主持"重大新药创制"等国家级研究课题19项，发表SCI论文254篇。

团队学科骨干为国家地方联合工程研究中心研究员、博士生导师、教育部青年长江学者、四川省"千人计划"专家。长期从事临床导向的麻醉新药创制，主持开发四个1类麻醉新药，累计转化金额3.62亿。先后担任中华医学会麻醉分会临床研究及转化医学组副组长、中国医疗器械行业学会麻醉与围术期医学分会副主任委员。

合作企业学科骨干为公司副总裁、总工程师。研究生文化程度，正高级工程师，执业药师，享受国务院津贴专家，兼任麻醉药创新开发国家地方联合工程实验室主任。获"国家优秀科技工作者""全国五一劳动奖章""湖北省优秀女职工"等荣誉称号。

麻醉转化医学国家地方联合工程研究中心拥有一支由82人组成的高水平新药研发团队，其中技术带头人8人，研发平台专职研发人员53人，具有硕士及以上学历的33人，占62%；博士29人，硕士4人，团队以临床医生为主，联合大学、企业资源与力量，搭建了一支涵盖临床医学、药学、工程学、计算机等多学科方向的稳定团队。

3. **研究平台支撑** 合作企业为湖北省医药工业龙头企业、中国民营企业500强、全国技术创新示范企业。该企业是全国乃至全亚洲最大的麻醉镇痛药品生产厂家，同时也是国家麻醉药品定点生产企业、国家高新技术企业、火炬计划重点项目承担单位，已在麻醉镇痛领域连续13年处于全国领先地位。

4. **拟解决问题**

(1) 解决麻醉药物研究原始创新不足的问题：我国麻醉药物95%依赖仿制和进口，近十年未有相关重磅药物上市。为扭转这一不利局面，团队拟以临床为导向，借助结构生物学、计算机分子模拟、高通量筛选等技术手段，开发基于新骨架、新靶点、新机制的具有临床显著优势的麻醉新药，开发具有全新适应证、国内外尚属空白的麻醉新药，完成从"跟跑"到"领跑"的角色切换。

(2) 解决麻醉药物作用机制不清的问题：麻醉药物的关键作用机制至今尚未被完全阐明，严重影响药物的临床应用，阻碍新一代麻醉药物的开发。团队拟综合药学、麻醉学和神经科学等多学科交叉优势，进一步探明麻醉药物的分子作用和神经网络机制，为进一步提高药物的安全性，开发新型麻醉药物提供坚实理论基础。

(3) 解决麻醉药物研发各自为政的问题：多种麻醉药物的协同合理使用，是实现患者麻醉安全的关键。团队拟从临床复杂应用场景出发，通过临床医生的全程参与，在研发过程中对麻醉药物体内相互作用和独特的药代药理学特征进行系统、全面的考察与评估，提高麻醉药物的联合用药安全，减少临床麻醉的不良反应。

(4) 解决麻醉药物产品更新换代慢的问题：麻醉药物的产品更新和技术升级依赖于"产学研医"的紧密联合。团队拟在现有基础上，进一步加强与合作伙伴的联合，通过专利转让、合作开发、委托研发、学术交流等多种形式和渠道，通过共赢多赢的合作机制的建立，建立稳定、高效的麻醉新药转化和创新资源优化配置的渠道，帮助企业实现技术升级，进一步加快企业产品的更新换代，提升我国麻醉新药创制的整体研发水平。

（二）现代分子诊断检测试剂盒转化研究

1. **背景和现状** 对多种病原体的快速分子分型对于临床诊疗重大传染病非常重要，目前对于20种以上的核酸检测技术一直由美国的Biofire、赛沛Cepheid及德国Bosch等公司所主导。这些技术采用集成的微流控测试卡盒，实现了现场即时检测能力。病原体多重核酸检测技术仍是我国的一个短板。国内多重核酸检测多基于复杂的基因芯片杂交法（凯普、博晖等）或一代测序（海尔施），5h左右的检测流程长，价格贵，无法现场即时应用，尤其不能满足急诊室ICU对于病原体快速检测的需求。因此开发具有自主知识产权的新一代病原体多重核酸快速检测技术与产品对于解决这一领域"卡脖子"技术来讲是非常必要的。

2. **产学研团队构建** 医院组建了一支由医院实验医学科（检验科）医生、微流控基础技术专家以及企业生产小组的跨学科医工融合团队。由微流控技术专家负责CMOS基因芯片、核算测试卡以及检测设备的整体设计和制造；临床医生负责疾病应用相关试剂盒的开发、临床试验以及推广；企业负责CMOS芯片的检测设备产业化，包括生产、报证与销售。

团队学科带头人甲为四川大学华西医学院特聘教授、华西医院精准医学中心副主任、精准检测创新研究室主任，美国德州大学达拉斯分校（University of Texas at Dallas）终身教授。主要从事微纳生物传感器、微纳加工工艺、生物芯片、分子诊断技术与系统、微流控及POCT、纳米精密药物等交叉学科领域的研究工作，主持研究项目32项（其中国家级项目14项）。已发表国际期刊和会议论文180余篇，他引3700次，获国家基金委海外杰青、美国自然科学基金Career奖、IEEE纳米技术杰出讲者、四川省特聘专家、成都蓉漂计划人才、成都金熊猫专家、四川省"千人计划"创业团队领头人、上海市特聘专家、苏州市姑苏人才、江苏省双创A类人才。

团队学科带头人乙为四川大学华西医院实验医学科主任，主持省部级研究项目13项，包括国家自然科学基金重点项目、面上项目，科技部重大专项等，在国内外著名期刊发表高水平SCI学术论文100余篇，获授权或受理国家发明专利23项。所带领的团队长期致力于传染病的分子诊断标志物研究，通过临床研究发现并验证评估重大传染性疾病的早诊、监测、预后、耐药新标志物，并基于"医工"结合平台，进行诊断标志物的新方法新技术研发和转化。目前已建立多种基于纳米材料和信号放大的可视化/荧光分子诊断新技术，基于多重荧光RT-PCR、数字PCR、等温扩增、三维纸微流控装置的分子诊断技术，并与其他团队合作建立了基于磁性材料、微流控芯片等的新型分子诊断技术，部分研究工作正在开发临床诊断试剂盒。

3. **支撑平台** 合作方与医院团队已在产学研联合开发核酸检测技术5年以上，有很好的合作基础。公司拥有基因检测相关知识产权110项，在成都拥有2500平米研发实验室。公司获得苏州市首批独角兽培育企业称号，国家优秀留学人员创业企业，四川省"千人计划"顶尖团队等荣誉，有能力有资金配合华西医院完成该技术的产品化。为本产品的产业化落地，万众一芯拟建立一条芯片封测、检测设备的组装生产线，试剂卡年产能50万以上，仪器年产能1万台以上，该品类的产值可达1亿元以上。

4. **解决核心问题** 研发病原体多重核酸检测技术亟待解决的关键问题包括：①用于核酸信号检测的CMOS基因电子芯片的设计、流片、与生产；②在固态芯片表面的核酸功能化技术与工艺；③芯片上快速核酸扩增技术；④试剂冻干技术与工艺；⑤对试剂进行微量超控的微流控卡盒的设计与制造技术。新的多重核酸检测方法学能在一颗3mm芯片上，在30min左右时间内，实现20~100重的核酸检测，不仅大大降低试剂用量，还无需昂贵复杂的光路部件。这种不依赖于实验室的现场多重核酸测试卡及小型仪器属于国际首创，是业内首个基于电子芯片的表面多重PCR技术路线，实现多重PCR不再分液，成本及速度大幅优于一代测序及基因芯片法。核酸多联检及现场即时检测的方式可大幅提升感染性疾病的临床服务能力及突发流行病的防控能力，可广泛用于病原体分子分型等领域。

(三) 医学材料转化研究

1. **基本情况** 外周动脉疾病（peripheral arterial disease，PAD）是指除冠状动脉和主动脉以外的其他所有动脉结构性病变的总称。PAD严重影响生活质量及其生存。PAD发病率高，根据估算，最为常见的下肢动脉病变（LEAD）全球患者总量超过2亿人（含无症状患者），预计到2021年仅中国PAD患者将超过8000万人。其次，颈动脉中度以上狭窄发病率约4.2%，上肢动脉狭窄约2%以上，肾动脉狭窄高达9%。该类疾病随着年龄增长，PAD发病率及其致残率和致死率更高。现有治疗PAD的方法主要包括药物治疗（降低胆固醇水平的降脂药物/抗心绞痛、治疗冠状动脉功能不全药物/抗血小板药物）、血管置换的搭桥手术和介入微创治疗（支架），但均存在局限性：药物疗效甚微，只适用于轻症或者仅仅只能延缓病变发展，不能从根本上解决血管本身病变。其中，血管置换或腔内微创治疗（球囊或者支架）成为当前治疗该类疾病的主要手段。然而，当前的治疗手段均是建立在对病变血管的"疏通性的物理性"治疗，仅仅将血管视为管道系统，而忽视血管本身作为器官的生物学特性。由此，单纯的疏通性治疗引起的相应常见临床问题：①小口径人工血管内无内皮化容易血栓化，以及吻合口内膜增生，导致通畅性不佳；②人工血管抗感染性不佳；③人工血管吻合口假性动脉瘤或者破裂；④微创支架植入后的再狭窄，均导致对血管疾病治疗的失败。即便1978年，Herring等首先报道了使用自体内皮细胞种植技术促进人工血管形成内皮细胞层的实验研究，开创了研发内皮化人工血管的先河，但该方法难以应用于临床，主要问题有：①内皮细胞体外培养生长缓慢，难以获得足够数量的细胞；②细胞在长期培养过程中易老化并丧失正常功能，种植后易脱落。虽然组织工程血管可能产生"生物性"血管结果，但目前仍旧停留在短期短段的动物实验中。目前为止单纯疏通性治疗血管疾病面临的问题一直未获得根本性解决，当前基于单纯疏通性治疗为基础理念伴随人工血管以及支架材料的改进或改性不断发展，但是终究未突破血管是作为单纯管道系统的理念。

2. 现阶段存在的主要问题 迄今为止尚无以血管的"生物性"修复为理念的治疗，针对血管疾病的"生物性"修复为治疗的全新问题，国内外尚无报道，目前本研究已从动物实验中实现动脉置换后的动脉"生物性"修复，获得具有自体血管生物特性的自体血管，并且血管长度可达到20cm（单根10cm），直径可在4～5mm，这预示血管疾病生物性修复的可行性和有效性。该技术解决了临床血管疾病的"生物性"修复的卡脖子问题，国内外一直有诸多研究，但迄今尚无大动物实验研究结果以及可较快进入临床的突破性技术。

3. 领军团队 团队学科骨干1为教授、博士生导师，中组部首批国家特聘专家、所在医院再生医学研究中心主任，长期专注再生医学人才培养和以解决人类健康实际问题为导向的再生医学研究，建立了"组织损伤信号传递系统"理论，开创了"重建组织损伤信号，调动机体自主再生能力"的技术和干细胞应用等多个再生医学创新技术体系，其中包括心血管再生技术，脑组织再生与神经功能恢复技术，肝脏再生技术；尤其以干细胞3D生物打印血管及临床应用再生医学技术引起全球关注。负责本项目的总体设计实施。

团队学科骨干2为教授、博士生导师，所在医院血管中心主任、血管外科主任。在血管外科基础和临床研究方面，获得国家、教育部、省级科研项目和所在医院新技术基金资助和多个国际多中心临床研究项目。作为主研人获省科技进步奖一等奖三项，二等奖一项，三等奖一项，华夏医学科技奖三等奖。近年先后在国内外发表学术论文241篇，国际SCI收录杂志82篇。负责本项目临床研究的总体设计实施。

团队学科骨干3为教授、博士生导师，所在医院再生医学研究中心副主任。主要从事3D生物打印和器官缺血后再生机制研究，以及医学应用基础产品产业化转化工作。共发表论文50余篇，其中SCI收录30余篇。主持国家自然科学基金面上项目2项，中国博士后科学基金1项和省科技厅应用基础研究计划1项。主研国家863项目1项，重点基础研究（973）项目2项，国家自然科学基金重点项目1项，参研教育部创新团队发展计划1项。参编多部国家级规划教材、专著和译著。负责本项目基础研发及转化的设计实施。

团队学科骨干4为副教授、硕士生导师，所在医院血管外科副主任医师。擅长周围血管外科疾病诊断及治疗。具有良好的血管外科手术技术和腔内微创治疗技术，主要从事主动脉及主-髂动脉、外周动脉疾病的临床和基础研究。长期从事3D生物打印血管的研发和转化研究，3D打印技术与临床血管外科转化研究，完成全球首例3D生物打印血管的动物实验植入。以第一作者或共同第一作者及通讯作者发表论文40篇，SCI收录30篇。主持和参与多项国家和省部级科研项目。获省级科技进步奖二等奖和华夏医学奖三等奖。作为GCP主要研究人员，参与负责多项临床GCP项目。负责本项目大动物研究及临床研究的设计实施。

团队学科骨干 5 为高级工程师，某生物科技股份有限公司首席科学家。主要从事干细胞结合 3D 生物打印技术的临床工艺转化和应用。截至 2021 年 4 月，申请专利超过 50 件，其中获得授权的发明专利超过 15 件。主持国家自然科学基金青年项目 1 项、主研国家 863 项目 1 项、重大项目 1 项。负责本项目临床工艺转化和应用。

4. 合作企业 合作企业在干细胞、3D 生物打印、临床前大动物实验等多方面协同攻关。采用最新 3D 生物打印技术，在现有人工血管内壁复合受者自身脂肪间充质干细胞，使其管腔内皮化，从而能够对血管疾病进行"生物性"修复，成功研制出全球首例 3D 生物血管打印机；并且在已有技术基础上，成功实现了内径 5mm 的人工血管的内皮化。该技术成功实现具有与自体血管结构和功能相一致的人工血管：不仅具有完整的内皮细胞层，还具有与血管收缩功能密切相关的完整的平滑肌细胞层，且与自体血管完全融合成一体。同时，与其他来源的干细胞相比，脂肪间充质干细胞具有来源更易得，更低的致瘤风险等诸多优势。蓝光英诺目前在干细胞 3D 生物打印领域已经布局全球专利超过 200 件，获得授权的发明专利超过 50 件，授权发明专利中包含生物砖、3D 生物打印血管等专利。

5. 拟解决问题和预期成果 为了解决临床血管疾病的"生物性"修复这一问题，研发人员对人工血管材料进行了各种优化，包括在人工血管内表面添加材料涂层或进行材料改性，使用复合型材料，研发新型生物相容性抗凝材料以及天然生物材料等，这一办法在一定程度上对人工血管的性能有所改善，但依然会出现血栓和再狭窄情况，证明单纯依靠对材料的改进无法解决问题。自 2001 年开始干细胞被用于制造内皮化人工血管，所选用的干细胞主要来源包括胚胎干细胞、诱导性多能干细胞和间充质干细胞。然而到目前为止，依然没有能够临床应用的使用干细胞实现内皮化的血管产品。主要问题为：①通过细胞种植技术黏附在人工血管材料表面的细胞难以承受血流的剪切力，易脱落；②通过现有体外培养技术诱导分化的干细胞无法与体内内皮细胞或平滑肌细胞相融合成一体并发挥作用。

临床前研究团队已在一项含 36 只恒河猴的非人灵长类体内模型研究中观察到安全性和有效性，并在另一项包含 26 只五指山小型猪体内大动物模型的研究中也得到验证，具有良好的临床安全性和有效性，有望彻底解决长久以来未能成功的人工血管内皮化问题，降低目前临床人工血管移植术后的诸多并发症，解决临床血管移植的卡脖子问题，并为系列相关的血管疾病提供全新的治疗技术。

（四）现代中药转化研究

1. 基本情况 急性胰腺炎（acute pancreatitis, AP）是临床常见的急腹症之一，起病急、发病率及病死率高，病死率高达 36%～50%。AP 临床上分为轻症急性胰腺炎（mild acute pancreatitis, MAP）、中度重症急性胰腺炎（moderately severe acute pancreatitis, MSAP）以及重症急性胰腺炎（severe acute pancreatitis, SAP）。腹痛和腰肋部肿胀疼痛作为 AP 首发和主要症状之一，伴随着 AP 的整个病程。临床观察结果显示，患者腹痛及腰肋部肿胀程度越重，说明 AP 炎症反应就越重。患者腹痛、肿胀程度和其炎症程度呈正相关，治疗急性胰腺炎时腹痛和腰肋部肿胀疼痛对于 AP 的病程转归起着重要的作用。目前西医对症治疗急性胰腺炎合并腹痛和腰骶部肿胀疼痛，主要采用非甾体抗炎药物或阿片类镇痛药物。由于非甾体抗炎药易引起上消化道出血；阿片类镇痛药物有成瘾性，影响 Oddi 括约肌功能，且易诱发呼吸衰竭等不良反应，上述不良反应限制了该类药物在临床的长期、反复使用。中西医结合法治疗 AP，不仅提高了临床疗效，降低病死率，缩短住院时间及治疗费用，节约卫生资源，且成为大型综合医院以中医科主导的多学科协作模式应用于危急重症救治的典范。

中药1.1类新药六合丹软膏来源于华西医院已故巴蜀名医吴介诚先生的外科用药秘方，于20世纪80年代初期，华西医院中西医结合科将六合丹外敷应用于急性胰腺炎时腹痛和腰肋部肿胀、疼痛时，具有消炎、镇痛、促进血液循环、减轻肿胀，临床疗效显著。目前在治疗AP引起的腹痛及腰骶部肿胀、疼痛方面未见有新药申请及上市，六合丹软膏由华西医院院内制剂六合丹开发而来，在临床使用过程中具有确切的临床疗效及安全性具有较高的临床价值及广阔的市场前景。

AP是临床常见的急腹症之一，起病急，病情重，并发症多，病死率高。腹痛和腰肋部肿胀疼痛作为AP首发和主要症状之一，伴随着AP的整个病程，患者腹部疼痛、腰肋部肿胀程度越重，说明AP炎症反应越重。肿胀程度和AP炎症程度呈正相关，因此，治疗AP时腹痛和腰肋部组织肿胀疼痛对AP的病程转归起着重要的作用。根据报道，AP普通人群发病率为（40~60）/10万，美国AP普通人群发病率为110/10万，近年有逐渐增高的趋势，且具有发病后病情易反复，病程长的特点。目前临床上对AP合并腹痛和腰骶部组织肿胀疼痛的治疗主要包括西医对症治疗和中药内服、外敷治疗。西医对症治疗主要采用非甾体抗炎药物或阿片类镇痛药物。而非甾体抗炎药物可能引起上消化道出血；阿片类镇痛药物反复使用具有成瘾性，并影响Oddi括约肌功能，易诱发呼吸衰竭等。最新研究表明，AP发病后使用阿片类药物止痛是住院时间延长的独立危险因素。因此，非甾体抗炎药物或阿片类镇痛药物都无法从根本上治疗AP合并腹痛和腰肋部肿胀、疼痛；而六合丹外敷治疗AP时腹痛和腰肋部组织肿胀疼痛在实际临床中较为常用，疗效较好，能长期反复使用。六合丹具有快速止痛，减少止痛药的使用的优点，局部外敷六合丹具有清热消肿的作用，能缓解急性胰腺炎患者腰骶部的红肿热痛症状，中药成分能经皮吸收进入血液和胰腺组织内，改善胰腺、腹腔和腹膜后组织微循环，促进胰周、腹腔、腹膜后积液的吸收，减轻患者腰部胀痛症状，也可以减少后期囊肿或包裹性坏死形成的机会、降低手术率。

目前无相同及类似功能主治的品种上市，因此六合丹软膏的新药研制不仅具有必要性，且具有重要意义，所开发的中药新药适合所有AP时腹痛和腰肋部组织肿胀疼痛的人群。

2. 领军团队

(1) 团队学科带头人为教授/主任药师，所在医院临床药学部支部书记/副主任、所在省预防医学会静脉药物集中调配安全分会主任委员、INRUD组织PIVAS合理用药组成员、药品使用监管研究专业委员会委员、教育部科技项目评审专家、国家医保药品评审专家。作为带头人进行六合丹、海棠合剂等多项中药新药的研发，作为负责人/主研主持国家、省级科研项目10余项，获准经费近800万元。

(2) 其团队核心成员如下。

团队核心成员1为所在医院临床药学部主任药师/质控室主任长期从事中药制剂质量控制与新药开发研究。获得国家发明专利5项，并在国家知识产权局、中国科学院主办的"首届全国杰出专利发明创新展"中获得"第二届全国杰出专利工程技术"奖。作为负责人/主研主持国家、省级科研项目10余项。

团队核心成员2为教授、博士生导师，某医药科技有限公司董事长。承担多项国家科技重大专项、国家高科技发展计划"863""人类重大疾病非人灵长类动物模型研究与应用"项目首席专家，"国家重大新药创制成果转移转化试点示范基地"项目组织者和参与者。

团队核心成员3为所在医院中西结合科。医主治医师，担任医疗组长。省级急性胰腺炎协作组委员、省级中医药协会青年委员。长期从事中西医结合治疗急性胰腺炎的临床和基础研究。包括中药复方口服和六和丹外敷治疗急性胰腺炎的机制研究。

团队核心成员4为所在医院临床药学部/药剂科，主管药师，从事六合丹和海棠合剂等院内制剂的新药转化研究，完成六合丹软膏的临床前新药申报工作。

3. 合作企业 合作企业是沪港两地上市的大型医药产业集团，主营业务覆盖医药工业与商业，2020年营业收入1919亿元，位列《财富》世界500强、全球制药企业50强、全国医药行业第二，入选上证180指数、沪深300指数样本股、摩根斯坦利中国指数（MSCI China Index）。该企业2020年研发总投入19.72亿元，拥有研发人员超过1300名，建有海外研发平台，研发能力位居国内医药企业第一梯队。该企业积极发挥生物医药产业龙头企业引领作用，以多元化、开放式的创新模式，积极与国内外科研院所及跨国药企开展研发合作，推动创新平台建设，加快新药研发与引进，持续构建具有前瞻性的创新药物研发产品链，逐步向"科技创新为驱动的研发型医药企业"转型。该企业还拥有特色原料药基地、现代中药基地、精品制剂基地以及保健品基地，持续加快"精益化、自动化、信息化、智能化、绿色化"建设，推进卓越制造。

4. 拟解决的关键性问题

(1) 解决了中药新药研发以患者实际需求为导向，院内制剂应用范围局限，造福广大患者的问题：六合丹、海棠合剂等院内中药制剂在华西医院长期用于临床患者的治疗，其中六合丹于80年代用于急性胰腺炎的治疗，临床使用近70年，海棠合剂也有近40年的使用史，长期临床使用安全性高、疗效好。确保了新药研发后续临床试验研究的可行，团队通过课题的实施，推动中药新药成功上市。

(2) 解决中药新药临床试验研究过程中的难点：新药研发的重点难点在于临床试验方案的可行性及科学性、临床试验的顺利开展及临床试验的结果可靠。六合丹等院内中药制剂来源于临床，具有坚实的临床实践基础，在1.1类中药新药临床试验申报、临床试验开展方面比其他无临床基础的中药具有显著的优势。

(3) 解决六合丹软膏、海棠颗粒等中药作用机制不清的问题：六合丹治疗急性胰腺炎引起的腹痛、腰骶部肿胀、疼痛的关键作用机制至今尚未被完全阐明，影响药物的临床应用，团队拟综合药学、毒理学及消化学等多学科交叉优势，进一步探明六合丹软膏的作用机制，为进一步提高药物的安全性，开发新型制剂提供坚实理论基础。

(4) 解决院内制剂转化各自为政的问题：以院内制剂六合丹新药转化为着力点，实现院内制剂的新药转化，为其他院内制剂新药转化提供路径。团队拟从临床复杂应用场景出发，通过临床医生的全程参与，在研发过程中充分考虑联合用药、联合治疗，以临床患者的使用和需求为出发点，联合多学科、多部门参与新药转化。

(5) 解决了企业在中药新药优良品种筛选难、成本高的短板问题："产学研医"的紧密联合模式为企业在中药新药品种成功上市上提供了可持续发展的路径。

（黄 鹏 陈 蕾 叶 意 伍国锋）

参考文献

[1] 转化医学网, https://www.360zhyx.com/.
[2] 杨柳. 科学研究在医学生教育中的重要性[J]. 科学理论, 2013(15): 266-267.
[3] Antman E M. Clinical research and the development of medical therapeutics[J]. Circulation Journal: Official Journal of the Japanese Circulation Society, 2014, 78(6): 1267-1271.
[4] 曹天然, 聂瑛洁. 浅论科学研究对医院发展的贡献[J]. 理论与学术, 2020, 12(3): 112-115.
[5] 曹雪涛. 对我国医学科技自主创新发展的几点思考与建议[J]. 中华医学杂志, 2020, 100(1): 1-3.
[6] 樊代明. 论医学基础研究对临床工作的重要性[J]. 中华内科杂志, 2006, 45(7): 531-532.

[7] DAI Y F, DU Q S, PAN Q, et al. Explorations and advances of the development of interdisciplinary sciences (in Chinese) [J]. Universities Disciplines, 2021, 2: 1-13.

[8] 戴亚飞, 杜全生, 潘庆, 等. 探索中前行的交叉科学发展之路 [J]. 大学与学科, 2021, 2: 1-13.

[9] 刘瑶霞, 张敏, 陈平. 转化医学在新型降糖药物钠葡萄糖协同转运蛋白 2 抑制药中的应用 [J]. 转化医学电子杂志, 2018, 5(06): 31-36.

[10] ZERHOUNI E. Medicine. The NIH Roadmap [J]. Science, 2003, 302(5642): 63-72.

[11] 钟赣生, 李少华.《神农本草经》的药物成就 [J]. 中华中医药杂志, 2006(07): 390-392.

[12] 王悦, 孟庆刚, 孔庆爱, 等. 针灸学在《黄帝内经》中的重要地位 [J]. 中国针灸, 2001(02): 49-51.

[13] RANDHAWA G, BODENHAM A. The increasing recreational use of nitrous oxide: history revisited [J]. Br J Anaesth, 2016, 116(3): 321-324.

[14] 中国科学院. 中国学科发展战略 [M]. 北京：科学出版社, 2013.

[15] WILEY BLACKWELL. Discoverers of Anaesthesia—1 HORACE WELLS（1815–1848）[J]. Pediatric Anesthesia, 2010, 8(1).

[16] DANKOSKI E. The 2018 Lasker similar to DeBakey Clinical Medical Research Award recognizes John Baird Glen for the discovery of propofol[J]. The Journal of Clinical Investigation: The Official Journal of the American Society for Clinical Investigation, 2018(10): 128.

[17] 欧阳八四. 针灸溯源 -- 九针的起源、运用与发展 [J]. 针灸临床杂志, 2005, 21(7): 47-48.

[18] OCHSNER J. Surgical knife [J]. Tex Heart Inst J, 2009, 36(5): 441-443.

[19] 强永刚. X 射线的发现与早期不正当应用 — 纪念伦琴发现 X 射线 120 周年 [J]. 中华放射医学与防护杂志, 2016, 36(02): 154-160.

[20] 乐家新, 周建山, 兰亚婷. 血细胞分析仪检测原理 [J]. 中华检验医学杂志, 2004, 27(3): 205-208.

[21] SIGWART U. The Stent Story: how it all started… [J].. Eur Heart J, 2017, 38(28): 2171-2172.

[22] MORICE MC, SERRUYS PW, SOUSA JE, et al. A randomized comparison of a sirolimus-eluting stent with a standard stent for coronary revascularization [J]. N Engl J Med, 2002, 346(23): 1773-1780.

[23] 张小农, 左敏超, 张绍翔, 等. 医用可降解血管支架临床研究进展 [J]. 金属学报, 2017, 53(10): 1215-1226.

第 9 章 医学科学启迪故事

一、文人渴望的"浪漫疾病"

(一)浪漫时髦的疾病

在浪漫国度欧洲,人们喜欢在街头携手共行,待夜幕降临后,在塞纳河畔旁共进浪漫的烛光晚餐。然而有一天,一种使得浪漫变味的疾病出现在了人们身边,由于对疾病的无知,人们并没有感到畏惧,而是欣然接受。这个使得浪漫随之变了味的疾病便是肺结核,肺结核所带来的"浪漫"盛行了起来……

在 19 世纪的欧洲,15—34 岁的人中,有 1/3 以上死于肺结核,而 20—24 岁的人中,竟有一半死于肺结核。但这不但没有导致恐惧,却导致了当时的人们对于年纪轻轻就死于这种无法逆转并且持续消耗的疾病产生了奇妙的审美崇拜。在文艺艺术气氛的烘托下,这个让人失去生命的古老顽疾,成了上流社会竞相追逐的对象,很多上流社会的贵族小姐们,都争先恐后地想要染上这种"浪漫病"已获得"病态的美"。生物学家 René Dubos 曾形容道:"当时疾病的空气广为扩散,因此健康几乎成了野蛮趣味的象征,人们不再欣赏健康的女性,而越来越喜欢这种脆弱的女性形象"(《健康和疾病》)。

那为什么这种病态会被认为是一种美呢?是因为这种疾病产生了这样的美感,还是因为审美而使人们重视起这个疾病呢?福尔曼大学的医学史教授 Carolyn A.Day 曾解释道:"这种变化是由于大众开始将肺结核的病症与维多利亚州上层或中产阶级妇女的脆弱性联系了起来"。正如 Day 所言,当时所认为的气质杰出的女性,应该是身体虚弱的,一直居家不出,各方面都不能独立,对外界充满依赖的,而这也发展成了社会的大众审美,恰巧这种审美和疾病带来的虚弱不谋而合,相互促进《疾病的隐喻》。

(二)渴望患病的文人

随着时间的推移,结核病带来的痛苦和死亡渐渐被艺术所淡化,取而代之的是瘦削和苍白的一面,对于高雅、忧郁和纤细的追求把这种"浪漫病"捧上神坛,甚至这些搅弄潮流的艺术家,对此也是十分追捧,一度成为艺术家们互通书信的话题由头。

1852 年,著名作家梭罗就曾身染肺结核的情况下欣喜地写道:"死亡与疾病常常是美丽的,如痨病产生的热晕"。1820 年,身患肺结核的浪漫主义诗人雪莱给同样患病的好友济慈的信中写道,"你还是带着那副肺痨患者的病容","肺结核是对你这样妙笔生花的人的偏爱"。1821 年,26 岁的济慈病逝,第二年同患肺结核的雪莱溺亡。

而结核病作为一种病态审美感,几乎成为一种时代风貌和荣耀,甚至没有被疾病缠身的艺术家也希望自己染上。身材魁梧的大仲马曾多次故意靠近结核病患者,以践行这种时髦的疾病,在多次"被传染"无果后,甚至还假装咳嗽,试图伪装成肺结核患者,让自己有香消玉殒的美感。

而另一些"幸运儿"却是"求核得核"。诗人拜伦就曾说道:"我多么期望自己可以死于肺结核啊!"1824 年,年仅 36 岁的拜伦因受寒得了严重的感冒,虚弱的身体被肺结核入侵,最终"如愿以偿"了。

除此之外,这种疯狂的审美也体现在了很多

传世名画中。著名画家莫奈曾创作过关于他妻子卡米尔一系列的写生，其中最著名的一幅"卡米尔莫奈在她死去的床上"就是卡米尔患肺结核弥留之际，莫奈对其面容与神态的记录。

由于肺结核患者时刻处在身体的日渐虚弱中，不可避免地要去思考生命和死亡的意义；而对生命的思考，自古以来都是艺术源源不断的灵感来源。如此，在肺结核患者中，自然更容易孕育出文艺大家。随着肺结核艺术家声名的盛起与地位的提高，社会上逐渐开始追捧肺结核，也就不足为奇了。

（三）跨越古今的恶魔

世界上可能没有穿越千年的爱恋，却有穿越千年的肺结核。

实际上，肺结核是一种存在了很久的古老疾病。有考古学家发现，早在德国的海德堡石器时代，古人遗骸的第4、第5胸椎就有典型的结核性病变存在。而在古代埃及墓葬中的木乃伊脊椎上，同样发现了结核性病变。1973年，在湖南长沙马王堆一号汉墓出土的公元前2100年的女尸，在其左肺发现存在结合钙化灶。我国著名的中医典籍《黄帝内经素问》《金匮要略》中也曾有过结核病症状的记载，并将其归于"虚损""虚痨"一病症中。这些发现都表明，结核病早在7000年以前就已经存在，从新石器时代就开始折磨欧亚大陆和非洲的史前人。1546年，意大利医生Fracatorius首次提出结核是由肺里看不到的细菌引起的。由于其症状的多样性，医疗条件不发达，直到19世纪才由J. L. Schonlein来因将其统一命名为结核病。

肺结核在中国又称"肺痨"，在民间更是有"十痨九死"的说法。对于20世纪80至90年代甚至更早的人来说，肺结核更是"耳濡目染""谈虎色变"的存在。不少名人也因结核病陨落，我国伟大的文学家鲁迅、被誉为"30年代的文学洛神"的萧红、中国第一位女性建筑学家林徽因都死于结核病。而哪怕是到了今天，人们仍然没有完全战胜它。

（四）撕开神秘的面纱

到底是怎样一种原因引起这种可怕的疾病呢？这一切的渊源都要从结核分枝杆菌说起。结核分枝杆菌个头很小，活动性也不强，增殖速度甚至异常缓慢，正常细胞每半小时分裂一次，而结核分枝杆菌每16～20h分裂一次。那这个看似普通的细菌是如何做到让人闻风丧胆的致死细菌top1的呢？结核分枝杆菌很适合在避光干燥环境中生存，在干燥的灰尘中，结核分枝杆菌可以存活8～10天，而在干燥的痰液内甚至可以存活6～8个月之久。患者通过咳嗽、打喷嚏、说话、唱歌或是吐痰都会释放出具有细菌的悬浮粒子，而每个喷嚏则可以释放高达4万颗悬浮粒子。结核分枝杆菌的感染剂量非常低，即使只吸入了不到10个细菌，都可能造成感染（图9-1和图9-2）。

肺结核的初期症状并不明显，给人一种生命被慢慢耗尽的感觉。这也是为什么肺结核一开始被命名为"Consumption"，也就是消费、消耗的意思。随着病情的发展，患者经常食欲不振、全身疲乏、身体消瘦，因呼吸困难、含氧量降低、面色苍白又时而潮红，整个人陷入萎靡不振的情绪之中，最终油尽灯枯而亡。这样的症状给患者的气质增添了几分感性而又悲情的气息，也让人产生了遐想。这也是为什么人们会把发病的原因与敏感浪漫、痴情等情感因素联系起来。

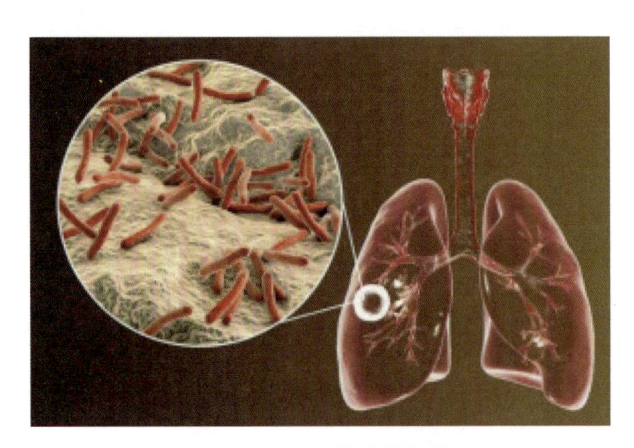

▲ 图9-1 结核分枝杆菌

引自CDC. "Tuberculosis: Causes and How It Spreads." Last modified March 6, 2024. Accessed July 17, 2024

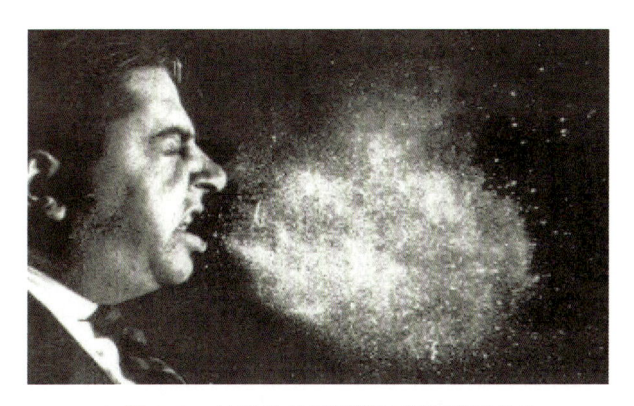

▲ 图 9-2 结核分枝杆菌通过喷嚏喷出体外
引自 Library of Congress. "Edison Kinetoscopic record of a sneeze." Last modified January 9, 1894. Accessed July 17, 2024

那折磨人类上1000年之久的"罪魁祸首"，到底是如何被人类发现的呢？这一切的"渊源"要从1882年3月24日，一个平静的午后说起……

在一间破旧的自建实验室里，一个矿工的儿子为世人揭开了这个"始作俑者"的神秘面纱[8]。他就是被称作"绝症克星"的细菌学家Robert Koch（图9-3）。Koch出生于19世纪的一个普通贫穷家庭，由于家庭子女众多，Koch的父母根本无暇顾及他，但即便如此，Koch仍是家里最聪明的孩子，5岁时便能自己读懂报纸，凭借自己惊人的天赋靠拿奖学金一路攻读到医学博士。1870年，全世界的医学研究还是一片空白，医疗条件也不发达。彼时，已经是小镇上一名职业医生的Koch，怀着对疾病炙热的探索精神，在自己简陋的实验室里，争分夺秒地进行研究。28岁生日那天，妻子送给了他一台显微镜，Koch喜不自禁，更加努力地研究，而这台显微镜也成为Koch发现这个"可怕的疾病"的重要工具。

面对医院大量年轻人的死亡，Koch百思不得其解。为了取得疾病的病灶，Koch每天奔走在患者家属之间，功夫不负有心人，最终Koch取得了家属的同意，将大量结核病死亡患者的病灶带回了实验室进行研究，而这些来之不易的病灶使Koch更加有劲。他将提取出来的病灶放在显微镜下观察，却没有发现细菌。Koch便将病灶捣碎接种在动物的体内进行观察，最后，这些动物都感染了同一种疾病。那为什么显微镜下会一无所获呢？Koch绞尽脑汁，决定用染色法试试。可是那么多的染色试剂，该选择哪一种呢？为了找到合适的试剂，Koch逐一试验，在无数次的失败面前，Koch仍旧没有退缩。

终于，历经无数次的失败后，Koch在亚甲基蓝染色的组织中观察到的一种从未见过的蓝色长条细菌，让人们首次看到了折磨人类数千年的致病元凶——结核分枝杆菌。在夺去千万人性命的结核病面前，人类第一次有了里程碑式的发现。而每年3月24日这一天也被世界卫生组织定为世界防治结核病日。中国、泰国、越南、墨

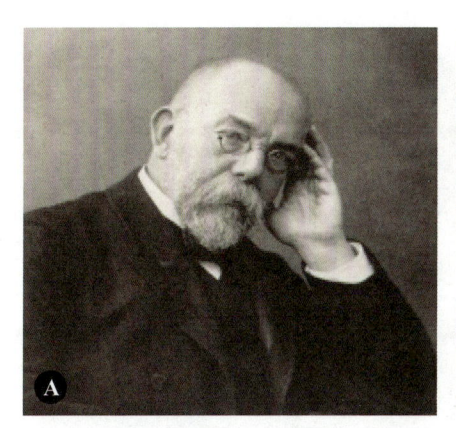

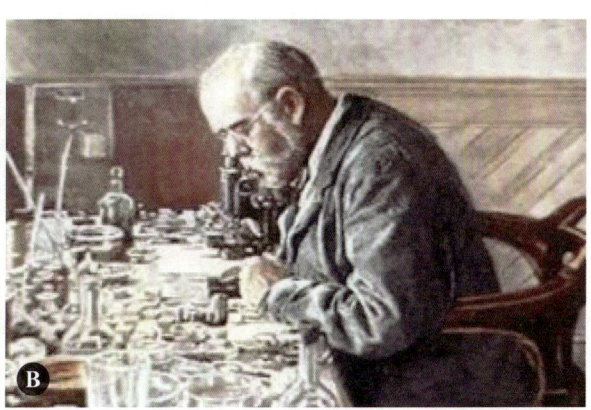

▲ 图 9-3 德国细菌学家 Robert Koch 和他的实验室
A 图引自 American Medical Association. "Robert Koch." The History of Inoculation and Vaccination for the Prevention and Treatment of Disease. Last modified 1913. Accessed July 17, 2024.
B 图引自 Brock, Thomas D. "Robert Koch: a life in medicine and bacteriology." Last modified 1988. Accessed July 17, 2024

西哥为了铭记这一天，还集体发行了纪念邮票。然而结核分枝杆菌仅是Koch发现的病原体的冰山一角，曾闻名世界的炭疽杆菌、伤寒杆菌、霍乱弧菌等也是Koch发现的。

（五）绝症的杀手锏

虽然结核病的病原体已经找到，但这并不意味着结束，这个可怕的疾病该如何去预防呢？19世纪末，许多学者为了预防肺结核，在Koch的基础上试图将结核分枝杆菌制成疫苗为人所接种，但经过多次动物实验，都以失败告终了。1895年，德国物理学家Röntgen发现X线（图9-4），为整个临床医学的影像学诊断打下基础，同时也为结核病的早期诊断推进了一大步。那到底怎样才能研制出一种没有毒性又能预防结核病发生的疫苗呢？

1906年的一个秋天，法国科学家Calmette和兽医学家Guérin决定用牛型结核分枝杆菌接种到羊身上进行试验，毫无例外，试验仍然失败了。两人来到了实验室外的农场散心，面对试验屡屡失败，他们无暇观赏秋天的丰收景色，正当他们往回走时，听到农民收割玉米秆时大声抱怨道："今年玉米秆的收成没什么看头了，真是一代不如一代了。"他们出于好奇，询问农民："这些玉米秆是因为缺乏肥料吗"，农民回答道："不是的，这些玉米引种到这里已经有几十年了，可能有些退化了，收成都不如前几年好"。两人听后，欣喜若狂，如果把毒性强烈的结核分枝杆菌一代一代培养下去，毒性是否也会随之退化呢？将毒性退化的结核分枝杆菌再次注入人体内，是否能在不伤害人体的机体下，又能产生免疫力呢？

经历了漫漫13年，在传了230代之久，这个顽强的菌种终于屈服了。Calmette和Guérin将结核菌第231代菌种接种到动物身上，验证了它能产生免疫作用。随后，他们又对人进行接种，也获得了良好的效果。终于，在这条与结核病抗争的路上，人们获得了第二次里程碑式的胜利。为了纪念两位伟大的科学家，该疫苗便以他们的名字命名，即著名的"卡介苗"。

距今，卡介苗问世已逾百年，是大多数国家计划免疫必须接种的疫苗之一。据统计，全球有约40亿儿童受惠于他。

1944年，受到青霉素发现的启示，美国著名微生物学家Waksman（1952年的诺贝尔生理学或医学奖得主），带领他的团队对土壤微生物进行周密的研究。在尝试了8000多种菌种后，成功从土壤样本中分离出一种丝状微生物。经过多次试验，Waksman发现这种菌株能像青霉素一样，可以杀死其他菌株，而自己保持生存。经过多次培养和不懈努力，他们终于获得了一种能有效抑制结核分枝杆菌繁殖的全新提取物——链霉

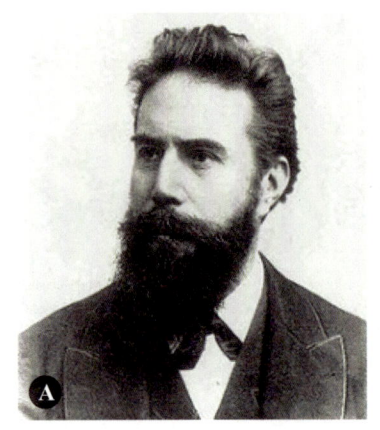

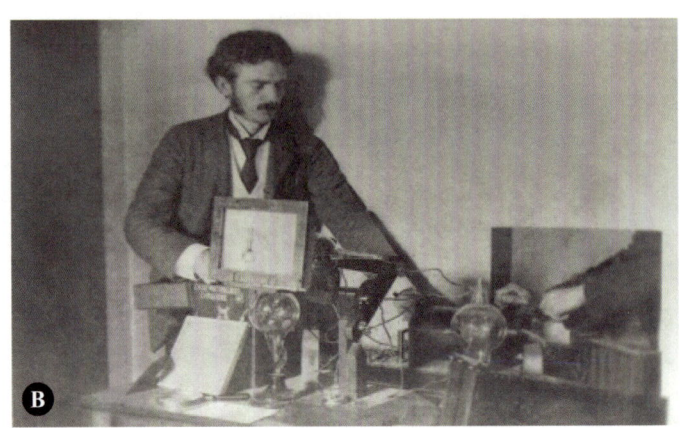

▲ 图9-4 德国物理学家 Wilhelm Conrad Röntgen（1901年诺贝尔奖金第一位物理学奖获得者）
A 图引自 Science History Institute. "Wilhelm Conrad Röntgen: The Birth of Radiology." Last modified 2018. Accessed July 17, 2024
B 图引自 Oxford Academic. "Wilhelm C. Röntgen discoverer of X-rays." Last modified November 1, 1995. Accessed July 17, 2024

素。链霉素的发现，成为研制抗结核菌药物的一个重要转折点。此后，异烟肼、利福平等抗结核药化疗药物也相继合成。抗生素、卡介苗和化疗药物的问世也开启了结核病"化疗"的全新阶段，使得人类与肺结核的抗争取得了里程碑式的胜利，也使全球肺结核患者大大减少。那个18—19世纪曾遍布欧洲的"浪漫病"，也变得不再神秘莫测。

（六）浪漫疾病何时了

1996世界卫生组织曾提出目标：希望到2000年，结核病不再成为威胁人类健康的主要病种。但事实上，人类太过于乐观了。

2003年，世界行动组织公布的数据显示，全球每天仍有5000人死于结核病。2018年，我国肺结核新发患者有86万例，位居全球第二。而造成这种情况的主要原因是我国流动人口骤增，且随着多种抗药性结核菌株的产生，肺结核防治的难度也随之增加[12]；许多地区政策不完善，导致肺结核防治系统遭到破坏；且大众普遍对结核病健康教育不重视，缺乏结核病防治相关知识。

2020年，突如其来的新冠肺炎，给人类造成猛烈一击的同时，结核病的防治工作也出现了第二次前所未有的困难。COVID-19的大流行也对结核病基本服务的提供造成巨大影响。2020年全球结核病死亡人数较2019年死亡人数增加了约10万人，结核诊治服务供需的中断也导致结核病发病率的年度下降趋势变得愈发缓慢。面对复杂的防控形势，虽然国家政府已经开始密集部署相关工作，但当今社会，防治结核病仍然面临多重挑战。

世界卫生组织提出了"2035年终止结核病"的结核病控制目标。当下，最重要的是需要采取行动来减轻和扭转COVID-19大流行对结核病的影响，而我国作为结核病高负担国家，面对这种古老的疾病，我们还远没有胜利，而控制结核病，消灭结核病，人人有责，任重而道远。相信在所有人的努力下，终止结核病的国际目标终将实现！

（七）思维启迪

1. **勇于探索、不惧危险** 这是打开未知世界的金钥匙；简陋的环境、艰难的条件照样取得造福人类的卓越成就。在德国乡镇执业的医生Koch，怀着对疾病炙热的探索精神，把当时尚不知道死亡病因的患者的病灶带回自己简陋的实验室里，经过无数次的失败，用一台破旧显微镜发现了结核分枝杆菌，终于揭开结核病的神秘面纱。

2. **善于思考、勤于实践** 法国科学家卡尔米特和介朗从农民收割玉米秆时大声抱怨"今年玉米秆的收成没什么看头了，真是一代不如一代了"中得到启示，想到结核菌经过反复培养后毒性可能会降低，于是经过长期传代培养后结核菌毒性减弱，接种后可以使得动物获得免疫力，于是卡介苗问世，造福全球40亿儿童。

二、核酸自述：从名不见经传到全球闻名

（一）世先有科学，然后有我名

未遇到科学前，"我"没有名字，就像花果山的"石猴"没有拜师菩提老祖。

约38亿年前，地球火山爆发产生了甲烷、氨氢等气体，这些气体在大自然不断的宇宙射线、闪电和高温等作用下（图9-5），自然合成了一系列的小分子有机化合物，孕育了"我"的雏形，汇集在生命的摇篮——原始海洋中[1]。经过长期不断地演变，形成具有原始新陈代谢作用和能够进行繁殖的原始生命（图9-6）。

1869年的一天，瑞士生物学家F.Miescher在以外科诊所里被人抛弃的手术绷带上的脓细胞为研究材料时（图9-7），从其细胞核中提取出一种含磷量很高的酸性化合物，根据此种化合物对胃蛋白酶的耐受性及其溶解度性质，F.Miescher判断是一种新的细胞成分，那就是"我"，并命名为"核素"（nuclein），是我的"乳名"。1889年，F.Miescher的学生德国病理学家Richard Altmann在进一步的实验中发现"我"是一种酸性物质，

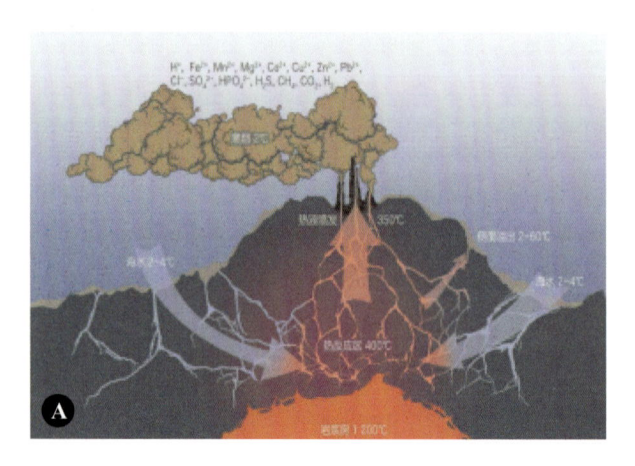

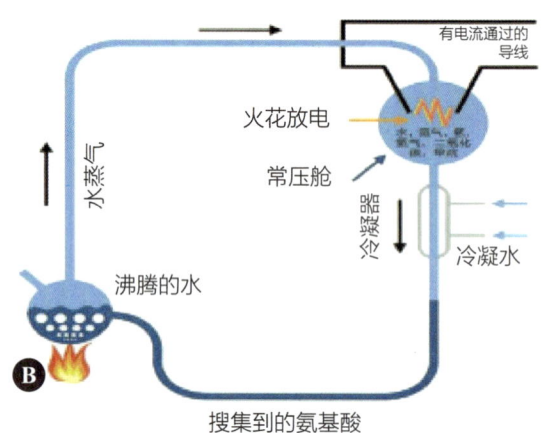

▲ 图 9-5 核酸产生的环境及相关实验
A. 核酸产生的环境
引自刘大可. 生命的起源 [M], 北京：中信出版集团，2021
B. 米勒 – 尤里实验证明早期地球大气中存在的初始无机分子可用于制造简单的有机分子
引自巴赫拉姆·莫巴舍尔. 起源：NASA 天文学家的万物解答 [M]. 湖南：湖南科学技术出版社，2021

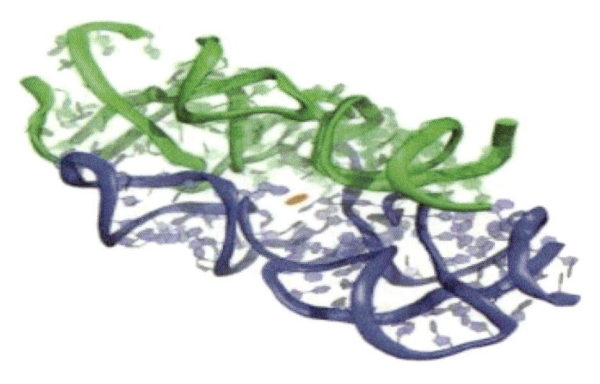

▲ 图 9-6 核酸产生后的原始核糖体
引自 Bose T et al. Nucleic Acids Res. 2022 Feb 28;50(4):1815-1828

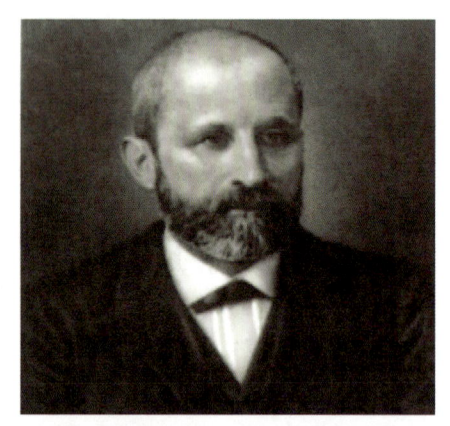

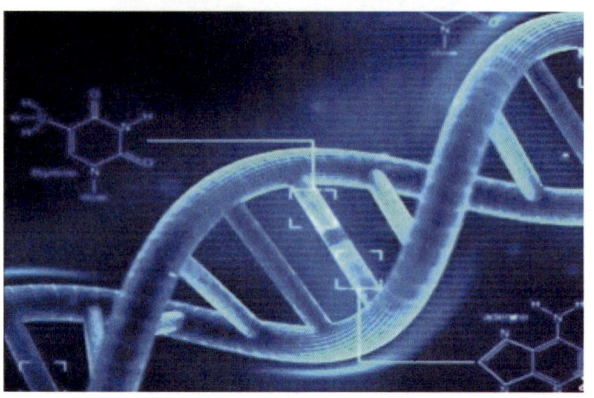

▲ 图 9-7 F.Miescher 在实验中发现"核酸"（1869 年）

正式改名为"核酸"，一直沿用至今[2]。

科学的发展历程往往是曲折的，对于"我"的正确认识也经历了漫长的过程，曾一段时期内遗传学界认为蛋白质才最有可能是遗传物质，而忽视了"我"。

1952 年，Alfred Hershey 和 Martha Chase 公布了噬菌体侵染实验的结果，这个实验几乎无可争议地证明了遗传物质的化学本质就是"我"，使当时所有生化学家和遗传学家都放弃了蛋白质是遗传物质的错误观点。随后一年，J. Watson 和 F. Crick（获 1962 年的诺贝尔生理学或医学奖）的 DNA 双螺旋结构模型问世，克里克又在 1958 年提出了分子遗传中心法则，揭示了"我"与蛋白质间的内在关系，以及 RNA 作为遗传信息传递者的生物学功能，并指出了信息在复制、传递及表达过程中的一般规律，即 DNA → RNA →蛋白质[3]。人们终于开始从分子水平上揭示了生物遗传的本质，DNA 双螺旋结构模型的建立则被公认为是分子生物学诞生的标志，被誉为20世纪自然科学三大发现之一，使对于"我"的研究进入了一个崭新的历史阶段。

此时，人们已经认识到核酸的合成代谢与生物信息的传递密切相关。对于"我"更深入地认识离不开科学技术的进步，每个新的技术就像打开"我房间及门窗"的"钥匙"，让人们从多角度深入地了解"我"。聚合酶链式反应（polymerase chain reaction，PCR）技术是一项伟大的发明，可以说没有PCR技术的发明，就没有现代分子生物学。此项技术也彻底改变了遗传学、医学等多个学科，让人类得以开展基因检测、病毒鉴定、遗传筛查等重大举措[4]。PCR技术之父Kary Mullis也因此获得了1993年诺贝尔化学奖。

经过科学家长期不懈的努力和科学技术的日益进步，伴随着人类基因组计划的逐步完成，"我"的神秘面纱被逐渐揭开。

其实，"我"包括核糖核酸（RNA）和脱氧核糖核酸（DNA）两大类，是生物细胞最基本和最重要的成分。DNA贮存遗传信息，在细胞分裂过程中复制，使每个子细胞接受与母细胞结构和信息含量相同的DNA；RNA主要在蛋白质合成中起作用，负责将DNA的遗传信息转变成特定蛋白质的氨基酸序列。

在所有生命物质中只有"我"能够自我复制，任何一种生物的蓝图就编码在其核酸分子中，生物进化即始于"我"。如果把人体内生命基础物质的生理活动比喻为形式中的航空母舰，蛋白质是航母本身，而"我"则是这航母所有部件的总设计图。

（二）百余年来，我默默无闻

近百年来，"我"一直普普通通，平平凡凡，对于大众来讲我就像个"陌生人"。

自1869年F.Miescher在脓细胞中发现"我"之后，科学家们就对"我"逐步开展了更为深入的研究，想和"我"尽快地"熟悉"起来。1910年Kossel（诺贝尔生理学或医学奖获得者）进一步纯化获得核酸，并确定了核碱基。9年后，Phoebus Aaron Theodore Levene首先发现了单核苷酸的三个主要成分（磷酸盐、戊糖和氮基）的顺序。而确定DNA是遗传物质的研究主要集中在20世纪30年代左右，其中最具代表性的是"三个实验""一个规则"。"三个实验"分别是格里菲斯Griffith的经典转化实验、艾弗里Avery的转化实验、Hershey与Chase的噬菌体侵染实验。"一个规则"是著名的查伽夫规则。1944年，艾弗里、麦克劳德和麦卡蒂，在《实验医学杂志》上发表题为《关于引起肺炎球菌发生转化的物质的化学性质的研究》的论文，郑重宣布了他们多年来实验得到的结论：促使肺炎球菌发生遗传转化的物质是DNA（也就是我），遗传和变异是生命的本质，同时它们之间变化万千的排列组合顺序则可能使其具有承载遗传信息的功能[5]。

为了对"我"更好的研究，1961年霍尔开拓了核酸杂交技术，以及1983年穆利斯首次提出的PCR概念[4]，奠定了基于核酸杂交和核酸特异序列扩增的核酸检测技术的理论基础。在随后的疾病诊断和病原检测中，核酸检测技术所展现出的相较于传统检测方法更为优越的灵敏度、特异度和良好的可重复性，使其在生物检测领域占据了重要地位，同时其应用也愈加广泛和深入。所谓核酸检测技术，是直接对动植物有害生物基因结构和序列进行测定，包括核酸的分离、纯化和鉴定、PCR技术、核酸杂交技术、新基因的克隆和功能研究。

随着以"我"为主题的科学研究的逐步深入，"我"纷繁复杂的功能令科学家叹为观止，在生物传感、生物成像、靶向递送、疾病治疗等方面应用广泛。

当百姓就诊时，感叹道核酸检测技术对疾病的诊断如此便利、精确，殊不知对于"我"的研究已百年有余。

山间老树，默默无闻，当你在大树下安详地乘凉时可曾想到，树已在百年，历经风雨……

（三）"新冠肆虐"，我身价倍增

庚子新春，新型冠状病毒病（COVID-19）

突袭中国大地，并在全球肆虐，成为近百年来人类遭遇的影响范围最广的全球性大流行疾病，人类生命安全和健康面临着重大威胁。

突如其来的疫情犹如一场大考，每道"题目"都伴随着我的"身影"，考验着政府各级人员的管理水平、能力和责任心，至少上千官员，部分高层由于履行疫情防控工作不力或渎职而"下马"，受到包括政纪处分、停职、免职，甚至先免职再立案处理；近两年已有数万篇带上我和新冠标签的国际性科研文章上线，影响因子飙升，其中不少因为"我"登上了国际顶刊，仅最近 1 周里，*Nature*、*Cell* 以及 *Science* 三大国际顶刊分别带来了数篇关于核酸研究治疗 COVID-19 的报告；在疫情发"风口"，2021 这一年，仅辉瑞、莫德纳、阿斯利康的新冠疫苗销售额，就达到 730 亿美元以上（人民币约 5000 亿元），中国科兴疫苗也盈利 900 亿元[6]。凭借疫苗制造公司的股价飞速上涨，疫情至少创造了 9 位新生的亿万富翁；众多新冠核酸检测企业也凭借"我和新冠"一炮而红，赚得盆满钵满。当然，因为疫情影响，不少企业、工厂也相继倒闭、员工被迫失业……

面对前所未有、来势汹汹的疫情天灾，新冠就像"大闹天宫"，让"我"从默默无闻的"弼马温"变成了众所周知的"齐天大圣"，颇有些"十年寒窗无人识，一举成名天下知"的"当红明星"感觉。街头巷尾，茶余饭后都是关于"我和新冠"的声音，与我们有关的大小事情频频登上"热搜"。

近日，网上有人戏说测核酸：西江月（新韵）"列队单行有序，留空一米无妨；多层口罩面容藏，把嘴张开合上；扫码裁夺进退，核酸断定阴阳……"虽不工整，但也颇为有趣。"你做核酸了吗？"也成了新的"打招呼"用语，"绿码"似乎被赋予了"良民"的标志。大家开始好奇以及一连串的发问："我"到底是"谁"？核酸检测又是什么，为什么核酸检测可以确诊是否被新冠感染呢？新型冠状病毒是何物呢……

故事就要从冠状病毒说起了。冠状病毒属的病毒是基因组为线性单股正链的 RNA 病毒，是自然界广泛存在的一大类病毒。最先是 1937 年从鸡身上分离出来，外有包膜，包膜上存在棘突，在电子显微镜下观察，病毒粒子外观形似日冕，不同的冠状病毒的棘突有明显的差异。众所周知的 2002 年的严重急性呼吸综合征（SARS）和 2012 年的中东呼吸综合征（MERS）都是冠状病毒的感染[7]。而 2019 新型冠状病毒（SARS-CoV-2）属于 β 冠状病毒[8]，是目前已知的第 7 种可以感染人的冠状病毒。

而"我"则以唯一的 RNA 形式存在于新型冠状病毒，表面布满的刺突蛋白是病毒侵染宿主细胞的关键，具有高度传染性，而"我"特异性的序列是与其他病原体区分的标志物，为非节段单链正 RNA，是 RNA 病毒中最长的 RNA 核酸链，冠状病毒的 RNA 和 RNA 之间重组率非常高。基于百年来对"我"的研究基础，中国科学家在极短的时间里完成了对新型冠状病毒全基因组序列的解析，并通过基因组序列对比发现了"我"在新型冠状病毒中的特异序列，率先研发出新型冠状病毒核酸分子检测试剂，被称为临床精准诊断的"探照灯"。

新型冠状病毒检测主要有三种检测方法，即核酸检测、抗体检测、抗原检测，而核酸检测是金标准，也就是可以确诊感染的检测方法[9]。

有人戏说核酸检测："秦时明月汉时关，赶紧下楼做核酸"。那么核酸检测是如何完成的呢？核酸检测的关键物质是病毒中的"我"。临床实验室检测过程中，如果能在患者样本（呼吸道标本、血液或粪便）中检测到新型冠状病毒的特异核酸序列：病毒 RNA 需要首先逆转录为 cDNA，再进行扩增检测。通过荧光定量 PCR 所得到的样本 Ct 值的大小（Ct 值代表 PCR 的循环数，Ct 值越小代表病毒浓度越高，越容易被检测到），可以判断患者样本中是否含有新型冠状病毒，进一步确定该患者是否被病毒感染，也就是我们常说的核酸检测阴性或者阳性。

PCR 核酸检测有严格的标准化流程，使用统一的技术要求，实验室检测工作人员也都需要经过标准规范的技术培训，获得国家认可的上岗证书才得以开展工作，这也保证了核酸检测的统一性。

俗话说，"治病除根，追本溯源"。控制新型冠状病毒这种高传染性的、突变率高的传染疾病的基本原则是控制传染源，借助精准快速诊断、筛查分流、切断传播源、防范交叉感染，无疑是控制疫情发展的关键。而开展大规模的或者全员的反复核酸筛查的目的是迅速从人群当中把阳性感染者找出来，进而起到控制传染源的作用。

"中国加油！"，用核酸检测跟新型冠状病毒赛跑。

（四）功过是非，谁为我评说

疫情今昔复明年，何时尽？病毒突变又变异，永不停！

由于疫情影响，居家隔离、静默管理甚至被迫封城，学生停课、工厂停业，不少员工被迫失业等，对教育、社会和经济增长带来严重的负面影响，涉及交通运输、旅游、餐饮、娱乐等行业，我国直接经济损失约 10 亿人民币以上，长期经济损失可能超过数万亿。病毒的变异和疫情反复，全球将有近 40 个国家出现严重的经济倒退。更关键的是严重威胁到了人民的身心健康，尤其是老人和儿童。

数据显示，全球范围内新型冠状病毒变异毒株已经发现超 1000 种（图 9-8），值得关注的主要有五种，即阿尔法（Alpha）、贝塔（Beta）、伽马（Gamma）、德尔塔（Delta）、奥密克戎（Omicron），奥密克戎变异株 BF.7（BA.5.2.1.7）目前正全球肆虐[10]。对于疫情的恐惧和未来的迷茫，人们开始仇恨"我"，正因为"我"的复制和重组才有了频繁的突变和变异。

虽说"人红是非多"，可遗传和变异本就是生命的本质。我依然是"我"，自生命的起源一直都在，在新冠病毒这里只是频繁换了"衣服"，也仅仅是为了"活"下去，这也有"错"吗？

"我"不仅是基本的遗传物质，控制着生物体的繁殖和遗传，而且在蛋白质的生物合成上也占重要位置，在生长、变异等一系列重大生命现象中起决定性的作用。

病毒可以说是生命体中最简单的成员，一旦进入宿主细胞后，它就可以利用细胞中的物质和能量以复制、转录和转译的能力，按照病毒中的"我"所包含的遗传信息产生和它"一样"的新一代病毒（图 9-9）；离开了宿主细胞，就成了没有任何生命活动、也不能独立自我繁殖的化学物质。在传播过程中不停地发生突变，是病毒本身的一种自然属性，尤其是像新冠这样的 RNA 病毒，更容易发生基因突变。而所谓变异其实就

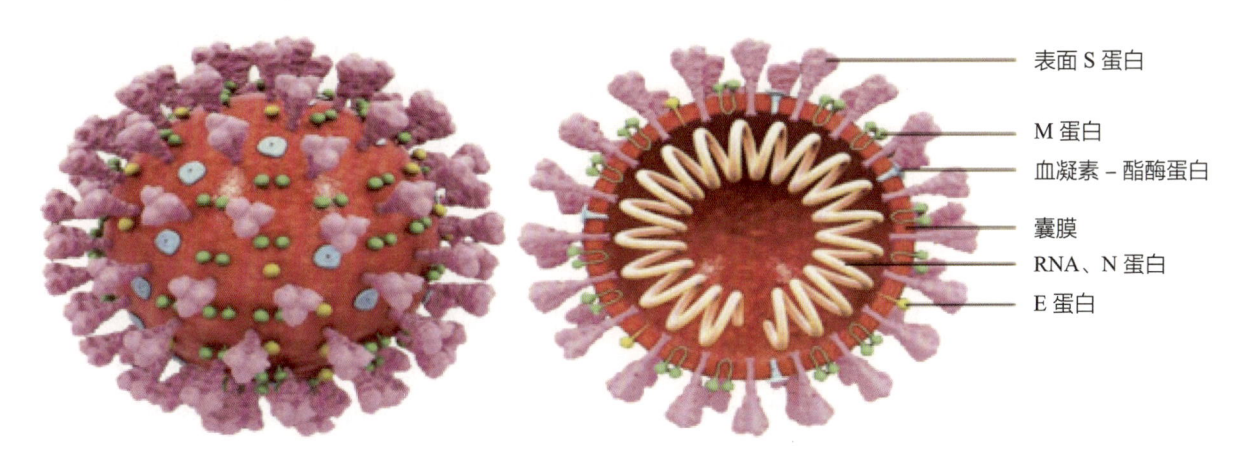

▲ 图 9-8 新型冠状病毒（SARS-CoV-2）
引自陈翔，胡斌. 高等学校新型冠状病毒肺炎防控指南 [M]. 北京：人民卫生出版社，2020

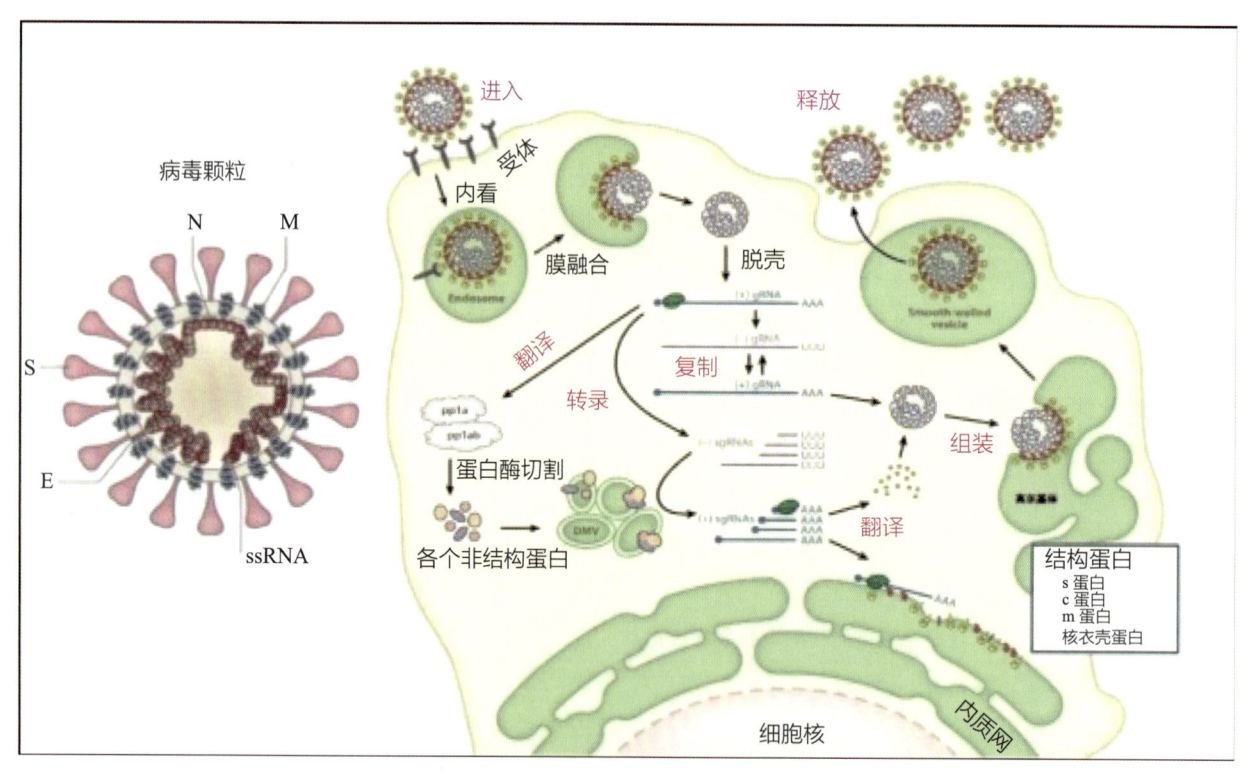

▲ 图 9-9　病毒感染宿主内的过程

引自 Fung TS, Liu DX. Human Coronavirus: Host-Pathogen Interaction. Annu Rev Microbiol, 2019, 73: 529-557

是基因组中核酸碱基顺序上的化学变化，可以是一个核苷酸的改变，亦可为上百上千个核苷酸的缺失或易位。病毒 RNA 变异来源，除了 RNA 复制过程中突变以外，还包括病毒 RNA 之间的重组。突变后，我也就换上了新"衣服"，核酸编码的氨基酸序列也变了，氨基酸构成的蛋白质随之发生变化，使其抗原性发生了变化。

老子说："祸兮福之所倚，福兮祸之所伏"，自古以来，危机和机遇总是并存的。由于疫情的影响，社会公共卫生意识上升，大数据、云计算、人工智能等数字技术展现出了其巨大威力，为各地政府部署疫情防控和企业复工提供强大的技术支撑，互联网等线上产业得到飞速发展；生物医药技术也得到了飞速发展，中医中药的重要性得到了提升；人们将以更加理性的态度来处理人与自然的关系，更加尊重自然、敬畏生命。

"知己知彼，方能百战不殆"。能战胜新冠疫情的，依然只有"我"，了解我，才能击败它。

20 世纪 40 年代末，美国生化学家 Buchanan 和 Greenberg 利用同位素示踪技术研究发现了核苷酸的从头合成途径。著名生化学家 Kornberg 等通过一系列的酶学研究，基本阐明了核苷酸的生物合成的基本途径。之后 DNA 和 RNA 的生物合成基本机制相继被发现，核酸基本代谢途径的研究上了新台阶。目前全球已有超过 100 个新型冠状病毒疫苗项目同时在研发[11]。核酸疫苗有别于传统疫苗，是通过基因技术制作新冠病毒的核酸，嫁接到一个载体上，让病毒抗原在机体内制造，而不是在体外制造后注入体内。通过宿主细胞的表达系统合成抗原蛋白，诱导宿主产生对该抗原蛋白的免疫应答，以达到预防和治疗疾病的目的。

大量数据显示，接种疫苗可以有效降低新冠感染引起的死亡和重症率[12]，尤其是年龄偏大的老人和有基础性疾病的老人。基于核酸技术的新冠药物的研发，利用修饰的核苷模仿天然核苷，有效地结合到 RNA 中，从而抑制病毒复制，部分研究已进入临床抗病毒治疗阶段[13]。

《易经》有云："一阴一阳之谓道"。悲观者看到问题，乐观者改变世界。当疫情扰乱人们大家习以为常的生活时，或许也是提醒我们思考：生命的真谛和人与自然的关系，重视科技的力量。坦然地面对新型冠状病毒的不断变异，做到生活、工作和防疫并行不悖，就可以像面对流感病毒的不断变异不会影响我们的生活一样。

（五）未来前途，路在何方

世事浮沉多变幻，前路崎岖且迷惘，而"我"又将何去何从？

人类和疾病的战争从未停止，面对像COVID-19这类突发疫情，需要有更先进的科学和医学技术，也往往需要时间和经验的不断积累才能渐渐得窥全貌。

回顾过往，自从"我"被发现以来，随着对于"我"研究的不断深入，1994年中国启动人类基因组计划，20世纪80年代初Seeman教授首先提出DNA用作可编程纳米构筑材料的概念，发展出"DNA纳米技术"新领域[14]。2001年美英等国率先完成人类基因组计划基本框架，到达后基因时代。现代分子生物学的发展和高新技术的应用，使人类对生命本质的认识进入了一个崭新的天地。科学家对于"我"的研究不再局限于"我"本身，而是更加重视"我"在生物体中的生理作用，也启发了物理、化学和材料科学家，与其他相关学科以及高新产业结合起来，"我"的身影几乎涉及生命科学的各个领域[15]。

现已发现至少2000种遗传性疾病都与"我"有关，包括罕见的遗传疾病（图9-10）。如人类镰状细胞贫血（由于患者的血红蛋白分子中一个氨基酸的遗传密码发生了改变）、白化病（患者DNA分子上缺乏产生促黑色素生成的酪氨酸酶的基因所致）。肿瘤的发生、病毒的感染以及射线对机体的作用等也都与"我"密切相关。

利用"我"序列的可变性可以对纳米材料的结构、形状和性质进行调控，赋予材料新的功能；在疾病诊疗方面，通过"我"可以调控基因的转录、翻译来达到调控疾病进程的作用。核酸药物是一种可在基因水平上发挥作用的核苷酸类药物，在癌症、病毒感染等疾病治疗中具有很大的潜力。将核酸药物安全高效地递送入细胞并发挥其编辑、剪接、替换或抑制的功能，可以实现致病基因的长期抑制以及抑癌基因的过表达，是一种理想的治疗方案。

随着非遗传核酸家族不断发展，"功能核酸"的概念应运而生，功能核酸是一类具有特殊结构、执行特定生物功能的核酸分子及核酸类似物的统称。最重要的特征是全能性，它具有许多独特的属性，在生物传感、生物成像、材料组装、靶向递送、疾病治疗领域均展示出独特的魅力[16]。

在中国国际核酸论坛上，美国国家科学院院士Craig C. Mello教授（2006年诺贝尔生理学或医学奖）指出，生命体识别和响应病原性核酸的能力，需要复杂的机制来避免识别和沉默自身基因或自身免疫。对于"我"更为深入和广泛的研究任重而道远。

"路漫漫其修远兮，吾将上下而求索"，一切

Givosiran	急性肝卟啉症	小干扰RNA	2019.11
Golodirsen	杜氏型肌营养不良（DMD基因外显子53）	反义寡核苷酸	2019.12
Viltolarsen	杜氏型肌营养不良（DMD基因外显子53）	反义寡核苷酸	2020
Lumasiran	原发性高草酸尿症Ⅰ型	小干扰RNA	2020
Inclisiran	成人高胆固醇血症及混合性血脂异常	小干扰RNA	2020
Casimersen	杜氏型肌营养不良（DMD基因外显子45）	反义寡核苷酸	2021.2.25

▲ 图9-10 核酸药物对罕见遗传病的治疗

才刚刚起步，尚需科学家们不断探索和努力，才能通过"我"的相关研究掌握人类的命运，把握生命，战胜疾病！

（六）思维启迪

医学科学的任何进步都离不开研究人员敏锐的目光和艰辛的劳动，对真理的探索之路是蜿蜒曲折。核酸的发现似乎是轻而易举的事，以废弃的手术绷带上的脓细胞为研究对象，材料来源如此简单！对核酸的深入研究则经历漫长的过程。从脓细胞的细胞核中提取出核酸到确定核酸为遗传物质经历了大约100年，此前公认的遗传物质是蛋白质。因此，科学是在探索中不断追求真理的过程，任何科学论断都是有历史局限性的，都是有阶段性的。认识手段的进步、认识能力的提高必然促进科学的进步。

三、天花乱坠3000年：从挤奶女工的启示到天花疫苗的诞生

（一）天花乱坠的年代

1. 古老的病例 天花名称的由来首见于清朝袁句的《天花精言》："爰随笔志之，而谬为友人所许，美其名曰天花精言嗟乎"[5]。天花，意委婉指脸上的痘疮是天女散花所致。天花的英文之所以被命名为smallpox，主要因为它的病变面积比梅毒great-pox小，pox是痘疮的意思，smallpox意思是小痘疮（皮疹小，中文译为天花），那么great-pox就是大痘疮（皮疹大）（图9-11）。

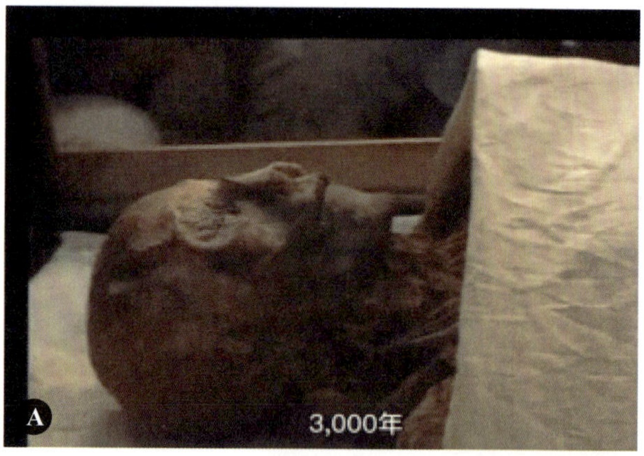

天花病是个古老而又狰狞的疾病，推测可能出现人类从游牧生活转为定居生活时代；至20世纪，天花至少造成全球3亿多人死亡；天花病也称为"红死病"或"斑点怪兽"。古埃及法老拉美西斯五世（公元前1149—1145年）是人类历史上第一个天花病例，他在公元前1145年在任期间突然死亡，经过考古研究发现，正是天花病毒夺走了他的性命。古埃及金字塔中的木乃伊身上发现的瘢痕类似天花表现，更让考古学家们确信：天花病毒在世界上已经传播了3000多年。天花病由天花病毒引起，天花病毒是痘病毒的一

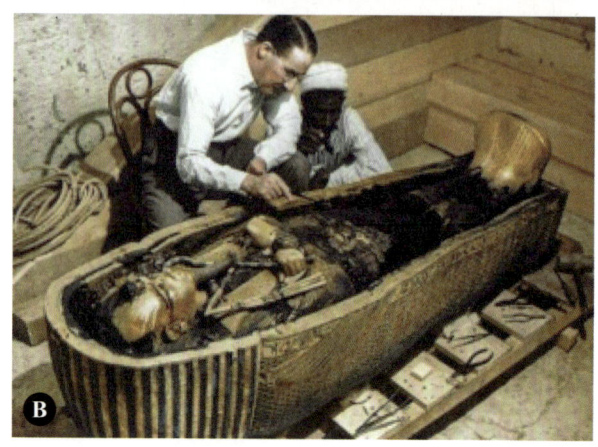

▲ 图9-11 考古发现古埃及木乃伊身上天花痕迹

A 图引自 Ancient Origins. "3000-Year-Old Egyptian Mummy Speaks From The Afterlife." Last modified April 25, 2024. Accessed August 1, 2024。B 图引自：History.com. "Medieval Plague Doctors." https://www.history.com/topics/middle-ages/black-death

种，人被感染后无特效药可治，患者在痊愈后满脸麻子，故名天花！

2. 天花病的传播轨迹及流行年代

（1）天花瘟疫最早出现在公元前2000多年的印度，由印度传入中国、日本、欧洲和北非（公元700年），再由北非传至加勒比（公元1518年）、墨西哥（公元1520年）、秘鲁（公元1524年）。

（2）北非洲将天花传到巴西（公元1555年）和北美（公元1617年）；印度在公元1713年将天花传到南部非洲；欧洲则在公元1789年将天花传到澳洲。

（3）公元前164年：天花病从罗马蔓延到欧洲和波斯，持续达15年之久。

3. 天花流行的国度（图 9-12）

1507 年：西印度群岛流行天花，死亡 1000 多人。

1520 年：墨西哥因西班牙人进入发生天花，当年 300 余万人死亡，此后 50 年内丧失了近 2000 万人。

1560 年：巴西发生天花流行病，死亡数百万人。

1798 年：英格兰天花流行，死亡 8 万人。

1870 年：天花袭击了德国和法国的部队，德国部队共死亡 23679 人。

1926—1930 年：印度天花造成惊人的疫病灾害，死亡 50 万人。

1930 年 2 月：墨西哥天花流行死亡 600 人，菲律宾巴卢特和萨兰加尼发生天花流行，死亡 200 人。

1946 年 11 月：香港 820 名天花病患者一半多被夺去生命，死亡 530 人。

1954 年 1 月：苏丹天花流行，日死亡 40 人，计死亡数百人。

1956 年 5 至 12 月：伊拉克天花病流行，7 个月内就有 2500 名患者，死亡 300 人。

1957 年 2 至 4 月：印度加尔各答天花病流行，一周就有 141 人丧生，共死亡 946 人。次年 1 月至 7 月，印度天花和霍乱流行，死亡 1.6 万人。

1958 年 4 月：东巴基斯坦发生天花和霍乱，死亡 5 万人。

1958 年 9 月：印度尼西亚东部发生霍乱和天花，死亡 515 人。

1959 年 12 月至 1960 年 2 月：前苏联在消灭天花 25 年后，莫斯科发生输入性天花爆发。

1961 年 1 月 14 日至 2 月 4 日：印尼爪哇中部地区天花流行，有 2500 多名患者，死亡 143 人。

1961 年 4 月：尼亚萨兰（马拉维）天花流行，造成 103 人死亡。

1966 年 6 月 11 日：印尼苏门答腊西部地区发生天花流行，死亡 400 人。

1967 年 3 月至 5 月：东巴基斯坦（今孟加拉国）流行天花，死亡 1500 人。

1974 年 1 月 1 日至 6 月 30 日：印度发生严重的天花流行，患者 10 万名，死亡 3 万人。

4. 天花病传播的原因

(1) 奴隶买卖：天花从非洲传至美洲与贩卖黑奴相关。

(2) 殖民活动：从欧洲传至澳洲与其殖民活动相关。

(3) 国际交往：天花传入中国及亚洲其他地区与印度交往有关。

天花病毒对于欧洲皇室的打击是毁灭性的，

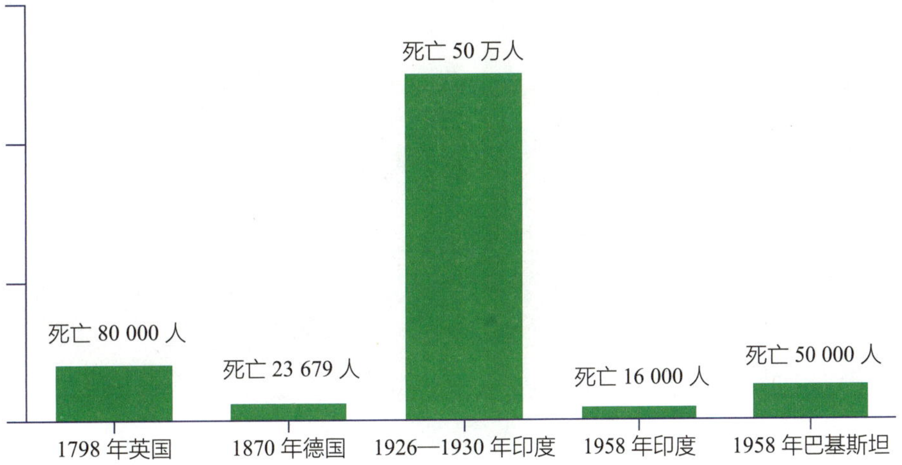

▲ 图 9-12 天花病流行之死的主要年度及国度

据统计，中世纪时期共有超过 150 名皇室成员被天花夺取了性命，其中包括在历史上赫赫有名的法国皇帝路易十五、俄国沙皇彼得二世、英国女王玛丽二世和德国国王约瑟一世等。

17 世纪末世界范围内的三大帝王（中国康熙大帝、法国路易十四、俄国彼得大帝）中就有两位患上天花，只有俄国彼得大帝幸免于难。

16 世纪以前，由于地理环境的造成物理阻隔原因，美洲大陆并没有天花病毒的侵犯。推测印第安人迁徙到美洲的时候天花病毒还没有产生，随着迁徙通道白令海峡的结冰融化将美洲地区与欧亚大陆就此隔离开来，之后在欧亚大陆产生的天花病毒自然就无法传播到美洲大陆了。16 世纪后西班牙殖民者把致命的天花病毒带到了新大陆，印第安人在天花病毒面前则毫无抵抗力，造成了美洲范围内天花的肆虐。

5. **恶魔的面孔**　天花的"罪魁祸首"是天花病毒，它是双链 DNA 病毒，属痘病毒科正痘病毒属，砖形，是目前发现的最大、最复杂的病毒之一，分为大天花病毒和小天花病毒。1897 年由 Chapin 在美国首次被描述。1993 年科学家发表了天花病毒基因组数据。其生命力较强，尤其可耐干燥和低温。它的感染剂量可能是一个病毒颗粒，感染可以在上呼吸道或肺部区域开始。繁殖速度快，通过空气传播，感染后 1 周内最具传染性，直到结疤剥离后，还有可能传染给他人。因此，感染者常被隔离直到所有的结疤分开为止。人类是现代天花病毒的唯一宿主。2020 年，丹麦科学家在古人类遗骸中提取并重建了近乎完整的古代天花病毒基因组（图 9-13）。

（二）天花的枯萎和凋零

1. **中国智慧斗天花**　历代人都在寻求解决天花的方法，在与天花长期的斗争中，人们发现得过天花后幸存者是终生免疫的。直到 16 世纪下半叶，顽强不息的中国人发明了一种人痘法，通过将痊愈之后的天花患者身上结痂的粉末吹入儿童的鼻子里，以此来获得痊愈患者的抗体，此举能够有效预防天花，在很大程度上降低了死亡率；原理仍是将有毒的天花病毒传入人体，依旧存在有致命的风险，但相比于原来的束手无策已经好太多了。这种人痘法也逐渐在世界范围内使用起来，中国古人的智慧着实让人感慨。

(1) 唐朝时代：名医孙思邈用取自天花患者口疮中的脓液敷在皮肤上来预防天花；中医向来有"以毒攻毒"的传统，最早可追溯到唐代名医孙思邈所著《千金药方》中记载的"取患疮人疮中汁黄脓敷之"，后来《种痘全书》的问世，使种痘技术得到官方认可。

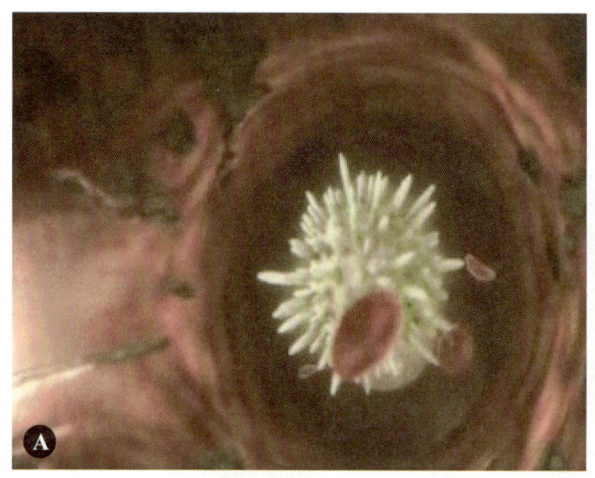

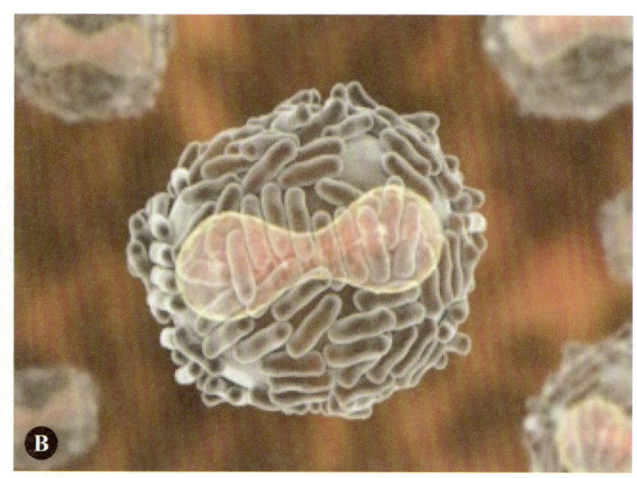

▲ 图 9-13　天花病毒外形暨结构示意

A 图引自 CDC. "Smallpox: Eradicated but Not Forgotten." Last modified March 10, 2024. Accessed August 1, 2024。B 图引自 Britannica. "White Blood Cells and Immune Response." Last modified July 15, 2024. Accessed August 1, 2024

(2) 明朝时代：人痘接种法盛行起来，医生会将干燥的天花脓痂吹入健康患者的鼻子，然后这些患者感染了轻微的疾病，他们康复后会终生对天花免疫；这种方法在 18 世纪初期传播到了欧洲。

2. 挤奶女工的启示 牛感染了牛痘病毒就患病，全身长满小疙瘩；挤牛奶的女工会感染，但从此不会得天花；挤牛奶的女工感染牛痘后不会得天花，那说明牛痘与天花之间必然有某种联系，患了牛痘就获得抵抗力！理念来源于生活，设想来自于思考，真理来自于实践！

- 现象：挤奶女工感染牛痘后很少感染天花或感染后症状很轻。
- 推测：牛痘与天花之间存在某种必然联系，感染牛痘后获得对天花的抵抗力。
- 验证：让牛痘人工感染正常人！

1796 年 5 月 14 日，英国医生 Edward Jenner 从挤奶女工 Sarah Nelmes 手上的水疱中取出了牛痘脓液，在他家园丁 8 岁的儿子手臂上割了一个口子，把牛痘脓液通过伤口传染给了他；试验结果发现小男孩经历几天的轻微发烧，2 周后痊愈。当詹纳再用天花脓疱去感染他时，并没有感染天花。此后 Jenner 又给自己孩子接种了牛痘（图 9-14）。

Jenner 医生将自己的研究写成论文，但却遭到英国皇家学会的拒绝；病例数少，十几个试验不够，那就再做多些；2 年后，1798 年，天花再次在当地爆发，他顺势做了一系列试验与改进；在新一轮的试验中，他接触了更多天花患者，研究报告完成后，他没给皇家学会投稿，而是直接自费印了一本小册子。

18 世纪后叶，Edward Jenner 经过多年研究，发表了《牛痘天花起因和影响的调查研究》，该文介绍了其成功地用牛痘脓疱的物质保护了 James Phipps 等受试者免受天花感染的试验。这是人类医学史上的第一个疫苗，被广泛认为是现代免疫学的开端。疫苗的英文 Vaccine，便是源自拉丁语的奶牛 Vacca。

3. 疫苗诞生暨推广 随后在 20 世纪 50 年代，科学家发明出冻干疫苗的方法，在不需要经过冷链的情况下，放置在医药包中 1 个月后，仍旧有效。

1960 年，我国在与缅甸接壤的一个小村子里发现最后 1 例天花患者。

1961 年，我国广泛实行了全民种痘计划，此后再无天花病例。

1970 年，包括美国在内的 20 个西方国家消灭了天花。

1976 年，全球推行天花疫苗接种。

1977 年，全世界最后一例天花在非洲索马里

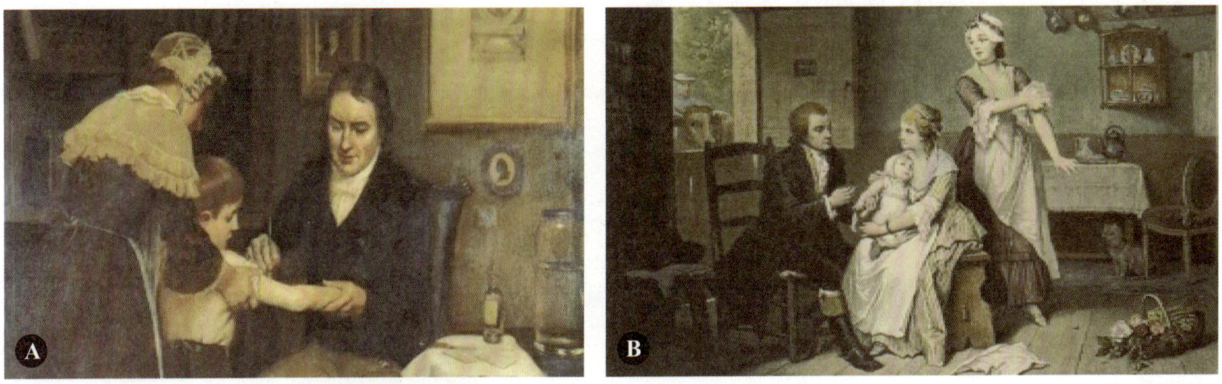

▲ 图 9-14　Jenne 的实验（英国医生 Edward Jenne 在 1796 年为 8 岁的 James Phipps 接种牛痘脓液），同期为自己孩子接种牛痘

A 图引自 Wellcome Collection. "Edward Jenner Administering the First Vaccination, 1796." Accessed August 1, 2024。B 图引自 The National Archives. "The Discovery of Vaccination." Accessed August 1, 2024

被发现。

1979年，全世界证实消灭了天花。

1980年，世界卫生组织正式宣布人类消灭了天花，同时在世界范围停止了天花疫苗接种。

4. **把魔鬼关进牢笼** 漫漫历史长河奔流不息，人类与病毒的斗争从未中断……

在1979年，世界卫生组织（WHO）在肯尼亚宣布，全世界已经消灭了天花病。但事实上，世界上的天花病毒并没有因此全部消失。

天花病毒已被科学家关在实验室里！在美国亚特兰大疾病控制中心和俄罗斯新西伯利亚的维克托国家病毒实验室中，还分别存放着400多株和100多株天花病毒。既是研究对抗疾病的对象，同样是开发生物武器的材料！

如果天花病毒从实验室泄露出来，对人类又是怎样的影响呢？2019年，俄罗斯存有天花病毒的研究中心，就发生了爆炸。

在新冠疫情蔓延的当下，人们长期笼罩在惴惴不安的阴影之中，回首过去，从人类战胜"天花"的历史来看，我们终会获得抗疫的胜利。

尊重科学，同舟共济，战胜"疫"霾。

（三）思维启迪

从现象到本质，近在咫尺却又是万里之遥。就如冬天和春天，距离如此近却又那么远。从天花病肆虐人间到天花疫苗的发现约2000多年时间，直到18世纪才取得划时代的进步，这个进步来源于英国医生Edward Jenner从挤奶女工不患天花病的启示中获得灵感，猜测天花病与牛痘之间存在某种关系，于是大胆验证，发现接种牛痘可以预防天花病，这便是疫苗的开端。我们在临床工作中也会看到很多现象用现有知识体系难以解释，如果加以总结提炼，可能就会得到新的思路。

四、瘟雾缭绕300载：鼠疫传播对欧洲的影响

黑死病（black death），被认为是人类历史上最致命的瘟疫之一。在中世纪，黑死病暴发了很多次，流行于整个亚洲、欧洲和非洲北部。仅仅在欧洲，黑死病就肆虐了300多年，最终，1656—1721年，西欧诸国先后走出黑死病的阴影（图9-15）。

（一）病菌西征

鼠疫或称为黑死病，这源于亚洲的古老疾病，主要由老鼠身上的跳蚤传播，尤其是游牧民族经常接触的草原鼠，就是鼠疫杆菌的重要载体。对蒙古人来说，草原鼠是一种很普遍的猎物，不仅可以用来锻炼自己射箭的技巧，还是一种宝贵的肉食来源。在蒙古骑兵将鼠疫带到欧洲之前，鼠疫杆菌已经在蒙古高原的草原鼠身上潜伏了数百年，并让当地的游牧民族饱受鼠疫之苦。这种亚洲的疾病为什么会导致在欧洲的传播呢？《欧洲中世纪黑死病历史》记载："成吉思汗和其后辈建立了蒙古帝国，疆域扩张。正是这次扩张，给欧洲带来了一场巨大的灾难"。

据资料记载，1347年的夏天，在黑海克里米亚半岛东南端的一个港口城市卡法，蒙古金帐汗国的围城战进入到了第三年，在卡法坚固的城防下，蒙古人围攻了3年仍一无所获。

虽然蒙古骑兵姑且还能忍受劳师远征的痛苦，但是一个更为严峻的问题困扰着这支军队，那就是鼠疫。这场鼠疫的到来，对蒙古军的军心产生了很大的动摇，最后忍无可忍的蒙古人，决

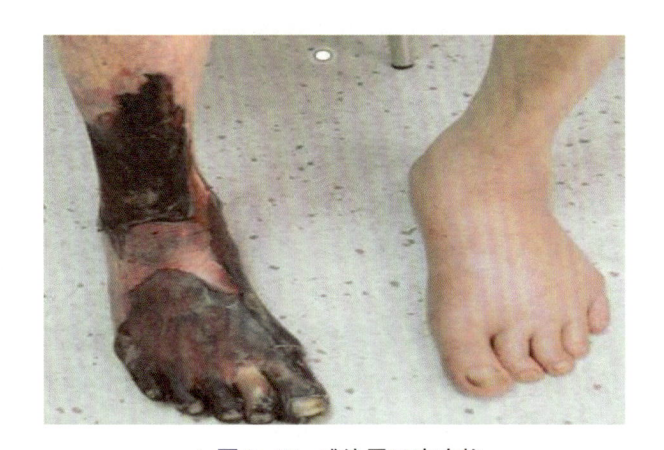

▲ 图9-15 感染黑死病症状

引自 Science Museum. "Bubonic plague: the first pandemic." Accessed July 19, 2024

定使用恶毒的"细菌战"。他们将带有鼠疫杆菌的尸体用投石机抛入卡法城中，导致了城中的鼠疫流行。在蒙古骑兵和鼠疫的双重打击之下，卡法城最终被攻破，但是一些携带病菌的卡法人在城池陷落前逃到欧洲。虽然他们大多数死在逃跑的路上，但活下来的人把这场瘟疫带到了意大利。1348年疫情又陆续传到法国、西班牙和英国，1350年再东传至德国和北欧地区，最后在1351年传到俄罗斯。就这样，瘟疫沿着水路和陆路在欧洲迅速传播开来，并在极短的时间里，蹂躏了整个欧洲大陆。卡法人无论如何也没有想到，他们的逃离举动竟会引发欧洲三个世纪的黑死病狂潮，数千万人在这场旷日持久的瘟疫中殒命。

劫后余生的加法人乘船逃往他们的宗主国——东罗马帝国。然而，加法城暴发瘟疫的消息已经传遍欧洲，所有的港口都拒绝他们登陆。意大利威尼斯让他们的船只在海上隔离40天后才准许上岸，意在阻止瘟疫传入。但船上携带细菌的老鼠会游泳，它们早已泅渡到岸上，可怕的黑死病因此开始在整个欧洲蔓延。

（二）欧洲梦魇

欧洲的黑死病能够如此爆发，肯定不止"卡法城"这一个原因，由于中世纪的欧洲城市十分拥挤，公共卫生落后，导致鼠患猖獗，老鼠作为鼠疫杆菌的重要载体，穿梭于城市的每个角落，传播着致命的病菌，再加上当时在欧洲教会的剧烈影响下，猫被欧洲人认为是女巫同伴，是邪恶的化身。也是如此，猫在欧洲几乎已经绝迹，只要发现一只，必然会被捕杀，失去天敌的老鼠肆意繁殖，加剧了黑死病的传播，导致很多欧洲城市的死亡率高达70%。欧洲文学史上最重要的巨著之一—薄伽丘的《十日谈》就是以这场瘟疫为背景的，作家在引言里谈到了佛罗伦萨严重的疫情，他描写患者怎样突然跌倒在大街上死去，或者是冷冷清清在自己的家中咽气，直到尸体发出了腐烂的臭味，邻居们才知道隔壁发生的事情；旅行者们发现四处都是无人耕耘而荒芜的田园，酒窖洞开却无人问津，无主的奶牛在大街上闲逛，当地的居民却无影无踪。以经商为主的热纳亚共和国几乎被摧毁，有些村镇更是出现了绝户的情况。逃离疫区，躲避瘟疫的人们同样也加速了瘟疫的扩散，让本来与外界交流并不多的乡下也遭遇同样的灾难。隔离措施完全起不了作用。

人们只是捂住口鼻，认为疾病源于空气中的瘴气，而完全没有意识到满街的老鼠和身上的跳蚤虱子其实正在播撒死亡。起初的人们还会处理尸体，可是由于人手越来越少，城中的街道逐渐尸横遍野，经常出现的情况就是有一人感染。回到家中之后，全家人都会死在屋里，无人知晓，细菌也在这些躯壳中快速繁殖，并由老鼠扩散开来。

这场瘟疫的影响绝不亚于任何一场横扫欧洲的战争。现代医学家、社会学家认为它的毁灭力量同核武器不分伯仲。它导致欧洲经济紊乱、社会动荡、物价上涨和风俗败坏。一方面，劳动力严重损失，使得农业、手工业生产在很大程度上受到削弱，严重制约了社会经济的发展，人们的生活日益恶化。而为了逃避灾难，人们四处迁移，于是欧洲的社会秩序愈发不得安定，这在很大程度上影响了欧洲生产力的发展和社会进步。另外，由于人口大量减少，有人会意外地继承到别人的财产，顷刻之间便成为富翁。物价的降低和轻易获得的财富，加之人们对黑死病重临人世的恐惧，挥霍之风日盛。随着黑死病的日益猖獗，包括沉湎酒色在内的各种寻欢作乐的生活方式也在欧洲蔓延开来。主教、传教士和僧侣也都卷入这一狂潮。他们似乎要在人类末日来临之前耗尽世界上的一切财富。政府官员也趁火打劫，他们恣意地把国家的金银珠宝和其他财富据为己有而不会受到任何惩罚。

黑死病的大面积暴发，也在一定程度上改变了欧洲的历史进程。由于人口的大面积减少，劳动力成为稀缺资源，使得原本处于社会最底层的农民借机向贵族领主要求更高的待遇和更多的权利，从而也动摇了对封建领主的人身依附关系，间接加速了封建制度的瓦解和资本主义的兴起。

而且黑死病也间接促进了欧洲的启蒙思想产生和发展，因为人们发现那些天主教教士和普通人一样，也会感染黑死病，并在痛苦中死去，而且由于人员的聚集、密闭的空间和不通风的环境加剧了病菌的传播，那些生活在城堡中的贵族家庭有着更高的感染率和死亡率，对此，天主教给不出合理的解释，因此教会逐渐失去了公信力。摆脱思想禁锢和宗教束缚的欧洲人，开始了自由思想的启蒙，从而为后来的文艺复兴奠定了基础。

由于鼠蚤出没无常，即便有权有势的人也难以幸免。在西班牙，阿拉贡王后和卡斯蒂利亚国王死于鼠疫。在英国，公主在出嫁西班牙途中死于波尔多，坎特伯雷相继失去了两位大主教。在法国，阿维尼翁（当时教皇和教廷所在地）的法庭成员减少了1/4。当鼠疫抵达欧洲的第一个落脚点——意大利时，人文主义者兼诗人彼特拉克不仅失去了庇护人，也失去了他深爱着的缪斯——劳拉。彼特拉克本人后来把自己的抒情诗分成两卷，即《劳拉在世时所作》和《劳拉死后所作》，那是从心灵里吐露出来的既明晰又意在言外的爱和忧伤，是几个世纪以来锤炼得最完美也最有生命力的文学作品。

这次鼠疫大瘟疫，还催生出了一个词"pest"。当时很多地方的房屋、墙壁，都标有一个大大的字母"P"，这并不是儿童在恶搞涂鸦，而是告诉行人尽快远离。这些黑色的"P"，警告着人们这里有鼠疫患者，可是这样的做法似乎无济于事，"P"就像鼠疫一样，扩散到了更多的房屋和墙壁上……

对欧洲来说，这场鼠疫的后果既是多方面的，又让人意想不到。首先，它使得战争停止，贸易和经济衰退，但那只是暂时现象。更久远的影响是由于大量农民死去而让耕地荒芜，劳力的短缺迫使地主通过提高工资等手段挽留佃农，这给长期以来僵硬不化的各社会阶层之间的关系带来一种新的流动性。自那以后，欧洲各国的农民起义便层出不穷，这使得共产主义思想的萌芽有了适宜的土壤，同时也为17世纪的启蒙运动开启了方便之门。其次，鼠疫的阴影逼迫阿尔卑斯山以北的人们更多地去考虑死亡和来世。这除了充分反映在文学、绘画作品中以外，还促使人们转向对生存含义和神秘主义的探索，天主教教会也逐渐失去了它在（意大利以外）拯救人的心灵方面的权威。

（三）鸟嘴医生

和黑死病几百年的斗争历史中，以救死扶伤为天职的医生无疑站在战斗的最前线，在当时甚至出现了专门应对黑死病的医生群体－瘟疫医生（plague doctor），瘟疫医生的职责除了治疗患者之外，还需记录因黑死病死亡的患者人数，检验患者遗体来弄清死亡原因。受宗教影响，解剖尸体这种在中世纪被禁止的行为在瘟疫医生这里也开了绿灯，他们可以不受限制地验尸、解剖和寻找治疗方法（图9-16）。黑死病主要通过血液和其他体液传播，医生们每天得通过放血治疗大量被感染的患者和检查患者遗体，很容易被传染黑死病，医生群体的死亡率极高。

为了降低医生感染黑死病的风险，在疫情相对缓和的16世纪，一位名叫Charles de Lorme的法国医生发明了防感染套装，套装十分怪异：医生穿着打蜡的皮制或帆布套装，双手戴着巨大的手套，手肘处用绷带扎紧，戴着黑色礼帽，脸则藏在可过滤空气、状如鸟嘴的面具里，眼睛由透明的红色玻璃护着，鸟嘴里有棉花和海绵等填充物起过滤空气的作用，填充物包含有香料或香

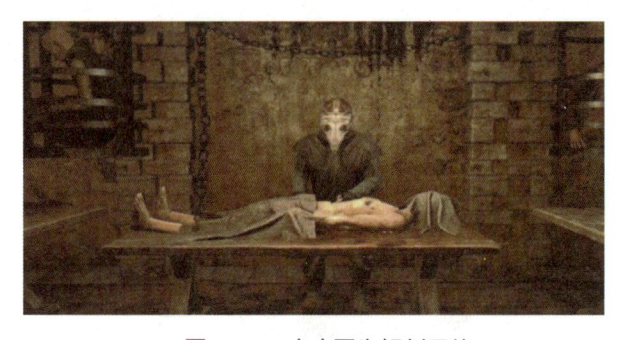

▲ 图9-16 瘟疫医生解剖尸体

引自 Ancient Origins. "Secrets Behind the Creepy Plague Doctor Mask and Costume." Accessed July 19, 2024

水，比如龙涎香、樟脑、古龙水、丁香、鸦片酊和玫瑰花瓣等，这些物质在当时被认为能够保护医生免受瘴气和黑死病的侵害。鸟嘴下方开小孔透气，手上拿着长棍，防止跟患者直接接触，可以说，在当时的年代，鸟嘴月就是具备一定的科学道理和实际用途的。

当时人们相信，黑死病是一种长得像鸟的恶灵缠身，只有形象更为恐怖的鸟嘴面具能够驱赶走恶灵。自此，鸟嘴面具成为医生的标配，只要有鸟嘴面具出现，就表示爆发了瘟疫，但医学的不发达终究还是硬伤，医生虽然能保护自己，但仍然无法救治黑死患者，鸟嘴医生的形象变得诡异起来，成为死神的代言人。这些戴着滑稽面具的人，是一群孤独而勇敢的人，他们穿着鸟嘴面具穿梭在欧洲的大街小巷，他们来去匆匆，很少与人交谈，一方面保持了神秘的形象，更多的是为了防止感染他人，瘟疫医生的鸟嘴造型虽然并不容易让人亲近，救护水平也许不高，但他们正是与死神搏斗的一线人员，是距离死亡最近的一群人（图9-17）。

此外，瘟疫医生还是为医学做出了很多贡献。比如，有的医生就从实践过程中，总结出了及时清理尸体、多通风和注意饮水卫生等有效经验，这些冒着生命危险获得的宝贵经验，是坐在家中的学者和医生无法想象的。现代外科与病理学之父、解剖学家 Ambroise Pare 也做过瘟疫医生。人类战胜鼠疫的时间并不遥远，也就是说瘟疫医生退出历史舞台的时间也并不算长，再加上这种装扮本身的造型就带有浓重的宗教主义色彩，而且与"死亡""科学"同时搭边，瘟疫医生的形象在近代迅速被亚文化所接受。

（四）放血疗法

放血疗法是一种非常古老的医学方法，据称这种方法起源于古埃及。当时的古波斯帝国和古希腊的一些城邦常常从埃及引进这类专业技术人员。也许正是借着这个途径，放血疗法蔓延到了古希腊。

西方医学鼻祖希波克拉底，提出了著名的四体液学说，公元2世纪，古罗马时期的医学大师 Galenus 强化了这一理论，理论认为：健康的躯体需要四种"体液"完美平衡——血液、黏液、黄胆汁和黑胆汁。Galenus 还强调说，血液是人体中最主要的体液，因此生病后医生操刀割脉就成为当时欧洲非常普遍的治疗手段了。痤疮？放血；头疼？放血；天花？放血；发烧？放血；痛风？放血；癫痫？放血；鼠疫？放血；精神病？放血；得了相思病？当然还是放血。

在19世纪70年代以前，一位外科医生的主要工作就是"放血"。放血后，患者头脑清醒，倍感轻松，确实有种被治愈的感觉，但这其实是一种幻觉。

在具体操作放血的时候，医生会先上止血

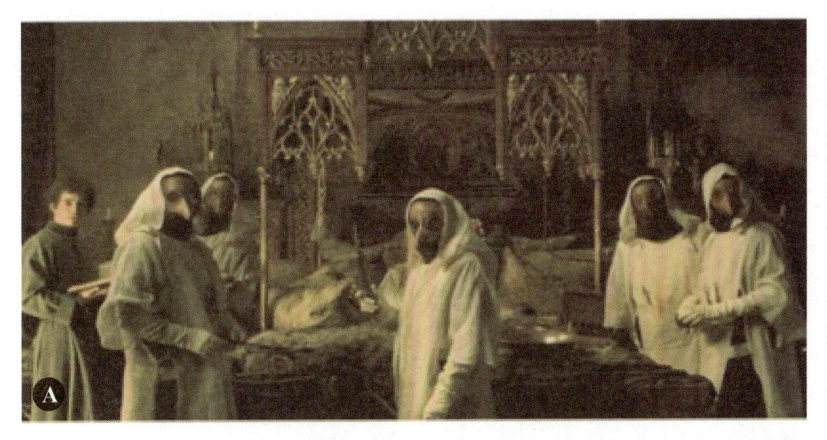

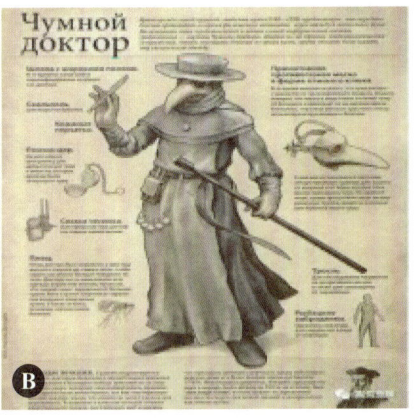

▲ 图 9-17 鸟嘴医生（他们是一群孤独而勇敢的人，穿着鸟嘴面具穿梭在欧洲的大街小巷）
引自 All That's Interesting. "Plague Doctors, The Masked Physicians Who Fought The Black Death." Accessed July 19, 2024

带，然后柳叶刀划开患者的手臂静脉，将血液接到陶瓷碗里。柳叶刀这个在今天象征医学的工具，其实是用来放血的。放血过后，患者会身体虚弱，昏昏欲睡，这被认为是正在痊愈的表现。患者有时不是死于疾病本身，而是死于失血性休克。

最初，放血手术一般由传教士完成，毕竟传教士是人们能找到的最有学识的人。公元1163年，教皇亚历山大三世在图尔会议上明令禁止作为医生的教士们进行放血，称教会"憎恶鲜血"，这种手术亵渎了神灵。此后在英国，理发师开始兼任外科医生的职责，毕竟两种职业都是拿刀的，上手自然也快。那时候，一些理发师的窗台上常常放置着几碗鲜血以招揽顾客。不久，欧洲许多国家和地区的理发店都接受了这种新的职业挑战。约公元1210年开始，在巴黎的职业外科医生被称为长袍外科医生，理发师兼外科医生则被称为短袍外科医生。

走进那个时期的理发店，你可能会以为自己走入了凶案现场：四周挂满了带血的绷带、地面上铺着染着血的地毯以及到处喷溅着血滴的墙面……，直到今天，理发店门口都保留着代表放血服务的红蓝白标志，红色条纹是动脉，蓝色条纹是静脉，白色条纹是止血用的绷带。

黑死病爆发后，人们争先恐后来到理发店进行放血治疗，然而由于黑死病能够通过血液和体液传播，放血时并未有任何杀菌消毒措施，导致放血不仅没起到治愈疾病的效果，反而让黑死病加速传播开来。

总之，这种从公元5世纪开始就几乎没有进步过的老西医，还直接或间接地杀害了莫扎特、笛卡尔、英王查理二世、女王安妮、法王路易十五等名人权贵。

（五）罪魁祸首

最初欧洲人并不知道这场瘟疫是老鼠和跳蚤引起的。一开始，他们认为是家畜跟宠物引起的，就把家里的宠物打死扔到街上。此外，他们觉得这可能是女巫的杰作，欧洲大地开始烧死被安上女巫之名的女性。同时，猫作为女巫伴侣，同样躺枪。人类杀死了猫，没有了天敌的老鼠更加方便地把病毒传播到每个角度。到后来，欧洲人又发现这个病是一个犹太女人从西班牙带到法国的。于是，欧洲人又开始迫害起犹太人来。法国国王菲利普六世当时组织全欧洲最优秀的教授研究黑死病，经过当时世界上最杰出的大脑研究，发现这种病是"邪恶星球污染了空气"。要不得病，很简单，憋住气。另外有学者认为，这种病是靠风传播的；还有的认为，是靠眼波传播的。

人们普遍认为，这场瘟疫是由藏在黑鼠皮毛中的跳蚤携带的鼠疫杆菌造成的，在人类历史上造成了严重的伤亡。感染者最初的症状是脖子、腋窝和腹股沟出现淋巴结肿大，然后皮肤会因为皮下出血而出现青黑色的斑块，并渗出脓血，因此这场瘟疫又被称为"黑死病"，感染者会高烧不退，而且精神错乱，并于24h至3天内痛苦地死去。黑死病（Black Death）也被认为是人类历史上最致命的瘟疫之一。

那黑死病到底是怎样产生的呢？后来，经科学家研究得出这样的结论，黑死病起源于三种主要的疾病，一是淋巴腺鼠疫，这是一种由老鼠携带，并且由老鼠身上的跳蚤传播开来的疾病；二是肺鼠疫，这种疾病主要结合了淋巴腺鼠疫和呼吸道疾病的特点，通过打喷嚏和咳嗽传播；三是败血症鼠疫，这种疾病直接破坏血液循环，也可以通过跳蚤在人群中传染。

引起鼠疫的鼠疫杆菌是直到1894年方被发现，而感染鼠疫的啮齿动物（如鼠类）由蚤叮咬传染给人。这个经由鼠类、蚤类传染的途径，也迟至1898年方大白于天下。故14世纪的欧洲人对鼠疫这种烈性传染病，肯定是毫无招架之力的。中世纪黑死病的消失是西方疫病专家、历史学家长期争论的问题，直到现在还没有一个最终的定论。

（六）瘟雾消散

17世纪后期，长期笼罩在欧洲人心中的黑死病阴影悄然消失，这究竟是怎么做到的呢？

首先，经过一轮又一轮的黑死病周期性的复发，大批易感染人群已经死亡，而幸存者的免疫力得到了大大增加，其感染的力度也渐渐减弱。

其次，欧洲人还找到了黑死病的中间宿主——跳蚤。于是他们开始从源头上做起，消灭了大量跳蚤，从而让人类切断了感染黑死病的传染源。

再次，欧洲人做到了"预防为主"，他们意识到通过隔离的方式是控制传染源和切断传播途径的最有效方式，因此，对来自疫区的人及车队、船只采取隔离40天的办法，这样就阻断了传染链。

最后，欧洲人开始改善卫生条件。在住房方面，把木质房逐渐改为砖瓦房，让老鼠失去了肆意生存的空间，让跳蚤也难以轻易从屋顶钻入室内。同时，欧洲人开始注意卫生习惯，勤洗衣勤通风等，保持良好的个人卫生习惯。

总之，黑死病在欧洲横行了三百多年才最终消失。而欧洲各国经历了黑死病的生死劫后，社会转型得非常快，不仅推进了科学技术的发展，而且还促使打破了天主教会的专制地位，为文艺复兴、宗教改革乃至启蒙运动产生奠定了基础，欧洲文明发生耀眼的光芒。

（七）思维启迪

没有科学的防病治病方法就不会有满意的防治结果。黑死病流行的早期和中期，人们认为黑死病是宠物导致的于是消灭宠物，后来认为是女巫导致的于是烧死女巫，再后来认为是女巫的同伴猫造成的，于是捕杀猫……。人们尝试过多种预防疾病、治疗疾病的方法，但都因为没有正确理论的指导而失败；真理来源于实践，鸟嘴医生通过在大街小巷行医、解剖尸体等实践活动，总结出很多经验教训如及时清理尸体、多通风、注意饮水卫生等。特别是在疫情相对缓和的16世纪，Charles de Lorme 医生发明了防感染套装，医生穿着打蜡的皮制或帆布套装，双手戴着巨大的手套，手肘处用绷带扎紧，戴着黑色礼帽，脸则藏在可过滤空气、状如鸟嘴的面具里，这便是防护服的由来。

五、划时代而堆满灰尘的论文：青霉素的发现及推广应用

（一）改变人类寿命的绿色"毛毛"

美国著名的社会杂志《纽约客》上曾经刊登过这样一幅漫画：两个原始人类祖先在洞穴里聊天，他们说道，"我们每天都进行身体锻炼，吃有机和绿色的水果蔬菜，喝洁净的水，甚至连呼吸的空气都是清新的，但是为什么我们没有人能够活过30岁呢？一定是哪里出了问题"。当今世界，人类文明的发展愈发先进，人类的平均寿命也在逐渐提高。世界卫生组织预计在2030年全球人类平均寿命将会达到75岁，人口的平均寿命也将增加15年。人类寿命一直以来都是科学家们探索的重要问题，其实在远古时代人类是极其短寿的。在18世纪人类平均寿命为35岁，19世纪只有37岁，而在20世纪初也只有40岁。一直到了1985年，人类的平均寿命才出现了突飞猛进的增长[2]，从40岁提高到了62岁。并且之后大致每5年以1岁左右的速度增长。那到底是什么原因让现代人类的寿命远远超出过去呢？其中功不可没的一个重要原因便是被称为二战时期的三大发明之一的青霉素。

在日常生活中，你一定见过放久的食物甚至衣物鞋子上面经常会长出一些绿色的毛毛，他们看起来让人内心发"毛"。但俗话说"人不可貌相"，在显微镜下，这些绿色的小毛毛就像是一颗颗饱满的麦子，向四周传播着新的生命，科学家们把这些绿色的毛毛称为青霉菌。而"大名鼎鼎"的救命神药抗生素青霉素就是从青霉菌里提取出来的。

青霉素是人类历史宏伟的药物版图上发现的第一种抗生素，同时也是最具传奇色彩的一种抗生素。它能在细菌生长和繁殖的时候对细菌造成伤害，使细菌变成"碎渣"，对金黄色葡萄球菌、肺炎链球菌、溶血性链球菌等具有极强的杀

菌作用。在没有抗生素的年代，细菌就是剥夺人类生命的最大"隐形杀手"，其实在战场上，许多士兵没有在厮杀中牺牲，反而仅仅因为一些皮肤的破损就导致无法医治的地步，一些小小的伤口都能夺走人类的生命。因此青霉素的出现宛如耶稣降世一般给人们带来了生的希望，让无数战场上的士兵能活着回到家乡，让无数家庭得以团圆。也正因为青霉素相比磺胺类药物具有更广谱的杀菌性和更小的副作用，它被人们称为"世纪神药"。

（二）意外的发现

在青霉素还未问世的时候，人类并不是没有对抗微生物感染的手段。早在1935年，德国科学家G.J.P Domagk将其团队研发的磺胺类药物应用于临床医学。磺胺类药物的出现使人类第一次对微生物的感染有了抵抗能力。人们不再对链球菌感染、肺炎等微生物感染性疾病产生恐惧。但因磺胺类药物并不是微生物所产生的，且在肝内产生的代谢产物易在尿中析出结晶，引发肾毒性。诸多因素导致当时人类的细菌感染致死率依旧居高不下。

因为一次意外，青霉素出现在人类的视野中，正是因为青霉素的问世，开启了人类应用抗生素的时代。青霉素是一种高效低毒临床应用广泛的重要抗生素。它的成功研制极大增强了人类抵抗细菌性感染的能力，它的出现开创了用抗生素治疗疾病的新纪元。然而，青霉素的发现者，英国微生物学家Alexander Fleming，却是一个饱受争议的人物。有人说他发现青霉素纯粹是意外中的意外，也有人说Fleming并不真的明白青霉素的价值，还有人说，Fleming只不过是运气好，那这究竟是怎么一回事呢？

1881年8月6日，Alexander Fleming出生于苏格兰基马尔诺附近的一个牧民家庭。在弗莱明7岁时，他的父亲便去世了，是母亲独自一人将他抚养长大。Fleming的童年时光是在山野里度过的，也许是上天的安排，这段时光不仅锻炼了他的观察能力，还为他日后进行细菌的研究及培养奠定了初步的基础。13岁时，Fleming去伦敦投靠他的哥哥，在那里他先是在一所技术学校学习，毕业后就去了一家专营美国贸易的船务公司上班。看到这儿也许有人会感到疑惑，因为Fleming当时的工作实在和医学扯不上关系。但其实，那些经历都在无形中改变着Fleming。1901年，弗莱明20岁时，他的一个终身未娶的舅舅去世，留下了一笔较为可观的遗产。Fleming分到了250英镑，他的哥哥叮嘱他要善加利用这笔财富，建议他学习医学。Fleming听取了哥哥的建议，并在同年7月，通过了16门功课的考试，并以专业第一名的成绩获得了进入英国伦敦圣玛利医学院学习的资格。在校学习期间，因为成绩优异还获得了学校提供的各项奖学金。在1906年，Fleming通过了一系列测试，任职于院里的细菌学实验室。Fleming的身材十分矮小，也不喜欢和别人交流，但沉默寡言并不妨碍这样一位伟大的科学家专注于自己的研究工作。

1914年，第一次世界大战爆发后，Fleming为了研究疫苗是否可以防止伤口感染，曾奔赴法国前线。在那里，他不仅验证了自己的想法，还证实了用杀菌剂消毒创伤伤口不仅不会起到好的作用，甚至会使伤口更加容易发生恶性感染，所以他建议使用浓盐水冲洗伤口，这一建议虽然到了二战时期才会广泛采纳，但也挽救了无数战士的生命。如果说这一建议使他在医学界崭露头角，那么青霉素的发现才让他真正地扬名世界。不过也有人说他发现青霉素其实是运气使然，这到底是怎么一回事呢？

在1921年11月时，Fleming患上了重感冒，当时他正在培养一种新的黄色球菌，于是索性就取了一点鼻腔黏液滴在固体培养基上。2周后，当Fleming在清洗培养皿时，发现一个有趣的现象，培养基上遍布球菌的克隆群落，但黏液所在之处却没有，并且在离黏液稍远的一些地方出现了一种外观呈半透明，如玻璃般的新的克隆菌落。在他研究后发现，这所谓的新克隆群落其实就是由于细菌溶化所致。所以他推断，这种新发现的东西一定是一种酶（图9-18）。当他将结果向专家汇报时，专家建议将它称为溶菌酶[3]。

1922年，Fleming发表了第一篇研究溶菌酶的论文，在接下来7年时间里，Fleming和他的助手对新发现的溶菌酶又做了持续深入的研究，但结果让人失望，这种酶的杀菌能力不强，且对多种病原菌都没有作用。然而一篇发表于1927年的最新金黄色葡萄球菌（图9-19）变异的研究文献引起了Fleming的关注。文献称，金葡菌在琼脂糖平板培养基上，经历约52天长时间室温培养后会得到多种变异菌落，甚至有白色菌落，出于对该文章的疑虑或其他的原因，Fleming决定重复该论文的发现，这一次幸运之神再次降临。

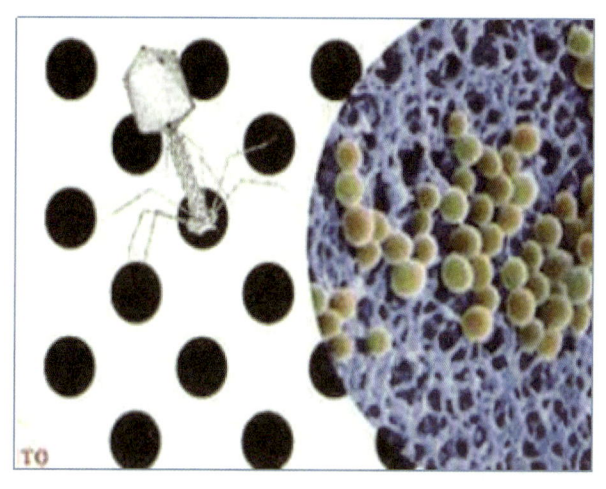

1928年的夏天，作为英国皇家陆军医疗队队长的Fleming目睹了一战期间因细菌感染而死亡的战士，他开始从患者身上收集常见的感染组织的金黄色葡萄球菌样本，深入研究导致人体发热的原因。夏天，是实验室的细菌旺盛生长的时节。有一天Fleming在实验室查看培养皿的细菌时，意外地发现，培养葡萄球菌的琼脂样本里长出一小团绿色的霉菌，他看到了比6年前更加令人惊喜的现象。他用显微镜观察发现培养细菌的溶液变清澈了，霉菌周围的葡萄球菌都消失了，形成了一个空环。Fleming猜测那是某种真菌分泌的物质杀死了葡萄球菌，偶然的发现，面对未知的好奇和从事科学研究所具备的敏锐的观察力，他并没有将"被污染的"培养皿丢掉，反而继续深入研究。他立即采集这种绿色的霉菌进行化验，并设法大量培养这种霉菌，最终从中提取出一种萃取物。经过多次反复实验，他发现将这种萃取物溶液放到葡萄球菌培养液里，可以在几个小时内将葡萄球菌杀死。他们又把溶液进行稀释，杀菌效果仍然很好。从此，让人类头痛的葡萄球菌便有了克星。Fleming最初将其命名为"霉汁"，后来把它的名字改为了"青霉素"。经过进一步研究，弗莱明又把这种青霉素放到链球菌、肺炎球菌等细菌的培养皿中，发现青霉素还可以抑制这些细菌的生长[5]。这一发现大大鼓舞了Fleming。他还发现青霉素对人体无害，只有极少数的人会对青霉素过敏，大多数患者都能借助青霉素治疗疾病（图9-20）。

1929年，Fleming阐述了青霉素的效应、安全性和医学前景，并在《英国实验病理杂志》上发表了他的发现。遗憾的是，虽然Fleming发现了青霉素，但当时的科学界对Fleming发表的发

▲ 图9-18 溶菌酶
引自 Virology Journal. "Bacteriophages and their implications on future biotechnology: a review." Last modified 2013. Accessed July 17, 2024

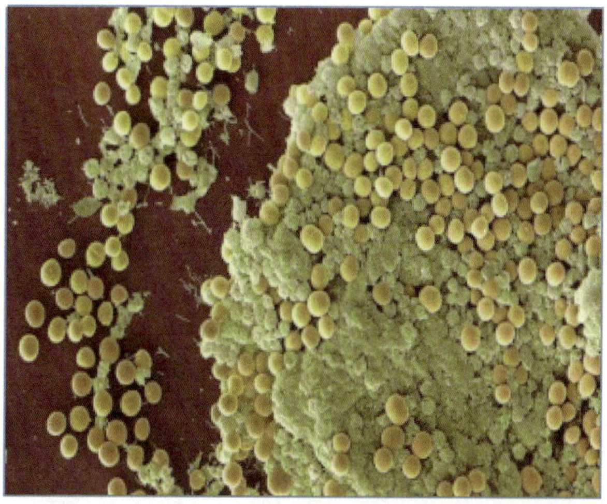

▲ 图9-19 金黄色葡萄球菌
引自 Journal of Animal Science and Biotechnology. "Staphylococcus aureus and biofilms: transmission, threats, and promising strategies in animal husbandry." Last modified 2022. Accessed July 17, 2024

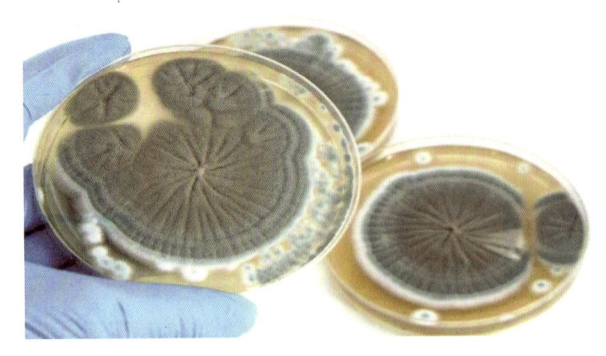

▲ 图 9-20 培养皿中的青霉素
引自 Live Science. "What is penicillin, and how was it discovered?" Last modified February 23, 2021. Accessed July 17, 2024

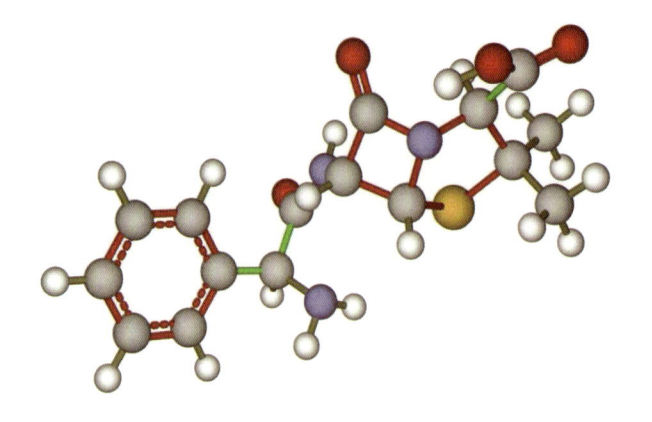

▲ 图 9-21 青霉素的化学结构
引自 Science Museum. "How was penicillin developed?" Last modified February 23, 2021. Accessed July 17, 2024

现却是一片沉默，并且想要从青霉菌中分离提纯高浓度的青霉素更是难乎其难，再加上青霉素的不稳定性，所以在当时，青霉素没有得到广泛的应用。而他那篇具有划时代意义的论文，也只能躺在图书馆不知名的一个角落，任由灰尘将它覆盖。但固执的 Fleming 却始终保留着他的霉菌菌种，期待有朝一日，有心人能够发掘它的巨大价值。而后来的事实也证明，这个发现不仅仅是他的功劳，更是人类的一大福气。

（三）人类抗生素时代的开启

1938 年，在第二次世界大战爆发的前期，牛津大学病理学家 Florey 和生物化学家 Chain 在研究溶菌酶时，偶然看到 9 年前 Fleming 的那篇无人问津的文章，在那个全民皆兵的时代，他们毅然决然开始深入研究青霉素的性质和化学结构（图 9-21），他们对青霉素进行了纯化，解决了青霉素的提纯和浓缩问题，并使其量产成为可能后，他们便开始进行动物实验。而在那之前，他们一致认为青霉素是一种蛋白质。随着动物实验的开展，他们惊奇地发现青霉素可以穿过玻璃纸的筛孔，甚至不会引起小白鼠发生免疫反应，而这一点可以让他们确定青霉素不可能是蛋白质，而是一种仅仅杀死细胞，不损害宿主细胞健康的理想抗生素。除此之外，他们还发现即使将青霉素稀释 3000 万倍，依然具有强烈的杀菌作用。比当时最厉害的磺胺效果还要好很多倍。

1940 年 5 月，在 Florey 的要求下，他们用化脓性链球菌感染 8 只小白鼠，其中 4 只小白鼠被注射了青霉素。一天过后，没有注射青霉素的 4 只小白鼠全部死亡，而注射青霉素的小白鼠全部存活。青霉素第一次被证明对化脓性链球菌感染有效。他们将对于青霉素的再次研究成果发表在著名的《柳叶刀》杂志上。而这一篇文章的发表，震惊了医学界。Florey 和 Chain 挖掘了青霉素的临床价值，见证了改变世界的奇迹。

由于青霉素的不稳定性，导致提取的青霉素在高温状态容易失去活性，并且在运输过程中也很容易"挂掉"，所以结晶是青霉素大批量生产运输的必要过程。而且在当时的情况下青霉素只能通过实验室提取，速度慢，且产量低，很难满足大量患者的需求。因此想将人类从细菌感染的苦海中解救出来，就必须想办法通过工业方式大规模地生产青霉素。Chain 和 Florey 便开始四处奔波以寻求一个解决青霉素大批次提取的办法。功夫不负有心人，终于，他们在美国找到了期待已久的答案。

1941 年 12 月，他们向美国政府阐述了青霉素的特殊功效，最终美国政府决定将青霉素定为"第一优先"生产的军需用品。这一宣布立即得到了响应，很快，到了 1942 年年末，美国共有 20 多家公司生产青霉素。到了二战结束之时，美国生产的青霉素已经能满足全国700多万患者的治疗需求。终于，青霉素在全球被大量生产和应用。

在第一次世界大战中，仅细菌性肺炎就造成了18%的士兵伤亡，在那个时候，疾病对战争中的士兵是和敌军一样致命的存在。但是这一比例在第二次世界大战中就降到了不到1%，而正是青霉素的发现，让人们第一次摆脱了对病菌的恐惧，挽救了成千上万名伤员的生命。当时战场上士兵们挥舞的标语还曾这样写道："感谢青霉素让我们回家！"。这也是为什么青霉素是成为可以与原子弹和雷达并称为二战期间三大发明的存在的原因。

1945年，Fleming、Florey及Chain因"发现青霉素及其临床效用"而共同荣获了诺贝尔生理学或医学奖（图9-22）。此外，Fleming还是世界上第一个发现葡萄球菌接触青霉素后还可以快速产生抗性。但可惜，这些发现他都并未发表。

如果说，Fleming发现了自然馈赠的黄金，那Florey和Chain就是将之变成了金矿。青霉素成为盟国除了原子弹之外的第二个秘密武器。它的发现、开发和产业化与第二次世界大战的历史交织在一起，将它推向世界的舞台。而直到21世纪的今天，青霉素仍被广泛应用，守护着人类的生命。

1955年，Alexander Fleming逝世，终年74岁。Fleming逝世后有很多人说它的发现纯粹是意外中的意外，也有人说Fleming虽然发现了青霉素，但只发表了两篇论文，而有关青霉素在医学上可能存在的价值，他也只是在第二篇论文中提到过一次。他说青霉素或者性质与之类似的化学物质有可能用于脓毒性创伤的治疗，这就是他对青霉素功用所做出的唯一预言。甚至还有人在纪念Fleming贡献的一次演讲中指出，Fleming并不真的明白青霉素的价值，因为他并没有积极的去分离纯化青霉素，更没有积极去推动青霉素的研究。他所发现的青霉菌菌种，最终是由一位具有远见的伦敦热带医学学院的教授将之保存，而后交给牛津研究小组的。然而，无论他人怎么讲我们都必须得承认是Alexander Fleming最先发现了青霉素的菌株，是科学上不可磨灭的开创性的工作，尽管是偶然的发现，可也孕育在必然之中。所以，青霉素的发现者是弗莱明这一点是毋庸置疑的。此外，Fleming的人品也是非常高尚的，虽说他是青霉素的发现者，但他始终在任何重要场合的演讲中都将青霉素的诞生完全归功于牛津小组所做的研究。青霉素的发现是人类抗生素历史上的一个里程碑，直到今天它仍被广泛应用。无论是不是意外，Fleming都值得我们敬仰和感恩。

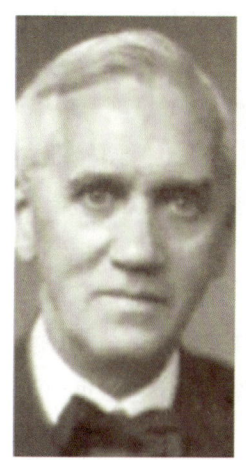

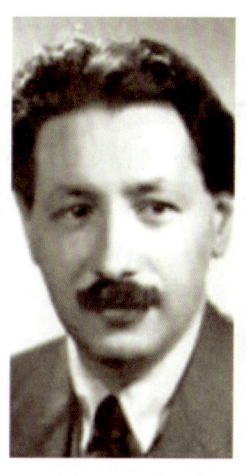

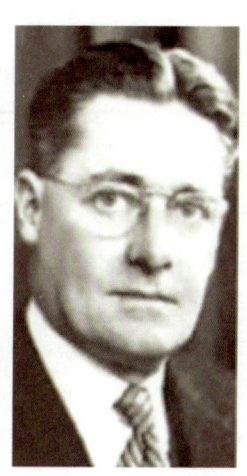

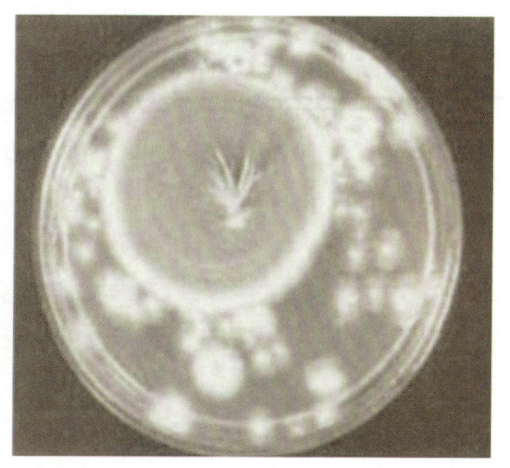

▲ 图9-22 Fleming、Florey及Chain共同荣获了诺贝尔生理学或医学奖
引自NobelPrize.org. "The Nobel Prize in Physiology or Medicine 1945." Last modified 1945. Accessed July 17, 2024

（四）青霉素在中国的历史

青霉素的诞生和产业化，不仅标志着我们进入了抗生素的时代，它还帮助盟军战胜了德军，取得了第二次世界大战的胜利。同时，正处在抗战最艰难时期的中国也率先成为最先制造出青霉素的国家之一。而这一成就的背后也历经了一番艰辛。

其实早在公元618年前的中国唐朝，就有长安城的裁缝把长有绿色的褴褛涂抹在被剪刀划破的手指头上用来帮助伤口的愈合，而这些具有杀菌作用的绿色毛毛就是青霉素。

1940年，南京农业大学校长中国微生物学家樊庆笙教授远赴美国进修学习，在那里他看到了美国成功研制的"救命神药"青霉素，挽救了二战中成千上万的伤员战士。而在风雨如磐的旧中国，进口青霉素的价格极其昂贵，甚至有"一两黄金一只青霉素"的说法。樊庆笙突然意识到，如果中国能生产青霉素，必能拯救许多前线抗战将士的生命。

1944年，归心似箭的他跟随美国医药驻华会登上了美军的运输机，飞越驼峰航线，躲过日军的偷袭，在经历5个月之久，冲破层层封锁后，他将"希望"之种带回了中国[7]。这些希望之种便是他随身携带的三支在美国问世不久的青霉素菌种。而这3支青霉素菌种是比黄金还要贵重的救命药，樊教授要用它来拯救在前线浴血奋战的士兵们，也要用它来造福全国人民。归国后，樊庆笙与朱既明、汤飞凡等生物学家一起不分昼夜地开展了青霉素的研制工作。

终于，在1944年，他们在云南极其恶劣的条件下研发出了中国第一批5万单位的高效低毒的青霉素制剂，并取得了良好的临床试验效果，使得战乱中的中国成为世界上率先研发出青霉素的7个国家之一[8]。抗战胜利之后，为了使青霉素批量生产，樊庆笙教授受聘于上海生化实验处，每周往返上海昆明两地，忙于青霉素生产中的最关键环节。青霉素的筛选和培养，为青霉素的批量生产打下基础。1953年5月，中国第一批民用青霉素问世，标志着中国抗生素生产历史的起点。同时，樊庆笙教授也被誉为中国的"青霉素之父"。而在这场守护人民生命健康的接力赛中，一代又一代的科研和医务工作者用他们的一腔热血，诠释着"生命至上"的坚定信念。

青霉素的发现，结束了一个传染病无法根治的时代，使人类寿命延长15年，同时也引发了医学界寻找抗生素新药的高潮，人类进入了合成新药的时代。迄今为止，科学家们已经发现了一万多种不同的抗生素，其中人工合成的就超过了4000多种。2001年，中国的青霉素年产量已居世界首位。到了2012年，我国青霉素市场规模高达278亿元，发展到2018年增长至406亿元，年均复合增长率为6.5%。目前，我国青霉素行业超过300家企业，青霉素单方制剂有230多家企业，一直到今天，青霉素在抗生素市场上长盛不衰。而我国青霉素产业一直保持较快的增长速度。

今天，中国的医药事业已经进入了世界先进水平并肩跑的时代，随着新医改和新社区合作医疗等惠民政策的实施，以及我国未来医药行业"黄金十年"等情况下，青霉素类药品的规模也将会进一步扩大[9]。而无论如何我们都应该铭记，青霉素是一切抗生素的基础，如果没有青霉素的奠定基础，人类可能还要在抗菌方式上徘徊很多年。我们永远都不会忘记在人类漫长的文明历程上，那个1928年的夏天，是他打开了人类历史抗生素的大门。

（五）思维启迪

Fleming发现青霉素是偶然的，但偶然性在必然性之中。对于孜孜不倦地探索的医学科学家来说，每个偶然的机会都会成为必然。真理掌握在少数人手中再次得到验证，弗莱明的论文发表后并没有得到足够重视，因为大家并不认识该论文的重要性。论文被拒稿并非该论文质量有问题，而是审稿人不认识它的价值。如果弗莱明对观察中出现的空环现象视而不见，则不会有青霉素的诞生。善于观察、善于思考、善于总结是科技工作者必备的素质。

六、麻醉药的前世今生

《三国志·蜀书·关羽传》中记载了这么一个故事：羽尝为流矢所中，贯其左臂，后创虽愈，每至阴雨，骨常疼痛。医曰："矢镞有毒，毒入于骨，当破臂作创，刮骨去毒，然后此患乃除耳。"羽便伸臂令医劈之。时羽适请诸将饮食相对，臂血流离，盈于盘器，而羽割炙引酒，言笑自若。

（一）野蛮的手术

在麻醉技术尚不成熟的年代，手术是一件极其痛苦的事，关羽在几乎没有麻醉的条件下泰然自若，是他能成为后世江湖人士所景仰的英雄的原因之一。然而，对于大多数正常人来说，手术的痛苦令人难以接受，以中世纪欧洲为例：彼时，手术是一件讲求手速的事，手术速度越快，患者经历痛苦的时间越少，医生的手术能力越能得到认可。这种情况下，当时的手术创造了多项纪录：28s 折断胳膊，2min30s 折断腿，4min 切除一个 45 磅的阴囊肿瘤等。除此之外，追求手速的手术还导致了一些匪夷所思的案例：英国医生 Robert Liston 在手术中，因速度太快切下了助理的手指，患者和助理相继因为感染身亡，而且在手术过程中，甩动的刀子划到了一个围观者的外套，这个围观者因为恐惧而倒地身亡，是迄今为止同一台手术死亡人数最多的（图 9-23）。

（二）远古的麻醉

麻醉是由药物或其他方法产生的一种中枢神经和（或）周围神经系统的可逆性功能抑制，这种抑制的特点主要是感觉特别是痛觉的丧失。早期麻醉的目的较为单纯，主要是为了镇痛，使患者在手术过程中不因疼痛剧烈活动，从而保证手术安全进行。

人们认识到手术需要麻醉这件事由来已久。春秋时期，扁鹊用砭石治疗疼痛，切开痈肿抢救垂危患者，这就是使用针灸进行麻醉的最早记录。而在世界范围上，还有诸多麻醉方式，主要

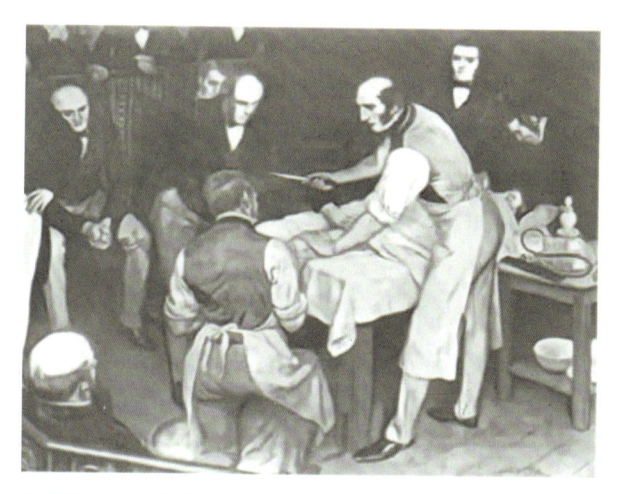

▲ 图 9-23 英国 Robert Liston 快速手术演示（手术误伤了助理的手指，助理和患者相继因为感染身亡）
引自莉迪亚·康内特·彼得森[美]. 荒诞医学史[M]. 南昌：江西科学技术出版社，2018

产生于手术蓬勃发展的中世纪欧洲："棒麻"，指使用钝器击打头部，使患者失去意识；"放血麻"，指的是人为休克，使患者昏迷后再进行手术；"按麻"，指用绳子捆住患者四肢，按在床上进行手术。但是这些麻醉方式或是因为适用程度有限，或是因为安全性不高，或是因为效果不佳，均未进行长期的使用。

同时，药物麻醉也在逐步发展，麻醉药是指用药物方法使机体或机体局部暂时可逆性失去痛觉，多用于手术或某些疾病治疗的药剂。我国史书上记载最早的麻醉药是东汉时期华佗发明的麻沸散，此后，大麻、草乌散、洋金花、蒙汗药、开刀药方等多种麻醉药被相继记录入各代医书。在世界范围上，最早的麻醉药能追溯到 6000 年前，东欧和西亚的酿酒师发现了酒的麻醉效果；此外，大麻、曼陀罗、鸦片、古柯叶的麻醉效果也被人们逐渐发现。

虽然已经有这么多麻醉药被发现并在临床上应用，但是这些药品的安全性、有效性及质量可控这三要素逐渐受到质疑，这也是导致单纯药物麻醉没有得到充分应用的原因。这种情况一直持续到吸入性麻醉药被发现甚至使用于手术当中。

（三）艰难的探索

在现代医学中，根据作用机制，麻醉药可以分为镇痛药、镇静药和肌松药；根据作用范围，麻醉药可分为全身麻醉药和局部麻醉药。而全身麻醉药又可根据给药方式分为吸入麻醉药和静脉麻醉药。

由于镇痛是麻醉的首要需求，我们也将把重点放在镇痛药物上。

以氧化亚氮（N_2O）、乙醚和氯仿为代表的吸入麻醉药很早就被发明出了，但是其应用到临床上都经历了相当长一段时间，且其中的波折和故事不断……

1772年，英国化学家Joseph Priestley从各种金属与硝酸的反应中首次发现N_2O。英国化学家Humphrey Davy在导师Thomas Beddoes的指导下，进行了大量有关N_2O吸入的人体和动物实验研究，并发表了题为 Researches, Chemical and Philosophical-Chiefly Concerning Nitrous Oxide and Respiration 的文章，详细叙述了N_2O气体的获取方法及在人体的应用效果，包括欣快的酒醉样作用和缓解疼痛的中枢作用，并根据其兴奋性而称之为"笑气"。Davy已开始意识到这种气体的实用可能性，并于1799年提出可将其用于外科手术的想法。但没有从事过外科工作的Davy并未实现这一想法，其建议也未能引起反响和重视，倒是他提到的副作用，即吸入N_2O气体后能引起无比欣快的感觉，着实吸引了很多人。吸入N_2O引起的兴奋、狂笑、欣喜、半醒半醉、如痴如狂等怪异表现强烈地吸引了观众，并在当时为杂耍人、医学生用作寻欢作乐的方法而广为流传。发现N_2O之后52年（1824年），英国医生Henry Hill Hickman出于对手术室工作的恐惧心理，想寻找一种减轻手术疼痛的药物和方法，对Davy的工作进行了进一步的深入研究。他将动物置于罐子里并通入N_2O和氧气的混合气体，发现可使动物长时间保持意识消失，并足以达到实施截肢等手术的要求。Hickman将这一个重要发现进行了报道，并阐述了将N_2O气体用于人体手术的设想，但遭到了普遍的怀疑或反对。

直到19世纪中叶，才正式开始。1844年（发现N_2O之后72年），美国化学爱好者Gardner Colton打出一幅广告，准备免费向志愿者提供N_2O，供他们开心大笑一场。美国牙科医生Horace Wells从街头海报上看到了这次活动，他本以为这就是一次普通的科普讲座，没想到目睹的场景却震撼人心。讲座开始，Colton先是讲述了N_2O的发现史和化学性状，然后就进入关键的体验环节。Wells带去的两个朋友抢先上了台，成了第一批体验者。两人吸入N_2O之后，举止、性情大变，一人下台后Wells看到他的膝盖上有血且血液都浸透了裤子但完全不自觉。原来，他吸入N_2O后非常亢奋，一阵狂奔后膝盖撞到了沙发腿上，但那个朋友完全没意识到自己受伤了，直到Wells问起，才惊觉膝盖有点疼。接下来的表演，Wells都没看进去。讲座结束后，他马上跑到后台问Colton：能不能给人吸入N_2O后再拔牙？出于严谨，Colton并没给出肯定的回答，而且还提醒Wells"N_2O吸入过量可能有危险"。但Wells已意识到了N_2O镇痛的潜力，便以身士卒，首次应用N_2O麻醉，拔掉了自己的一颗智齿。有趣的是，他虽然身为牙医，以前也是因为怕疼一直没敢拔这颗智齿。从那以后，Wells给患者拔牙前，先让患者吸入N_2O，患者果然不觉得疼痛了。"Wells拔牙不疼"一下就流传开来，排队拔牙的人络绎不绝。Wells性情敦厚，并没把N_2O秘而不宣，而是卖力地向同行介绍、推广N_2O麻醉的方法（图9-24）。

（四）悲催的师徒

Wells还想把这种神奇的麻醉方法，应用到外科中去。在徒弟William Thomas Green Morton的引荐下，他去了麻省总医院为外科医学生做了一场演示。但当时名不见经传的Wells和Morton，在麻省医学院天之骄子的眼中，仿佛两个"江湖郎中"，医学生们看演示时都抱着半信半疑的态度，甚至一开始都没有学生愿意配合做手术对象。最后终于有一名学生自告奋勇，说正

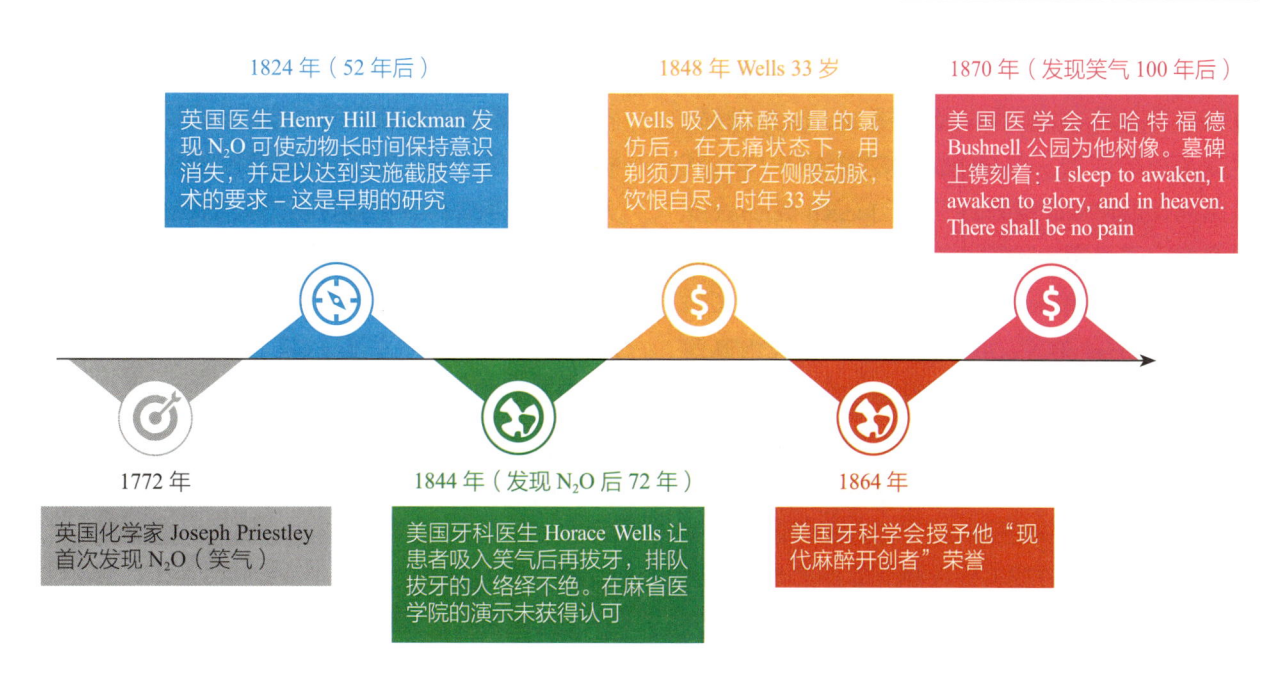

图 9-24 笑气的发现及临床应用

1772 年
英国化学家 Joseph Priestley 首次发现 N₂O（笑气）

1824 年（52 年后）
英国医生 Henry Hill Hickman 发现 N₂O 可使动物长时间保持意识消失，并足以达到实施截肢等手术的要求 – 这是早期的研究

1844 年（发现 N₂O 后 72 年）
美国牙科医生 Horace Wells 让患者吸入笑气后再拔牙，排队拔牙的人络绎不绝。在麻省医学院的演示未获得认可

1848 年 Wells 33 岁
Wells 吸入麻醉剂量的氯仿后，在无痛状态下，用剃须刀割开了左侧股动脉，饮恨自尽，时年 33 岁

1864 年
美国牙科学会授予他"现代麻醉开创者"荣誉

1870 年（发现笑气 100 年后）
美国医学会在哈特福德 Bushnell 公园为他树像。墓碑上镌刻着：I sleep to awaken, I awaken to glory, and in heaven. There shall be no pain

---

好我有一颗智齿需要拔掉。Wells 给那位学生含着胶管，吸入 N₂O，几分钟后看起来肌肉已经放松，表情也不再紧张，于是 Wells 开始操作。牙拔出来的一瞬间，学生身体紧绷后缩，喉咙里发出含混的声音。围观的学生马上开始喧哗，认定这是一场"骗局"。其实那位学生根本"没那么疼"，他醒来之后，看到同学们喧哗颇为诧异，问大家为什么激愤。同学们说我们看你痛得挣扎，他则感到莫名其妙：没有啊？我并没感觉特别疼啊？原来，他只是略微感到不适。

事后，Wells 反思，认为演示不理想的原因最可能是 N₂O 的纯度不够，没有让麻醉对象完全放松下来。在自己的诊所时，提供 N₂O 的都是相熟的药店，纯度有保障。而到了波士顿，人生地不熟，随便找的供应商提供的 N₂O 很可能纯度偏低，所以用以往的剂量，却没达到预期的麻醉效果。可在当时，学生们根本不听他的解释，只认定他是个骗子。

经过这一番折腾，Wells 大受打击，不久就病倒了。从著名牙医到骗子术士，Wells 几乎一夜间失去了名誉，他开始郁郁寡欢。1845 年，Wells 解散了牙科诊所。此后 3 年，Wells 辗转奔波。他做过淋浴设备推销员，计划倒卖油画。1847 年，他去了巴黎，请求皇家医学院和巴黎医学会，对他发现手术麻醉方法做出认证。1848 年，他搬到了纽约。他在自己身上试验乙醚和氯仿，此举可能和 2 年前，他的徒弟 Morton 因乙醚麻醉试验而声名大噪有关。不幸的是，Wells 开始沉迷于吸入氯仿。在他 33 岁生日这天，神志不清的 Wells 突然冲出公寓，跑到街上向两个妓女身上泼洒硫酸，并被抓捕入狱。随着麻醉药效减弱，Wells 清醒了，他无法面对自己做过的"傻事"。绝望之中，Wells 请求警察让自己回家拿一下剃须刀。1 月 24 日，Wells 回到公寓，吸入麻醉剂量的氯仿后，在无痛状态下，用剃须刀割开了左侧股动脉，饮恨自尽，时年 33 岁。

命运和 Wells 开了一个大大的玩笑。1863 年，美国牙科医生 Smith J H 为 Wells 的故事所感动，决定再次在牙科手术使用 N₂O。Smith 发现 N₂O 的麻醉作用确实有效，随后他在 N₂O 麻醉下成功拔除了 2 万余颗病齿，N₂O 麻醉方法随之在整个美国牙科界广为传颂，并开始被外科所采用。

Wells 的功绩并没有埋没，1864 年，美国牙科学会授予他"现代麻醉开创者"荣誉；1870 年

（此时已是发现 N_2O 之后 100 年了），美国医学会也认可了他的成就，在哈特福德 Bushnell 公园，树立起他的雕像。墓碑上，镌刻着这样一段话，是 Wells 也是 N_2O 麻醉的写照：I sleep to awaken, I awaken to glory, and in heaven. There shall be no pain……

Wells 的徒弟 Morton，因为另一类吸入麻醉药——乙醚，得到了更加令人唏嘘的结局。

1540 年，乙醚由德国医生、植物学家和药理学家 Valerius Cordus 首先制成。同年，瑞士化学家、医学家 Paracelsus 用混有乙醚的饲料喂饲家禽，发现乙醚可使家禽入睡并安全苏醒，但乙醚的催眠作用并未引起 Paracelsus 的注意。此后，英国化学家 Beddoes（上文 Davy 的导师）曾报道过一例因吸入乙醚气体而产生昏睡的病例，但也未能对此做详细的研究。1818 年，英国物理学家、化学家 Michael Faraday 详细描述了乙醚的麻醉作用，他发现当乙醚蒸汽和空气混合后，可产生酒醉样和沉睡样作用，与先前发现的 N_2O 作用相似。但因乙醚具有易燃易爆性，当时普遍认为其在医学中的使用是危险的，所以一直未能应用于临床。并且与 N_2O 一样，乙醚的酒醉样作用常被医学生用于晚会娱乐之用。

Morton 与他的老师 Wells 曾于 1842—1843 年在波士顿合办牙科诊所，后来 Wells 因 N_2O 演示失败而失去信心。Morton 为了进一步谋求缓解牙科手术疼痛的方法，经 Wells 介绍进入哈佛大学进行医学研究，并师从于当时化学成就卓著的 Charles Thomas Jackson。

Morton 从 Jackson 学到了不少有关乙醚的知识，认识到乙醚能引起意识丧失并具有麻醉作用。随后他进一步在动物和自己身上进行了乙醚麻醉试验。1846 年，Morton 在乙醚麻醉无痛情况下成功地为一名年轻商人拔除了一颗牙齿，并迅速向专利局提出了这项发明的专利申请。同时获得了外科学教授 John Collins Warren 的允诺，进行乙醚麻醉下外科手术的公开表演。同年 10 月（1846 年），Morton 的乙醚麻醉演示于马萨诸塞州总医院的阶梯教室举行，表演短暂且富有戏剧性，但震惊了全世界。演示开始时，Morton 在患者的口鼻部罩上了刚制成的乙醚吸入器，给药时患者挣扎了一下，约 3min 后患者就进入麻醉状态。这次手术是切除一个先天性下颌肿瘤，手术进行得很快，期间患者没有挣扎和嘶叫。

这天确实成为麻醉学和外科学历史上的一个重要转折点，历史将永远记住这一伟大的日子。Morton 进一步确认了乙醚麻醉的有效性和相对无害，这一麻醉方法也很快被普遍接受。同年 12 月（1846 年），乙醚麻醉在法国巴黎、英国伦敦及其他地方相继获得成功和推广。但是乙醚麻醉并未给 Morton 带来名誉或钱财上的收入。Morton 要求把应用麻醉的主要功劳归于己有，但却遭到其他几人特别是 Jackson 的反对。Morton 希望他的发明会使他大发钱财，但却未能如愿以偿。大多数使用乙醚的医生和医院根本不付专利税。Morton 为打官司争优先权所付出的代价很快就超出了他发明所获得的金钱。他名利皆失，心灰意冷，穷困潦倒，于 1868 年在纽约市丧生，时年 48 岁。

早在 1841 年，费城医学院学生 Crawford Williamson Long 在进行吸入乙醚演示时，发现吸入乙醚后像醉汉一样跌倒受伤的受试者，没有一个诉说疼痛，据此，他推测乙醚是一种很好的外科麻醉药。1842 年，Long 第一次在乙醚麻醉下为一名颈部肿瘤患者实施手术，当时 Long 一手将洒有乙醚的毛巾捂在患者口上，另一手按着患者的脉搏并不时用针刺其皮肤，直到患者的痛觉消失，仅花了 5min 时间就切除了颈部的肿瘤。Long 实际上已成为第一个使用乙醚麻醉者，他常将乙醚麻醉方法用于临床手术，并很快在当地流行起来。但当时 Long 的研究报告和发明并未引起人们的重视，与之相反，因乙醚危险性传统思想的影响，他受到了严厉的警告，甚至不得不将其在当地的诊所搬走。

对于 Long，他实际上比 Morton 早 4 年便将乙醚用于手术麻醉，但学者严谨的性格让他无心对这项发明高调宣传，只向自己的同事、朋友们推广使用，1848年，他在 South Medical and Surgical Journal 上将研究报告公开发表，其工作才为世人所知。在他死后55年，才被世人追认为真正的第一个做麻醉手术的人。后人为纪念 Long 的贡献，在华盛顿雕像大厅为其塑像。

（五）产妇的麻醉

相对于 N_2O 和乙醚，氯仿的出现要晚很久，1831年，美国化学家 Samuel Guthrie、法国化学家 Eugene Souberran 和德国化学家 Von Leibig 几乎在同一时期分别合成出了氯仿。1842年，英国医生 Robert Glover 注意到氯仿能让狗失去意识，但他没重视其中的医疗意义。1847年，英国助产学教授 James Young Simpson 试图寻找一种乙醚替代品，因为乙醚易燃、易爆，非常不安全。在对各种化学品实验过程中，Simpson 吸入了氯仿，然后睡着了。

Simpson 开始在他的产科实践中使用氯仿，在短时间内成功实施了50例氯仿分娩镇痛。但 Simpson 实施氯仿分娩镇痛受到了来自教会的抵抗。神职人员引用《创世纪》第3章第16节："我要大大增加你的痛苦和怀孕，你生产儿女必多受痛苦。"Simpson 则引用了《创世纪》第2章第21节："耶和华使亚当沉睡，于是取下他的一根肋骨，又把肉合上。"

氯仿的出现带来了产科麻醉的兴起，造福了全球数以百万计的女性。1853年，维多利亚女王在氯仿麻醉下，生产了她的第8个孩子，女王高兴极了，她一直没有失去知觉，她模模糊糊地知道自己分娩了，但没有感到疼痛。有趣的是，这位麻醉医生叫 John Snow，此人在后来1854年的伦敦霍乱中发现了霍乱的传播方式，是流行病学的先驱。1857年，同样的麻醉下，女王分娩了第9个孩子。

然而，氯仿的对心脏、肝、肾的毒性限制了其应用。到20世纪30年代，氯仿已经不再作为外科麻醉药使用。

（六）卓越的研究

随着时间的推移，研究人员相继发现和推出了氯乙烷、乙烯醚、三氯乙烯等吸入全麻药物，并迅速在临床上得到应用。吸入麻醉药在过去的一百多年历史中发展迅速，现已拥有五大类吸入麻醉药（烃类、烯类、醚类、氯代烷类和氟代醚类等），达百余种之多。

但随着长期的使用，吸入麻醉药的一些副作用和局限性显现出来，包括环境污染、呼吸道刺激、有爆炸性风险、不适用于气道手术等。在这一背景之下，静脉麻醉药应运而生。自此，吸入麻醉及静脉麻醉这两种基础方式在全身麻醉中分庭抗礼。

1872年，静脉麻醉的先驱——法国外科医生 Pierre-Cyprien Oré 采用针头和注射器将氯仿注入静脉内实施麻醉以施行外科手术，并将这一方法向当时的法国外科协会做了汇报，虽然这不是一项静脉全麻药物的发明，但这是第一项进行的静脉全麻手术，为下一步静脉全麻药物的研发提供了动力。

静脉全麻药物的出现要明显晚于吸入全麻药物。由于现代科学体系的建立，不同于吸入全麻药物往往是由于偶然被合成，再由于其他的偶然被发现功能，大多数静脉全麻药物的发明或者功能发现不再是偶然，而是由包括化学、生物、药学、医学等多个团队在统一领导下合作，并进行经年累月的研究中促成。

1864年，德国化学家 Adolf Baeyer 首先合成了巴比妥酸，但未发现其有麻醉作用。1903年，第一个真正意义上的静脉全麻药物——二乙基巴比妥酸，由德国 Emil Fischer 和 Joseph Friederich von Mering 合成，这是一种具有长效催眠镇静作用的药物。

此后欧洲和美国分别开展了巴比妥类药物的研制及其麻醉作用研究，期间合成了大量具有催眠作用的巴比妥类化合物，但多数因起效和持续时间长而很快被淘汰，仅少数在临床上得到推广应用。这些药物包括1927年由德国 Bumm 推荐的广泛用于静脉全麻的第一个巴比妥类药物丁溴比妥，以及以后陆续应用的异戊巴比妥钠、苯巴比妥钠、阿洛巴比妥酸等药物。

而作为现代静脉麻醉的标志，环己烯巴比妥和硫喷妥钠直到1932年才相继被合成。

这一年，化学家Kropp和Taub合成了新的巴比妥类药物环己烯巴比妥，该药起效快、持续时间短，非常适合临床应用。环己烯巴比妥的发现使静脉全麻药物又向前发展了一大步。德国Ernst Reinhoff首先将此药用于人体，同年德国Helmut Weese和Scharpff对该药进行了药效学的研究，使环己烯巴比妥静脉麻醉得以普及，因此有人称Weese为静脉麻醉之父。1933年，英国Jarman和Abel发表了有关环己烯巴比妥在英国的使用报告，指出环己烯巴比妥的麻醉作用起效快、持续时间短，和早期使用的药物相比，其可控性较好，静脉给药后可快速经肝脏代谢。至1941年，共有约4万名患者接受了环己烯巴比妥静脉麻醉。

同年，美国化学家Ernest Henry Volwiler和Donalee Tabern合成了硫喷妥钠。1934年，美国外科医生John Lundy和Waters Tovell开始将硫喷妥钠用于临床麻醉，这也正式意味着现代静脉麻醉新纪元的开启。在1941年以前，采用间断静脉注射的方法共有31931名患者接受了硫喷妥钠静脉麻醉，大多取得了满意的效果。

硫喷妥钠的麻醉效果比环己烯巴比妥好，且有一定的肌肉松弛作用。硫喷妥钠和麻醉性镇痛药、肌松药合用，既有良好的麻醉作用，又有较强的镇痛和肌松作用，还能缓解应激反应，可为手术创造了良好的条件。因此至今仍然被应用于临床麻醉，成为现代静脉麻醉的主要药物之一。

但由于对环己烯巴比妥和硫喷妥钠的药代动力学缺乏足够了解，在应用期间常导致严重的低血压和苏醒延迟。因此，环己烯巴比妥和硫喷妥钠在当时主要是辅助用于乙醚和氯仿麻醉期间的诱导和维持，但这两种静脉麻醉药物的应用标志着现代静脉麻醉的开始，并且这两类超短效巴比妥类药物的应用，也进一步使静脉全麻的方法得以标准化。

1950年，Brodie、Mark、Papper等对静脉内注射硫喷妥钠的血药浓度进行了测定，发现硫喷妥钠静脉给药后，其血药浓度下降呈二室模型，第一室代表给药后药物分布至组织，血药浓度迅速下降；第二室则代表药物经代谢后消除。硫喷妥钠药代动力学的阐明为巴比妥类药物的临床应用和推广提供了长足的发展。

然而，硫喷妥钠会导致一系列副作用，包括呼吸减慢（呼吸抑制）、心律失常、嗜睡、头痛、恶心和意识恢复缓慢。鉴于硫喷妥钠的副作用，临床上迫切需要一种能快速起效且更加安全的静脉麻醉药。

（七）医学的瑰宝

为满足临床对麻醉药起效快且副作用小的迫切需要，以英国John Baird Glen为首的团队研发出了丙泊酚，丙泊酚的研发体现了现代科学研究体系对医学的推进作用。

Glen最初是格拉斯哥大学的学者兼试验动物兽医，掌握了各种动物的麻醉技术，1972年，Glen加入了英国帝国化学工业公司，成为麻醉药研究团队的一员。该团队旨在寻找一种与硫喷妥钠的麻醉诱导速度相当，但能够快速代谢的药物。这样便能通过重复注射或输注这种药物来维持麻醉，且不延长恢复时间。

尽管帝国化学工业公司的化学家正在生产和已知麻醉药结构类似的新型化合物，但Glen和化学家Roger James意见一致，他们认为应该重新审视现有的化合物——之前研究的一些化合物由于水溶性差（静脉注射必备条件）而被中途摒弃。这是一个进退两难的窘境，如果需要让静脉全麻药物进入大脑，那就需要脂溶性分子（血脑屏障更倾向于脂溶性、小分子量的物质通过）；另外，如果化合物是脂溶性的，就不易溶于血液中，因为血液是亲水性的。解决这一问题的一种方法是制备弱酸/碱的水溶性盐，它能够在血中解离成游离酸或碱，而其非离子形式又可能具有相对亲脂性。Glen 领导的团队最初专注于研究许多结构多样的弱有机碱，但没能寻找到合适的候选化合物。

巧合的是，Glen 在格拉斯哥大学攻读博士学位期间研究的甾体麻醉药，正是用一种名为"聚氧乙烯蓖麻油"的表面活性剂配置而成的，而聚氧乙烯蓖麻油能够将脂溶性分子溶于水溶液。之后，在寻找静脉麻醉药的进程中，Glen 和 James 又筛选出了 2,6- 二乙基苯酚。这种化合物具有麻醉活性，但是无论其麻醉效力，还是麻醉诱导速度都不足以与硫喷妥钠抗衡。但这一发现将他们的注意力转向了一系列类似的化合物。在这种思路的指导下，他们进行了大量测试。在测试的前 3 个化合物中，就有 2,6- 二异丙基苯酚，也就是丙泊酚。这项寻找化合物的化学研究一直持续到 1976 年。研究人员对 3000 多种候选化合物进行了麻醉活性测试，包括 300 种酚类化合物，但是没有发现一种化合物的效果优于丙泊酚——丙泊酚能够在保证药效的同时，平衡对机体呼吸循环的影响。丙泊酚和硫喷妥钠的治疗指数相似，但比硫喷妥钠更有优势：与硫喷妥钠相比，丙泊酚可以重复注射给药而不延长恢复时间，没有硫喷妥钠产生的"宿醉"效应。此外，丙泊酚作用更强，术后恶心的风险更低；并且由于丙泊酚代谢迅速，在重复给药期间，恢复潜伏期也更短。

Glen 根据其兽医背景优化了一系列动物实验，观察到丙泊酚具有独特的"平衡麻醉"，对呼吸和心率的影响最小。它可以重复给药、恢复时间快，在小鼠体内没有累积的"宿醉"效应，故可被机体迅速代谢。随后在动物和人体中进行的药代动力学和代谢研究表明，丙泊酚起效迅速，超过 99% 被肝脏代谢，约 50% 的药物会转化为水溶的葡萄糖醛酸结合物，其余部分被肝脏 P_{450} 酶氧化，硫酸化为无活性的水溶性代谢物，经肾脏排泄。

丙泊酚虽安全有效，但其熔点低，在室温下呈油状，几乎不溶于水，苯酚的 pKa 约为 11，这意味着在生理 pH 下电离的比例低于 0.1%，难以通过成盐改善水溶性，为制剂领域出了一个难题。20 世纪 70 年代使用聚氧乙烯蓖麻油对丙泊酚进行制剂，虽然保持了其快速起效和消除的药代动力学特性，但 Glen 及其同事在猪和早期人体试验中观察到了过敏反应。面对这些困境，帝国化学工业公司管理层希望终止该项目。然而，Glen 认为过敏反应仅是由聚氧乙烯基蓖麻油引起的，他始终在坚持寻找更安全、更有效的载体。直到 1980 年代初，乳化剂的发展打破了丙泊酚的配方障碍，高速剪切的微乳，液滴粒径小到足以通过过滤器并去除微生物。1981 年，Glen 尝试了一种含有蛋黄卵磷脂和大豆油作为增溶剂的载体，该配方对猪有效，且没有出现过敏性副作用。

随后，研究人员对含有 1% 丙泊酚、0.005% EDTA、大豆油（100 mg/ml）、蛋黄卵磷脂（12.5mg/ml）和甘油（22.5mg/ml）的水包油乳剂（商品名：Diprivan）开展了临床试验。大豆油作为溶剂，甘油作为等渗调节剂，蛋黄卵磷脂作为乳化剂稳定丙泊酚 - 大豆油液滴。静脉注射后，丙泊酚从油滴中快速扩散到血液中，然后进入细胞膜，在不到 1min 的时间内与脑内神经元快速平衡。

丙泊酚于 1987 年在英国获得批准，1989 年在美国和其他 90 多个国家获得批准，已成为主导和标准的麻醉诱导药，为手术带来了真正的巨变。在过去的 30 多年里，全球 90 个国家每年平均有 3000 万到 5000 万名患者使用丙泊酚。

回顾丙泊酚的发明过程，兽医学、动物学、药学、化学等多学科在此过程中交叉反应，最终开出了一朵医学的瑰宝。由于对于丙泊酚的贡献，2018 年，Glen 荣获了被称为诺贝尔奖风向标的拉斯克奖。

（八）愉快的安静

随着时代的发展，越来越多的药物涌现市场，也有许多静脉麻醉药物在发展过程中逐渐被淘汰，而其他麻醉药的发展也因为各种需求被逐渐提上了日程。

虽然全身麻醉药发展使得手术逐渐成为一项生理上无痛苦的事，但患者在术前仍面临着一定的心理负担，即术前焦虑。20世纪40年代，法国Lapoli发现手术前患者体内产生的组胺对人有害。法国一家实验室为他提供了具有镇静作用的抗组胺药异丙嗪。它可以使患者在手术前进入一种"愉快的安静状态"。这就是镇静药的由来。镇静药指使大脑皮质轻度抑制，可减轻中枢神经兴奋性，缓和激动，消除躁动，恢复安静情绪的药物。镇静作用具有使患者记忆丧失、主观上不动的作用。1976年，瑞士Fryer和Walser合成了第一种水溶性苯二氮䓬类药物咪达唑仑。咪达唑仑这一具有顺行性遗忘作用药物的诞生，不仅意味着术前使用镇静药更加安全，更赋予了镇静药帮助患者遗忘痛苦记忆的意义，自此，镇静药逐渐成为麻醉常用药物之一。

在全身麻醉应用之初，对于胸腹部大手术，即使已经使用了大量的乙醚，仍然无法满足外科医生对于肌肉松弛的需求。相反，过深的麻醉状态，反而对患者的呼吸、循环等系统产生了显著的抑制作用，不仅延长了麻醉苏醒时间，而且大大增加了手术风险。为此，大家都想从生理上降低肌肉的紧张度，这时，箭毒进入了人们的视野。16世纪，南美洲人用蝎、毒蚁和某些植物蒸馏汁的混合物浸泡弓箭，动物被射中后，短则数秒，长则数分钟，便会麻痹死亡。印第安人曾用蘸有箭毒的弓箭抵御西班牙人的侵略，很多士兵在中箭后无法呼吸慢慢死去。1935年King从箭毒中分离出右旋筒箭毒碱，这就是第一种肌松药，能选择性地作用于运动神经终板膜上的N_2受体，阻断神经冲动向骨骼肌传递，导致肌肉松弛。1942年筒箭毒碱被应用于外科手术，随后相继出现了琥珀胆碱、阿曲库铵等肌松药，肌肉松弛药的出现和应用，进一步改善了全身麻醉的效果。

综上所述，现代麻醉需要麻醉、镇静、肌松三种作用的药物相互支撑，构成现代全身麻醉体综合体系。

（九）思维启迪

在科学的大道上没有平坦的道路可走，只有那些不畏劳苦沿着崎岖山路努力攀登的人，才有可能到达光辉的顶点。从首个吸入麻醉药笑气的发现到临床推广应用经历了约100年的时间，其间经历了无数的波折及艰辛的探索。从吸入麻醉药的发现到静脉麻醉的首次探索同样经过了约100年时间，这是漫长的探索过程。勇于探索创新，这是科学研究者应该具备素质。发现笑气后几十年只用于寻欢作乐而没有人用于医疗，但美国牙科医生观看吸入笑气的表演后大胆用于拔牙的镇痛，从而开创了麻醉的先河，成为现代麻醉的开创者。氯仿是吸入麻醉药，但法国外科医生将氯仿注入静脉内实施麻醉以施行外科手术，这是第1项进行的静脉全麻手术，这个医生便是静脉麻醉的先驱–Pierre-Cyprien Oré。

（叶　意　刘艺恒　王丽琨　孙智路　曾俊泓
顾　颖　杨蕊榕　伍国锋）

参考文献

[1] 洪亮. "同病异名"的肺结核与痨病—兼论中国现代文学中"身体"的多义性 [J]. 东岳论丛, 2022, 43(06): 20-26,191.

[2] 雷内·杜博斯, 梅娅·泜因斯, 时代-生活丛书合. 健康和疾病 [M]. 万文鹏, 译. 北京: 科学出版社, 1981.

[3] 袁霜霜. 身体、疾病与诗: 论肺结核与济慈诗学 [J]. 文化研究, 2019(02): 171-185.

[4] 范蕊. 十九世纪欧洲浪漫主义诗歌与肺病的互动关联 [J]. 安徽大学学报（哲学社会科学版）, 2015, 39(04): 63-70.

[5] 本刊编辑部. 结核病的历史与现状—写在世界结核病日前夕 [J]. 首都医药, 2013, 20(05):39.

[6] 邹正荣. 浅谈中医学对肺痨的认识 [J]. 中国医疗前沿, 2009, 4(11): 29-30.

[7] 吴晓东. 一片被蚀而斑斓的病叶—疾病的文学意义 [J]. 书

[8] 张泽, 胡嘉华, 陈佳琳, 等. AME 诺贝尔故事 06| 病原细菌学奠基人科赫 [J]. 临床与病理杂志, 2015, 35(08): 1478-1480.

[9] 3.24 世界防治结核病日 [J]. 中国热带医学, 2021, 21(03): 304.

[10] 何玲. 卡介苗传入中国研究 [J]. 自然辩证法通讯, 2010, 32(02): 54-58+127. DOI:10.15994/j.1000-0763.2010.02.008.

[11] 任婧, 李毓龙, 杨晓霖, 等. 疾病叙事阅读: "小人国"里的"大发现"—链霉素的故事 [J]. 医学与哲学, 2020, 41(18): 68-71.

[12] 结核病营养治疗专家共识 [J]. 中华结核和呼吸杂志, 2020(01):17-18-19-20-21-22-23-24-25-26.

[13] World Health Organization. Global tuberculosis report 2020[N]. WHO report, 2020-01-12.

[14] 卢春容, 房宏霞, 陆普选, 等. WHO 2021 年全球结核病报告: 全球与中国关键数据分析 [J]. 新发传染病电子杂志, 2021, 6(04):368-372.

[15] 朱钦士. 生命现象的偶然与必然 [J]. 生物学通报, 2015, 50(4):18-22.

[16] 欧承刚. 绷带里的奇妙物质——传承生命的核酸 [J]. 生命世界, 2008(05): 99-101.

[17] 翁屹, 张翮. 如何发现 DNA 是生命的遗传物质 [J]. 哈尔滨工业大学学报（社会科学版）,2010, 12(02):1-7.

[18] 胥振国, 蔡玉华. PCR 技术在疾病基因检测方面应用进展 [J]. 齐齐哈尔医学院学报, 2018, 39(21): 2539-2540.

[19] AVERY O T, MACLEOD C M, MCCARTY M. Studies on the chemical nature of the substance inducing transformation of pneumococcal types: induction of transformation by a dexoyribonucleic acid fracion isolated from pneumococcus types III [J]. J Exp Med, 1944, 79(2): 137-158.

[20] 季媛媛, 郭之睿. 去年全球接种超 90 亿剂新冠疫苗企业 2022 年市场增长点在哪？ [N].21 世纪经济报道, 2022-04-13（012）.

[21] 向倩, 王睿. 冠状病毒感染特点与防治 [J]. 中华医院感染学杂志, 2003, 13(11): 1097-1100.

[22] 梁卉, 李贱成, 徐克前. 新型冠状病毒（SARS-CoV-2）核酸检测技术 [J]. 生命的化学, 2021, 41(12): 2588-2597.

[23] 武英, 周洪彬, 张珏. 新冠肺炎病毒 SARS-CoV-2 国内检测方法汇总 [J]. 国外医药抗生素分册, 2020, 41(04): 296-300.

[24] KARIM S S A, KARIM Q A. Omicron SARS-CoV-2 variant: a new chapter in the COVID-19 pandemic[J]. Lancet, 2021, 398(10317): 2126-2128.

[25] 张腾霄, 王斌, 朱利伟. 新型冠状病毒疫苗研发设计及生产应用进展 [J]. 中国新药与临床杂志, 2022, 41(8): 449-455.

[26] 杨惠洁, 孙誉芳, 王军志, 等. 新型冠状病毒肺炎疫苗有效性和安全性概述 [J]. 中国新药杂志, 2022, 31(21): 2082-2985.

[27] 蒋平平, 王汀. 新冠病毒的免疫性和新冠疫苗研发进展 [J]. 中国药剂学杂志, 2022, 20(01): 40-44.

[28] SEEMAN NC. Nucleic acid junctions and lattices[J]. J Theor Biol, 1982, 99(2): 237-47.

[29] TIKHOMIROV G, PETERSEN P, QIAN L. Fractal assembly of micrometre-scale DNA origami arrays with arbitrary patterns[J]. Nature, 2017, 552: 67-71.

[30] 李久兴, 张子杰, 李应福. 功能核酸在病原体检测中的应用 [J]. 中国科学: 化学, 2022, 52(09): 1502-1512.

[31] 张剑光. 康熙因天花得皇位 [J]. 艺术品鉴, 2020(31): 166-168.

[32] 陈丽楠.《民国时期广东的天花流行与防治》[J]. 中华医史杂志, 2014, 44(4): 211.

[33] MÜHLEMANN B, VINNER L, MARGARYAN A, et al. Diverse variola virus（smallpox）strains were widespread in northern Europe in the Viking Age. Science, 2020, 369(6502): eaaw8977.

[34] 邓田田. 人类是如何战胜天花的 [N]. 学习时报, 2020-03-16（3）.

[35] 袁句. 天花精言 [M]. 平远山房刻本萱茂堂藏板. 1805（清嘉庆十年）: 小引.

[36] 张一鸣, 牛亚华. 中国古代对天花的认识 [J]. 中华医史杂志, 2021, 51(05): 294-301.

[37] 黄颖. 天花病名演变探析 [J]. 浙江中医药大学学报, 2016, 40(06): 456-458.

[38] RICHARD B KENNEDY, J MICHAEL LANE, DONALD A HENDERSON. et al. Vaccines[M]//Smallpox and Vaccinia. Elsevier, 2018, 1001-1030. e12.

[39] MARK, NICAS, ALAN, et al. The Infectious Dose of Variola（Smallpox）Virus[J]. Applied Biosafety, 2016.

[40] 赵卫. "天花病毒研究进展". 新发传染病防治学习研讨会论文集. Ed, 2008, 24-30.

[41] 陈忠海. 古代的防疫与疫苗 [J]. 中国发展观察, 2019(9): 63- 64, 54.

[42] 申向洋. 19 世纪英属印度天花疫苗接种技术的调适 [J]. 自然辩证法通讯, 2021, 43(09): 20-29.

[43] 王树振. 死神悲歌: 瘟疫的前世今生 [J]. 旗帜文摘, 2020(4): 4-6.

[44] 王潭. 鸟嘴医生, 中世纪离死亡最近的人 [M]. 文萃报（周五版), 2020(11): 3.

[45] 蔡天新. 1664 年, 鼠疫席卷欧洲大陆 [J]. 中外书摘, 2016(7): 102-103.

[46] 高玉宽. 中世纪欧洲鼠疫及其对当时社会经济的影响 [J]. 开封大学学报, 2003(2): 11-13.

[47]（意大利）薄迦丘. 十日谈. 南京: 译林出版社, 2010.11.

[48] 刘少才. 席卷欧洲的黑死病 [J]. 生命与灾害, 2020(2): 23-25.

[49] 徐恩泰. 鼠疫, 不曾远去的"幽灵"[J]. 家庭医药杂志, 2009(17): 67.

[50]（英）弗朗西斯·艾丹·加斯凯. 黑死病 1348-1349 大灾难、大死亡与大萧条 [M]. 郑中求, 译. 北京: 华文出版社, 2019.01.

[51]（美）洛伊斯·N·玛格纳（LoisN.Magner）. 传染病的文化史. 上海: 上海人民出版社, 2019.09.

[52] 张绪山. 14 世纪欧洲的黑死病及其对其社会的影响 [J]. 东北师大学报, 1992(02): 54-60.

[53] 佚名. 世卫预测 2030 年人类平均寿命将升至 75 岁 [J]. 世界博览, 2016(19): 1.

[54] 何琪杨. 人类寿命到底能延长多久?[J]. 科学通报, 2016, 61(21): 2331-2336.

[55] 王渝生. 弗莱明:"偶然"发现青霉素 [J]. 科技导报, 2008(04): 98.

[56] 陈俊升, 陈代杰, 路慧丽. 传染病背后的科学——从"N 个第一"的诞生到传染病的防治 [J]. 中国抗生素杂志, 2020, 45(04): 315-346.

[57] 王斌全, 赵晓云. 青霉素的发现及应用 [J]. 护理研究, 2008(20):1879.

[58] 苏怀德. 青霉素发现及开发简史 [J]. 中国药学杂志, 1988(08):494-497.

[59] 父亲和我们——纪念中国首批青霉素的研制者和命名者樊庆笙教授百年诞辰 [J]. 微生物学通报, 2011, 38(08):1206.

[60] 王高朋. 青霉素在近代中国的传播与接受 [D]. 河北大学, 2018.

[61] 顾昕. 中国新医改的新时代与国家医疗保障局面临的新挑战 [J]. 学海, 2019(01): 106-115.

[62] 陈寿撰, 卢弼. 三国志集解 [M]. 上海: 中华书局. 1982.12.

[63] WRIGHT SA, MAXWELL IV, et al. Robert Liston, M.D. (October 28, 1794-December 7, 1847): The Fastest Knife in the West End[J]. American Surgeon, 2014, 80(1): 1-2.

[64] RANDHAWA G, BODENHAM A. The increasing recreational use of nitrous oxide: history revisited [J]. Br J Anaesth, 2016, 116(3): 321-324.

[65] WILEY BLACKWELL. Discoverers of Anaesthesia—1 HORACE WELLS (1815–1848)[J]. Pediatric Anesthesia, 2010, 8(1): 30-30.

[66] 王国林, 余剑波. 应重视对静脉麻醉药理知识的掌握 [J]. 国际麻醉学与复苏杂志, 2010, 31(5):385-386.

[67] DUNN P M. Sir James Young Simpson (1811-1870) and obstetric anaesthesia[J]. Arch Dis Child Fetal Neonatal Ed. 2002. 86(3): F207-209.

[68] DANKOSKI E. The 2018 Lasker similar to DeBakey Clinical Medical Research Award recognizes John Baird Glen for the discovery of propofol[J]. The Journal of Clinical Investigation: The Official Journal of the American Society for Clinical Investigation, 2018(10):128.